中醫典藏真本叢刊

黄帝内經素問

（影印校勘本）

張永泰　校訂

中國中醫藥出版社

圖書在版編目（CIP）數據
黄帝内經素問 / 張永泰校訂 .—北京：中國中醫藥出版社，2019.4
（中醫典藏真本叢刊）
ISBN 978－7－5132－5069－6
Ⅰ.①黄… Ⅱ.②張… Ⅲ.③《素問》 Ⅳ.① R221.1
中國版本圖書館 CIP 資料核字（2018）第 137418 號

中國中醫藥出版社出版
北京經濟技術開發區科創十三街 31 號院二區 8 號樓
郵政編碼 100176
傳真 010-64405750
保定市中畫美凱印刷有限公司印刷
各地新華書店經銷

開本 710 × 1000 1/16 印張 51 字數 810 千字
2019 年 4 月第 1 版 2019 年 4 月第 1 次印刷
書号 ISBN 978－7－5132－5069－6

定價 298.00 元
網址 www.cptcm.com

社長熱綫 010-64405720
購書熱綫 010-89535836
維權打假 010-64405753

微信服務號 zgzyycbs
微商城網址 https://kdt.im/LIdUGr
官方微博 http://e.weibo.com/cptcm
天貓旗艦店網址 https://zgzyycbs.tmall.com

如有印裝品質問題請與本社出版部聯繫（010-64405510）
版權專有 侵權必究

内容提要

《黄帝内經素問》與《靈樞經》爲《黄帝内經》姊妹篇，是中國現存最早的中醫典籍，是中醫學理論體系之淵藪，是中國古代醫學成就的集中體現，是中華民族文化寶庫之瑰寶。其文簡義博，奠定了中醫學理論基礎；其内容博大精深，堪稱醫經之聖典；在中醫學發展的歷史長河裏，始終指導著中醫學的發展，直到今天仍具有重要的研究價值和不可動摇的科學地位。

關於《黄帝内經》的作者和成書年代，「觀其旨意，殆非一時之言；其所撰述，亦非一人之手」。一般認爲並非一人一時之作，而是由先秦多種醫學著作彙編而成，大約經歷戰國至秦漢時期。

《黄帝内經素問》共二十四卷，八十一篇，所論内容十分廣博，包括陰陽五行、藏象氣血、病因病機、診法病證、治則治法、養生防病、經絡腧穴、針道按摩、運氣學説等，詳盡地論述了人體生理、病理、診斷、治療等中醫學内容，奠定了中醫學發展的基礎。

《黄帝内經》向被歷代醫家視爲圭臬，是學習中醫必讀之經典，也是學習和研究中國古代文化和科學技術重要參考書。爲滿足廣大讀者的需要，本次影印《黄帝内經素問》是選用明嘉靖二十九年（1550）顧從德影宋刻二十四卷本爲底本影印出版。爲便於廣大讀者研習，我們廣泛汲取了當代《黄帝内經》校勘成果，參考了《黄帝内經素問校注》《黄帝内經素問校釋》等著作，對書中脱漏、倒置、衍文、訛誤等進行校勘，以便研習時參考。本書具有珍稀的中醫文獻版本學價值，是難得的經典範本，是學習研究《黄帝内經》必備的最佳版本。

出版者的话

中醫典籍是中華民族文化寶庫中之瑰寶，其源遠流長，傳千載而不衰，統百世而未墜，在中醫學術發展的歷史長河里，發揮了不可替代的關鍵作用。

爲保護中醫文化遺産，傳承中醫學術，弘揚中華民族醫藥文化，促進中醫藥事業繁榮與發展，我們特推出《中醫典藏真本叢刊》以饗讀者。

本書收選的原則：一是版本最精、品相最佳的珍本、善本；二是具有代表性和重要性的中醫經典之作；三是具有學術研究和文獻收藏價值的珍貴典籍。在所選版本中其中不乏珍稀的宋版和元版典籍。我們以「繼絶存真，傳本揚學」爲宗旨，使這些經典的珍稀之作，從圖書館深藏的版本室里擺上學者的書案，便於研讀，爲學界所用，爲大眾所共享，既可免去使用善本時奔波查閱之苦，也可免去使用現代校點本時發生的以訛傳訛之害。正如清嘉慶時著名版本學家、校勘學家顧千里感歎所言：「宋元本距今遠者八百餘年，近者不足五百年，而天壤間乃已萬不一存。」故而呼籲：「舉斷不可少之書而墨之，勿失其真，是縮今日爲宋元也，是緩千百年爲今日也。」

由於中醫典籍在流傳中，難免有缺殘、蠹蝕、漫漶之處，或脱漏、倒置、衍文、訛誤等，爲便於閲讀，我們在廣泛汲取當代中醫文獻學、校勘學等方面研究成果的基礎進行了校勘，以便研讀中參考。本系列叢書既有珍稀的版本學价值，又是難得的經典範本，是學習和研究中醫經典必備的最佳讀本。

中國中醫藥出版社

二〇一八年六月

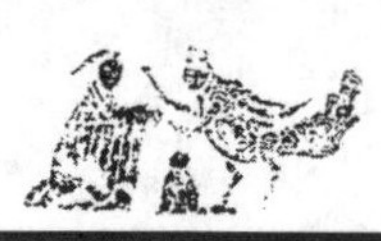

重廣補注黃帝內經素問序

臣聞安不忘危。存不忘亡者。往聖之先務。求民之瘼。恤民之隱者。上主之深仁。在昔黃帝之御極也。以理身緒餘治天下。坐於明堂之上。臨觀八極。考建五常。以謂人之生也。負陰而抱陽。食味而被色。外有寒暑之相盪。內有喜怒之交侵。天昏札瘥。國家代有。將欲斂時五福。以敷錫厥庶民。乃與岐伯上窮天紀。下極地理。遠取諸物。近取諸身。更相問難。垂法以福萬世。於是雷公之倫。授業傳之。而內經作矣。歷代寶之。未有失墜。蒼周之興。秦和述六氣之論。具明於左史。厥後越人得其一二。演而述難經。西漢倉公傳其舊學。東漢仲景撰其遺論。晉皇甫謐刺而爲甲乙。及隋楊上善纂而爲太素。時則有全元起者。始爲之訓解。闕第七一通。迄唐寶應中。太僕王冰篤好之。得先師所藏之卷。大爲次註。猶是三皇遺文。爛然可觀。惜乎唐令列之醫學。付之執技之流。而薦紳先生罕言之。去聖已遠。其術晻昧。是以文注紛錯。義理混淆。殊不知三墳之餘。帝王之高致。聖賢之能事。唐堯之授四時。虞舜之齊七政。神禹修六府以興帝功。文王推六子以敘卦氣。伊尹調五味以致君。箕子陳五行以佐世。

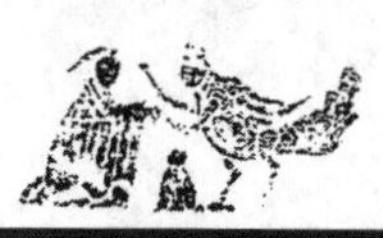

其致一也柰何以至精至微之道傳之以至下至淺
之人其不廢絕爲已幸矣頃在嘉祐中
仁宗念
聖祖之遺事將墜于地廼
詔通知其學者俾之是正臣等承乏典校伏念旬歲
遂乃搜訪中外裒集衆本寖尋其義正其訛舛十得
其三四餘不能具竊謂未足以稱
明詔副
聖意而又採漢唐書錄古醫經之存於世者得數十
家叙而考正焉貫穿錯綜磅礴會通或端本以尋支

或泝流而討源，定其可知，次以舊目，正繆誤者六千餘字，增注義者二千餘條，一言去取，必有稽考，舛文疑義，於是詳明。以之治身，可以消患於未兆；施於有政，可以廣生於無窮。恭惟

皇帝撫大同之運，擁無疆之休，述先志以奉成，興微學而永正。則和氣可召，災害不生，陶一世之民，同躋于壽域矣。

國子博士臣高保衡、光禄卿直秘閣臣林億等謹上

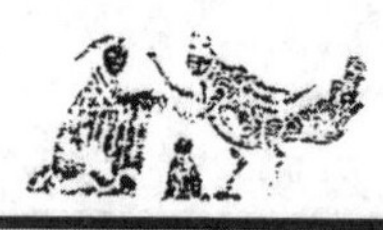

重廣補註黃帝內經素問序

啓玄子王冰撰 新校正云按唐人物志冰仕唐爲太僕令年八十餘以壽終

夫釋縛脫艱全眞導氣拯黎元於仁壽濟羸劣以獲安者非三聖道則不能致之矣孔安國序尚書曰伏羲神農黃帝之書謂之三墳言大道也班固漢書藝文志曰黃帝內經十八卷素問即其經之九卷也兼靈樞九卷廼其數焉新校正云詳王氏此說蓋本皇甫士安甲乙經之序彼云七略藝文志黃帝內經十八卷今有鍼經九卷素問九卷共十八卷即內經也故王氏遵而用之又素問外九卷漢張仲景及西晉王叔和脉經只爲之九卷皇甫士安名爲鍼經亦專名九卷楊玄操云黃帝內經二帙帙各九卷按隋書經籍志謂之九靈王冰名爲靈樞雖復年移代革而授學猶存懼非其人而時有所隱故第七一卷師氏藏之今

之奉行。惟八卷爾。然而其文簡。其意博。其理奥。其趣深。天地之象分。陰陽之候列。變化之由表。死生之兆彰。不謀而遐邇自同。勿約而幽明斯契。稽其言有徵。驗之事不忒。誠可謂至道之宗。奉生之始矣。假若天機迅發。妙識玄通。蕆謀雖屬乎生知。標格亦資於詁訓。未嘗有行不由逕。出不由戶者也。然刻意研精。探微索隱。或識契真要。則目牛無全。故動則有成。猶鬼神幽贊。而命世奇傑。時時間出焉。則周有秦公。（新校正云按別本一作和緩）漢有淳于公。魏有張公華公。皆得斯妙道者也。咸日新其用。大濟蒸人。華葉遞榮。聲實相副。蓋教之

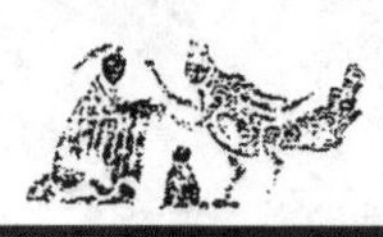

著矣。亦天之假也。冰弱齡慕道。夙好養生。幸遇眞經。式爲龜鏡。而世本紕繆。篇目重疊。前後不倫。文義懸隔。施行不易。披會亦難。歲月既淹。襲以成弊。或一篇重出。而別立二名。或兩論併吞。而都爲一目。或問荅未已。別樹篇題。或脫簡不書。而云世闕。重合經而冠鍼服。併方宜而爲欬篇。隔虛實而爲逆從。合經絡❶而爲論要。節皮部爲經絡。退至教以先鍼。諸如此流。不可勝數。且將升岱嶽。非逕奚爲。欲詣扶桑。無舟莫適。乃精勤博訪。而并有其人。歷十二年。方臻理要。詢謀得失。深遂夙心。時於先生郭子齋堂。受得先師張公秘

【校勘】

❶絡：疑作「終」，與本書《診要經終論》合。

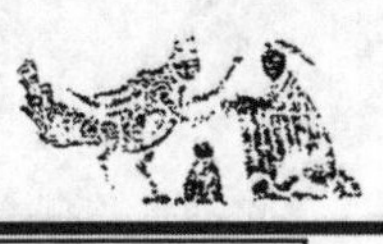

本文字昭晰。義理環周。一以參詳。群疑冰釋。恐散於末學。絕彼師資。因而撰註。用傳不朽。兼舊藏之卷。合八十一篇二十四卷。勒成一部。新校正云詳素問第七卷亡已久矣按皇甫士安晉人也序甲乙經云亦有亡失隋書經籍志載梁七録亦云止存八卷全元起隋人所注本乃無第七王冰唐寶應中人上至晉皇甫謐甘露中已六百餘年而冰自爲得舊藏之卷今竊疑之仍觀天元紀大論五運行論六微旨論氣交變論五常政論六元正紀論至真要論七篇居今素問四卷篇卷浩大不與素問前後篇卷等又且所載之事與素問餘篇略不相通竊疑此七篇乃陰陽大論之文王氏取以補所亡之卷猶周官亡冬官以考功記補之之類也又按漢張仲景傷寒論序云撰用素問九卷八十一難經陰陽大論是素問與陰陽大論兩書甚明乃王氏并陰陽大論於素問中也要之陰陽大論亦古醫經終非素問第七矣

冀乎究尾明首。尋註會經。開發童蒙。宣揚至理而已。其中簡脱文斷。義不相接者。搜求經論所有。遷移以補其處。篇目墜缺。指事不明者。量其意趣。加字以昭

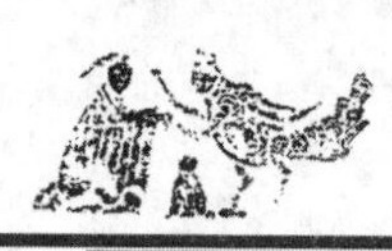

其義。篇論吞并。義不相涉。闕漏名目者。區分事類。別目以冠篇首。君臣請問。禮儀乖失者。考校尊卑。增益以光其意。錯簡碎文。前後重疊者。詳其指趣。削去繁雜。以存其要。辭理秘密。難粗論述者。別撰玄珠。以陳其道。新校正云：詳王氏玄珠，世無傳者。今有玄珠十卷、昭明隱旨三卷，蓋後人附託之文也。雖非王氏之書，亦於素問第十九卷至二十二四卷，頗有發明。其隱旨三卷，與今世所謂天元玉冊者正相表裏，而與王冰之義多不同。凡所加字。皆朱書其文。使今古必分。字不雜糅。庶厥昭彰。聖旨敷暢。玄言有如列宿高懸。奎張不亂。深泉淨瀅。鱗介咸分。君臣無夭枉之期。夷夏有延齡之望。俾工徒勿誤。學者惟明。至道流行。徽音累屬。千載之後。方

知大聖之慈惠無窮。時大唐寶應元年歲次壬寅序

將仕郎守殿中丞孫兆 重改誤

朝奉郎守國子博士同校正醫書上騎都尉賜緋魚袋高保衡

朝奉郎守尚書屯田郎中同校正醫書騎都尉賜緋魚袋孫奇

朝散大夫守光祿卿直秘閣判登聞檢院上護軍林億

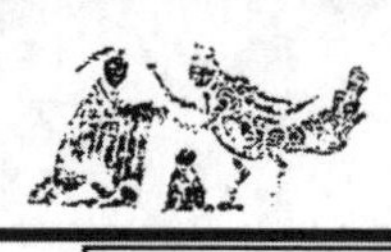

黄帝内經目録

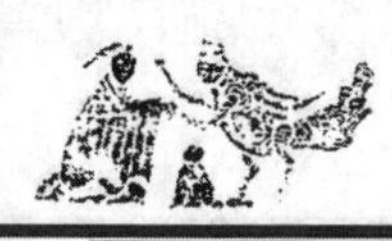

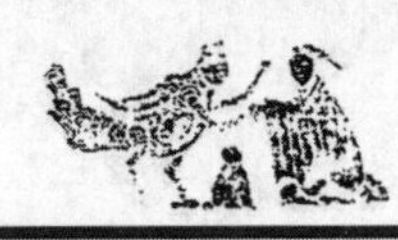

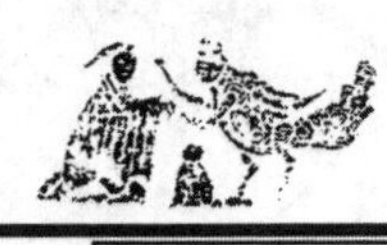

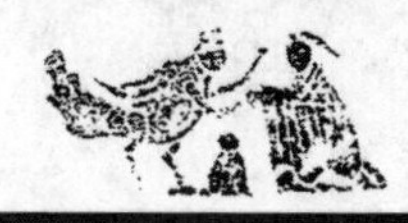

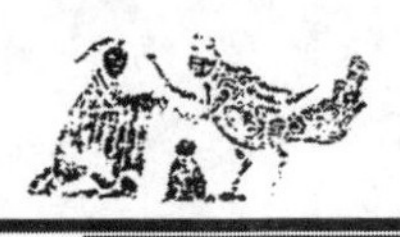

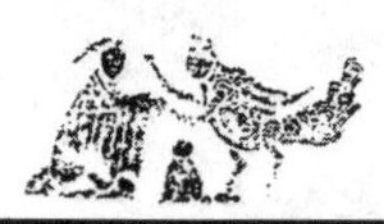

重廣補註黄帝内經素問卷第一

新校正云按王氏不解所以名素問之義及素問之名起於何代按隋書經籍志始有素問之名甲乙經序晉皇甫謐之文已云素問論病精辨王叔和西晉人撰脉經云出素問鍼經漢張仲景撰傷寒卒病論集云撰用素問是則素問之名著於隋志上見於漢代也自仲景已前無文可見莫得而知據今世所存之書則素問之名起漢世也所以名素問之義全元起有説云素者本也問者黄帝問岐伯也方陳性情之源五行之本故曰素問元起雖有此解義未甚明按乾鑿度云夫有形者生於無形故有太易有太初有太始有太素太易者未見氣也太初者氣之始也太始者形之始也太素者質之始也氣形質具而疴瘵由是萌生故黄帝問此太素質之始也素問之名義或由此

啓玄子次註林億孫奇高保衡等奉敕校正孫兆重改誤

上古天眞論篇第一

新校正云按全元起注本在第九卷王氏重次篇第移冠篇首今注逐篇必具全元起本之卷

第者欲存素問舊第目見今之篇次皆王氏之所移也

昔在黃帝。生而神靈。弱而能言。幼而徇齊。長而敦敏。成而登天。有熊國君少典之子姓公孫徇疾也敦信也敏達也習用干戈以征不享平定天下殄滅蚩尤以土德王都軒轅之丘故號之曰軒轅黃帝後鑄鼎於鼎湖山鼎成而白日升天羣臣葬衣冠於橋山墓今猶在迺問於天師曰。余聞上古之人。春秋皆度百歲。而動作不衰。今時之人。年半百而動作皆衰者。時世異耶。人將失之耶。天師岐伯也岐伯對曰。上古之人。其知道者。法於陰陽。和於術數。上古謂玄古也知道謂知修養之道也夫陰陽者天地之常道術數者保生之大倫故修養者必謹先之老子曰萬物負陰而抱陽沖氣以爲和四氣調神大論曰陰陽四時者萬物之終始死生之本逆之則災害生從之則苛疾不起是謂得道此之謂也食飲有節。起居有常。不妄作勞。食飲者充虛之滋味起居者動止之綱紀故修養者謹而行之痺論曰飲食自倍腸胃乃傷生氣通天論曰起居如驚神氣乃浮是惡妄動也廣成子曰必靜必清無勞汝形無搖汝精乃可以長生故聖人先之也　新校正云按全元起注本云飲食有常節起居有常度不妄不作太素同楊上善云以理而取聲色芳味不妄視聽也循理而動不爲分外之事

故能形與神俱。而盡終其天年。度百歲乃去。形與神俱同臻壽分謹於修養以奉天真故盡得終其天年去謂去離於形骸也靈樞經曰人百歲五藏皆虛神氣皆去形骸獨居而終矣以其知道故年長壽延年度百歲謂至一百二十歲也尚書洪範曰一曰壽百二十歲也

今時之人不然也。動之死地離於道也以酒爲漿。溺於飲也以妄[1]爲常。寡於信也醉以入房。過於色也以欲竭其精。以耗散其真。樂色曰欲輕用曰耗樂色不節則精竭輕用不止則真散是以聖人愛精重施髓滿骨堅老子曰弱其志強其骨河上公曰有欲者亡身曲禮曰欲不可縱　新校正云按甲乙經耗作好不知持滿。不時御神。言輕用而縱欲也老子曰持而盈之不如其已言愛精保神如持盈滿之器不慎而動則傾竭天真真誥曰常不能慎事自致百痾豈可怨咎於神明乎此之謂也　新校正云按別本時作解務快其心。逆於生樂。快於心欲之用則逆養生之樂矣老子曰甚愛必大費此之類歟夫甚愛而不能救議道而以爲未然者伐生之大患也起居無節。故半百

【校勘】

❶ 妄：《甲乙經》卷十一《動作失度內外傷發崩中瘀血嘔血唾血》作「安」。

而衰也。亦耗散而致是也夫道者不可斯須離於道則壽不能終盡於天年矣老子曰物壯則老謂之不道不道早亡此之謂離道也夫上古聖人之教下也。皆謂之虛邪賊風。避之有時。邪乘虛入是謂虛邪竊害中和謂之賊風避之有時謂八節之日及太一入從之於中宮朝八風之日也靈樞經曰邪氣不得其虛不能獨傷人明人虛乃邪勝之也　新校正云按全元起注本云上古聖人之教也下皆爲之太素千金同楊上善云上古聖人使人行者身先行之爲不言之教不言之教勝有言之教故下百姓倣行者衆故曰下皆爲之太一入從於中宮朝八風義具天元玉冊中恬惔虛无。眞氣從之。精神内守。病安從來。恬惔虛无靜也法道清淨精氣内持故其氣邪不能爲害是以志閑而少欲。心安而不懼①。形勞而不倦。内機息故少欲外紛靜故心安然情欲兩亡是非一貫起居皆適故不倦也氣從以順。各從其欲。皆得所願。志不貪故所欲皆順心易足故所願必從以不異求故無難得也老子曰知足不辱知止不殆可以長久故美②其食。順精麤也　新校正云按別本美一作甘任其服。隨美惡也樂其俗。去傾慕也高下不相慕。其民故曰朴。至無求也是所謂心足也老子曰禍莫大於不知足咎莫大於欲得故知

【校勘】

①懼：疑「欔」或作「攫」。《說文》：「爪持也」。

②美：《千金要方》卷二十七《養性序》引作「甘」。

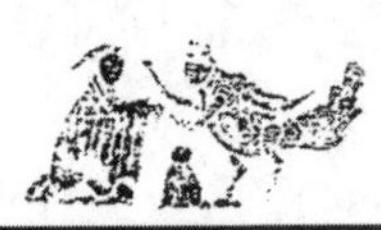

足之足常足矣蓋非謂物足者爲知足心足者乃爲知足矣不恣於欲是則朴同故聖人去我無欲而民自朴　新校正云按别本云曰作日

是以嗜欲不能勞其目，淫邪不能惑其心。目不妄視故嗜欲不能勞心與玄同故淫邪不能惑老子曰不見可欲使心不亂又曰聖人爲腹不爲目也

愚智賢不肖不懼於物，故合於道。情計兩亡不爲謀府冥心一觀勝負俱捐故心志保安合同於道庚桑楚曰全汝形抱汝生無使汝思慮營營　新校正云按全元起注本云合於道數

所以能年皆度百歲而動作不衰者，以其德全不危也。不涉於危故德全也莊子曰執道者德全德全者形全形全者聖人之道也又曰無爲而性命不全者未之有也

帝曰：人年老而無子者，材力盡邪？將天數然也？材謂材幹可以立身者

岐伯曰：女子七歲，腎氣盛，齒更髮長。老陽之數極於九少陽之數次於七女子爲少陰之氣故以少陽數偶之明陰陽氣和乃能生成其形體故七歲腎氣盛齒更髮長

二七而天癸至，任脉通，太衝脉盛，月事以時下，故有子。癸謂壬癸北方水干名也任脉衝脉皆奇經脉也腎氣全盛衝任流通經血漸盈應

時而下天眞之氣降與之從事故云天癸也然衝爲血海任主胞胎二者相資故能有子所以謂之月事者平和之氣常以三旬而一見也故愆期者謂之有病 新校正云按全元起注本及太素甲乙經俱作伏衝下太衝同 三七腎氣平均故眞牙生而長極 眞牙謂牙之最後生者腎氣平而眞牙生者表牙齒爲骨之餘也 四七筋骨堅髮長極身體盛壯 女子天癸之數七七而終年居四七材力之半故身體盛壯長極於斯 五七陽明脉衰面始焦髮始墮 陽明之脉氣營於面故其衰也髮墮面焦靈樞經曰足陽明之脉起於鼻交頞中下循鼻外入上齒中還出俠口環脣下交承漿却循頤後下廉出大迎循頰車上耳前過客主人循髮際至額顱手陽明之脉上頸貫頰入下齒縫中還出俠口故面焦髮墮也 六七三陽脉衰於上面皆焦髮始白 三陽之脉盡上於頭故三陽衰則面皆焦髮始白所以衰者婦人之生也有餘於氣不足於血以其經月數泄脫之故 七七任脉虛太衝脉衰少天癸竭地道不通故形壞而無子也 經水絕止是爲地道不通衝任衰微故云形壞無子 丈夫八歲腎氣實髮長齒更 老陰之數極於十少陰之數次於八男子爲少陽之氣故以少陰數合之易繫辭曰天九地十則其

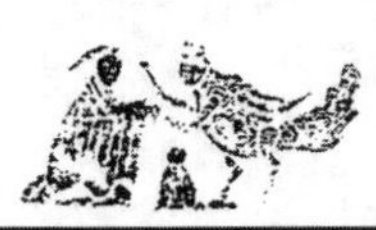

數也

二八，腎氣盛，天癸至，精氣溢寫，陰陽和，故能有子。男女有陰陽之質不同，天癸則精血之形亦異，陰靜海滿而去血，陽動應合而泄精，二者通和，故能有子。易繫辭曰：男女構精，萬物化生。此之謂也。

三八，腎氣平均，筋骨勁強，故真牙生而長極。以其好用故爾。

四八，筋骨隆盛，肌肉滿壯。丈夫天癸八八而終，年居四八，亦材之半也。

五八，腎氣衰，髮墮齒槁。腎主於骨，齒爲骨餘，腎氣既衰，精無所養，故令髮墮齒復乾枯。

六八，陽氣衰竭於上，面焦，髮鬢頒白。陽氣亦陽明之氣也。靈樞經曰：足陽明之脉，起於鼻，交頞中，下循鼻外，入上齒中，還出俠口環脣，下交承漿，却循頤後下廉，出大迎，循頰車，上耳前，過客主人，循髮際，至額顱。故衰於上，則面焦、髮鬢白也。

七八，肝氣衰，筋不能動，天癸竭，精少，腎藏衰，形體皆極。肝氣養筋，肝衰故筋不能動；腎氣養骨，腎衰故形體疲極；天癸已竭，故精少也。匪惟材力衰謝，固當天數使然。

八八，則齒髮去。陽氣竭，精氣衰，故齒髮不堅，離形骸矣。去，落也。

腎者主水，受五藏六府之精而藏之，故五藏盛，乃能寫。五藏六府精氣

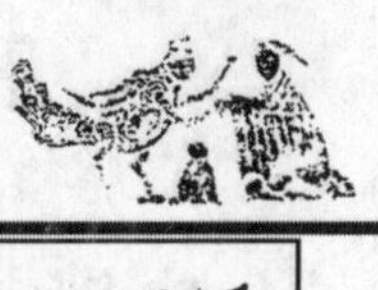

溼溢而滲灌於腎腎藏乃受而藏之何以明之靈樞經曰五藏主藏精藏精者不可傷由是則五藏各有精隨用而灌注於腎此乃腎爲都會關司之所非腎一藏而獨有精故曰五藏盛乃能寫也今五藏皆衰筋骨解墮天癸盡矣故髮鬢白身體重行步不正而無子耳。所謂物壯則老謂之天道者也帝曰有其年已老而有子者何也。言似非天癸之數也岐伯曰此其天壽過度氣脉常通而腎氣有餘也。所稟天真之氣本自有餘也此雖有子男不過盡八八女不過盡七七而天地之精氣皆竭矣。雖老而生子子壽亦不能過天癸之數帝曰夫道者年皆百數能有子乎。岐伯曰夫道者能却老而全形身年雖壽能生子也。是所謂得道之人也道成之證如下章云黄帝曰余聞上古有眞人者提挈天地把握陰陽。眞人謂成道之人也夫眞人之身隱見莫測其爲小也入於无間其爲大也徧於空境其變化也出入天地内外莫見迹順至眞以表道成之

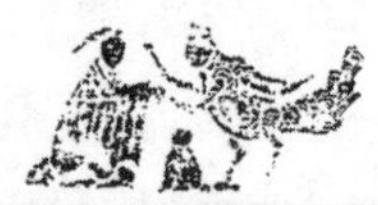

證凡如此者故能提挈天地把握陰陽也呼吸精氣。獨立守神。肌肉若一。真人心合於氣氣合於神神合於无故呼吸精氣獨立守神肌膚若冰雪綽約如處子　新校正云按全元起注本云身肌宗一太素同楊上善云真人身之肌體與太極同質故云宗一故能壽敝天地。无有終時。體同於道壽與道同故能无有終時而壽盡天地也敝盡也此其道生。惟至道生乃能如是中古之時。有至人者。淳德全道。全其至道故曰至人然至人以此淳朴之德全彼妙用之道　新校正云詳楊上善云積精全神能至於德故稱至人和於陰陽。調於四時。和謂同和調謂調適言至人動靜必適中於四時生長收藏之令參同於陰陽寒暑升降之宜去世離俗。積精全神。心遠世紛身離俗染故能積精而復全神游行天地之間。視聽八達之外。神全故也庚桑楚曰神全之人不慮而通不謀而當精照无外志凝宇宙若天地然又曰體合於心心合於氣氣合於神神合於无其有介然之有唯然之音雖遠際八荒之外近在眉睫之内來于我者吾必盡知之夫如是者神全故所以能矣此蓋益其壽命而強者也。亦歸於真人。同歸於道也其次有聖人者。處天地之和。從

八風之理。與天地合德與日月合明與四時合其序與鬼神合其吉凶故曰聖人所以處天地之淳和順八風之正理者欲其養正避彼虛邪 適嗜欲於世俗之間。无恚嗔之心。聖人志深於道故適於嗜欲心全廣愛故不有恚嗔是以常德不離歿身不殆 行不欲離於世被服章。新校正云詳被服章三字疑衍此三字上下文不屬 舉不欲觀於俗。聖人舉事行止雖常在時俗之間然其見爲則與時俗有異尔何者貴法道之清靜也老子曰我獨異於人而貴求食於母母亦諭道也 外不勞形於事。内无思想之患。聖人爲无爲事無事是以内无思想外不勞形 以恬愉爲務。以自得爲功。恬靜也愉悅也法道清靜適性而動故悅而自得也 形體不敝。精神不散。亦可以百數。外不勞形内无思想故形體不敝精神保全神守不離故年登百數此蓋全性之所致爾庚桑楚曰聖人之於聲色滋味也利於性則取之害於性則捐之此全性之道也敝疲敝也 其次有賢人者。法則天地。象似日月。次聖人者謂之賢人然自強不息精了百端不慮而通發謀必當志同於天地心燭於洞幽故去法則天地象似日月也 辯列星辰。逆從陰陽。分別四時。星衆星也辰北辰也

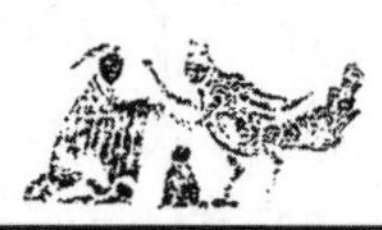

辯列者謂定内外星官座位之所於天三百六十五度遠近之分次也逆從陰陽者謂以六甲等法逆順數而推步吉凶之徵兆也陰陽書曰人中甲子從甲子起以乙丑爲次順數之地下甲子從甲戌起以癸酉爲次逆數之此之謂逆從也分别四時者謂分其氣序也春温夏暑熱秋清凉冬冰冽此四時之氣序也

將從上古合同於道，亦可使益壽而有極時。 將從上古合同於道謂如上古知道之人法於陰陽和於術數食飲有節起居有常不妄作勞也上古知道之人年度百歲而去故可使益壽而有極時也

四氣調神大論篇第二

新校正云按全元起本在第九卷

春三月，此謂發陳。 春陽上升氣潛發散生育庶物陳其姿容故曰發陳也所謂春三月者皆因節候而命之夏秋冬亦然

天地俱生，萬物以榮。 天氣温地氣發温發相合故萬物滋榮

夜卧早起，廣步於庭。 温氣生寒氣散故夜卧早起廣步於庭

被髮緩形，以使志生。 法象也春氣發生於萬物之首故被髮緩形以使志意發生也

生而勿殺，予而勿奪，賞而勿罰。 春氣發生施无求報故養生者必順於時也

此春氣之應，養生之道也。 所謂因時之序也然立春之節初五日東風解凍次五日蟄蟲

始振後五日魚上冰次雨水氣初五日獺祭魚次五日鴻鴈來後五日草木萌動次仲春驚蟄之節初五日小桃華　新校正云詳小桃華月令作桃始華次五日倉庚鳴後五日鷹化爲鳩次春分氣初五日玄鳥至次五日雷乃發聲芍藥榮後五日始電次季春清明之節初五日桐始華次五日田鼠化爲鴽牡丹華後五日虹始見次穀雨氣初五日萍始生次五日鳴鳩拂其羽後五日戴勝降于桑凡此六氣一十八候皆春陽布發生之令故養生者必謹奉天時也　新校正云詳芍藥榮牡丹華今月令無

逆之則傷肝，夏爲寒變，奉長者少。逆謂反行秋令也肝象木王於春故行秋令則肝氣傷夏火王而木廢故病生於夏然四時之氣春生夏長逆春傷肝故少氣以奉於夏長之令也

夏三月，此謂蕃秀。陽自春生至夏洪盛物生以長故蕃秀也蕃茂也盛也秀華也美也

天地氣交，萬物華實。舉夏至也脈要精微論曰夏至四十五日陰氣微上陽氣微下由是則天地氣交也然陽氣施化陰氣結成成化相合故萬物華實也陰陽應象大論曰陽化氣陰成形

夜臥早起，無厭於日，使志無怒，使華英成秀，使氣得泄，若所愛在外。緩陽氣則物化寬志意則氣泄物化則華英成秀氣泄則膚腠宣通時令發陽故所愛亦順陽而在外也

此夏氣之應，養長之道也。立夏之節初五日螻蟈鳴次五日蚯蚓出後五日赤箭生　新校正云按月令

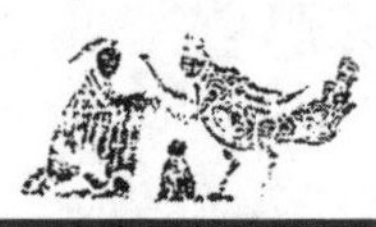

作王瓜生次小滿氣初五日吴葵華　新校正云按月令作苦菜秀次五日靡草死後五日小暑至次仲夏芒種之節初五日螗螂生次五日鵙始鳴後五日反舌無聲次夏至氣初五日鹿角解次五日蜩始鳴後五日半夏生木菫榮次季夏小暑之節初五日温風至次五日蟋蟀居壁後五日鷹乃學習次大暑氣初五日腐草化爲螢次五日土潤溽暑後五日大雨時行凡此六氣一十八候皆夏氣揚蕃秀之令故養生者必敬順天時也　新校正云詳木菫榮今月令無

逆之則傷心。秋爲痎瘧。奉收者少。冬至重病。逆謂反行冬令也痎痎瘦之瘧也心象火王於夏故行冬令則心氣傷秋金王而火廢故病發於秋而爲痎瘧也然四時之氣秋收冬藏逆夏傷心故少氣以奉於秋收之令也冬水勝火故重病於冬至之時也

秋三月。此謂容平。萬物夏長華實已成容狀至秋平而定也天氣以急。地氣以明。天氣以急風聲切也地氣以明物色變也早卧早起。與雞俱興。懼中寒露故早卧欲使安寧故早起使志安寧。以緩秋刑。志氣躁則不慎其動不慎其動則助秋刑急順殺伐生故使志安寧緩秋刑也收斂神氣。使秋氣平。神蕩則欲熾欲熾則傷和氣和氣既傷則秋氣不平調也故收斂神氣使秋氣平也無外其志。使肺氣清。亦順秋氣之收斂也此秋氣之應養

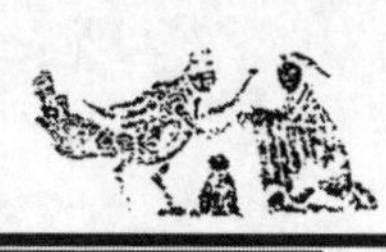

收之道也。立秋之節初五日涼風至次五日白露降後五日寒蟬鳴次處暑氣初五日鷹乃祭鳥次五日天地始肅後五日禾乃登次仲秋白露之節初五日盲風至鴻鴈來次五日玄鳥歸後五日羣鳥養羞次秋分氣初五日雷乃收聲次五日蟄蟲坯戶景天華後五日水始涸次季秋寒露之節初五日鴻鴈來賓次五日雀入大水爲蛤後五日菊有黃華次霜降氣初五日豺乃祭獸次五日草木黃落後五日蟄蟲咸俯凡此六氣一十八候皆秋氣正收斂之令故養生者必謹奉天時也新校正云詳景天華三字今月令無逆之則傷肺，冬爲飧泄，奉藏者少。逆謂反行夏令也肺象金王於秋故行夏令則氣傷冬水王而金廢故病發於冬飧泄者食不化而泄出也逆秋傷肺故少氣以奉於冬藏之令也

冬三月，此謂閉藏。草木凋蟄蟲去地戶閉塞陽氣伏藏水冰地坼，無擾乎陽。陽氣下沉水冰地坼故宜周密不欲煩勞擾謂煩也勞也早臥晚起，必待日光，避於寒也使志若伏若匿，若有私意，若已有得。皆謂不欲妄出於外觸冒寒氣也故下文云去寒就溫，無泄皮膚，使氣亟奪。去寒就溫言居深室也靈樞經曰冬日在骨蟄蟲周密君子居室無泄皮膚謂勿汗也汗則陽氣發泄陽氣發泄則數爲寒氣所迫奪之亟數也此冬氣之應，養藏之道也。立冬之節初五日水始冰次五日地

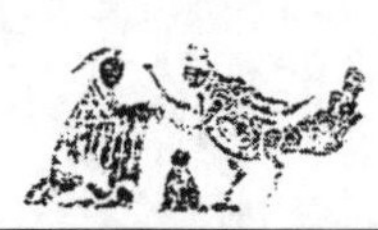

始凍後五日雉入大水爲蜃次小雪氣初五日虹藏不見次五日天氣上騰地氣下降後五日閉塞而成冬次仲冬大雪之節初五日冰益壯地始拆鶡鳥不鳴次五日虎始交後五日芸始生荔挺出次冬至氣初五日蚯蚓結次五日麋角解後五日水泉動次季冬小寒之節初五日鴈北鄉次五日鷙鳥厲疾後五日水澤腹堅凡此六氣一十八候皆冬氣正養藏之令故養生者必謹奉天時也**逆之則傷腎，春爲痿厥，奉生者少。**逆謂反行夏令也腎象水王於冬故行夏令則腎氣傷春木王而水廢故病發於春也逆冬傷腎故少氣以奉於春生之令也

天氣清淨光明者也。言天明不竭以清淨故致人之壽延長亦由順動而得故言天氣以示於人也**藏德不止。**新校正云按別本止一作上**故不下也。**四時成序七曜周行天不形言是藏德也德隱則應用不屈故不下也老子曰上德不德是以有德也言天至尊高德猶見隱也況全生之道而不順天乎**天明則日月不明，邪害空竅。**天所以藏德者爲其欲隱大明故大明見則小明滅故大明之德不可不藏天若自明則日月之明隱矣所論者何言人之真氣亦不可泄露當清淨法道以保天真苟離於道則虛邪入於空竅**陽氣者閉塞，地氣者冒明。**陽謂天氣亦風熱也地氣謂濕亦雲霧也風熱之害人則九竅閉塞霧濕之爲病則掩翳精明取類者在天則日月不光在人則兩目藏曜也靈樞經曰天有日月人有眼目易曰喪明于易豈非失養正之道邪**雲霧不精，則上**

應白露不下。霧者雲之類露者雨之類夫陽盛則地不上應陰虛則天不下交故雲霧不化精微之氣上應於天而爲白露不下之咎矣陰陽應象大論曰地氣上爲雲天氣下爲雨雨出地氣雲出天氣明二氣交合乃成雨露方盛衰論曰至陰虛天氣絶至陽盛地氣不足明氣不相召亦不能交合也交通不表萬物命故不施不施則名木多死。夫雲霧不化其精微雨露不霑於原澤是爲天氣不降地氣不騰變化之道既虧生育之源斯泯故萬物之命無稟而生然其死者則名木先應故云名木多死也名謂名果珍木表謂表陳其狀也易繫辭曰天地絪縕萬物化醇然不表交通則爲否也易曰天地不交否惡氣不發風雨不節。白露不下則菀槀不榮。惡謂害氣也發謂散發也節謂節度也菀謂蘊積也槀謂枯槀也言害氣伏藏而不散發風雨無度折傷復多槀木蘊積春不榮也豈惟其物獨遇是而有之哉人離於道亦有之矣故下文曰賊風數至暴雨數起。天地四時不相保與道相失則未央絶滅。不順四時之和數犯八風之害與道相失則天真之氣未期久遠而致滅亡央久也遠也唯聖人從之故身無奇病萬物不失生氣不竭。道非遠於人人心遠於道惟聖人心合於道故壽命无窮從猶順也謂順四時之令也然四時之令不可逆之逆之則五藏內傷而他疾起逆春氣則少陽不生。肝氣內變。生謂動出也陽氣不出內鬱於肝則肝氣混糅變而傷矣逆夏氣則太陽不長。心氣內洞。長謂外茂也洞謂中空也陽不外茂內薄於心燠熱內消故心中空也逆秋氣則太陰不收。肺氣焦滿。收謂收斂焦謂上焦也太陰行氣主化上焦故肺氣不收上焦滿也　新校正云按焦滿全元起本作進滿甲乙太素作焦滿逆冬氣則少陰不藏。腎氣獨沈。沈謂沈伏也少陰之氣內通於腎故少陰不伏腎氣獨沈。新校正云詳獨沈太素作沈濁

夫四時陰陽者。萬物之根本也。時序運行陰陽變化天地合氣生育萬物故萬物之根悉歸於此所以聖人春夏養陽。秋冬養陰。以從其根。陽氣根於陰陰氣根於陽無陰則陽無以生無陽則陰無以化全陰則陽氣不極全陽則陰氣不窮春食涼夏食寒以養於陽秋食溫冬食熱以養於陰滋苗者必固其根伐下者必枯其上故以斯調節從順其根二氣常存蓋由根固百刻曉暮食亦宜然故與萬物沈浮於生長之門。聖人所以身無奇病生氣不竭者以順其根也逆其根則伐其本。壞其真矣。是則失四時陰陽之道也故陰陽四

時者。萬物之終始也。死生之本也。逆之則災害生。從之則苛疾不起。是謂得道。謂得養生之道苛者重也道者。聖人行之。愚者佩之。聖人心合於道故勤而行之愚者性守於迷故佩服而已老子曰道者同於道德者同於德失者同於失同於道者道亦得之同於德者德亦得之同於失者失亦得之愚者未同於道德則可謂失道者也從陰陽則生。逆之則死。從之則治。逆之則亂。反順為逆。是謂內格。格拒也謂內性格拒於天道也是故聖人不治已病。治未病。不治已亂。治未亂。此之謂也。知之至也夫病已成而後藥之。亂已成而後治之。譬猶渴而穿井。鬬而鑄錐[1]。不亦晚乎。知不及時也備禦虛邪事符握虎噬而後藥雖悔何為

生氣通天論篇第三

新校正云按全元起注本在第四卷

黃帝曰。夫自古通天者。生之本。本於陰陽天地之間。

【校勘】

❶ 錐：《太素》卷二《順養》作「兵」，與諸校本合。

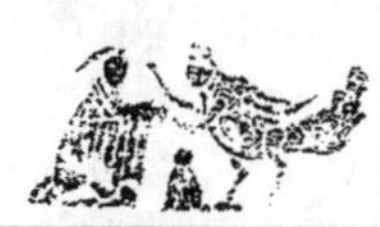

六合之内。其氣九州九竅五藏十二節。皆通乎天氣。六合謂四方上下也九州謂冀兗青徐揚荆豫梁雍也外布九州而内應九竅故云九州九竅也五藏謂五神藏也五神藏者肝藏魂心藏神脾藏意肺藏魄腎藏志而此成形矣十二節者十二氣也天之十二節氣人之十二經脉而外應之咸同天紀故云皆通乎天氣也十二經脉者謂手三陰三陽足三陰三陽也　新校正云詳通天者生之本六節藏象注甚詳又按鄭康成云九竅者謂陽竅七陰竅二也

其生五。其氣三。數犯此者。則邪氣傷人。此壽命之本也。言人生之所運爲則内依五氣以立然其鎮塞天地之内則氣應三元以成三謂天氣地氣運氣也犯謂邪氣觸犯於生氣也邪氣數犯則生氣傾危故寶養天眞以爲壽命之本也庚桑楚曰聖人之制萬物也以全其天天全則神全矣靈樞經曰血氣者人之神不可不謹養此之謂也

蒼天之氣。清淨則志意治。順之則陽氣固。春爲蒼天發生之主也陽氣者天氣也陰陽應象大論曰清陽爲天則其義也本天全神全之理全則形亦全矣

雖有賊邪。弗能害也。此因時之序。以因天四時之氣序故賊邪之氣弗能害也

故聖人傳精神。服天氣。而通神明。夫精神可傳惟聖人得道者乃能爾久服天眞之氣

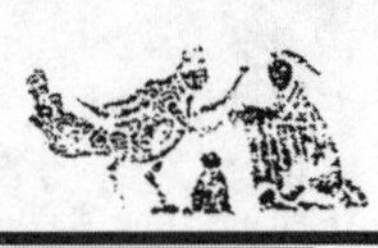

則妙用自通於神明也。失之則內閉九竅，外壅肌肉，衛氣散解。失謂逆蒼天清淨之理也。然衛氣者，合天之陽氣也。上篇曰：陽氣者閉塞，謂陽氣之病人則竅寫閉塞也。靈樞經曰：衛氣者，所以溫分肉而充皮膚，肥腠理而司開闔。故失其度則內閉九竅，外壅肌肉，以衛不營運，故言散解也。此謂自傷，氣之削也。夫逆蒼天之氣，違清淨之理，使正真之氣如削去之者，非天降之，人自為之爾。

陽氣者若天與日，失其所則折壽而不彰。此明前陽氣之用也。諭人之有陽，若天之有日，天失其所則日不明，人失其所則陽不固。日不明則天境暝昧，陽不固則人壽夭折。故天運當以日光明。言人之生固宜藉其陽氣也。是故陽因而上，衛外者也。此所以明陽氣運行之部分，輔衛人身之正用也。

因於寒，欲如運樞，起居如驚，神氣乃浮。欲如運樞，謂內動也。起居如驚，謂暴卒也。言因天之寒，當深居周密，如樞紐之內動，不當煩擾筋骨，使陽氣發泄於皮膚而傷於寒毒也。若起居暴卒，驅馳荒佚，則神氣浮越，无所綏寧矣。脉要精微論曰：冬日在骨，蟄蟲周密，君子居室。四氣調神大論曰：冬三月，此謂閉藏，水冰地坼，無擾乎陽。又曰：使志若伏若匿，若有私意，若已有得，去寒就溫，无泄皮膚，使氣亟奪，此之謂也。新校正云：按全元起本作"連樞"。元起云：陽氣定如連樞者，動繫也。

因於暑，汗

煩則喘喝，靜則多言。此則不能靜慎傷於寒毒至夏而變暑病也煩謂煩躁靜謂安靜喝謂大呵出聲也言病因於暑則當汗泄不爲發表邪熱內攻中外俱熱故煩躁喘數大呵而出其聲也若不煩躁內熱外凉瘀熱攻中故多言而不次也喝一爲鳴體若燔炭，汗出而散。此重明可汗之理也爲體若燔炭之炎熱者何以救之必以汗出乃熱氣施散燔一爲燥非也因於濕，首如裹，濕熱不攘，大筋緛短，小筋弛長，緛短爲拘，弛長爲痿。表熱爲病當汗泄之反濕其首若濕物裹之望除其熱熱氣不釋兼濕內攻大筋受熱則縮而短小筋得濕則引而長縮短故拘攣而不伸引長故痿弱而無力攘除也緛縮也弛引也因於氣爲腫，四維相代，陽氣乃竭。素常氣疾濕熱加之氣濕熱爭故爲腫也然邪氣漸盛正氣浸微筋骨血肉互相代負故云四維相代也致邪代正氣不宣通衛無所從便至衰竭故言陽氣乃竭也衛者陽氣也陽氣者，煩勞則張，精絕，辟積於夏，使人煎厥。此又誡起居暴卒煩擾陽和也然煩擾陽和勞疲筋骨動傷神氣耗竭天眞則筋脉䐜脹精氣竭絕既傷腎氣又損膀胱故當於夏時使人煎厥以煎迫而氣逆因以煎厥爲名厥謂氣逆也煎厥之狀當如下說　新校正云按脉解云所謂少氣善怒者陽氣不治陽氣不治則陽氣不得出肝氣當治而未得故善怒善怒者名曰煎厥目盲不可以視耳閉不可以聽潰潰乎若壞都。汩汩乎不可止。既且傷腎又竭膀胱腎經內屬於耳中膀胱脈生於目眥故目盲所視耳閉厥聽大矣哉斯乃房之患也既盲目視又閉耳聰則志意心神筋骨腸胃潰潰乎若壞都汩汩乎煩悶而不可止也陽氣者大怒則形氣絕而血菀於上使人薄厥。此又誡喜怒不節過用病生也然怒則傷腎甚則氣絕大怒則氣逆而陽不下行陽逆故血積於心胷之內矣上謂心胷也然陰陽相薄氣血奔并因薄厥生故名薄厥舉痛論曰怒則氣逆甚則嘔血靈樞經曰盛怒而不止則傷志陰陽應象大論曰喜怒傷氣由此則怒甚氣逆血積於心胷之內矣菀積也有傷於筋縱其若不容怒而過用氣或迫筋筋絡內傷機關縱緩形容痿廢若不維持汗出偏沮使人偏枯。夫人之身常偏汗出而濕潤者久久偏枯半身不隨　新校正云按沮千金作祖全元起本作恒汗出見濕乃生痤疿。陽氣發泄寒水制之熱怫內餘鬱於皮裏甚為痤癤微作疿瘡疿風癮也高梁之變足生大丁受如持虛。高膏也梁粱也不忍之人汗出淋洗則結為痤疿膏粱之人內多滯熱皮厚肉密故內變為丁矣外濕既侵中熱相感如持虛器受此邪毒故曰受如持虛所以丁生於足者四支為諸陽之本也以其甚費於下

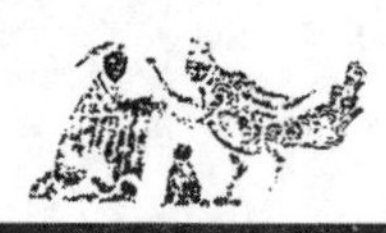

邪毒襲虛故爾 新校正云按丁生之處不常於足蓋謂膏粱之變饒生大丁非偏著足也

勞汗當風。寒薄爲皶。鬱乃痤。 時月寒涼形勞汗發淒風外薄膚腠居寒脂液遂凝稸於玄府依空滲涸皶刺長於皮中形如米或如針久者上黑長一分餘色白黃而瘦於玄府中俗曰粉刺解表巳玄府謂汗空也痤謂色赤䐜憤內蘊血膿形小而大如酸棗或如按豆此皆陽氣內鬱所爲待耎而攻之大甚焫出之

陽氣者。精則養神。柔則養筋。 此又明陽氣之運養也然陽氣者內化精微養於神氣外爲柔耎以固於筋動靜失宜則生諸疾

開闔不得。寒氣從之。乃生大僂。 開謂皮腠發泄闔謂玄府閉封然開闔失宜爲寒所襲內深筋絡結固虛寒則筋絡拘緛形容僂俯矣靈樞經曰寒則筋急此其類也

陷脉爲瘻。留連肉腠。 陷脉謂寒氣陷缺其脉也積寒留舍經血稽凝久瘀內攻結於肉理故發爲瘍瘻肉腠相連

俞氣化薄。傳爲善畏。及爲驚駭。 言若寒中於背俞之氣變化入深而薄於藏府者則善爲恐畏及發爲驚駭也

營氣不從。逆於肉理。乃生癰腫。 營逆則血鬱血鬱則熱聚爲膿故爲癰腫也正理論云熱之所過則爲癰腫

魄汗未盡。形弱而氣爍。穴俞以閉。發爲風瘧。 汗出未止形弱氣消風寒薄之穴俞隨閉熱藏

不出以至於秋秋陽復收兩熱相合故令振慄寒熱相移以所起爲風故名風瘧也金匱真言論曰夏暑汗不出者秋成風瘧蓋論從風而爲是也故下文曰

故風者。百病之始也。清靜則肉腠閉拒。雖有大風苛毒弗之能害。此因時之序也。夫嗜欲不能勞其目淫邪不能惑其心不妄作勞是爲清靜以其清靜故能肉腠閉拒虛邪不侵然大風苛毒不必常求於人蓋由人之冒犯爾故清淨則肉腠閉陽氣拒大風苛毒弗能害之清靜者但因循四時氣序養生調節之宜不妄作勞起居有度則生氣不竭永保康寧

故病久則傳化。上下不并。良醫弗爲。并謂氣交通也然病之深久變化相傳上下不通陰陽否隔雖醫良法妙亦何以爲之陰陽應象大論曰夫善用鍼者從陰引陽從陽引陰以右治左以左治右若是氣相格拒故良醫弗可爲也

故陽畜積病死。而陽氣當隔。隔者當寫不亟正治。粗乃敗之[1]。言三陽畜積怫結不通不急寫之亦病而死何者畜積不已亦上下不并矣何以驗之隔塞不便則其證也若不急寫粗工輕侮必見敗亡也陰陽別論曰三陽結謂之隔又曰剛與剛陽氣破散陰氣乃消亡淖則剛柔不和經氣乃絕

故陽氣者。一日而主外。晝則陽氣在外周身行二十五度靈樞經曰目開則氣上行於頭衞氣行於陽二十五度也

【校勘】

① 粗乃敗之：《太素》卷二《調陰陽》作「旦乃敗之」。

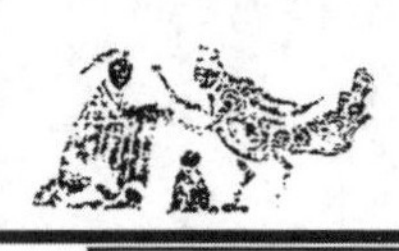

平旦人氣生。日中而陽氣隆。日西而陽氣已虛。氣門乃閉。隆猶高也盛也夫氣之有者皆自少而之壯積暖以成炎炎極又涼物之理也故陽氣平曉生日中盛日西而已減虛也氣門謂玄府也所以發泄經脉營衛之氣故謂之氣門也是故暮而收拒。無擾筋骨。無見霧露。反此三時。形乃困薄。皆所以順陽氣也陽出則出陽藏則藏暮陽氣衰內行陰分故宜收斂以拒虛邪擾筋骨則逆陽精耗見霧露則寒濕俱侵故順此三時乃天真久遠也岐伯曰。新校正云詳篇首云帝曰此岐伯曰非相對問也陰者。藏精而起亟也。陽者。衛外而為固也。言在人之用也亟數也陰不勝其陽。則脉流薄疾。并乃狂。薄疾謂極虛而急數也并謂盛實也狂謂狂走或妄攀登也陽并於四支則狂陽明脉解曰四支者諸陽之本也陽盛則四支實實則能登高而歌也熱盛於身故棄衣欲走也夫如是者皆為陰不勝其陽也陽不勝其陰。則五藏氣爭。九竅不通。九竅者內屬於藏外設為官故五藏氣爭則九竅不通也言九竅謂前陰後陰不通兼言上七竅也若兼則目為肝之官鼻為肺之官口為脾之官耳為腎之官舌為心之官舌非通竅也金匱真言論曰南方赤色入通於心開竅於耳北方黑色入通於

腎開竅於二陰故也是以聖人陳陰陽筋脉和同骨髓堅固氣血皆從從順也言循陰陽法近養生道則筋脉骨髓各得其宜故氣血皆能順時和氣也如是則内外調和邪不能害耳目聰明氣立如故邪氣不尅故眞氣獨立而如常若失聖人之道則致疾於身故下文引曰風客淫氣精乃亡邪傷肝也自此巳下四科並謂失聖人之道也風氣應肝故風淫精亡則傷肝也陰陽應象大論曰風氣通於肝也風薄則熱起熱盛則水乾水乾則腎氣不營故精乃无也亡無也　新校正云按全元起云淫氣者陰陽之亂氣因其相亂而風客之則傷精傷精則邪入於肝也因而飽食筋脉横解腸澼爲痔甚飽則腸胃横滿腸胃滿則筋脉解而不屬故腸澼而爲痔也痺論曰飲食自倍腸胃乃傷此傷之信也因而大飲則氣逆飲多則肺布葉舉故氣逆而上奔也因而強力腎氣乃傷高骨乃壞強力謂強力入房也高骨謂腰高之骨也然強力入房則精耗精耗則腎傷腎傷則髓氣内枯故高骨壞而不用也聖人交會則不如此當如下句云凡陰陽之要陽密乃固❶陰陽交會之要者正在於陽氣閉密而不妄泄爾密不妄泄乃生氣強固而能久長此聖人之道也兩者不和若

【校勘】

❶陽密乃固：《太素》卷二《調陰陽》作「陰密陽固」。

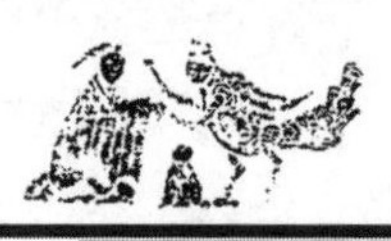

春無秋。若冬無夏。兩謂陰陽和謂和合則交會也若如也言絶陰陽和合之道者如天門時有春無秋有冬無夏也所以然者絶廢於生成也故聖人不絶和合之道但貴於閉密以守固天真法也因而和之。是謂聖度。因陽氣盛發中外相應賈勇有餘乃相交合則聖人交會之制度也故陽強不能密。陰氣乃絶。陽自強而不能閉密則陰泄寫而精氣竭絶矣陰平陽祕。精神乃治。陰氣和平陽氣閉密則精神之用日益治也陰陽離決。精氣乃絶❶。若陰不和平陽不閉密強用施寫損耗天真二氣分離經絡決憊則精氣不化乃絶流通也因於露風。乃生寒熱。因於露體觸冒風邪風氣外侵陽氣内拒風陽相薄故寒熱由生是以春傷於風。邪氣留連。乃爲洞泄。風氣通肝春肝木王木勝脾土故洞泄生也　新校正云按陰陽應象大論曰春傷於風夏生飧泄夏傷於暑。秋爲痎瘧。夏熱巳甚秋陽復收陽熱相攻則爲痎瘧痎老也亦曰瘦也秋傷於濕。上逆而欬。濕謂地濕氣也秋濕既勝冬水復王水来乘肺故欬逆病生　新校正云按陰陽應象大論云秋傷於濕冬生欬嗽發爲痿厥。濕氣内攻於藏府則欬逆外散於筋脉則痿弱也陰陽應象大論曰地之濕氣感則害皮肉筋脉故濕氣之資發爲痿厥厥謂逆氣也冬傷於

【校勘】

❶陰平陽密……精氣乃絶：《太素》卷二《調陰陽》無此十六字。

寒春必温病。冬寒且凝春陽氣發寒不爲釋陽怫于中寒怫相持故爲温病　新校正云按此與陰陽應象大論重彼注甚詳四時之氣。更❶傷五藏。寒暑温涼遞相勝負故四時之氣更傷五藏之和也陰之所生本在五味。陰之五宮❷。傷在五味。所謂陰者五神藏也宮者五神之舍也言五藏所生本資於五味五味宣化各湊於本宮雖因五味以生亦因五味以損正爲好而過節乃見傷也故下文曰是故味過於酸。肝氣以津。脾氣乃絶。酸多食之令人癃小便不利則肝多津液津液内溢則肝葉舉肝葉舉則脾經之氣絶而不行何者木制土也味過於鹹。大骨氣勞短肌。心❸氣抑。鹹多食之令人肌膚縮短又令心氣抑滞而不行何者鹹走血也大骨氣勞鹹歸腎也味過於甘❹。心氣喘滿。色黑❺腎氣不衡❻。甘多食之令人心悶甘性滞緩故令氣喘滿而腎不平何者土抑木也衡平也味過於苦❼。脾氣不濡❽。胃氣乃厚。苦性堅燥又養脾胃故脾氣不濡胃氣强厚味過於辛。筋脉沮弛。精神乃央。沮潤也弛緩也央久也辛性潤澤散養於筋故令筋緩脉潤精神長久何者辛補肝也藏氣法時論曰肝欲散急食辛以散之用辛補之　新校正云按此論味過所傷難作精神長

【校勘】

❶更：《太素》卷二《調陰陽》作「爭」，屬上讀。

❷宮：《太素》卷二《調陰陽》作「官」。

❸心：《太素》卷二《調陰陽》無。

❹甘：《太素》卷二《調陰陽》作「苦」。

❺色黑：疑衍。

❻不衡：《太素》卷二《調陰陽》作「不衛」。形近致誤。

❼苦：《太素》卷二《調陰陽》作「甘」。義勝。

❽不：《太素》卷二《調陰陽》無。義勝。

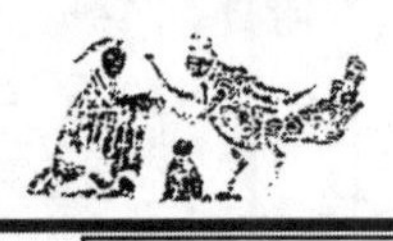

久之解央乃殃也古文通用如膏粱之作高梁草滋之作草茲之類蓋古文簡略字多假借用者也 是故謹和五味。骨正筋柔。氣血以流。湊理以密。如是則骨氣以精。謹道如法。長有天命。是所謂修養天真之至道也

金匱真言論篇第四

新校正云按全元起注本在第四卷

黃帝問曰。天有八風。經有五風。何謂。經謂經脉所以流通營衛血氣者也 岐伯對曰。八風發邪。以爲經風❶。觸五藏。邪氣發病。原其所起則謂八風發邪經脉受之則循經而觸於五藏以邪干正故發病也 所謂得四時之勝者。春勝長夏。長夏勝冬。冬勝夏。夏勝秋。秋勝春。所謂四時之勝也。春木夏火長夏土秋金冬水皆以所剋殺而爲勝也言五時之相勝者不謂八風中人則病各謂隨其不勝則發病也勝謂制剋之也 東風生於春。病在肝。俞在頸項。春氣發榮於萬物之上故俞在頸項歷忌日甲乙不治頸此之謂也 南風

【校勘】

❶以爲經風：《太素》卷三《陰陽雜説》無「以爲」二字，「經風」屬下讀。

生於夏，病在心，俞在胷脇。心少陰脉循胷出脇，故俞在焉。西風生於秋，病在肺，俞在肩背。肺處上焦，背爲胷府，肩背相次，故俞在焉。北風生於冬，病在腎，俞在腰股。腰爲腎府，股接次之，以氣相連，故兼言也。中央爲土，病在脾，俞在脊。以脊應土，言居中爾。故春氣者病在頭，春氣謂肝氣也。各隨其藏氣之所應。新校正云：按《周禮》云：春時有痟首疾。夏氣者病在藏，心之應也。秋氣者病在肩背，肺之應也。冬氣者病在四支。四支氣少，寒毒善傷，隨所受邪，則爲病處。故春善病鼽衄，以氣在頭也。《禮記·月令》曰：季秋行夏令，則民多鼽嚏。仲夏善病胷脇，心之脉循胷脇故也。長夏善病洞泄寒中，土主於中，是爲倉廩，糟粕水穀，故爲洞泄寒中也。秋善病風瘧，以涼折暑，乃爲是病。《生氣通天論》曰：魄汗未盡，形弱而氣爍，穴俞以閉，發爲風瘧。此謂以涼折暑之義也。《禮記·月令》曰：孟秋行夏令，則民多瘧疾也。冬善病痺厥。血象於水，寒則水凝，以氣薄流，故爲痺厥。故冬不按蹻，春不①鼽衄，按謂按摩，蹻謂如蹻捷者之舉動手足，是所謂導引也。然擾動筋骨，則陽氣不藏，春陽氣上升，重熱熏肺，肺通於鼻，病則形之，故冬不按蹻，春不鼽衄。鼽謂鼻

【校勘】

①不：《太素》卷三《陰陽雜說》「不」下有「病」字，據文例，可從。

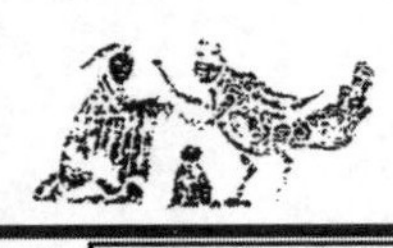

中水出衂謂鼻中血出春不病頸項，仲夏不病胷脇，長夏不病洞泄寒中，秋不病風瘧，冬不病痺厥，飧泄而汗出也。此上五句並爲冬不按蹻之所致也。新校正云：詳飧泄而汗出也六字，上文疑剩。夫精者，身之本也。故藏[1]於精者，春不病溫。此正謂冬不按蹻，則精氣伏藏，以陽不妄升，故春无溫病。夏暑汗不出者，秋成風瘧。此正謂以風涼之氣折暑汗也。新校正云：詳此下義與上文不相接。此平人脉法也。謂平病人之脉法也。

故曰：陰中有陰，陽中有陽。言其初起與其王也。平旦至日中，天之陽，陽中之陽也；日中至黃昏，天之陽，陽中之陰也。日中陽盛，故曰陽中之陽；黃昏陰盛，故曰陽中之陰。陽氣主晝，故平旦至黃昏，皆爲天之陽，而中復有陰陽之殊耳。合夜至雞鳴，天之陰，陰中之陰也；雞鳴至平旦，天之陰，陰中之陽也。雞鳴陽氣未出，故也天之陰；平旦陽氣已升，故曰陰中之陽。故人亦應之。夫言人之陰陽，則

【校勘】

[1] 藏：《香草續校書·內經素問》："「藏」上當脫「冬」字……下文云：「夏暑汗不出者，秋成風瘧。」此「冬」字與彼「夏」字爲對。"

外爲陽。內爲陰。言人身之陰陽。則背爲陽。腹爲陰。言人身之藏府中陰陽。則藏者爲陰。府者爲陽。藏謂五神藏府謂六化府肝心脾肺腎五藏皆爲陰。膽胃大腸小腸膀胱三焦六府皆爲陽。靈樞經曰三焦者上合於手心主又曰足三焦者太陽之別名也正理論曰三焦者有名无形上合於手心主下合右腎主謁道諸氣名爲使者也所以欲知陰中之陰陽中之陽者何也。爲冬病在陰。夏病在陽。春病在陰。秋病在陽。皆視其所在爲施鍼石也。故背爲陽。陽中之陽。心也。心爲陽藏位處上焦以陽居陽故爲陽中之陽也靈樞經曰心爲牡藏牡陽也背爲陽。陽中之陰。肺也。肺爲陰藏位處上焦以陰居陽故謂陽中之陰也靈樞經曰肺爲牝藏牝陰也腹爲陰。陰中之陰。腎也。腎爲陰藏位處下焦以陰居陰故謂陰中之陰也靈樞經曰腎爲牝藏牝陰也腹爲陰。陰中之陽。肝也。肝爲陽藏位處中焦以陽居陰故謂陰中之陽也靈

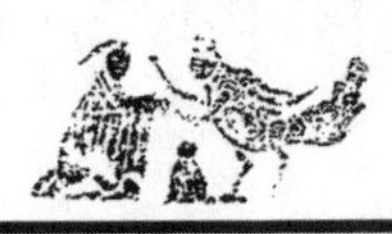

樞經曰肝爲牡藏牡陽也腹爲陰，陰中之至陰，脾也。脾爲陰藏位處中焦以太陰居陰故謂陰中之至陰也靈樞經曰脾爲牝藏牝陰也此皆陰陽表裏内外❶雌❷雄相輸應也，故以應天之陰陽也。以其氣象參合故能上應於天帝曰：五藏應四時，各有收受乎？岐伯曰：有。東方青色，入通於肝，開竅於目，藏精於肝，精謂精氣也木精之氣其神魂陽升之方以目爲用故開竅於目其病發驚駭，象木屈伸有摇動也　新校正云詳東方云病發驚駭餘方各闕者按五常政大論委和之紀其發驚駭疑此文爲衍其味酸，其類草木，性柔脆而曲直其畜雞，以雞爲畜取巽言之易曰巽爲雞其穀麥，五穀之長者麥故東方用之本草曰麥爲五穀之長　新校正云按五常政大論云其畜犬其穀麻其應四時，上爲歲星，木之精氣上爲歲星十二年一周天是以春氣在頭也，萬物發榮於上故春氣在頭　新校正云詳東方言春氣在頭不言故病在頭餘方言故病在其不言其氣在其者互文也其音角，角木聲也孟春之月律中太蔟林鍾所生三分益一管率長八寸仲春之月律中夾鍾夷則所生三分益一管率長七寸五分　新校正云按

【校勘】

❶内外：《太素》卷三《陰陽雜説》：「『内外』下有『左右』二字。」

❷雌雄：《太素》卷三《陰陽雜説》：「『雌雄』下有『上下』二字。」

鄭康成云七寸二千一百八十七分寸之千七十五　季春之月律中姑洗南呂所生三分益一管率長七寸又二十分寸之一　新校正云按鄭康成云九分寸之一　凡是三管皆木氣應之**其數八。**木生數三成數八尚書洪範曰三曰木**是以知病之在筋也。**木之堅柔類筋氣故**其臭臊。**凡氣因木變則爲臊　新校正云詳臊月令作羶

南方赤色，入通於心，開竅於耳❶，藏精於心。火精之氣其神神舌爲心之官當言於舌舌用非竅故云耳也繆刺論曰手少陰之絡會於耳中義取此也**故病在五藏。**以夏氣在藏也**其味苦，其類火。**性炎上而燔灼**其畜羊。**以羊爲畜言其未也以土同王故通而言之　新校正云按五常政大論云其畜馬**其穀黍。**黍色赤**其應四時。上爲熒惑星。**火之精氣上爲熒惑星七百四十日一周天**是以知病之在脉也。**火之躁動類於脉氣**其音徵。**徵火聲也孟夏之月律中仲呂无射所生三分益一管率長六寸七分　新校正云按鄭康成云六寸萬九千六百八十三分寸之萬二千九百七十四　仲夏之月律中蕤賓應鍾所生三分益一管率長六寸三分　新校正云按鄭康成云六寸八十一分寸之二十六　季夏之月律中林鍾黃鍾所生三分減一管率長六寸凡是三管皆火氣應之**其數七。**火生數二成數七尚書洪範曰二曰火**其**

【校勘】

❶耳：疑作「舌」。

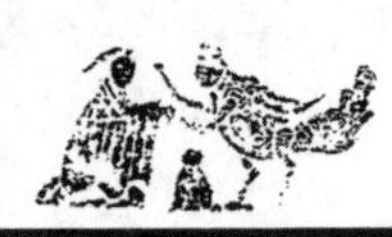

臭焦。凡氣因火變則爲焦中央黃色入通於脾。開竅於口。藏精於脾。土精之氣其神意脾爲化穀口主迎糧故開竅於口故病在舌本。脾脈上連於舌本故病氣居之其味甘。其類土。性安靜而化造其畜牛。土王四季故畜取丑牛又以牛色黃也其穀稷。色黃而味甘也其應四時上爲鎮星。土之精氣上爲鎮星二十八年一周天是以知病之在肉也。土之柔厚類肉氣故其音宮。宮土聲也律書以黃鍾爲濁宮林鍾爲清宮蓋以林鍾當六月管也五音以宮爲主律呂初起於黃鍾爲濁宮林鍾爲清宮也其數五。土數五尚書洪範曰五曰土其臭香。凡氣因土變則爲香西方白色入通於肺。開竅於鼻。藏精於肺。金精之氣其神魄肺藏氣鼻通息故開竅於鼻故病在背。以肺在胷中背爲胷中之府也其味辛。其類金。性音聲而堅勁其畜馬。畜馬者取乾也易曰乾爲馬新校正云按五常政大論云其畜雞其穀稻。稻堅白其應四時上爲太白星。金之精氣上爲太白星三百六十五日一周天是以知病之在皮毛也。金之堅密類皮毛也其音商。商金聲也孟秋之月律中夷則大呂所生三分減一管率長五寸七分仲

秋之月律中南呂太簇所生三分減一管率長五十寸三分季秋之月律中元射夾鍾所生三分減一管率長五十寸凡是三管皆金氣應之其數九。金生數四成數九尚書洪範曰四曰金其臭腥。凡氣因金變則爲腥羶之氣也北方黑色。入通於腎。開竅於二陰。藏精於腎。水精之氣其神志腎藏精陰泄注故開竅於二陰也故病在谿。谿謂肉之小會也氣穴論曰肉之大會爲谷肉之小會爲谿其味鹹。性潤下而滲灌其類水。其畜彘。彘豕也其穀豆。豆黑色其應四時。上爲辰星。水之精氣上爲辰星三百六十五日一周天是以知病之在骨也。腎主幽暗骨體內藏以類相同故病居骨也其音羽。羽水聲也孟冬之月律中應鍾沽洗所生三分減一管率長四十七分半仲冬之月律中黃鍾仲呂所生三分益一管率長九寸季冬之月律中太呂蕤賓所生三分益一管率長八寸四分凡是三管皆水氣應之其數六。水生數一成數六尚書洪範曰一曰水其臭腐。凡氣因水變則爲腐朽之氣也故善爲脉者。謹察五藏六府。一逆一從。❶陰陽表裏雌雄之紀。藏之心意。合心❷於精。心合精微則深知通變非其人勿教。非其眞❸

【校勘】

❶一逆一從：《太素》卷三《陰陽雜説》兩「一」字無，「逆從」屬上讀。

❷心：《太素》卷三《陰陽雜説》作「之」。

❸真：《太素》卷三《陰陽雜説》作「人」。可參。

勿授。是謂得道。隨其所能而與之是謂得師資教授之道也靈樞經曰明目者可使視色耳聰者可使聽音捷疾辭語者可使論語徐而安靜手巧而心審諦者可使行針艾理血氣而調諸逆順察陰陽而兼諸方論緩節柔筋而心和調者可使導引行氣痛毒言語輕人者可使唾癰呪病爪苦手毒爲事善傷者可使按積抑痺由是則各得其能方乃可行其名乃彰故曰非其人勿教非其真勿授也

重廣補註黃帝內經素問卷第一

序 迺其上音乃

蕆勑輦切 糅女救切雜也 瀅音瑩

上古天真論 徇徐閏切疾也 痺必至切 更齒上古行切下齒更同 恬憺上啼廉切下音淡 頞於葛切 俠口胡夾切下同 額顱落胡切 滲灌上所禁切 解憜上上聲 壽敝毗祭切 眉睫音接 恚嗔上於桂切 愉音俞

四氣調神大論 予而上音與 獺他達切 鴽音如鶉也 蕃秀上音煩 螻蟈上音樓下古獲切蛙也 蚯蚓上音丘下以志切 鶪古闃切搏勞鳥也 蜩音條 溽暑上音辱 痎音皆瘦瘧也 欲熾尺志切 坏戶

上步回切始涸胡各切豺音柴亟奪上去吏切鶡苦割切荔挺上力計切下大頂切薌音向
雊古豆切雉鳴爲否符鄙切下不交否同燠熱上於六切生氣通天論分上聲暴
卒倉沒切荒佚音逸躁則到切喝呼葛切瘀衣倨切褰攘汝陽切緛音軟
縮也潰潰古沒切煩悶不止也眥在計切又前計切奔併下去聲偏沮子魚切潤也痤昨禾切
切痱方味切怫符弗切皶織加切稸許竹切瘈尺制切焫而劣切大僂
力主切瘻力鬭切癰瘻瘍音陽下並同俞音庶否隔符鄙切塞也粗千胡切淖奴教切
切下並同腸澼普擊切決憊蒲拜切癃音隆金匱真言論鼽音求按
蹻音腳燔灼上音煩彘直利切

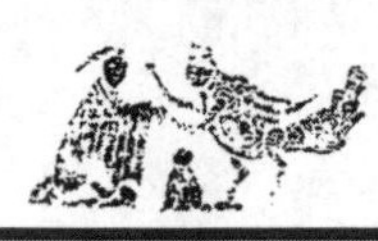

重廣補注黄帝内經素問卷第二

啓玄子次注林億孫奇高保衡等奉敕校正孫兆重改誤

陰陽應象大論　陰陽離合論

陰陽别論

陰陽應象大論篇第五

新校正云：按全元起本在第九卷

黄帝曰：陰陽者，天地之道也，謂變化生成之道也。老子曰：萬物負陰而抱陽，沖氣以爲和。易繫辭曰：一陰一陽之謂道。此之謂也。萬物之綱紀，滋生之用也。陽與之正氣以生，陰爲之主持以立，故爲萬物之綱紀也。陰陽離合論曰：陽與之正，陰爲之主。則謂此也。變化之父母，異類之用也。何者？然鷹化爲鳩，田鼠化爲鴽，腐草化爲螢，雀入大水爲蛤，雉入大水爲蜃，如此皆異類因變化而成有也。生殺之本始，寒暑之用也。萬物假陽氣温而生，因陰氣寒而死，故知生殺本始，是陰陽之所運爲也。神明之府也。府，宫府也。言所以生殺變化之多端者何哉？以神明居其中也。下文曰：天地之動靜，神明爲之綱紀。故易繫辭曰：陰

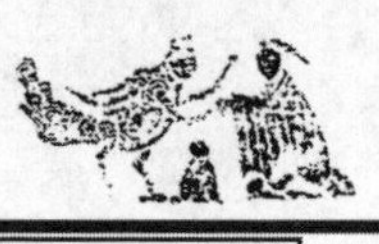

陽不測之謂神亦謂居其中也　新校正云詳陰陽至神明之府與天元紀大論同注頗異

治病必求於本。陰陽與萬類生殺變化猶然在於人身同相參合故治病之道必先求之

故積陽爲天積陰爲地。言陰陽爲天地之道者何以此

陰靜陽躁。言應物類運用之標格也

陽生陰長陽殺陰藏。明前天地殺生之殊用也神農曰天以陽生陰長地以陽殺陰藏　新校正云詳陰長陽殺之義或者疑之按周易八卦布四方之義則可見矣坤者陰也位西南隅時在六月七月之交萬物之所盛長也安謂陰無長之理乾者陽也位戌亥之分時在九月十月之交萬物之所收殺也孰謂陽無殺之理以是明之陰長陽殺之理可見矣此語又見天元紀大論其說自異

陽化氣陰成形。明前萬物滋生之綱紀也

寒極生熱熱極生寒。明前之大體也

寒氣生濁熱氣生清。言正氣也

清氣在下則生飧泄濁氣在上則生䐜脹。熱氣在下則穀不化故飧泄寒氣在上則氣不散故䐜脹何者以陰靜而陽躁也

此陰陽反作病之逆從也。反謂反覆作謂作務反覆作務則病如是

故清陽爲天濁陰爲地地氣上爲雲天氣下爲雨雨出地氣雲出天

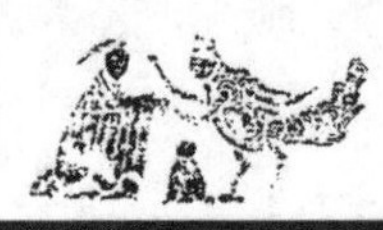

氣。陰凝上結則合以成雲，陽散下流則注而為雨。雨從雲以施化，故言雨出地；雲憑氣以交合，故言雲出天。天地之理且然，人身清濁亦如是也。故清陽出上竅，濁陰出下竅。氣本乎天者親上，氣本乎地者親下，各從其類也。上竅謂耳目鼻口，下竅謂前陰後陰。清陽發腠理，濁陰走五藏。腠理謂滲泄之門，故清陽可以散發；五藏為包藏之所，故濁陰可以走之。清陽實四支，濁陰歸六府。四支外動，故清陽實之；六府內化，故濁陰歸之。水為陰，火為陽。水寒而靜，故為陰；火熱而躁，故為陽。陽為氣，陰為味。氣惟散布，故陽為之；味曰從形，故陰為之。味歸形，形歸氣，氣歸精，精歸化。形食味，故味歸形；氣養形，故形歸氣；精食氣，故氣歸精；化生精，故精歸化。故下文曰：精食氣，形食味。氣化則精生，味和則形長，故云食之也。化生精，氣生形。精微之液，惟血化而成；形質之有，資氣行營立。故斯二者，各奉生乎。味傷形，氣傷精，精化為氣，氣傷於味。精承化養則食氣，精若化生則不食氣。精血內結，鬱為癥腐，攻胃則五味倨然不得入也。女人重身，精化百日，皆傷於味也。陰味出下竅，陽氣出上竅。味有質，故下流於便寫之竅；氣無形，故上出於呼吸之門。味厚者

爲陰。薄爲陰之陽。氣厚者爲陽，薄爲陽之陰。陽爲氣，氣厚者爲純陽；陰爲味，味厚者爲純陰。故味薄者爲陰中之陽，氣薄者爲陽中之陰。味厚則泄，薄則通[1]。氣薄則發泄，厚則發熱。陰氣潤下，故味厚則泄利；陽氣炎上，故氣厚則發熱。味薄爲陰少，故通泄；氣薄爲陽少，故汗出。發泄，謂汗出也。壯火之氣衰，少火之氣壯。火之壯者，壯已必衰；火之少者，少已則壯。壯火食氣，氣食少火。壯火散氣，少火生氣。氣生壯火，故云壯火食氣；少火滋氣，故云氣食少火。以壯火食氣，故氣得壯火則耗散；以少火益氣，故氣得少火則生長。人之陽氣，壯少亦然。氣味辛甘發散爲陽，酸苦涌泄爲陰。非惟氣味分正陰陽，然辛甘酸苦之中，復有陰陽之殊氣爾。何者？辛散甘緩，故發散爲陽；酸收苦泄，故涌泄爲陰。陰勝則陽病，陽勝則陰病。勝則不病，不勝則病。陽勝則熱，陰勝則寒。是則太過而致也。新校正云：按《甲乙經》作「陰病則熱，陽病則寒」，文異意同。重寒則熱，重熱則寒。物極則反，亦猶壯火之氣衰，少火之氣壯也。寒傷形，熱傷氣。寒則衛氣不利，故傷形；熱則榮氣内消，故傷氣。雖陰成形，陽化氣，一過其節，則形氣被傷。

【校勘】

❶ 通：《千金要方》卷二十六《序論》作「通流」。爲是。

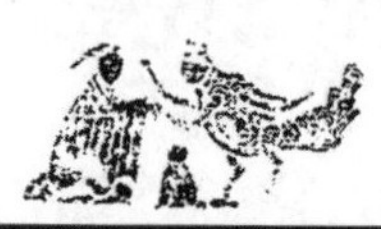

氣傷痛，形傷腫。氣傷則熱結於肉分故痛，形傷則寒薄於皮腠故腫。故先痛而後腫者，氣傷形也。先腫而後痛者，形傷氣也。先氣證而病形故曰氣傷形，先形證而病氣故曰形傷氣。風勝則動。風勝則庶物皆搖故爲動　新校正云按左傳曰風淫末疾即此義也熱勝則腫。熱勝則陽氣內鬱故洪腫暴作甚則榮氣逆於肉理聚爲癰膿之腫燥勝則乾。燥勝則津液竭涸故皮膚乾燥寒勝則浮。寒勝則陰氣結於玄府玄府閉密陽氣內攻故爲浮濕勝則濡寫[1]。濕勝則內攻於脾胃脾胃受濕則水穀不分水穀相和故大腸傳道而注寫也以濕內盛而寫故謂之濡寫　新校正云按左傳曰雨淫腹疾則其義也風勝則動至此五句與天元紀大論文重彼注頗詳矣天有四時五行。以生長收藏。以生寒暑燥濕風。春生夏長秋收冬藏謂四時之生長收藏冬水寒夏火暑秋金燥春木風長夏土濕謂五行之寒暑濕燥風也然四時之氣土雖寄王原其所主則濕屬中央故云五行以生寒暑燥濕風五氣也人有五藏化五氣。以生喜怒悲憂恐。五藏謂肝心脾肺腎五氣謂喜怒悲憂恐然是五氣更傷五藏之和氣矣　新校正云按天元紀大論悲作思又本篇下文肝在志爲怒心在志爲喜脾在志爲思肺在志爲憂腎在志爲恐玉機真藏論作

【校勘】

❶寫：《太素》卷三《陰陽》無。

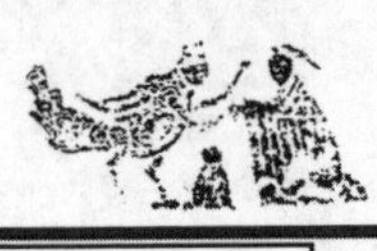

悲諸論不同皇甫士安甲乙經精神五藏篇具有其說蓋言悲者以悲能勝怒取五志迭相勝而爲言也舉思者以思爲脾之志也各舉一則義俱不足兩見之則互相成義也 **故喜怒傷氣。寒暑傷形。** 喜怒之所生皆生於氣故云喜怒傷氣寒暑之所勝皆勝於形故云寒暑傷形近取舉凡則如斯矣細而言者則熱傷於氣寒傷於形 **暴怒傷陰。暴喜傷陽。** 怒則氣上喜則氣下故暴卒氣上則傷陰暴卒氣下則傷陽 **厥氣上行。滿脉去形。** 厥氣逆也逆氣上行滿於經絡則神氣浮越去離形骸矣 **喜怒不節。寒暑過度。生乃不固。** 靈樞經曰智者之養生也必順四時而適寒暑和喜怒而安居處然喜怒不恒寒暑過度天真之氣何可久長 **故重陰必陽。重陽必陰。** 言傷寒傷暑亦如是 **故曰冬傷於寒。春必温病。** 夫傷於四時之氣皆能爲病以傷寒爲毒者最爲殺厲之氣中而即病故曰傷寒不即病者寒毒藏於肌膚至春變爲温病至夏變爲暑病故養生者必慎傷於邪也 **春傷於風。夏生飧泄。** 風中於表則内應於肝肝氣乘脾故飧泄　新校正云按生氣通天論云春傷於風邪氣留連乃爲洞泄 **夏傷於暑。秋必痎瘧。** 夏暑已甚秋熱復壯兩熱相攻故爲痎瘧痎瘦也 **秋傷於濕。冬生欬嗽。** 秋濕既多冬水復王水濕相得肺氣又衰故冬寒甚則爲嗽　新校正云

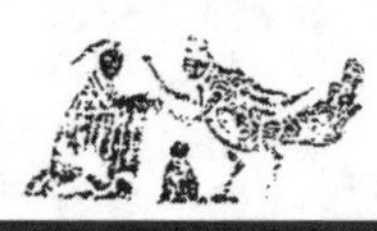

按生氣通天論云秋傷於濕上逆而欬發爲痿厥帝曰。余聞上古聖人論理人形。列別藏府。端絡經脉。會通六合。各從其經。氣穴所發。各有處名。谿谷屬骨。皆有所起。分部逆從。各有條理。四時陰陽。盡有經紀。外内之應。皆有表裏。其信然乎。六合謂十二經脉之合也靈樞經曰太陰陽明爲一合少陰太陽爲一合厥陰少陽爲一合手足之脉各三則爲六合也手厥陰則心包胳脉也氣穴論曰肉之大會爲谷肉之小會爲谿肉分之間谿谷之會以行榮衛以會大氣屬骨者爲骨相連屬處表裏者諸陽經脉皆爲表諸陰經脉皆爲裏 新校正云詳帝曰至信其然乎全元起本及太素在上古聖人之教也上岐伯對曰。東方生風。陽氣上騰散爲風也風者天之號令風爲教始故生自東方風生木。風鼓木榮則風生木也木生酸。凡物之味酸者皆木氣之所生也尚書洪範曰曲直作酸酸生肝。生謂生長也凡味之酸者皆先生長於肝肝生筋。肝之精氣生養筋也筋生心。陰陽書曰木生火然肝之木氣内養筋已乃生心也肝主目。目見曰明類齊同也其在天爲玄。玄謂玄冥言天色高遠尚未盛明也在人爲

道。道謂道化以道而化人則歸從在地爲化。化謂造化也庶類時育皆造化者也化生五味。萬物生五味具皆變化爲毋而使生成也道生智。智從正化而有故曰道生智玄生神。玄冥之内神處其中故曰玄生神神在天爲風。飛揚鼓坼風之用也然發而周遠无所不通信乎神化而能爾在地爲木。柔軟曲直木之性也　新校正云詳其在天至爲木與天元紀大論同往頗異在體爲筋。束絡連綴而爲力也在藏爲肝。其神魂也道經義曰魂居肝魂靜則至上道不亂在色爲蒼。蒼謂薄青色象木色也在音爲角。角謂木音調而直也樂記曰角亂則憂其民怨在聲爲呼。呼謂叫呼亦謂之嘯在變動爲握。握所以牽就也　新校正云按楊上善云握憂噦欬慄五者改志而有名曰變動也在竅爲目。目所以司見形色在味爲酸。酸可用收斂也在志爲怒。怒所以禁非也怒傷肝。雖志爲怒甚則自傷悲勝怒。悲則肺金并於肝木故勝怒也宣明五藏篇曰精氣并於肺則悲　新校正云詳五志云怒喜思憂恐悲當云憂今變憂爲悲者蓋以恚憂而不解則傷意悲哀而動中則傷魂故不云憂也風傷筋。風勝則筋絡拘急　新校正云按五運行大論曰風傷肝燥勝風。燥爲金氣故勝木風酸傷筋。過節也辛勝酸。辛金味故勝木酸南方

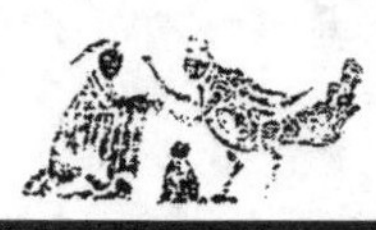

生熱。陽氣炎燥故生熱　熱生火。鑽燧改火惟熱是生　火生苦。凡物之味苦者皆火氣之所生也尚書洪範曰炎上作苦　苦生心。凡味之苦者皆先生長於心　心生血。心之精氣生養血也　血生脾。陰陽書曰火生土然心火之氣內養血已乃生脾土　新校正云按太素血作脉　心主舌。心別是非舌以言事故主舌　其在天爲熱。暄暑熾燠熱之用也　在地爲火。炎上翕赩火之性也　在體爲脉。通行榮衛而養血也　在藏爲心。其神心也道經義曰神處心神守則血氣流通　在色爲赤。象火色　在音爲徵。徵謂火音和而美也樂記曰徵亂則哀其事勤　在聲爲笑。笑喜聲也　在變動爲憂。憂可以成務　新校正云按楊上善云心之憂在心變動肺之憂在肺之志是則肺主於秋憂爲正也心主於夏變而生憂也　在竅爲舌。舌所以司辨五味也金匱真言論曰南方赤色入通於心開竅於耳尋其爲竅則舌義便乖以其主味故云舌也　在味爲苦。苦可用燥泄也　在志爲喜。喜所以和樂也　喜傷心。雖志爲喜甚則自傷　恐勝喜。恐則腎水并於心火故勝喜也宣明五藏篇曰精氣并於腎則恐　熱傷氣。熱勝則喘息促急　寒勝熱。寒爲水氣故勝火熱　苦傷氣。以火生也　新校正云詳此篇論所傷之旨其例有三東方云風傷筋酸傷筋中央云濕傷肉甘傷肉是自傷者也南方

云熱傷氣苦傷氣比方云寒傷血鹹傷血是傷已所勝西方云熱傷皮毛是被
勝傷已辛傷皮毛是自傷者也凡此五方所傷有此三例不同太素則俱云自
傷　**鹹勝苦。**鹹水味故勝火苦　**中央生濕。**陽氣盛薄陰氣固升升薄相合故生濕也易義曰陽上薄陰陰能固之然後蒸
而爲雨明濕生於固陰之氣也　新校正云按楊上善云六月四陽二陰合蒸以生濕氣也　**濕生土。**土濕則固明濕生也　新校正云按楊上善
云四陽二陰合而爲濕蒸腐萬物成土也　**土生甘。**凡物之味甘者皆土氣之所生也尚書洪範曰稼穡作甘　**甘生脾。**凡味之甘者皆
先生長於脾　**脾生肉。**脾之精氣生養肉也　**肉生肺。**陰陽書曰土生金然脾土之氣內養肉已乃生肺金　**脾主口。**
脾受水穀口納五味故主口　**其在天爲濕。**霧露雲雨濕之用也　**在地爲土。**安靜稼穡土之德也　**在**
體爲肉。覆裹筋骨充其形也　**在藏爲脾。**其神意也道經義曰意託脾意寧則智无散越　**在色爲黃。**
象土色也　**在音爲宮。**宮謂土音大而和也樂記曰宮亂則荒其君驕　**在聲爲歌。**歌嘆聲也　**在變動爲**
噦。噦謂噦噫胃寒所生　新校正云詳王謂噦爲噦噫噫非噦也按楊上善云噦氣忤也　**在竅爲口。**口所以司納水穀　**在味**
爲甘。甘可用寬緩也　**在志爲思。**思所以知遠也　**思傷脾。**雖志爲思甚則自傷　**怒勝思。**怒則不思

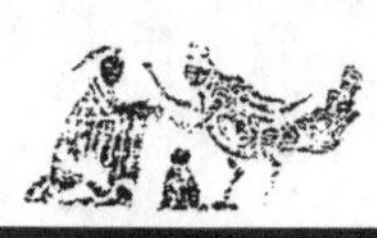

勝可知矣濕傷肉。脾主肉而惡濕故濕勝則肉傷風勝濕。風爲木氣故勝土濕甘傷肉。亦過節也新校正云按五運行大論云甘傷脾酸勝甘。酸木味故勝土甘西方生燥。天氣急切故生燥燥生金。金燥有聲則生金也金生辛。凡物之味辛者皆金氣之所生也尚書洪範曰從革作辛辛生肺。凡味之辛者皆先生長於肺肺生皮毛。肺之精氣生養皮毛皮毛生腎。陰陽書曰金生水然肺金之氣養皮毛巳乃生腎水肺主鼻。肺藏氣鼻通息故主鼻其在天爲燥。輕急勁強燥之用也在地爲金。堅勁從革金之性也在體爲皮毛。包藏膚腠扞其邪也在藏爲肺。其神魄也道經義曰魄在肺魄安則德修壽延在色爲白。象金色在音爲商。商謂金聲輕而勁也樂記曰商亂則陂其官壞在聲爲哭。哭哀聲也在變動爲欬。欬謂欬嗽所以利咽喉也在竅爲鼻。鼻所以司嗅呼吸在味爲辛。辛可用散潤也在志爲憂。憂深慮也憂傷肺。雖志爲憂過則損也喜勝憂。喜則心火并於肺金故勝憂也宣明五氣篇曰精氣并於心則喜熱傷皮毛。熱從火生耗津液故寒勝熱。陰制陽也新校正云按太素作燥傷皮毛熱勝燥又按王注五運行大論云火有二別故此

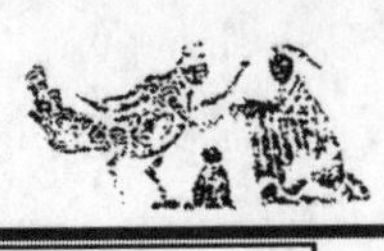

再爍熱傷之形證辛傷皮毛。過而招損苦勝辛。苦火味故勝金辛北方生寒。陰氣凝冽故生寒也寒生水。寒氣盛凝變為水水生鹹。凡物之味鹹者皆水氣之所生也尚書洪範曰潤下作鹹鹹生腎。凡味之鹹者皆生長於腎腎生骨髓。腎之精氣生養骨髓髓生肝。陰陽書曰水生木然腎水之氣養骨髓已乃生肝木腎主耳。腎屬北方位居幽暗聲入故主耳其在天為寒。凝清慘冽寒之用也在地為水。清潔潤下水之用也在體為骨。端直貞幹以立身也在藏為腎。其神志也道經義曰志藏腎志營則骨髓滿實在色為黑。象水色在音為羽。羽謂水音沈而深也樂記曰羽亂則危其財匱在聲為呻。呻吟聲也在變動為慄。慄謂戰慄甚寒大恐而恐有之在竅為耳。耳所以司聽五音　新校正云按金匱眞言論云開竅於二陰蓋以心寄竅於耳故與此不同在味為鹹。鹹可用柔耎也在志為恐。恐所以懼惡也恐傷腎。恐而不已則內感於腎故傷也靈樞經曰恐懼而不解則傷精明感腎也思勝恐。思深慮遠則見事源故勝恐也寒傷血。寒則血凝傷可知也　新校正云按太素血作骨燥勝寒。燥從熱生故勝寒也　新校正云按太素燥作濕鹹傷血。食鹹而渴傷血可知　新校正云按太素血作骨甘勝鹹。甘土味故

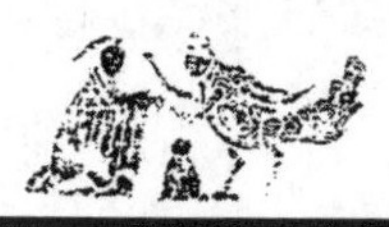

勝水鹹 新校正云詳自前岐伯對曰至此與五運行論同兩注頗異當並用之 故曰。天地者。萬物之上下也。觀其覆載而萬物之上下可見矣 陰陽者血氣之男女也。陰主血陽主氣陰生女陽生男 左右者。陰陽之道路也。陰陽間氣左右循環故左右爲陰陽之道路也 新校正云詳間氣之說具六微旨大論中楊上善云陰氣右行陽氣左行 水火者。陰陽之徵兆也。觀水火之氣則陰陽徵兆可明矣 陰陽者。萬物之能始也。謂能爲變化之生成之元始 新校正云詳天地者至萬物之能始與天元紀大論同注頗異彼无陰陽者血氣之男女一句又以金木者生成之終始代陰陽者萬物之能始 故曰。陰在内陽之守也。陽在外陰之使也。陰靜故爲陽之鎮守陽動故爲陰之役使 帝曰。法陰陽柰何。岐伯曰。陽勝則身熱。腠理閉。喘麤爲之俛仰。汗不出而熱。齒乾以煩寃①腹滿。死。能冬不能夏。陽勝故能冬熱甚故不能夏 陰勝則身寒。汗出。身常清。數慄而寒。寒則厥。厥則腹滿。死。厥謂氣逆 能夏不能

【校勘】

① 寃：《太素》卷三《陰陽》作「悗（讀悶）」，《甲乙經》卷六《陰陽大論》作「悶」。

冬。陰勝故能夏寒甚故不能冬此陰陽更勝之變。病之形能也。帝曰。調此二者。奈何。調謂順天癸性而治身之血氣精氣也岐伯曰。能知七損八益。則二者可調。不知用此。則早衰之節也。用謂房色也女子以七七爲天癸之終丈夫以八八爲天癸之極然知八可益知七可損則各隨氣分脩養天眞終其天年以度百歲上古天眞論曰女子二七天癸至月事以時下丈夫二八天癸至精氣溢寫然陰七可損則海滿而血自下陽八宜益交會而泄精由此則七損八益理可知矣年四十。而陰氣自半也。起居衰矣。內耗故陰減中乾故氣力始衰靈樞經曰人年四十腠理始疎榮華稍落髮班白由此之節言之亦起居衰之次也年五十。體重耳目不聰明矣。衰之漸也年六十。陰痿。氣大衰。九竅不利。下虛上實。涕泣俱出矣。衰之甚矣故曰。知之則強。不知則老。知謂知七損八益全形保性之道也故同出而名異耳。同謂同於好欲異謂異其老壯之名智者察同。愚者察異。智者察同欲之間而能性道愚者見形容別異方乃效之自性則道益有餘放效則治生不足故下文曰愚

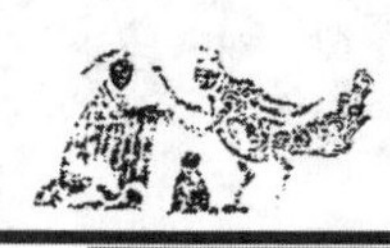

者不足。智者有餘。先行故有餘後學故不足有餘則耳目聰明。身體輕強。老者復壯。壯者益治。夫保性全形蓋由知道之所致也故曰道者不可斯須離可離非道此之謂也是以聖人爲無爲之事。樂恬憺之能。從欲快志於虛无之守。故壽命无窮。與天地終。此聖人之治身也。聖人不爲无益以害有益不爲害性而順性故壽命長遠與天地終庚桑楚曰聖人之於聲色嗞味也利於性則取之害於性則損之此全性之道也書曰不作无益害有益也天不足西北[1]。故西北[1]方陰也。而人右耳目不如左明也。在上故法天地不滿東南[1]。故東南方陽也。而人左手足不如右強也。在下故法地帝曰。何以然。岐伯曰。東方陽也。陽者其精并於上。并於上則上明而下虛。故使耳目聰明而手足不便也。西方陰也。陰者其精并於下。并於下。則

【校勘】

[1] 北南：《太素》卷三《陰陽》無。

下盛而上虛。故其耳目不聰明。而手足便也。故俱感於邪。其在上則右甚。在下則左甚。此天地陰陽所不能全也。故邪居之。夫陰陽之應天地猶水之在器也器圓則水圓器曲則水曲人之血氣亦如是故隨不足則邪氣留居之故天有精。地有形。天有八紀。地有五里。陽爲天降精氣以施化陰爲地布和氣以成形五行爲生育之井里八風爲變化之綱紀八紀謂八節之紀五里謂五行化育之里故能爲萬物之父母。陽天化氣陰地成形五里運行八風鼓折收藏生長死替時宜夫如是故能爲萬物變化之父母也清陽上天。濁陰歸地。所以能爲萬物之父母者何以有是之升降也是故天地之動靜。神明爲之綱紀。清陽上天濁陰歸地然其動靜誰所主司盖由神明之綱紀爾上文曰神明之府此之謂也故能以生長收藏。終而復始。神明之運爲乃能如是惟賢人上配天以養頭。下象地以養足。中傍人事以養五藏。頭圓故配天足方故象地人事更易五藏遞遷故從而養也天氣通於

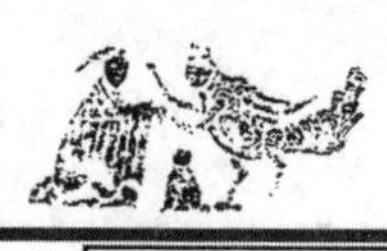

肺。居高故 地氣通於嗌。次下故 風氣❶通於肝。風生木故 雷氣❷通於心。雷象火之有聲故 谷氣通於脾。谷空虛脾受納故 雨氣❸通於腎。腎主水故 新校正云按千金方云風氣應於肝雷氣動於心穀氣感於脾雨氣潤於腎 六經爲川。流注不息故 腸胃爲海。以皆受納也 靈樞經曰胃爲水穀之海 九竅爲水注之氣。清明者象水之內明流注者象水之流注 以天地爲之陰陽。以人事配象則近指天地以爲陰陽 陽之汗以天地之雨名之。夫人汗泄於皮腠者是陽氣之發泄爾然其取類於天地之間則雲騰雨降而相似也故曰陽之汗以天地之雨名之 陽之氣以天地之疾風名之。陽氣散發疾風飛揚故以應之舊經無名之二字尋前類例故加之 暴氣象雷。暴氣鼓擊鳴轉有聲故 逆氣象陽。逆氣陵上陽氣亦然 故治不法天之紀。不用地之理。則災害至矣。背天之紀違地之理則六經反作五氣更傷真氣既傷則災害之至可知矣 新校正云按上文天有八紀地有五里此文注中理字當作里 故邪風之至。疾如風雨。至謂至於身形 故善治者治皮毛。止於萌也 其次治

【校勘】

❶通：《千金要方》卷十一《筋極》、《外臺》卷十六作「應」。

❷通：《千金要方》卷十一《筋極》、《外臺》卷十六作「動」。

❸通：《千金要方》卷十一《筋極》作「潤」。

肌膚。救其已生其次治筋脉。攻其已病其次治六府。治其已甚其次治五藏。治五藏者半死半生也①。治其已成神農曰病勢已成可得半愈然初成者獲愈固久者伐形故治五藏者半生半死故天之邪氣感則害人五藏。四時之氣八正之風皆天邪也金匱眞言論曰八風發邪以爲經風觸五藏邪氣發病故天之邪氣感則害人五藏水穀之寒熱感則害於六府。熱傷胃及膀胱寒傷腸及膽氣地之濕氣感則害皮肉筋脉。濕氣勝則榮衛之氣不行故感則害於皮肉筋脉故善用鍼者從陰引陽。從陽引陰。以右治左。以左治右。以我知彼。以表知裏。以觀過與不及之理。見微得過。用之不殆。深明故也善診者察色按脉。先別陰陽。別於陽者則知病處別於陰者則知死生之期審清濁。而知部分。謂察色之青赤黄白黑也部分謂藏府之位可占候處視喘息聽音聲而②知所苦。謂聽聲之宮商角徵羽也視喘息謂候呼吸之長短也觀權衡規矩③。而知病所主④。

【校勘】

①半生：《千金要方》卷十一《筋極》無此二字。

②知：《甲乙經》卷六《陰陽大論》「知」下有「病」字。

③規矩：《甲乙經》卷六《陰陽大論》作「視規矩」。

④主：《甲乙經》卷六《陰陽大論》作「生」。

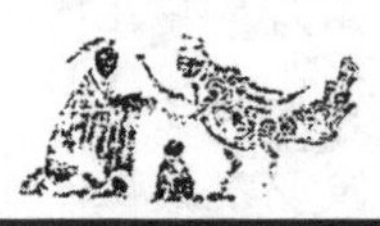

權謂秤權衡謂星衡規謂圓形矩謂方象然權也者所以定高卑規也者所以表柔虛矩也者所以明強盛脉要精微論曰以春應中規言陽氣柔軟以夏應中矩言陽氣盛強以秋應中衡言陰升陽降氣有高下以冬應中權言陽氣居下也故善診之用必備見焉所主者謂應四時之氣所主生病之在高下中外也 按尺寸觀浮沉滑濇而知病所生以治。浮沉滑濇皆脉象也浮脉者浮於手下也沉脉者按之乃得也滑脉者往來易濇脉者往來難故審尺寸觀浮沉而知病之所生以治之也　新校正云按甲乙經作知病所在以治則无過下无過二字續此爲句 無過以診則不失矣。有過无過皆以診知則所主治无誤失也 故曰。病之始起也可刺而已。以輕微也 其盛可待衰而已。病盛取之毀傷真氣故其盛者必可待衰 故因其輕而揚之。輕者發揚則邪去 因其重而減之。重者節減去之 因其衰而彰之。因病氣衰攻令邪去則真氣堅固血色彰明 形不足者溫之以氣精不足者補之以味。氣謂衛氣味謂五藏之味也靈樞經曰衛氣者所以溫分肉而充皮膚肥腠理而司開闔故衛氣溫則形分足矣上古天真論曰腎者主水受五藏六府之精而藏之故五藏盛乃能寫由此則精不足者補五藏之味也 其高者因而越

之。越謂越揚也 其下者，引而竭之。引謂泄引也 中滿者，寫之於內。內謂腹內 其有邪者，漬形以爲汗。邪謂風邪之氣，風中於表，則汗而發之 其在皮者，汗而發之。在外故汗發泄也 其慓悍者，按而收之。慓疾也，悍利也，氣候疾利，則按之以收斂也 其實者，散而寫之。陽實則發散，陰實則宣寫，故下文 審其陰陽，以別柔剛。陰曰柔，陽曰剛 陽病治陰，陰病治陽。所謂從陰引陽，從陽引陰，以右治左，以左治右者也 定其血氣，各守其鄉。鄉謂本經之氣位 血實宜決之。決謂決破其血 氣虛宜掣引之。掣讀爲導，導引則氣行條暢　新校正云：按甲乙經掣作掣

陰陽離合論篇第六 新校正云：按全元起本在第三卷

黃帝問曰：余聞天爲陽，地爲陰，日爲陽，月爲陰，大小月三百六十①日成一歲，人亦應之。以四時五行運用於內，故人亦應之　新校正云詳

【校勘】

① 大小月三百六十：《太素》卷五《陰陽合》無「大小月」三字。「六十」作「六十五」。

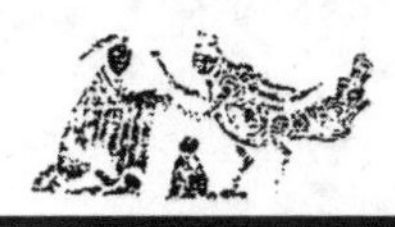

天爲陽至成一歲與六節藏象篇重❶今三陰三陽不應陰陽其故何也岐伯對曰陰陽者數之可十❷推之可百❸數之可千推之可萬萬之大不可勝數然其要一也一謂離合也雖不可勝數然其要妙以離合推步悉可知之天覆地載萬物方生未出地者命曰陰處名曰陰中之陰處陰之中故曰陰處形未動出亦是爲陰以陰居陰故曰陰中之陰則出地者命曰陰中之陽形動出者是則爲陽以陽居陰故曰陰中之陽陽予之正陰爲之主陽施正氣萬物方生陰爲主持群形乃立故生因春長因夏收因秋藏因冬失常則天地四塞春夏爲陽故生長也秋冬爲陰故收藏也若失其常道則春不生夏不長秋不收冬不藏夫如是則四時之氣閉塞陰陽之氣无所運行矣陰陽之變其在人者亦數之可❸數天地陰陽雖不可勝數在於人形之用者則數可知之帝曰願聞三陰三陽之離合也岐伯曰聖人南面而立前曰

【校勘】

❶今：《太素》卷五《陰陽合》「今」下有「聞」字。

❷推：《靈樞·陰陽繫日月》《太素》卷五《陰陽合》作「離」。義勝。

❸數：《靈樞·陰陽繫日月》《太素》卷五《陰陽合》作「散」。義勝。

廣明後曰太衝。廣大也南方丙丁火位主之陽氣盛明故曰大明也嚮明治物故聖人南面而立易曰相見乎離蓋謂此也然在人身中則心藏在南故謂前曰廣明衝脉在北故謂後曰太衝然太衝者腎脉與衝脉合而盛大故曰太衝是以下文云 太衝之地。名曰少陰。此正明兩脉相合而爲表裏也 少陰之上。名曰太陽。腎藏爲陰膀胱府爲陽陰氣在下陽氣在上此爲一合之經氣也靈樞經曰足少陰之脉者腎脉也起於小指之下邪趣足心又曰足太陽之脉者膀胱脉也循京骨至小指外側由此故少陰之上名太陽也是以下文曰 太陽根起於至陰。結於命門。名曰陰中之陽。至陰穴名在足小指外側命門者藏精光照之所則兩目也太陽之脉起於目而下至於足故根於指端結於目也靈樞經曰命門者目也此與靈樞義合以太陽居少陰之地故曰陰中之陽 新校正云按素問太陽言根結餘經不言結甲乙今具 中身而上。名曰廣明。廣明之下。名曰太陰。靈樞經曰天爲陽地爲陰腰以上爲天腰以下爲地分身之旨則中身之上屬於廣明廣明之下屬太陰也又心廣明藏下則太陰脾藏也 太陰之前。名曰陽明。人身之中胃爲陽明脉行在脾脉之前脾爲太陰脉行於胃脉之後靈樞經曰足太陰之脉者脾脉也起於大指之端循指内則白肉際過核骨後上内踝前廉上腨内循胻骨之後足陽明之脉者胃脉也

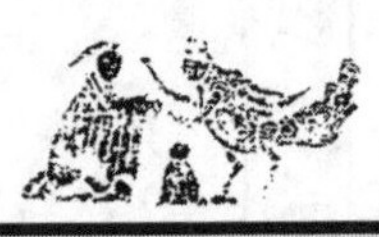

下膝三寸而別以下入中指外間由此故太陰之前名陽明也是以下文曰陽明根起於厲兌名曰陰中之陽。厲兌穴名在足大指次指之端以陽明居太陰之前故曰陰中之陽厥陰之表名曰少陽。人身之中膽少陽脈行肝脈之分外肝厥陰脈行膽脈之位內靈樞經曰足厥陰之脈者肝脈也起於足大指聚毛之際上循足跗上廉足少陽之脈者膽脈也循足跗上出小指次指之端由此則厥陰之表名少陽也故下文曰少陽根起於竅陰名曰陰中之少陽。竅陰穴名在足小指次指之端以少陽居厥陰之表故曰陰中之少陽是故三陽之離合也太陽為開陽明為闔少陽為樞。離謂別離應用合謂配合於陰別離則正位於三陽配合則表裏而為藏府矣開闔樞者言三陽之氣多少不等動用殊也夫開者所以司動靜之基闔者所以執禁固之權樞者所以主動轉之微由斯殊氣之用故此三變之也　新校正云按九墟太陽為關陽明為闔少陽為樞故關折則肉節潰緩而暴病起矣故候暴病者取之太陽闔折則氣无所止息悸病起故悸者皆取之陽明樞折則骨搖而不能安於地故骨搖者取之少陽甲乙經同三經者不得相失也搏而勿浮命曰一陽。三經之至搏擊於手而无輕重之異則正可謂一陽之氣无復有三陽差降之為用也帝曰願

聞三陰。岐伯曰。外者爲陽。內者爲陰。言三陽爲外運之離合三陰爲內用之離合也然則中爲陰。其衝在下。名曰太陰。衝脉在脾之下故言其衝在下也靈樞經曰衝脉者與足少陰之絡皆起於腎下上行者過於胞中由此則其衝之上太陰位也太陰根起於隱白。名曰陰中之陰。隱白穴名在足大指端以太陰居陰故曰陰中之陰太陰之後。名曰少陰。藏位及經脉之次也太陰脾也少陰腎也脾藏之下近後則腎之位也靈樞經曰足太陰之脉起於大指之端循指內側及上內踝前廉上腨內循骱骨後足少陰之脉起於小指之下斜趣足心出於然骨之下循內踝之後以上腨內由此則太陰之下名少陰也少陰根起於涌泉。名曰陰中之少陰。涌泉穴名在足心下踡指宛宛中少陰之前。名曰厥陰。亦藏位及經脉之次也少陰腎也厥陰肝也腎藏之前近上則肝之位也靈樞經曰足少陰脉循內踝之後上腨內廉足厥陰脉循足跗上廉去內踝一寸上踝八寸交出太陰之後上膕內由此故少陰之前名厥陰也厥陰根起於大敦。陰之絕陽。名曰陰之絕陰。大敦穴名在足大指之端三毛之中也兩陰相合故曰陰之絕陽厥盡也陰氣至此而盡故名曰陰之絕陰是故三陰之離

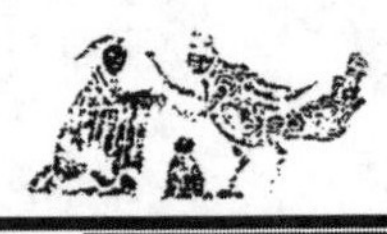

合也。太陰爲開，厥陰爲闔，少陰爲樞。亦氣之不等也。新校正云：按九墟云：關折則倉廩無所輸隔洞者取之太陰，闔折則氣弛而善悲，悲者取之厥陰，樞折則脉有所結而不通，不通者取之少陰。甲乙經同。三經者，不得相失也，搏而勿沈，名曰一陰。沈言殊見也。陽浮亦然。若經氣應至，無沈浮之異，則悉可謂一陰之氣，非復有三陰差降之殊用也。陰陽䨏䨏①積②傳爲一周，氣裏形表而爲相成也。䨏䨏言氣之往來也。積謂積脉之動也。傳謂陰陽之氣流傳也。夫脉氣往來，動而不止，積其所動，氣血循環，應水下二刻而一周於身，故曰積傳爲一周也。然榮衛之氣，因息遊布，周流形表，拒捍虛邪，中外主司，互相成立，故言氣裏形表而爲相成也。新校正云：按別本䨏䨏作衝衝。

陰陽別論篇第七

新校正云：按全元起本在第四卷。

黄帝問曰：人有四經十二從，何謂？經謂經脉，從謂順從。岐伯對曰：四經應四時，十二從應十二月，十二月應十二脉。春脉弦，夏脉洪，秋脉浮，冬脉沈，謂四時之經脉也。從謂天氣順行十二辰之分，故應十二月也。十二月謂春建寅卯辰，夏建巳午未，秋建申酉戌，冬建亥子丑之月也。十二脉謂手三陰

【校勘】

① 䨏䨏：《太素》卷五《陰陽合》作「鍾鍾」，注曰「行不止住貌」。可參。

② 積：《太素》卷五《陰陽合》無。

三陽足三陰三陽之脉也以氣數相應故參合之深知則備識其變易

脉有陰陽。知陽者知陰。知陰者知陽。凡陽有五。五五二十五陽。

五陽謂五藏之陽氣也五藏應時各形一脉一脉之內包揔五藏之陽五五相乘故二十五陽也　新校正云按玉機眞藏論云故病有五變五五二十五變義與此通

所謂陰者。眞藏也。見則爲敗。敗必死也。

五藏爲陰故曰陰者眞藏也然見者謂肝脉至中外急如循刀刃責責然如按琴瑟弦心脉至堅而搏如循薏苡子累累然肺脉至大而虚如以毛羽中人膚腎脉至搏而絶如以指彈石辟辟然脾脉至弱而乍數乍踈夫如是脉見者皆爲藏敗神去故必死也

所謂陽者。胃脘之陽也。

胃脘之陽謂人迎之氣也察其氣脉動靜小大與脉口應否也胃爲水穀之海故候其氣而知病處人迎在結喉兩傍脉動應手其脉之動常左小而右大左小常以候藏右大常以候府一云胃胞之陽非也

别於陽者。知病處也。别於陰者。知死生之期。

陽者衞外而爲固然外邪所中别於陽則知病處陰者藏神而内守若考眞正成敗别於陰則知病者死生之期　新校正云按玉機眞藏論云别於陽者知病從來别於陰者知死生之期

三陽在頭。三陰在手。所謂一也。

頭謂人迎手謂氣口兩者相應俱往俱來若引繩小大齊等者名曰平人故言

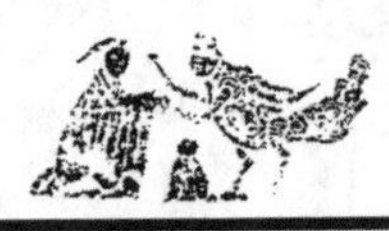

所謂一也氣口在手魚際之後一寸人迎在結喉兩傍一寸五分皆可以候藏府之氣別於陽者。知病忌時。別於陰者。知死生之期。識氣定期故知病忌審明成敗故知死生之期謹熟陰陽。無與衆謀。謹量氣候精熟陰陽病忌之準可知生死之疑自決正行無惑何用衆謀議也所謂陰陽者。去者爲陰。至者爲陽。靜者爲陰。動者爲陽。遲者爲陰。數者爲陽。言脉動之中也凡持眞脉之藏脉者❶。肝至懸絶急❷。十八日死。心至懸絶。九日死。肺至懸絶。十二日死。腎至懸絶。七日死。脾至懸絶。四日死。眞脉之藏脉者謂眞藏之脉也十八日者金木成數之餘也九日者水火生成數之餘也十二日者金火生成數之餘也七日者水土生數之餘也四日者木生數之餘也故平人氣象論曰肝見庚辛死心見壬癸死肺見丙丁死腎見戊己死脾見甲乙死者以此如是者皆至所期不勝而死也何者以不勝尅賊之氣也曰。二陽之病發心脾❸。有不得隱曲。女子不月。二陽謂陽明大腸及胃之脉也隱曲謂隱蔽委曲之事也夫腸胃發病心脾受之心受之則血不流脾受之則

【校勘】

❶ 眞脉之藏脉者：《太素》卷三《陰陽雜説》作「眞藏之脉者」。

❷ 急：《太素》卷三《陰陽雜説》無。

❸ 脾：《太素》卷三《陰陽雜説》作「痹」。爲是。

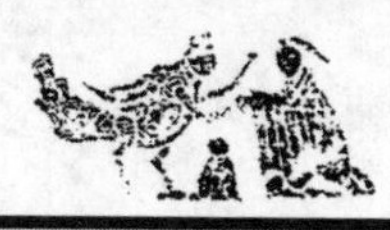

味不化血不流故女子不月味不化則男子少精是以隱蔽委曲之事不能爲也陰陽應象大論曰精不足者補之以味由是則味不化而精氣少也奇病論曰胞胎者繫於腎又評熱病論曰月事不來者胞脈閉胞脈者屬於心而絡於胞中今氣上迫肺心氣不得下通故月事不來則其義也又上古天眞論曰女子二七天癸至任脈通太衝脈盛月事以時下丈夫二八天癸至精氣溢瀉由此則在女子爲不月在男子爲少精

其傳爲風消。其傳爲息賁者。死不治。言其深久者也胃病深久傳入於脾故爲風熱以消削大腸病甚傳入於肺爲喘息而上賁然腸胃脾肺兼及於心三藏二府互相尅薄故死不治

曰三陽爲病發寒熱。下爲癰腫。及爲痿厥腨痟。三陽謂太陽小腸及膀胱之脈也小腸之脈起於手循臂繞肩髀上頭膀胱之脈從頭別下背貫臀入膕中循腨故在上爲病則發寒熱在下爲病則爲癰腫腨痟及爲痿厥痟痠疼也痿無力也厥足冷即氣逆也其傳爲索澤。其傳爲頹疝。熱甚則精血枯涸故皮膚潤澤之氣皆散盡也然陽氣下墜陰脈上爭上爭則寒多下墜則筋緩故睾垂縱緩內作頹疝

曰一陽發病少氣善欬善泄。一陽謂少陽膽及三焦之脈也膽氣乘胃故善泄三焦內病故少氣陽上熏肺故善欬何故心火內應也其傳爲心掣。其傳爲隔。隔氣乘心心熱故陽氣內掣三焦內結中熱故隔塞不便

二陽一

陰發病。主驚駭背痛。善噫善欠。名曰風厥。一陰謂厥陰心主及肝之脉也心主之脉起於胸中出屬心經云心病膺背肩胛間痛又在氣爲噫故背痛善噫心氣不足則腎氣乘之肝主驚駭故驚駭善欠夫肝氣爲風腎氣陵逆旣風又厥故名風厥二陰一陽發病。善脹。心滿善氣。二陰謂少陰心腎之脉也腎膽同逆三焦不行氣稸於上故心滿下虛上盛故氣泄出也三陽三陰發病。爲偏枯痿易。四支不舉。三陰不足則發偏枯三陽有餘則爲痿易易謂變易常用而痿弱無力也鼓一陽曰鉤。鼓一陰曰毛。鼓陽勝急曰弦。鼓陽至而絶曰石。陰陽相過曰溜。言何以知陰陽之病脉邪一陽鼓動脉見鉤也何以然一陽謂三焦心脉之府然一陽鼓動者則鉤脉當之鉤脉則心脉也此言正見者也一陰厥陰肝木氣也毛肺金脉也金來鼓木其脉則毛金氣內乘木陽尚勝急而內見脉則爲弦也若陽氣至而急脉名曰弦屬肝陽氣至而或如斷絶脉名曰石屬腎陰陽之氣相過无能勝負則脉如水溜也陰爭於內。陽擾於外。魄汗未藏。四逆而起。起則熏[1]肺。使人喘鳴[2]。若金鼓不巳陽氣大勝兩氣相持內爭外擾則流汗不止手足反寒甚則陽氣內燔流汗不藏則熱攻於肺故

【校勘】

❶熏：《太素》卷三《陰陽雜説》作「動」。爲是。

❷喘鳴：《太素》卷三《陰陽雜説》作「喘喝」。爲是。

起則熏肺使人喘鳴也。陰之所生，和本曰和❶。陰謂五神藏也。言五藏之所以能生而全天真和氣者，以各得自從其和性而安靜爾。若乖所適，則爲他氣所乘，百端之病由斯而起，奉生之道可不慎哉。是故剛與❷剛，陽氣破散，陰氣乃消亡。剛謂陽也。言陽氣内蒸，外爲流汗，灼而不已，則陽勝又陽，故盛不久存，而陽氣自散。陽已破敗，陰不獨存，故陽氣破散，陰氣亦消亡。此乃爭勝招敗矣。淖則剛柔不和，經氣乃絶。血淖者，陽常勝。視人之血淖者，宜謹和其氣，常使流通。若不能深思寡欲，使氣序乖衷，陽爲重陽，内燔藏府，則死且可待，生其能久乎？死陰之屬，不過三日而死；火乘金也。生陽之屬，不過四日而死。木乘火也。新校正云：按别本作四日而生，全元起注本作四日而已，俱通。詳上下文義，作死者非。所謂生陽死陰者，肝之心謂之生陽，母來親子，故曰生陽。匪惟以木生火，亦自陽氣主生爾。心之肺謂之死陰，陰主刑殺，火復乘金，金得火亡，故云死。肺之腎謂之重陰，亦母子也，以俱爲陰氣，故曰重陰。腎之脾謂之辟陰，死不治。土氣辟併，水乃可升，土辟水升，故云辟陰。結陽者，腫四支。以四支爲諸陽之本故。結陰者，便血一升，陰主血故。

【校勘】

❶和：《太素》卷三《陰陽雜説》作「味」。爲是。

❷與：疑作「愈」。

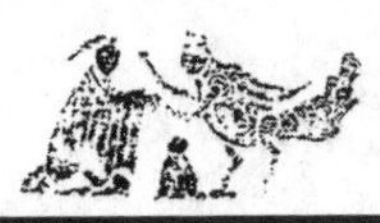

再結二升。三結三升。二盛謂之再結三盛謂之三結 陰陽結斜。多陰少陽曰石水。少腹腫。所謂失法 二陽結謂之消。二陽結謂胃及大腸俱熱結也腸胃藏熱則喜消水穀 新校正云詳此少二陰結 三陽結謂之隔。三陽結謂小腸膀胱熱結也小腸結熱則血脉燥膀胱熱則津液涸故鬲塞而不便寫 三陰結謂之水。三陰結謂脾肺之脉俱寒結也脾肺寒結則氣化爲水 一陰一陽結謂之喉痺。一陰謂心主之脉一陽謂三焦之脉也三焦心主脉並絡喉氣熱内結故爲喉痺 陰搏陽別謂之有子。陰謂尺中也搏謂搏觸於手也尺脉搏擊與寸口殊別陽氣挺然則爲有妊之兆何者陰中有別陽故 陰陽虛腸辟死。辟陰也然胃氣不留腸開勿禁陰中不廩是眞氣竭絶故死 新校正云按全元起本辟作澼 陽加於陰謂之汗。陽在下陰在上陽氣上搏陰能固之則蒸而爲汗 陰虛陽搏謂之崩。陰脉不足陽脉盛搏則内崩而血流下 三陰俱搏。二十日夜半死。脾肺成數之餘也搏謂伏鼓異於常候也陰氣盛極故夜半死 二陰俱搏。十三日夕時死。心腎之成數也陰氣未極故死在夕時 一陰俱搏。十日死。肝心生成之數也 三陽俱

搏且鼓。三日死。陽氣速急故 三陰三陽俱搏。心腹滿。發盡不得隱曲。五日死。兼陰氣也隱曲謂便寫也 二陽俱搏。其病溫死不治。不過十日死。腸胃之王數也 新校正云詳此闕一陽搏

重廣補注黄帝内經素問卷第二

陰陽應象大論 䐜脹上昌眞切肉脹起也 滲泄上所禁切 翕艴下許極切 噦噫上乙劣切下烏界切 能冬上奴代切下能夏形能竝同 放效上妃兩切 弁於上去聲 嗌伊者切 滑濇下音色 漬即賜切

陰陽離合論 予猶與也

陰陽别論 腨音喘腸也 痟音淵疼也 淖音淘水朝宗于海

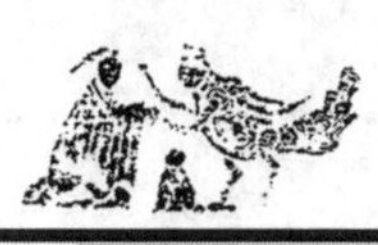

重廣補注黃帝內經素問卷第三

啓玄子次注林億孫奇高保衡等奉勅校正孫兆重改誤

靈蘭秘典論篇第八

新校正云：按全元起本名十二藏相使，在第三卷。

黃帝問曰。願聞十二藏之相使，貴賤何如。藏，藏也。言腹中之所藏者，非復有十二形神之藏也。岐伯對曰。悉乎哉問也。請遂言之。心者，君主之官也，神明出焉。任治於物，故爲君主之官；清靜栖靈，故曰神明出焉。肺者，相傅之官，治節出焉。位高非君，故官爲相傅；主行榮衛，故治節由之。肝者，將軍之官，謀慮出焉。勇而能斷，故曰將軍；潛發未萌，故謀慮出焉。膽者，中正之官，決斷出焉。剛正果決，故官爲中正；直而不疑，故決斷出焉。

膻中者臣使之官。喜樂出焉。膻中者在胸中兩乳間爲氣之海然心主爲君以敷宣教令膻中主氣以氣布陰陽氣和志適則喜樂由生分布陰陽故官爲臣使也脾胃者倉廩之官。五味出焉。包容五穀是爲倉廩之官營養四傍故云五味出焉大腸者傳道之官。變化出焉。傳道謂傳不潔之道變化謂變化物之形故云傳道之官變化出焉小腸者受盛之官。化物出焉。承奉胃司受盛糟粕受已復化傳入大腸故云受盛之官化物出焉腎者作強之官。伎巧出焉。強於作用故曰作強造化形容故云伎巧在女則當其伎巧在男則正曰作強三焦者決瀆之官。水道出焉。引導陰陽開通閉塞故官司決瀆水道出焉膀胱者州都之官。津液藏焉。氣化則能出矣。位當孤府故謂都官居下内空故藏津液若得氣海之氣施化則溲便注泄氣海之氣不及則閟隱不通故曰氣化則能出矣靈樞經曰腎上連肺故將兩藏膀胱是孤府則此之謂也凡此十二官者。不得相失也。失則災害至故不得相失新校正云詳此乃十一官脾胃二藏共一官故也故主明則下安。以此養生則壽。歿世不殆。以

爲天下則大昌。主謂君主心之官也夫主賢明則刑賞一刑賞一則吏奉法吏奉法則民不獲罪於枉濫矣故主明則天下安也夫心內明則銓善惡銓善惡則察安危察安危則身不夭傷於非道矣故以此養生則壽没世不至於危殆矣然施之於養生没世不殆施之於君主天下獲安以其爲天下主則國祚昌盛矣主不明則十二官危使道閉塞而不通形乃大傷以此養生則殃以爲天下者其宗大危戒之戒之。使道謂神氣行使之道也夫心不明則邪正一邪正一則損益不分損益不分則動之凶咎陷身於羸瘠矣故形乃大傷以此養生則殃也夫主不明則委於左右委於左右則權勢妄行權勢妄行則吏不得奉法吏不得奉法則人民失所而皆受枉曲矣且人惟邦本本固邦寧本不獲安國將何有宗廟之立安可不至於傾危乎故曰戒之戒之者言深慎也

至道在微變化無窮孰知其原。孰誰也言至道之用也小之則微妙而細無不入大之則廣遠而變化無窮然其淵原誰所知察窘乎哉消者瞿瞿。新校正云按太素作肖者濯濯孰知其要閔閔之當孰者爲良。窘要也瞿瞿勤勤也人身之要者道也然以消息異同求諸物理而欲以此知變化之原本者雖瞿瞿勤勤以求明悟然其要妙誰得知乎既未得知轉成深遠閔閔玄妙復不知誰者爲善知要

妙哉玄妙深遠固不以理求而可得近取諸身則十二官粗可探尋而爲治身之道爾閔閔深遠也良善也　新校正云詳此四句與氣交變大論文重彼消字作肖恍惚之數，生於毫氂，恍惚者謂似有似無也忽亦數也似無似有而毫氂之數生其中老子曰恍恍惚惚其中有物此之謂也筭書曰似有似無爲忽毫氂之數，起於度量，千之萬之，可以益大，推之大之，其形乃制。毫氂雖小積而不已命數乘之則起至於尺度斗量之繩準千之萬之亦可增益而至載之大數推引其大則應通人形之制度也黃帝曰：善哉！余聞精光之道，大聖之業，而宣明大道，非齋戒擇吉日，不敢受也。深敬故也韓康伯曰洗心曰齋防患曰戒黃帝乃擇吉日良兆，而藏靈蘭之室，以傳保焉。秘之至也

六節藏象論篇第九

新校正云按全元起注本在第三卷

黃帝問曰：余聞天以六六之節，以成一歲，人以九九制會，新校正云詳下文云地以九九制會計人亦有三百六十五節，以爲天地

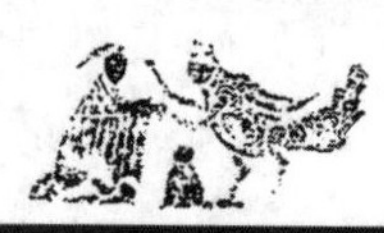

久矣不知其所謂也。六六之節謂六竟於六甲之日以成一歲之節限九九制會謂九周於九野之數以制人形之會通也言人之三百六十五節以應天之六六之節久矣若復以九九爲紀法則兩歲太半乃曰一周不知其法眞原安謂也　新校正云詳王注云兩歲太半乃曰一周按九九制會當云兩歲四分歲之一乃曰一周也岐伯對曰。昭乎哉問也。請遂言之。夫六六之節九九制會者。所以正天之度氣之數也。六六之節天之度也九九制會氣之數也所謂氣數者生成之氣也周天之分凡三百六十五度四分度之一以十二節氣均之則歲有三百六十日而終兼之小月日又不足其數矣是以六十四氣而常置閏焉何者以其積差分故也天地之生育本阯於陰陽人神之運爲始終於九氣然九之爲用豈不大哉律書曰黃鍾之律管長九寸冬至之日氣應灰飛由此則萬物之生咸因於九氣矣古之九寸即今之七寸三分大小不同以其先秬黍之制而有異也　新校正云按別本三分作二分天度者。所以制日月之行也。氣數者。所以紀化生之用也。制謂準度紀謂綱紀準日月之行度者所以明日月之行遲速也紀化生之爲用者所以彰氣至而斯應也氣應无差則生成之理不替遲速以度而大小之月生焉故曰異長短月移寒暑收藏生長無失時宜也天爲陽。地爲陰。日

爲陽月爲陰。行有分紀周有道理日行一度月行十三度而有奇焉故大小月三百六十五日而成歲積氣餘而盈閏矣。日行遲故晝夜行天之一度而三百六十五日一周天而猶有度之奇分矣月行速故晝夜行天之十三度餘而二十九日一周天也言有奇者謂十三度外復行十九分度之七故云月行十三度而有奇也禮義及漢律曆志云二十八宿及諸星皆從東而循天西行日月及五星皆從西而循天東行今太史說云並循天而東行從東而西轉也諸曆家說月一日至四日月行最疾日夜行十四度餘自五日至八日行次疾日夜行十三度餘自九日至十九日其行遲日夜行十二度餘二十日至二十三日行又小疾日夜行十三度餘二十四日至晦日行又大疾日夜行十四度餘今太史說月行之率不如此矣月行有十五日前疾有十五日後遲者有十五日前遲有十五日後疾者大率一月四分之而皆有遲疾遲速之度固無常準矣雖爾終以二十七日月行一周天凡行三百六十一度二十九日日行二十九度月行三百八十七度少七度而不及日也至三十日日復遷計率至十三分日之八月方及日矣此大盡之月也大率其計率至十三分日之半者亦大盡法也其計率至十三分日之五之六而及日者小盡之月也故云大小月三百六十五日而成歲也正言之者三百六十五日四分日之一乃一歲法以奇不成日故舉大以言之若通以六小爲法則歲止有三百五十四日歲少十

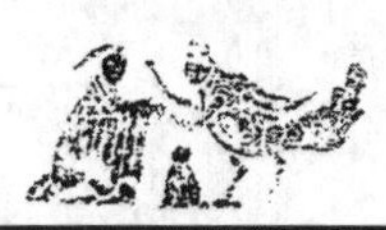

一日餘矣取月所少之辰加歲外餘之日故從閏後三十二日而盈閏焉尚書曰朞三百有六旬有六日以閏月定四時成歲則其義也積餘盈閏者蓋以月之大小不盡天度故也立端於始。表正於中。推餘於終。而天度畢矣。端首也始初也表彰示也正斗建也中月半也推退位也言立首氣於初節之日示斗建於月半之辰退餘閏於相望之後是以閏之前則氣不及月閏之後則月不及氣故常月之制建初立中閏月之紀無初無中縱曆有之皆他節氣也故曆无去其候閏其月節閏其月中也推終之義斷可知乎故曰立端於始表正於中推餘於終也由斯推日成閏故能令天度畢焉帝曰。余已聞天度矣。願聞氣數何以合之。岐伯曰。天以六六爲節。地以九九制會。新校正云詳篇首去人以九九制會天有十日。日六竟而周甲。甲六復而終歲。三百六十日法也。十日謂甲乙丙丁戊己庚辛壬癸之日也十者天地之至數也易繫辭曰天九地十則其義也六十日而周甲子之數甲子六周而復始則終一歲之日是三百六十日之歲法非天度之數也此蓋十二月各三十日者若除小月其日又差也夫自古通天者生之本。本於陰陽。其氣九州九竅①皆通乎天氣。通天

【校勘】

①九竅：疑衍。

謂元氣即天眞也然形假地生命惟天賦故奉生之氣通繫於天禀於陰陽而爲根本也寶命全形論曰人生於地懸命於天天地合氣命之曰人四氣調神大論曰陰陽四時者萬物之終始也死生之本也又曰逆其根則伐其本壞其眞矣此其義也九州謂冀兖青徐楊荆豫梁雍也然地列九州人施九竅精神往復氣與參同故曰九州九竅也靈樞經曰地有九州人有九竅則其義也先言其氣者謂天眞之氣常繫屬於中也天氣不絕眞靈內屬行藏動靜悉與天通故曰皆通乎天氣也

故其生五其氣三。形之所存假五行而運用徵其本始從三氣以生成故云其生五其氣三也氣之三者亦副三元故下文曰新校正云詳夫自古通天者至此與生氣通天論同注頗異當兩觀之

三而成天三而成地三而成人。非唯人獨由三氣以生天地之道亦如是矣故易乾坤諸卦皆必三矣

三而三之合則爲九九分爲九野九野爲九藏。九野者應九藏而爲義也爾雅曰邑外爲郊郊外爲甸甸外爲牧牧外爲林林外爲坰坰外爲野則此之謂也　新校正云按今爾雅云邑外謂之郊郊外謂之牧牧外謂之野野外謂之林林外謂之坰與王氏所引有異

故形藏四神藏五合爲九藏以應之也。形藏四者一頭角二耳目三口齒四胷中也形分爲藏故以名焉神藏五者一肝二心三脾四肺五腎也神藏於內故以名焉所謂神藏者肝藏魂心藏神脾藏意肺藏魄腎藏志也故此二別爾　新校正

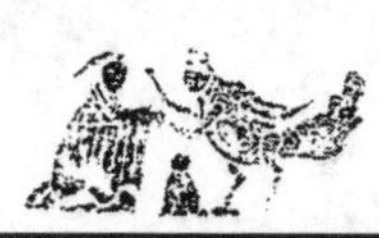

（云詳此乃宣明五氣篇文與生氣通天注重又與三部九候論注重所以名神藏形藏之說具三部九候論注）帝曰：余已聞六六九九之會也，夫子言積氣盈閏，願聞何謂氣？請夫子發蒙解惑焉。（請宣揚旨要，啓所未聞，解疑惑者之心，開蒙昧者之耳，令其曉達，咸使深明。）岐伯曰：此上帝所秘，先師傳之也。（上帝謂上古帝君也。先師，岐伯祖之師僦貸季，上古之理色脉者也。移精變氣論曰：上古使僦貸季理色脉而通神明。八素經序云：天師對黃帝曰：我於僦貸季理色脉已三世矣。言可知乎。　新校正云：詳素一作索，或以八爲太。按今太素無此文。）帝曰：請遂聞之。（遂，盡也。）岐伯曰：五日謂之候，三候謂之氣，六氣謂之時，四時謂之歲，而各從其主治焉。（日行天之五度，則五日也。三候，正十五日也。六氣凡九十日，正三月也。設其多之矣，故十八候爲六氣，六氣謂之時也。四時凡三百六十日，故曰四時謂之歲也。各從主治，謂一歲之日，各歸從五行之一氣而爲之主以王也。故下文曰：）五運相襲而皆治之，終朞之日，周而復始，時立氣布，如環無端，候亦同法。故曰：不知年

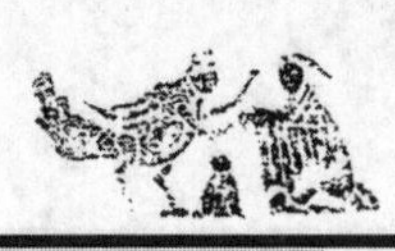

之所加。氣之盛衰。虛實之所起。不可以為工矣。五運謂五行之氣應天之運而主化者也襲謂承襲如嫡之承襲也言五行之氣父子相承主統一周之日常如是無已周而復始也時謂立春之前當至時也氣謂當王之脉氣也春前氣至脉氣亦至故曰時立氣布也候謂日行五度之候也言一候之日亦五氣相生而直之差則病矣移精變氣論曰上古使僦貸季理色脉而通神明合之金木水火土四時八風六合不離其常此之謂也工謂工於脩養者也言必明於此乃可横行天下矣　新校正云詳王注時立氣布謂立春前當至時當王之脉氣也按此正謂歲立四時時布六氣如環之無端故又曰候亦同法　帝曰。五運之始。如環無端。其太過不及何如。岐伯曰。五氣更立。各有所勝。盛虛之變。此其常也。言盛虛之變見此乃天之常道爾　帝曰。平氣何如。岐伯曰。無過者也。不愆常候則無過也　帝曰。太過不及奈何。岐伯曰。在經有也。言玉機真藏論篇已具言五氣平和太過不及之旨也　新校正云詳王注言玉機真藏論已具按本篇言脉之太過不及即不論運氣之太過不及與平氣當云氣交變大論五常政大論篇已具言也　帝曰。何謂所勝。岐伯曰。春勝長

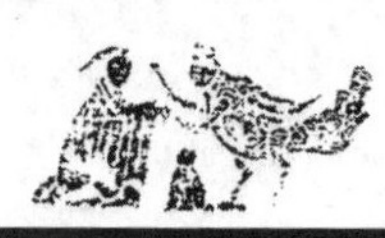

夏。長夏勝冬。冬勝夏。夏勝秋。秋勝春。所謂得五行時之勝。各以氣命其藏。春應木木勝土長夏應土土勝水冬應水水勝火夏應火火勝金秋應金金勝木常如是矣四時之中加之長夏故謂得五行時之勝也所謂長夏者六月也土生於火長在夏中既長而王故云長夏也以氣命藏者春之木内合肝長夏土内合脾冬之水内合腎夏之火内合心秋之金内合肺故曰各以氣命其藏也命名也帝曰何以知其勝。岐伯曰求其至也。皆歸始春。始春謂立春之日也春爲四時之長故候氣皆歸於立春前之日也未至而至。此謂太過。則薄所不勝。而乘所勝也。命曰氣淫。不分邪僻内生。工不能禁。此上十字文義不倫應古人錯簡次後五治下乃其義也今朱書之至而不至。此謂不及。則所勝妄行。而所生受病。所不勝薄之也。命曰氣迫。所謂求其至者。氣至之時也。凡氣之至皆謂立春前十五日乃候之初也未至而至謂所直之氣未應至而先期至也先期而至是氣有餘故曰太過至而不至謂所直之氣應至不至而後期至後期而至是氣不足故曰不及太

過則薄所不勝而乘所勝不及則所勝妄行而所生受病所不勝薄之者凡五行之氣我剋者爲所勝剋我者爲所不勝生我者爲所生假令肝木有餘是肺金不足金不制木故木太過木氣旣餘則反薄肺金而乘於脾土矣故曰太過則薄所不勝而乘所勝也此皆五藏之氣內相淫併爲疾故命曰氣淫也餘太過例同之又如肝木氣少不能制土土氣無畏而遂妄行木被土凌故云所勝妄行而所生受病也肝木之氣不平肺金之氣自薄故曰所不勝薄之然木氣不平土金交薄相迫爲疾故曰氣迫也餘不及例皆同

謹候其時。氣可與期。失時反候。五治不分。邪僻內生。工不能禁也。時謂氣至時也候其年則始於立春之日候其氣則始於四氣定期候其日則隨於候日故曰謹候其時氣可與期也反謂反背也五治謂五行所治主統一歲之氣也然不分五治謬引八邪天眞氣運尚未該通人病之由安能精達故曰工不能禁也

帝曰。有不襲乎。言五行之氣有不相承襲者乎

岐伯曰。蒼天之氣不得無常也。氣之不襲。是謂非常。非常則變矣。變謂變易天常也

帝曰。非常而變奈何。岐伯曰。變至則病。所勝則微。所不勝則甚。因而重感於邪。則死矣。故非其時則微。當

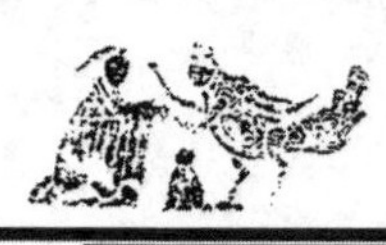

其時則甚也。言蒼天布氣尚不越於五行人在氣中豈不應於天道夫人之氣亂不順天常故有病死之徵矣左傳曰違天不祥此其類也假令木直之年有火氣至後二歲病矣土氣至後三歲病矣金氣至後四歲病矣水氣至後五歲病矣眞氣不足復重感邪眞氣內微故重感於邪則死也假令非主直年而氣相干者且爲微病不必內傷於神藏故非其時則微而且持也若當所直之歲則易中邪氣故當其直時則病疾甚也諸氣當其王者皆必受邪故曰非其時則微當其時則甚也通評虛實論曰非其時則生當其時則死當謂正直之年也帝曰：善。余聞氣合而有形，因變以正名，天地之運，陰陽之化，其於萬物，孰少孰多，可得聞乎？新校正云詳從前岐伯曰昭乎哉問也至此全元起注本及太素並無疑王氏之所補也岐伯曰：悉哉問也！天至廣不可度，地至大不可量，大神靈問，請陳其方。言天地廣大不可度量而得之造化玄微豈可以人心而徧悉大神靈問讚聖深明舉大說凡粗言綱紀故曰請陳其方草生五色，五色之變，不可勝視；草生五味，五味之美，不可勝極。言物生之衆稟化各殊目視口味尚無能盡之況於人心乃能包括耶嗜欲不同，各有

所通。
言色味之衆雖不可徧盡所由然人所嗜所欲則自隨己心之所愛耳故曰嗜欲不同各有所通
天食人以五氣。地食人以五味。
天以五氣食人者臊氣湊肝焦氣湊心香氣湊脾腥氣湊肺腐氣湊腎也地以五味食人者酸味入肝苦味入心甘味入脾辛味入肺鹹味入腎也清陽化氣而上爲天濁陰成味而下爲地故天食人以氣地食人以味也陰陽應象大論曰清陽爲天濁陰爲地又曰陽爲氣陰爲味
五氣入鼻。藏於心肺。上使五色脩明。音聲能彰。五味入口。藏於腸胃。味有所藏。以養五氣。氣和而生。津液相成。神乃自生。
心榮面色肺主音聲故氣藏於心肺上使五色脩潔分明音聲彰著氣爲水毋故味藏於腸胃内養五氣五氣和化津液方生津液與氣相副化成神氣乃能生而宣化也
帝曰。藏象何如。
象謂所見於外可閱者也
岐伯曰。心者。生之本。神之變也。其華在面。其充在血脈。爲陽中之太陽。通於夏氣。
心者君主之官神明出焉然君主者萬物繫之以興亡故曰心者生之本神之變也火氣炎上故華在面也心養血其主脈故充在血脈也心主於夏氣合太陽以太陽居夏火之中故曰陽中之太陽通於夏氣也金匱眞言論曰平旦至

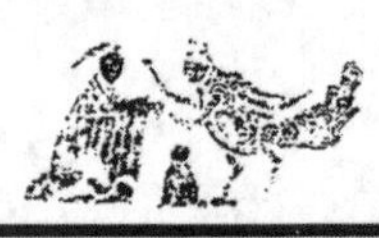

日中天之陽陽中之陽也　新校正云詳神之變全元起本并太素作神之處

肺者。氣之本。魄之處也。其華在毛。其充在皮。爲陽中之太陰。通於秋氣。肺藏氣其神魄其養皮毛故曰肺者氣之本魄之處華在毛充在皮也肺藏爲太陰之氣主王於秋晝日爲陽氣所行位非陰處以太陰居於陽分故曰陽中之太陰通於秋氣也金匱眞言論曰日中至黃昏天之陽陽中之陰也　新校正云按太陰甲乙經并太素作少陰當作少陰肺在十二經雖爲太陰然在陽分之中當爲少陰也

腎者。主蟄封藏之本。精之處也。其華在髮。其充在骨。爲陰中之少陰。通於冬氣。地户封閉蟄蟲深藏腎又主水受五藏六府之精而藏之故曰腎者主蟄封藏之本精之處也腦者髓之海腎主骨髓髮者腦之所養故華在髮充在骨也以盛陰居冬陰之分故曰陰中之少陰通於冬氣也金匱眞言論曰合夜至雞鳴天之陰陰中之陰也　新校正云按全元起本并甲乙經太素少陰作太陰當作太陰腎在十二經雖爲少陰然在陰分之中當爲太陰

肝者。罷極之本。魂之居也。其華在爪。其充在筋。以生血氣。其味酸。其色蒼。新校正云詳此六字當去按太素心其味苦其色赤肺其味辛其色白腎其味鹹其色黑今惟肝脾二藏載其味其

色據陰陽應象大論已著色味詳矣此不當出之今更不添心肺腎三藏之色味只去肝脾二藏之色味可矣其注中所引陰陽應象大論文四十一字亦當去之

此爲陽中之少陽。通於春氣。

夫人之運動者皆筋力之所爲也肝主筋其神魂故曰肝者罷極之本魂之居也爪者筋之餘筋者肝之養故華在爪充在筋也東方爲發生之始故以生血氣也陰陽應象大論曰東方生風風生木木生酸肝合木故其味酸也又曰神在藏爲肝在色爲蒼故其色蒼也以少陽居於陽位而王於春故曰陽中之少陽通於春氣也金匱眞言論曰平旦至日中天之陽陽中之陽也新校正云按全元起本并甲乙經太素作陰中之少陽當作陰中之少陽詳王氏引金匱眞言論云平旦至日中天之陽陽中之陽也以爲證則王意以爲陽中之少陽也再詳上文心藏爲陽中之太陽王氏以引平旦至日中之說爲證今肝藏又引爲證反不引雞鳴至平旦天之陰陰中之陽爲證則王注之失可見當從全元起本及甲乙經太素作陰中之少陽爲得

脾胃大腸小腸三焦膀胱者。倉廩之本。營之居也。名曰器。能化糟粕。轉味而入出者也。

皆可受盛轉運不息故爲倉廩之本名曰器也營起於中焦中焦爲脾胃之位故云營之居也然水穀滋味入於脾胃脾胃糟粕轉化其味出於三焦膀胱故曰轉味而入出者也

其華在脣四白。其充在肌。其味甘。其色黃。

新校正云詳此

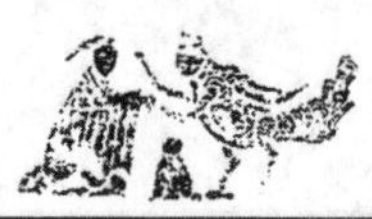

六字當去并注中引陰陽應象大論文四十字亦當去已解在前條**此至陰之類通於土氣。**口爲脾官脾主肌肉故曰華在脣四白充在肌也四白謂脣四際之白色肉也陰陽應象大論曰中央生濕濕生土土生甘脾合土故其味甘也又曰在藏爲脾在色爲黄故其色黄也脾藏土氣土合至陰故曰此至陰之類通於土氣也金匱眞言論曰陰中之至陰脾也**凡十一藏取決於膽也。**上從心藏下至於膽爲十一也然膽者中正剛斷無私偏故十一藏取決於膽也**故人迎一盛病在少陽。二盛病在太陽。三盛病在陽明。四盛已上爲格陽。**陽脉法也少陽膽脉也太陽膀胱脉也陽明胃脉也靈樞經曰一盛而躁在手少陽二盛而躁在手太陽三盛而躁在手陽明手少陽三焦脉手太陽小腸脉手陽明大腸脉一盛者謂人迎之脉大於寸口一倍也餘盛同法四倍巳上陽盛之極故格拒而食不得入也正理論曰格則吐逆**寸口一盛病在厥陰。二盛病在少陰。三盛病在太陰。四盛已上爲關陰。**陰脉法也厥陰肝脉也少陰腎脉也太陰脾脉也靈樞經曰一盛而躁在手厥陰二盛而躁在手少陰三盛而躁在手太陰手厥陰心包脉也手少陰心脉也手太陰肺脉也盛法同陽四倍巳上陰盛之極故關閉而溲不得通也正理論曰閉則不得溺**人迎與寸口俱盛四倍**

已上爲關格。關格之脉羸，不能極於天地之精氣，則死矣。俱盛謂俱大於平常之脉四倍也。物不可以久盛，極則衰敗，故不能極於天地之精氣則死矣。靈樞經曰：陰陽俱盛，不得相營，故曰關格。關格者不得盡期而死矣。此之謂也。新校正云：詳羸當作盈。脉盛四倍已上，非羸也，乃盛極也。古文羸與盈通用。

五藏生成篇第十

新校正云：詳全元起本在第九卷。按此篇云五藏生成篇而不云論者，蓋此篇直記五藏生成之事，而無問荅論議之辭，故不云論。後不言論者，義皆倣此。

心之合脉也，火氣動躁，脉類齊同，心藏應火，故合脉也。其榮色也，火炎上而色赤，故榮美於面而赤色。新校正云：詳王以赤色爲面榮美，未通。大抵發見於面之色，皆心之榮也，豈専爲赤哉？其主腎也。主謂主與腎相畏也。火畏於水，水與爲官，故畏於腎。

肺之合皮也，金氣堅定，皮象亦然，肺藏應金，故合皮也。其榮毛也，毛附皮革，故外榮。其主心也。金畏於火，火與爲官，故主畏於心也。

肝之合筋也，木性曲直，筋體亦然，肝藏應木，故合筋也。其榮爪也，爪者筋之餘，故外榮也。其主肺也。木畏於金，金與爲官，故主畏於肺也。

脾之合肉也，土性柔厚，肉體亦然，脾藏應土，故合肉也。其

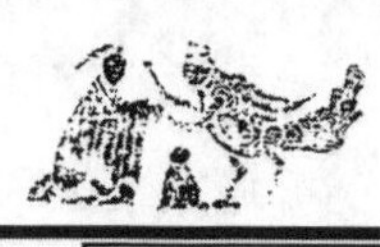

榮脣也口爲脾之官故榮於脣脣謂四際白色之處非赤色也其主肝也土畏於木木與爲官故主畏於肝也腎之合骨也水性流濕精氣亦然骨通精髓故合骨也其榮髮也腦爲髓海腎氣主之故外榮髮也其主脾也水畏於土土與爲官故主畏於脾也是故多食鹹則脈凝泣而變色心合脈其榮色鹹益腎勝於心心不勝故脈凝泣而顏色變易也多食苦則皮槁而毛拔肺合皮其榮毛苦益心勝於肺肺不勝故皮枯槁而毛拔去也多食辛則筋急而爪枯肝合筋其榮爪辛益肺勝於肝肝不勝故筋急而爪乾枯也多食酸則肉胝䐢而脣揭脾合肉其榮脣酸益肝勝於脾脾不勝故肉胝䐢而脣皮揭舉也多食甘則骨痛而髮落腎合骨其榮髮甘益脾勝於腎腎不勝故骨痛而髮墮落此五味之所傷也五味入口輸於腸胃而內養五藏各有所養有所欲欲則互有所傷故下文曰故心欲苦合火故也肺欲辛合金故也肝欲酸合木故也脾欲甘合土故也腎欲鹹合水故也此五味之所合也各隨其欲而歸湊之五藏之氣新校正云按全元起本云此五味之合五藏之氣也連上文太素同故色見

青如草茲者死（茲滋也。言如草初生之青色也。）黄如枳實者死（色青黄也。）黑如炲者死（炲謂炲煤也。）赤如衃血者死（衃血謂敗惡凝聚之血，色赤黑也。）白如枯骨者死（白而枯槁，如乾骨之白也。）此五色之見死也。（藏敗故見死色也。三部九候論曰：五藏已敗，其色必夭，夭必死矣。此之謂也。）青如翠羽者生，赤如雞冠者生，黄如蟹腹者生，白如豕膏者生，黑如烏羽者生，此五色之見生也。（此謂光潤也。色雖可愛，若見朦朧，尤善矣。故下文曰。）生於心，如以縞裹朱；生於肺，如以縞裹紅；生於肝，如以縞裹紺；生於脾，如以縞裹栝樓實；生於腎，如以縞裹紫。（是乃真見生色也。縞，白色。紺，薄青色。）此五藏所生之外①榮也。（榮，美色也。）色味當五藏：白當肺辛，赤當心苦，青當肝酸，黄當脾甘，黑當腎鹹。（各當其所應，而爲色味也。）故白當皮，赤當脈，青當筋，

【校勘】

①外：《太素》卷十七《證候之一》無。疑衍。

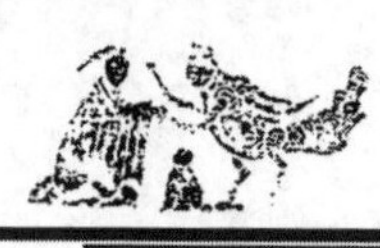

黄當肉。黑當骨。各歸其所養之藏氣也。諸脉者皆屬於目。脉者血之府，宣明五氣篇曰：久視傷血。由此明諸脉皆屬於目也。新校正云：按皇甫士安云：九卷曰：心藏脉，脉舍神，神明通體，故云屬目。諸髓者皆屬於腦。腦爲髓海，故諸髓屬之。諸筋者皆屬於節❶。筋氣之堅結者，皆絡於骨節之間也。宣明五氣篇曰：久行傷筋。由此明諸筋皆屬於節也。諸血者皆屬於心。血居脉内，屬於心也。八正神明論曰：血氣者，人之神。然神者，心之主，由此故諸血皆屬於心也。諸氣者皆屬於肺。肺藏主氣故也。此四支八谿之朝夕也。谿者，肉之小會名也。八谿謂肘膝腕也。如是❷氣血筋脉互有盛衰，故爲朝夕矣。故人卧血歸於肝。肝藏血，心行之，人動則血運於諸經，人靜則血歸於肝藏。何者？肝主血海故也。肝受血而能視。言其用也。目爲肝之官，故肝受血而能視。足受血而能步。氣行乃血流，故足受血而能行步也。掌受血而能握。以當把握之用。指受血而能攝。以當攝受之用也。血氣者，人之神，故所以受血者，皆能運用。卧出而風吹之，血凝於膚者爲痺。謂瘰痺也。凝於脉者爲泣。泣謂血行不利。凝於足者爲厥。厥謂足逆冷也。此三

【校勘】

❶節：《太素》卷十七《證候之一》作「肝」。可參。

❷故：《千金要方》卷十一《肝藏脉論》作「凡」。

者。血行而不得反其空。故爲痺厥也。空者血流之道大經隧也人有大谷十二分大經所會謂之大谷也十二分者謂十二經脉之部分小谿三百五十四名。少十二俞。小絡所會謂之小谿也然以三百六十五小絡言之者除十二俞外則當三百五十三名經言三百五十四者傳寫行書誤以三爲四也新校正云按別本及全元起本太素俞作關此皆衛氣之所留止。邪氣之所客也。衛氣滿塡以行邪氣不得居止衛氣虧缺留止則爲邪氣所客故言邪氣所客鍼石緣而去之。緣謂夤緣行去之貌言邪氣所客衛氣留止鍼其谿谷則邪氣夤緣隨脉而行去也診病之始五決爲紀。五決謂以五藏之脉爲決生死之綱紀也欲知[1]其始先建其母。建立也母謂應時之王氣也先立應時王氣而後乃求邪正之氣也所謂五決者五脉也。謂五藏脉也是以頭痛巔疾。下虛上實。過在足少陰巨陽。甚則入腎。足少陰腎脉巨陽膀胱脉膀胱之脉者起於目内眥上額交巔上其支別者從巔至耳上角其直行者從巔入絡腦還出別下項循肩髆内俠脊抵腰中入循膂絡腎屬膀胱然腎虛而不能引巨陽之氣故頭痛而爲上巔之疾也經病甚已則入於藏矣徇蒙招尤。

【校勘】

❶ 知：《太素》卷十五《色脉診》作「得」。

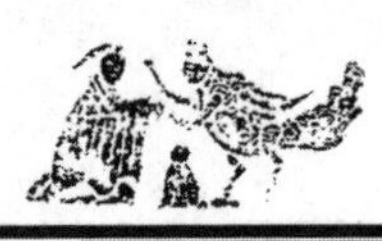

目冥耳聾。下實上虛，過在足少陽、厥陰，甚則入肝。徇疾也。蒙，不明也。言目暴疾而不明。招，謂掉也，搖掉不定也。尤，甚也。目疾不明，首掉尤甚，謂暴病也。目冥耳聾，謂漸病也。足少陽，膽脈；厥陰，肝脈也。厥陰之脈，從少腹上俠胃屬肝絡膽，貫鬲，布脅肋，循喉嚨之後，入頏顙，上出額，與督脈會於巔。其支別者，從目系下頰裏。足少陽之脈，起於目銳眥，上抵頭角，下耳後，循頸入缺盆。其支別者，從耳後入耳中。又支別者，別目銳眥，下顴，加頰車，下頸，合缺盆，以下胷中，貫鬲，絡肝屬膽。今氣不足，故爲是病。新校正云：按王注徇蒙，言目暴疾而不明，義未甚顯。徇蒙者，蓋謂目瞼瞤動疾數而蒙暗也。又少陽之脈下顴，甲乙經作下頔。腹滿䐜脹，支鬲胠脇。下厥上冒，過在足太陰、陽明。胠，謂脇上也。下厥上冒者，謂氣從下逆上而冒於目也。足太陰，脾脈；陽明，胃脈也。足太陰脈自股內前廉入腹，屬脾絡胃，上鬲。足陽明脈起於鼻，交於頞，下循鼻外，下絡頤頷，從喉嚨入缺盆，屬胃絡脾。其直行者，從缺盆下乳內廉，下俠齊，入氣街中。其支別者，起胃下口，循腹裏，至氣街中而合，以下髀，故爲是病。欬嗽上氣❶，厥在胷中，過在手陽明、太陰。手陽明，大腸脈；太陰，肺脈也。手陽明脈自肩髃前廉上出於柱骨之會上，下入缺盆，絡肺，下鬲，屬大腸。手太陰脈起於中焦，下絡大腸，還循胃口，上鬲屬肺，從肺系橫出掖下，故爲欬嗽上氣，厥在胷中也。新校正云：按甲乙經厥作病。心煩頭痛，病

【校勘】

❶ 厥：《甲乙經》卷六《五味所宜五藏生病大論》作「病」。

在鬲中。過在手巨陽。少陰。手巨陽小腸脉少陰心脉也巨陽之脉從肩上入缺盆絡心循咽下鬲抵胃屬小腸其支別者從缺盆循頸上頰至目銳眥手少陰之脉起於心中出屬心系下鬲絡小腸故心煩頭痛病在鬲中也　新校正云按甲乙經云胸中痛支滿腰背相引而痛過在手少陰太陽也

夫脉之小大滑濇浮沈。可以指別。夫脉小者細小大者滿大滑者往來流利濇者往來蹇難浮者浮於手下沈者按之乃得也如是雖衆狀不同然手巧心諦而指可分別也

五藏之象。可以類推。象謂氣象也言五藏雖隱而不見然其氣象性用猶可以物類推之何者肝象木而曲直心象火而炎上脾象土而安靜肺象金而剛決腎象水而潤下夫如是皆大舉宗兆其中隨事變化象法傍通者可以同類而推之尒

五藏相音。可以意識。音謂五音也夫肝音角心音徵脾音宮肺音商腎音羽此其常應也然其互相勝負聲見否臧則耳聰心敏者猶可以意識而知之

五色微診。可以目察。色謂顏色也夫肝色青心色赤脾色黃肺色白腎色黑此其常色也然其氣象交互微見吉凶則目明智遠者可以占視而知之

能合脉色。可以萬全。色青者其脉弦色赤者其脉鉤色黃者其脉代色白者其脉毛色黑者其脉堅此其常色脉也然其參校異同斷言成敗則審而不惑萬舉萬全色脉之病例如下説

赤脉之至也喘而堅。診曰有

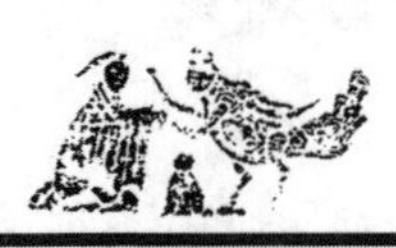

積氣在中，時害於食，名曰心痺。喘謂脉至如卒喘狀也。藏居高，病則脉爲喘狀，故心肺二藏而獨言之爾。喘爲心氣不足，堅則病氣有餘。心脉起於心胷之中，故積氣在中時害於食也。積謂病氣積聚，痺謂藏氣不宣行也。得之外疾，思慮而心虛，故邪從之。思慮心虛，故外邪因之而居止矣。白脉之至也喘而浮，上虛下實，驚，有積氣在胷中，喘而虛，名曰肺痺，寒熱。喘爲不足，浮者肺虛，肺不足是謂心虛，上虛則下當滿實矣。以其不足，故善驚而氣積胷中矣。然脉喘而浮，是肺自不足，喘而虛者，是心氣上乘，肺受熱而氣不得營，故名肺痺，而外爲寒熱也。得之醉而使內也。酒味苦燥，內益於心，醉甚入房，故心氣上勝於肺矣。青脉之至也長而左右彈，有積氣在心下支胠，名曰肝痺。脉長而彈，是爲弦緊，緊爲寒氣，中濕乃弦。肝主胠脇，近於心，故氣積心下又支胠也。正理論脉名例曰：緊脉者，如切繩狀，言左右彈人手也。得之寒濕，與疝同法，腰痛足清頭痛。脉緊爲寒，脉長爲濕，疝之爲病，亦寒濕所生，故言與疝同法也。寒濕在下，故腰痛也。肝脉者起於足，上行至頭，出額與督脉會於巔，故病則足冷而頭痛也。清亦冷也。黃脉之至也大

而虛有積氣在腹中。有厥氣名曰厥疝。脉大爲氣脉虛爲虛既氣又虛故脾氣積於腹中也若腎氣逆上則是厥疝腎氣不上則但虛而脾氣積也女子同法。得之疾使四支汗出當風。女子同法言同其候也風氣通於肝故汗出當風則脾氣積滿於腹中黑脉之至也上堅而大。有積氣在小腹與陰。名曰腎痺。上謂寸口也腎主下焦故氣積聚於小腹與陰也得之沐浴清水而臥。濕氣傷下自歸於腎況沐浴而臥得無病乎靈樞經曰身半以下濕之中也凡相五色之奇脉。面黃目青。面黃目赤。面黃目白。面黃目黑者。皆不死也。奇脉謂與色不相偶合也凡色見黃皆爲有胃氣故不死也　新校正云按甲乙經無之奇脉三字面青目赤。面赤目白。面青目黑。面黑目白。面赤目青。皆死也。無黃色而皆死者以無胃氣也五藏以胃氣爲本故無黃色皆曰死焉

五藏別論篇第十一

新校正云按全元起本在第五卷

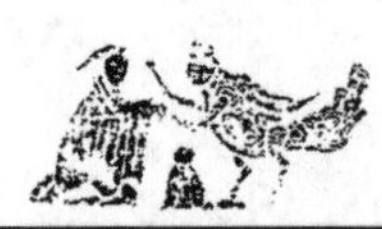

黃帝問曰：余聞方士或以腦髓爲藏，或以腸胃爲藏，或以爲府。敢問更相反，皆自謂是，不知其道，願聞其說。方士謂明悟方術之士也。言互爲藏府之差異者，經中猶有之矣。靈蘭秘典論以腸胃爲十二藏相使之次，六節藏象論云十一藏取決於膽，五藏生成篇云五藏之象可以類推，五藏相音可以意識，此則互相矛楯爾。腦髓爲藏，應在別經。岐伯對曰：腦、髓、骨、脉、膽、女子胞，此六者地氣之所生也，皆藏於陰而象於地，故藏而不寫，名曰奇恒之府。腦髓骨脉雖名爲府，不正與神藏爲表裏。膽與肝合，而不同六府之傳寫。胞雖出納，納則受納精氣，出則化出形容，形容之出，謂化極而生。然出納之用有殊於六府，故言藏而不寫，名曰奇恒之府也。夫胃、大腸、小腸、三焦、膀胱，此五者天氣之所生也，其氣象天，故寫而不藏，此受五藏濁氣，名曰傳化之府，此不能久留輸寫者也。言水穀入已，糟粕變化而泄出，不能久久留住於中，但當化已輸寫令去而已，傳寫諸化，故曰傳化之府也。

魄門亦爲五藏使。水穀不得久藏。謂肛之門也内通於肺故曰魄門受已化物則爲五藏行使然水穀亦不得久藏於中所謂五藏者。藏精氣而不寫也。故滿而不能實。精氣爲滿水穀爲實但藏精氣故滿而不能實新校正云按全元起本及甲乙經太素精氣作精神六府者傳化物而不藏。故實而不能滿也。以不藏精氣但受水穀故也所以然者。水穀入口。則胃實而腸虛。以未下也食下。則腸實而胃虛。水穀下也故曰實而不滿。滿而不實也。帝曰。氣口何以獨爲五藏主。氣口則寸口也亦謂脉口以寸口可候氣之盛衰故云氣口可以切脉之動靜故云脉口皆同取於手魚際之後同身寸之一寸是則寸口也岐伯曰。胃者水穀之海。六府之大源也。人有四海水穀之海則其一也受水穀已榮養四傍以其當運化之源故爲六府之大源也五味入口。藏於胃以養五藏氣。氣口亦太陰也。氣口在手魚際之後同身寸之一寸氣口之所候脉動者是手太陰脉氣所行故言氣口亦太陰也是以五藏六

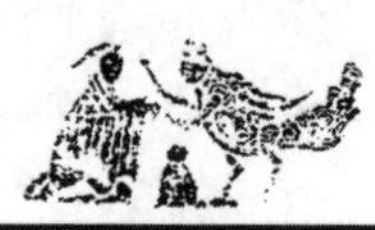

府之氣味。皆出於胃。變見於氣口。榮氣之道內穀爲寶　新校正云詳此注出靈樞寶作寶穀入於胃氣傳與肺精專者循肺氣行於氣口故云變見於氣口也　新校正云按全元起本出作入故五氣入鼻。藏於心肺。心肺有病。而鼻爲之不利也。凡治病必察其下。適其脉。觀其志意。與其病也。下謂目下所見可否也調適其脉之盈虛觀量志意之邪正及病深淺成敗之宜乃守法以治之也　新校正云按太素作必察其上下適其脉候觀其志意與其病能拘於鬼神者。不可與言至德。志意邪則好祈禱言至德則事必違故不可與言至德也惡於鍼石者。不可與言至巧。惡於鍼石則巧不得施故不可與言至巧病不許治者。病必不治。治之無功矣。心不許人治之是其必死強爲治者功亦不成故曰治之無功矣

重廣補注黃帝內經素問卷第三

靈蘭秘典論　膻徒旱切　㐭力稔切　瘠音籍　瞿音劬

六節藏象論

僦即就切　溲所鳩切小便也

五藏生成論　胝上丁尼切　胑下側救切　炲音苔　衃芳杯切

痱

音頑又音君　隧音遂　頏胡浪切　顙蘇朗切　系奚帝切　顴音權　胠去魚切　髃音虞

五藏别論

楯音巡　惡音汚

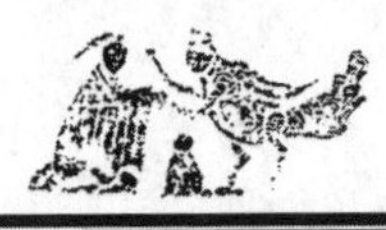

重廣補注黄帝内經素問卷第四

啓𤣥子次注林億孫奇高保衡等奉勑校正孫兆重改誤

異法方宜論篇第十二 新校正云：按全元起本在第九卷

黄帝問曰：醫之治病也，一病而治各不同，皆愈，何也？不同，謂鍼石灸焫毒藥導引按蹻也。岐伯對曰：地勢使然也。謂法天地生長收藏及高下燥濕之勢。故東方之域，天地之所始生也。法春氣也。魚鹽之地，海濵傍水，魚鹽之地，海之利也；濵水際，隨業近之。其民食魚而嗜鹹，皆安其處，美其食。豐其利，故居安，恣其味故食美魚者使人熱中。鹽者勝血。魚發瘡則熱中之信鹽發渴則勝血之徵故其民皆黑色踈理其病皆為癰瘍。血弱而熱故喜為癰瘍其治宜砭石。砭石謂以石為鍼也山海經曰高氏之山有石如玉可以為鍼則砭石也　新校正云按氏一作伐故砭石者亦從東方來。東人今用之西方者金玉之域沙石之處天地之所收引也。法秋氣也引謂牽引使收歛也其民陵居而多風水土剛強。居室如陵故曰陵居金氣肅殺故水土剛強也　新校正云詳大抵西方地高民居高陵故多風也不必室如陵矣其民不衣而褐薦其民華食而脂肥。不衣絲綿故曰不衣褐謂毛布也薦謂細草也華謂鮮美酥酪骨肉之類也以食鮮美故人體脂肥故邪不能傷其形體其病生於內。水土剛強飲食脂肥膚腠閉封血氣充實故邪不能傷也內謂喜怒悲憂恐及飲食男女之過甚也　新校正云詳悲一作思當作思已具陰陽應象大論注中其治宜毒藥。能攻其病則謂之毒藥以其血氣盛肌肉堅飲食華水土強故病宜毒藥方制御之藥謂草木蟲魚鳥獸之類皆能除病者也故毒藥者亦從西方來。西人方術今奉之北方者天

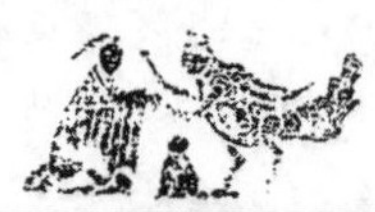

地所閉藏之域也。其地高陵居，風寒冰冽。法冬氣也其民樂野處而乳食。藏寒生滿病。水寒冰冽故生病於藏寒也新校正云按甲乙經无滿字其治宜灸焫。火艾燒灼謂之灸焫故灸焫者。亦從北方來。北人正行其法南方者。天地所長養。陽之所盛處也。其地①下。水土弱。霧露之所聚也。法夏氣也地下則水流歸之水多故土弱而霧露聚其民嗜酸而食胕。言其所食不芬香　新校正云按全元起云食魚也故其民皆緻理而赤色。其病攣痺。酸味收斂故人皆肉理密緻陽盛之處故色赤濕氣內滿熱氣內薄故筋攣脉痺也其治宜微鍼。微細小也細小之鍼調脉衰盛也故九鍼者。亦從南方來。南人盛崇之中央者。其地平以濕。天地所以生萬物也衆。法土德之用故生物衆然東方海南方下西方北方高中央之地平以濕則地形斯異生病殊焉其民食雜而不勞。四方輻輳而萬物交歸故人食紛雜而不勞也故其病多痿厥寒熱。濕氣在下故多病痿弱氣逆及寒熱也陰陽應象大論曰地之

【校勘】

①地：《太素》卷十九《知方地》「地」下有「汙」字。

濕氣感則害皮肉筋脉居近於濕故爾其治宜導引按蹻。導引謂摇筋骨動支節按謂抑按皮肉蹻謂捷舉手足故導引按蹻者。亦從中央出也。中人用爲養神調氣之正道也故聖人雜合以治。各得其所宜。隨方而用各得其宜唯聖人法乃能然矣故治所以異而病皆愈者。得病之情。知治之大體也。達性懷故然

移精變氣論篇第十三

新校正云按全元起本在第二卷

黃帝問曰。余聞古之治病。惟其移精變氣。可祝由而已。今世治病。毒藥治其內。鍼石治其外。或愈或不愈。何也。移謂移易變謂變改皆使邪不傷正精神復強而內守也生氣通天論曰聖人傳精神服天氣上古天真論曰精神內守病安從來岐伯對曰。往古人居禽獸之閒。動作以避寒。陰居以避暑。內無眷慕之累。外無伸宦之形。新校正云按全元起本伸作史此恬憺

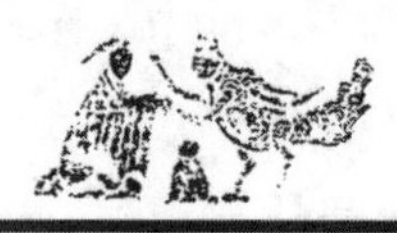

之世邪不能深入也故毒藥不能治其內鍼石不能治其外故可移精祝由而已古者巢居穴處夕隱朝游禽獸之間斷可知矣然動躁陽盛故身熱足以禦寒涼氣生寒故陰居可以避暑矣夫志捐思想則內无眷慕之累心亡願欲故外无伸官之形靜保天真自无邪勝是以移精變氣无假毒藥祝說病由不勞鍼石而已　新校正按全元起本云祝由南方神當今之世不然情慕云爲遠於道也憂患緣其內苦形傷其外又失四時之從逆寒暑之宜賊風數至虛邪朝夕內至五藏骨髓外傷空竅肌膚所以小病必甚大病必死故祝由不能已也帝曰善余欲臨病人觀死生決嫌疑欲知其要如日月光可得聞乎歧伯曰色脉者上帝之所貴也先師之所傳也上帝謂上古之帝先師謂歧伯祖世之師僦貸季也上古使僦貸季理色脉而通神明合之金木

水火土四時八風六合。不離其常。先師以色白脉毛而合金應秋以色青脉弦而合木應春以色黑脉石而合水應冬。以色赤脉洪而合火應夏以色黃脉代而合土應長夏及四季然以是色脉下合五行之休王上副四時之往來故六合之間八風鼓坼不離常候盡可與期何者以見其變化而知之也故下文曰變化相移以觀其妙以知其要。欲知其要。則色脉是矣。言所以知四時五行之氣變化相移之要妙者何以色脉故也色以應日脉以應月常求其要則其要也。言脉應月色應日者占候之期準也常求色脉之差忒是則平人之診要也夫色❶之變化以應四時之脉❷此上帝之所貴以合於神明也所以遠死而近生。觀色脉之臧否曉死生之徵兆故能常遠於死而近於生也生道以長命曰聖王。上帝聞道勤而行之生道以長惟聖王乃爾而常用也中古之治病至而治之湯液十日以去八風五痺之病。八風謂八方之風五痺謂皮肉筋骨脉之痺也靈樞經曰風從東方來名曰嬰兒風其傷人也外在筋紐内舍於肝風從東南来者名曰弱風其傷人也外在於肌内舍於胃風從南方來名

【校勘】

❶色：《太素》卷十五《色脉診》「色」下有「脉」字。

❷脉：《太素》卷十五《色脉診》作「勝」。

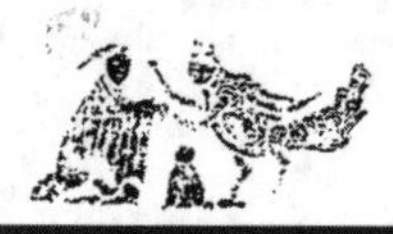

曰大弱風其傷人也外在於脉内舍於心風從西南來名曰謀風其傷人也外在於肉内舍於脾風從西方來名曰剛風其傷人也外在於皮内舍於肺風從西北來名曰折風其傷人也外在於手太陽之脉内舍於小腸風從北方來名曰大剛風其傷人也外在於骨内舍於腎風從東北來名曰凶風其傷人也外在於掖脇内舍於大腸又痺論曰以春甲乙傷於風者爲筋痺以夏丙丁傷於風者爲脉痺以秋庚辛傷於風者爲皮痺以冬壬癸傷於邪者爲骨痺以至陰遇此者爲肉痺是所謂八風五痺之病也　新校正云按此注引痺論今經中痺論不如此當云風論曰以春甲乙傷於風者爲肝風以夏丙丁傷於風者爲心風季夏戊己傷於邪者爲脾風以秋庚辛中於邪者爲肺風以冬壬癸中於邪者爲腎風痺論曰風寒濕三氣雜至合而爲痺以冬遇此者爲骨痺以春遇此者爲筋痺以夏遇此者爲脉痺以至陰遇此者爲肌痺以秋遇此者爲皮痺**十日不已。治以草蘇草荄之枝。本末爲助。標本已得。邪氣乃服。**草蘇謂藥煎也草荄謂草根也枝謂莖也言以諸藥根苗合成其煎俾相佐助而以服之凡藥有用根者有用莖者有用枝者有用華實者有用根莖枝華實者湯液不去則盡用之故云本末爲助也標本已得邪氣乃服者言工人與病主療相應則邪氣率服而隨時順也湯液醪醴論曰病爲本工爲標標本不得邪氣不服此之謂主療不相應也或謂取標本論末云鍼也　新校正云按全元起本又云得其標本邪氣乃散矣**暮世之治病也則不然。治不本**

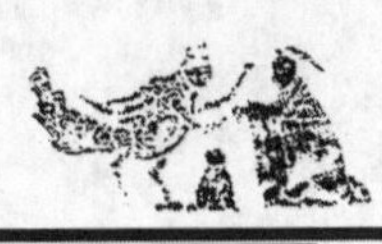

四時。不知日月。不審逆從。四時之氣各有所在不本其處而即妄攻是反古也四時刺逆從論曰春氣在經脉夏氣在孫絡長夏氣在肌肉秋氣在皮膚冬氣在骨髓工當各隨所在而辟伏其邪爾不知日月者謂日有寒溫明暗月有空滿虧盈也八正神明論曰凡刺之法必候日月星辰四時八正之氣氣定乃刺之是故天溫日明則人血淖液而衞氣浮故血易寫氣易行天寒日陰則人血凝泣而衞氣沈月始生則血氣始精衞氣始行月郭滿則血氣盛肌肉堅月郭空則肌肉減經絡虚衞氣去形獨居是以因天時而調血氣也是故天寒無刺天溫無疑月生無寫月滿無補月郭空無治是謂得時而調之因天之序盛虚之時移光定位正立而待之故曰月生而寫是謂藏虚月滿而補血氣盈溢絡有留血命曰重實月郭空而治是謂亂經陰陽相錯真邪不別沈以留止外虚内亂淫邪乃起此之謂也不審逆從者謂不審量其病可治與不可治故下文曰病形已成。乃欲微鍼治其外。湯液治其内。言心意粗略不精審也粗工兇兇。以爲可攻。故病未已。新病復起。粗謂粗略也兇兇謂不料事宜之可否也何以言之假令飢人形氣羸劣食令極飽能不霍乎豈其與食而爲惡邪蓋爲失時復過節也非病逆鍼石湯液失時過節則其害反增矣　新校正云按别本霍一作害帝曰。願聞要道。岐伯曰。治之要極。無失色脉。用之不惑。

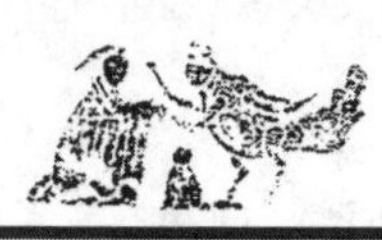

治之大則。惑謂惑亂則謂法則也言色脉之應昭然不欺但順用而不亂紀綱則治病審當之大法也。逆從到行。標本不得。亡神失國。逆從到行謂反順爲逆標本不得謂亡病失宜夫以反理到行所爲非順豈唯治人而神氣受害若使之輔佐君主亦令國祚不保康寧矣。去故就新。乃得眞人。標本不得亡病失宜則當去故逆理之人就新明悟之士乃得至眞精曉之人以全己也。帝曰。余聞其要於夫子矣。夫子言不離色脉。此余之所知也。岐伯曰。治之極於一。帝曰。何謂一。岐伯曰。一者因得之。因問而得之也。帝曰。奈何。岐伯曰。閉戶塞牖。繫之病者。數問其情。以從其意。問其所欲而察是非也。得神者昌。失神者亡。帝曰。善。

湯液醪醴論篇第十四

新校正云按全元起本在第五卷

黄帝問曰。爲五穀湯液及醪醴奈何。液謂清液醪醴謂酒之屬也。岐伯對曰必以稻米。炊之稻薪。稻米者完。稻薪者堅。堅謂資其堅勁，完謂取其完全。完全則酒清泠，堅勁則氣迅疾而効速也。帝曰：何以然？言何以能完堅邪。岐伯曰：此得天地之和，高下之宜，故能至完；伐取得時，故能至堅也。夫稻者生於陰水之精，首戴天陽之氣，二者和合，然乃化成，故云得天地之和而能至完。秋氣勁切，霜露凝結，稻以冬採，故云伐取得時而能至堅。帝曰：上古聖人作湯液醪醴，爲而不用，何也？岐伯曰：自[1]古聖人之作湯液醪醴者，以爲備耳。言聖人愍念生靈，先防萌漸，陳其法制，以備不虞耳。夫上古作湯液，故爲而弗服也。聖人不治已病治未病，故但爲備用而不服也。中古之世，道德稍衰，邪氣時至，服之萬全。雖道德稍衰，邪氣時至，以心猶近道，故服用萬全也。帝曰：今之世不必已，何也？言不必如中古之世何也。岐伯曰：當今之世，必齊毒藥攻其中，鑱石鍼艾治其外也。言法殊於往古也。帝曰：形弊血

【校勘】

❶自：《太素》卷十九《知古今》作「上」。

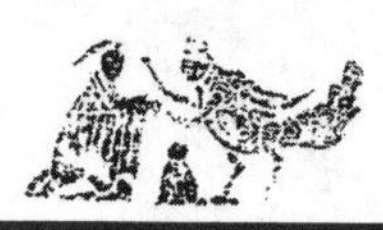

盡而功不立者何。岐伯曰。神不使也。帝曰。何謂神不使。岐伯曰。鍼石道也。言神不能使鍼石之妙用也，何者志意違背於師示故也。精神不進。志意不治。故病不可愈。動離於道耗散天真故爾。新校正云：按全元起本云精神進志意定故病可愈，太素云精神越志意散故病不可愈。今精壞神去。榮衛不可復收。何者。嗜欲無窮。而憂患不止。精氣弛壞。榮泣衛除。故神去之而病不愈也。精神者生之源，榮衛者氣之主，氣主不輔，生源復消，神不內居，病何能愈哉。

帝曰。夫病之始生也。極微極精。必先入[1]結於皮膚。今良工皆稱曰病成名曰逆。則鍼石不能治。良藥不能及也。今良工皆得其法。守其數。親戚兄弟遠近。音聲日聞於耳。五色日見於目。而病不愈者。亦何暇不早乎。新校正云：按別本暇一作謂。岐伯曰。

【校勘】

[1] 入結：《太素》卷十九《知湯藥》作「舍」。可參。

病爲本。工爲標。標本不得。邪氣不服。此之謂也。言醫與病不相得也然工人或親戚兄弟該明情疑勿用工先備識不謂知方鍼艾之妙靡容藥石之攻匪預如是則道雖昭著萬舉萬全病不許治欲奚爲療五藏別論曰拘於鬼神者不可與言至德惡於鍼石者不可與言至巧病不許治者病必不治治之無功此皆謂工病不相得邪氣不賓服也豈惟鍼艾之有惡哉藥石亦有之矣　新校正云按移精變氣論曰標本已得邪氣乃服

帝曰。其有不從毫毛而生。五藏陽以竭也。新校正云按全元起本又太素陽作傷義亦通津液充❶郭。其魄獨居。孤精於內。氣耗於外。形不可與衣相保。此四極急而動中。是氣拒於內。而形施於外。治之奈何。不從毫毛言生於內也陰氣內盛陽氣竭絕不得入於腹中故言五藏陽以竭也津液者水也充滿也郭皮也陰稸於中水氣脹滿上攻於肺肺氣孤危魄者肺神腎爲水害子不救母故云其魄獨居也夫陰精損削於內陽氣耗減於外則三焦閉溢水道不通水滿皮膚身體否腫故云形不可與衣相保也凡此之類皆四支脈數急而內鼓動於肺中也肺動者謂氣急而欬也言如是者皆水氣格拒於腹膜之內浮腫施張於身形之外欲窮標本其可得乎四極言四末則四支也左傳曰風淫末疾靈樞經曰陽受氣

【校勘】

❶充：《太素》卷十九《知湯藥》作「虛」。

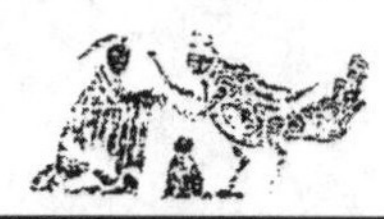

於四末新校正云詳形施於外施字疑誤岐伯曰平治於權衡去宛陳莝新校正云按本素莝作莖微動四極溫衣繆刺其處以復其形開鬼門潔淨府精以時服五陽已布疏滌五藏故精自生形自盛骨肉相保巨氣乃平平治權衡謂察脉浮沈也脉浮爲在表脉沈爲在裏在裏者𣿅之在外者汗之故下次云開鬼門潔淨府也去宛陳莝謂去積久之水物猶如草莖之不可久留於身中也全本作草莝微動四極謂微動四支令陽氣漸以宣行故又曰溫衣也經脉滿則絡脉溢絡脉溢則繆刺之以調其絡脉使形容如舊而不腫故云繆刺其處以復其形也開鬼門是啓玄府遣氣也五陽是五藏之陽氣也潔淨府謂寫膀胱水去也脉和則五精之氣以時賓服於腎藏也然五藏之陽漸而宣布五藏之外氣穢復除也如是故精髓自生形肉自盛藏府既和則骨肉之氣更相保抱大經脉氣然乃平復爾帝曰善

玉版論要篇第十五

新校正云按全元起本在第二卷

黃帝問曰余聞揆度奇恒所指不同用之柰何岐伯

對曰揆度者。度病之淺深也奇恒者。言奇病❶也請言道之至數五色脉變揆度奇恒道在於一。一謂色脉之應也知色脉之應則可以揆度奇恒矣　新校正云按全元起本請作謂神轉不回回則不轉乃失其機。血氣者神氣也八正神明論曰血氣者人之神不可不謹養也夫血氣應順四時遞遷四王循環五氣無相奪倫是則神轉不回也回謂却行也然血氣隨王不合却行却行則反常反常則回而不轉也回而不轉乃失生氣之機矣何以明之夫木衰則火王火衰則土王土衰則金王金衰則水王水衰則木王終而復始循環此之謂神轉不回也若木衰水王水衰金王金衰土王土衰火王火衰木王此之謂回而不轉也然反天常軌生之何有耶至數之要。迫近以微。言五色五脉變化之要道迫近於天常而又微妙著之玉版命曰合❷玉機。玉機篇名也言以此回轉之要旨著之玉版合同於玉機論文也　新校正云詳道之至數至此與玉機眞藏論文相重注頗不同容❸色見上下左右各在其要。容色者他氣也如肝木部内見赤黃白黑色皆謂他氣也餘藏率如此例所見皆在明堂上下左右要察候處故云各在其要　新校正云按全元起本容　作容視色之法具甲乙經中其色見淺者湯液主治十日

【校勘】

❶病也：《太素》卷十五《色脉診》作「恒病」。

❷合：疑衍。

❸容：《太素》卷十五《色脉診》作「客」。

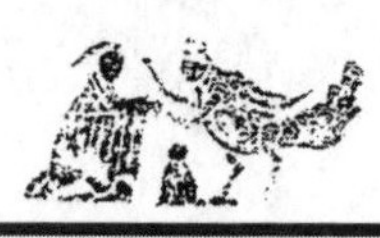

已。色淺則病輕故十日乃已其見深者，必齊主治，二十一日已。色深則病甚故必終齊乃已其見大深者，醪酒主治，百日已。病深甚故日多色夭面脫，不治，色見大深兼之夭惡面肉又脫不可治也百日盡已。色不夭面不脫治之百日盡可已　新校正云詳色夭面脫雖不治然期當百日乃已盡也脈短氣絕死，脈短已虛加之漸絕真氣將竭故必死病溫虛甚死。甚虛而病溫溫氣內涸其精血故死色見上下左右，各在其要。上為逆，下為從。色見於下者病生之氣也故從色見於上者傷神之兆也故逆女子右為逆，左為從；男子左為逆，右為從。左為陽故男子右為從而左為逆右為陰故女子右為逆而左為從易，重陽死，重陰死。女子色見於左男子色見於右是變易也男子色見於左是曰重陽女子色見於右是曰重陰氣極則反故皆死也陰陽反他，新校正云按陰陽應象大論云陰陽反作治在權衡相奪，奇恒事也，揆度事也。權衡相奪謂陰陽二氣不得高下之宜是奇於恒常之事當揆度其氣隨宜而處療之搏脈痹躄，寒熱之交。脈擊搏於手而病瘰痹及攣躄者皆寒熱之氣交合所為非邪

氣虛實之所生也。脉孤爲消[1]氣，虛泄爲奪血。夫脉有表無裏，有裏無表，皆曰孤亡之氣也；若有表有裏而氣不足者，皆曰虛衰之氣也。孤爲逆，虛爲從。孤無所依，故曰逆；虛衰可復，故曰從。行奇恒之法，以太陰始。凡揆度奇恒之法，先以氣口太陰之脉定四時之正氣，然後度量奇恒之氣也。行所不勝曰逆，逆則死；木見金脉，金見火脉，火見水脉，水見土脉，土見木脉，如是皆行所不勝也，故曰逆。賊勝不已，故逆則死焉。行所勝曰從，從則活。木見水火土脉，火見金土木脉，土見金水火脉，金見土木水脉，水見金火木脉，如是者皆可勝之脉，故曰從。從則無所剋殺傷敗，故從則活也。八風四時之勝，終而復始，以不越於五行，故雖相勝，猶循環終而復始也。逆行一過，不復可數[2]，論要畢矣。過謂遍也。然逆行一過，遍於五氣者，不復可數爲平和矣。

診要經終論篇第十六

新校正云：按全元起本在第二卷。

黃帝問曰：診要何如？岐伯對曰：正月二月，天氣始方，地氣始發，人氣在肝。方，正也。言天地氣正，發生其萬物也。木治東方，王七十二日，猶當三月節後一十二日，是木之

【校勘】

❶ 氣：《太素》卷十五《色脉診》無。

❷ 論：《太素》卷十五《色脉診》作「診」。

用事以月而取則正月二月人氣在肝 三月四月。天氣正方。地氣定發。人氣在脾。天氣正方以陽氣明盛地氣定發爲萬物華而欲實也然季終土寄而王土又生於丙故人氣在脾 五月六月。天氣盛地氣高。人氣在頭。天陽赫盛地焰高升故言天氣盛地氣高火性炎上故人氣在頭也 七月八月。陰氣始殺。人氣在肺。七月三陰支生八月陰始肅殺故云陰氣始殺也然陰氣肅殺類合於金肺氣象金故人氣在肺也 九月十月。陰氣始冰。地氣始閉。人氣在心。陰氣始凝地氣始閉隨陽而入故人氣在心 十一月十二月。冰復。地氣合。人氣在腎。陽氣深復故氣在腎也夫氣之變也故發生於木長茂於土盛高而上肅殺於金避寒於火伏藏於水斯皆隨順陰陽氣之升沈也五藏生成論曰五藏之象可以類推此之謂氣類也 故春刺散俞。及與分理。血出而止。散俞謂間穴分理謂肌肉分理 新校正云按四時刺逆從論云春氣在經脉此散俞即經脉之俞也又水熱穴論云春取絡脉分肉 甚者傳氣。間者環也。辨疾氣之間甚也傳謂相傳環謂循環也相傳則傳所不勝循環則周迴於五氣也 新校正云按太素環也作環已 夏刺絡俞。見血而止。盡氣閉環痛病必下。盡氣謂出血而盡鍼下取所病脉盛邪之氣也邪氣盡已穴俞閉密則經脉循環而痛病之氣必下去矣以陽氣大盛故爲是法刺之　新校正云按四時刺逆從論云夏氣在孫絡此絡俞即孫絡之俞也又水熱穴論云夏取盛經分腠秋刺皮膚循理上下同法。神變而止。循理謂循肌肉之分理也上謂手脉下謂足脉神變謂脉氣變易與未刺時異也脉者神之用故爾言之　新校正云按四時刺逆從論云秋氣在皮膚義與此合又水熱穴論云取俞以寫陰邪取合以虛陽邪皇甫士安云是始秋之治變冬刺俞竅於分理甚者直下。間者散下。直下謂直爾下之散下謂散布下之　新校正云按四時刺逆從論云冬氣在骨髓此俞竅即骨髓之俞竅也又水熱穴論云冬取井滎皇甫士安云是末冬之治變也春夏秋冬各有所刺法其所在春刺夏分脉亂氣微入淫骨髓病不能愈令人不嗜食又且少氣。心主脉故脉亂氣微水受氣於夏腎主骨故入淫於骨髓也心火微則胃土不足故不嗜食而少氣也　新校正云按四時刺逆從論云春刺絡脉血氣外溢令人少氣春刺秋分筋攣逆氣環爲欬嗽。病不愈令人時驚又且哭。木受氣於秋肝主筋故刺

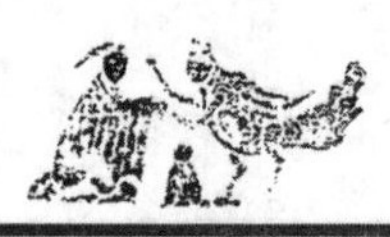

秋分則筋攣也若氣逆環周則爲欬嗽肝主驚故時驚肺主氣故氣逆又且哭也　新校正云按四時刺逆從論云春刺肌肉血氣環逆令人上氣也　春刺冬分，邪氣著藏，令人脹，病不愈，又且欲言語。冬主陽氣伏藏故邪氣著藏腎實則脹故刺冬分則令人脹也火受氣於冬心主言故欲言語也　新校正云按四時刺逆從論云春刺筋骨血氣內著令人腹脹　夏刺春分，病不愈，令人解墮。肝養筋肝氣不足故筋力解墮　新校正云按四時刺逆從論云夏刺經脉血氣乃竭令人解墮　夏刺秋分，病不愈，令人心中欲無言，惕惕如人將捕之。肝木爲語傷秋分則肝木虛故恐如人將捕之肝不足故欲無言而復恐也　新校正云按四時刺逆從論云夏刺肌肉血氣內却令人善恐甲乙經作悶　夏刺冬分，病不愈，令人少氣，時欲怒。夏傷於腎肝肺敦之志內不足故令人少氣時欲怒也　新校正云按四時刺逆從論云夏刺筋骨血氣上逆令人善怒　秋刺春分，病不已，令人惕然欲有所爲，起而忘之。肝虛故也刺不當也　新校正云按四時刺逆從論云秋刺經脉血氣上逆令人善忘　秋刺夏分，病不已，令人益嗜臥，又且善夢。心氣少則脾氣孤故令嗜臥心主夢神爲之故令善夢　新校正云按四時刺逆從論云秋刺絡脉氣不外行令

人卧不能動。秋刺冬分，病不已，令人洒洒時寒。陰氣上干，故時寒也。洒洒，寒貌。新校正云：按四時刺逆從論云：秋刺筋骨，血氣內著，令人寒慄。冬刺春分，病不已，令人欲卧不能眠，眠而有見。肝氣少，故令欲卧不能眠。肝主目，故眠而如見有物之形狀也。新校正云：按四時刺逆從論云：冬刺經脉，血氣皆脫，令人目不明。冬刺夏分，病不愈，氣上發為諸痺。泄脉氣故也。新校正云：按四時刺逆從論云：冬刺絡脉，血氣外泄，留為大痺。冬刺秋分，病不已，令人善渴。肺氣不足，故發渴。新校正云：按四時刺逆從論云：冬刺肌肉，陽氣竭絕，令人善渴。凡刺胸腹者，必避五藏。心肺在鬲上，腎肝在鬲下，脾象土而居中，故刺胸腹必避之。五藏者，所以藏精神魂魄意志，損之則五神去，神去則死至，故不可不慎也。中心者環死。氣行如環之一周則死也，正謂周十二辰也。新校正云：按刺禁論云：一日死，其動為噫。四時刺逆從論同。此經闕刺中肝五日死，其動為語，四時刺逆從論同也。中脾者五日死。土數五也。新校正云：按刺禁論云：中脾十日死，其動為吞。四時刺逆從論同。中腎者七日死。水成數六，水數畢，當至七日而死。一云十日死，字之誤也。新校正云：按刺禁論云：中腎六日死，其動為嚏。四時刺逆從論云：中腎六日死，其動為嚏欠。中肺者五日死。金生數四，金數畢，當至五日而死。一云三日死，亦字誤也。新校正云：按刺禁

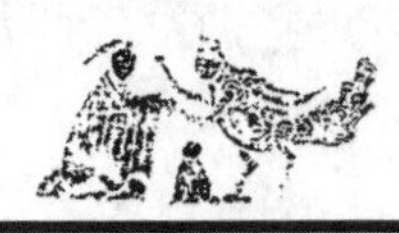

論云中肺三日死其動爲欬四時刺逆從論同王注四時刺逆從論云此三論皆歧伯之言而不同者傳之誤也 中鬲者皆爲傷中，其病雖愈，不過一歲必死。五藏之氣同主一年鬲傷則五藏之氣互相剋伐故不過一歲必死 刺避五藏者，知逆從也。所謂從者，鬲與脾腎之處，不知者反之。腎著於脊脾藏居中鬲連於脇際知者爲順不知者反傷其藏 刺胷腹者，必以布憿著之，乃從單布上刺。形定則不誤中於五藏也新校正云按別本憿一作懒又作撽 刺之不愈，復刺。要以氣至爲効也鍼經曰刺之氣不至无問其數刺之氣至去之勿復鍼此之謂也 刺鍼必肅。肅謂靜肅所以候氣之存云 刺腫搖鍼，以出大膿血故 經刺勿搖。經氣不欲泄故 此刺之道也。帝曰：願聞十二經脉之終奈何？終謂盡也 歧伯曰：太陽之脉，其終也戴眼，反折瘈瘲，其色白，絕汗乃出，出則死矣。戴眼謂睛不轉而仰視也然足太陽脉起於目內眥上額交巔上從巔入絡腦還出別下項循肩髆內俠脊抵腰中其支別者下循足至小指外側手太陽脉起於手小指之

端循臂上肩入缺盆其支別者上頰至目內眥抵足太陽　新校正云按甲乙經作斜絡於顴　又其支別者從缺盆循頸上頰至目外眥　新校正云按甲乙經外作兌故戴眼反折瘈瘲色白絕汗乃出也絕汗謂汗暴出如珠而不流旋復乾也太陽極則汗出故出則死

少陽終者。耳聾百節皆縱。目睘絕系。絕系一日半。死其死①也色先青白乃死矣。足少陽脈起於目銳眥上抵頭角下耳後其支別者從耳後入耳中出走耳前手少陽脈其支別者從耳後亦入耳中出走耳前故終則耳聾目睘絕系也少陽主骨故氣終則百節縱緩色青白者金木相薄也故見死矣睘謂直視如驚貌

陽明終者。口目動作。善驚妄言。色黃。其上下經盛。不仁。則終矣。足陽明脈起於鼻交頞中下循鼻外入上齒縫中還出俠口環脣下交承漿却循頤後下廉出大迎循頰車上耳前過客主人循髮際至額顱其支別者從大迎前下人迎循喉嚨入缺盆下鬲手陽明脈起於手循臂至肩上出於柱骨之會上下入缺盆絡肺其支別者從缺盆上頸貫頰下入齒中還出俠口交人中左之右右之左上俠鼻鼽抵足陽明　新校正云按甲乙經鼽作孔无抵足陽明四字故終則口目動作也口目動作謂目睒睒而鼓頷也胃病則惡人與火聞木音則惕然而驚又罵詈而不避親踈故善驚妄言也黃者土色上謂手脈下謂足脈也經盛謂面目頸頷足跗腕脛皆躁盛而動也不仁謂不知善惡如

【校勘】

①死也：《難經·二十四難》楊注引無此二字。

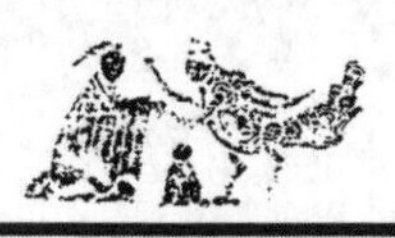

是者皆氣竭之徵也故終矣**少陰終者。面黑齒長而垢。腹脹閉。上下不通而終矣。**手少陰氣絕則血不流足少陰氣絕則骨不耎骨硬則斷上宣故齒長而積垢汙血壞則皮色死故面色如漆而不赤也足少陰脉從腎上貫肝鬲入肺中手少陰脉起於心中出屬心系下鬲絡小腹故其終則腹脹閉上下不通也　新校正云詳王注云骨不耎骨硬按難經及甲乙經云骨不濡則肉弗能著當作骨不濡手少陰脉絡小腸甲乙經作脉絡小腸**太陰終者。腹脹閉。不得息。善噫。善嘔。**足太陰脉行從股內前廉入腹屬脾絡胃上鬲手太陰脉起於中焦下絡大腸還循胃口上鬲屬肺故終則如是也靈樞經曰足太陰之脉動則病食則嘔腹脹善噫也**嘔則逆。逆則面赤。**嘔則氣逆故面赤　新校正云按靈樞經作善噫噫則嘔嘔則逆**不逆則上下不通。不通則面黑皮毛焦而終矣。**嘔則上通故但面赤不嘔則下已閉上復不通心氣外燔故皮毛焦而終矣何者足太陰脉支別者復從胃別上鬲注心中由是則皮毛焦乃心氣外燔而生也**厥陰終者。中熱嗌乾。善溺心煩。甚則舌卷卵上縮而終矣。**足厥陰絡循脛上睾結於莖其正經入毛中下過陰器上抵小腹俠胃上循喉嚨之後入頏顙手厥陰脉起於胸中出屬心包故終則中熱嗌乾善溺心煩矣

靈樞經曰肝者筋之合也筋者聚於陰器而脉絡於舌本故甚則舌卷卵上縮也又以厥陰之脉過陰器故爾 新校正云按甲乙經卵作睪過作環 此十二經之所敗也。手三陰三陽足三陰三陽則十二經也敗謂氣終盡而敗壞也 新校正云詳十二經又出靈樞經與素問

重廣補注黄帝内經素問卷第四

異法方宜論 蹻巨嬌切 砭普廉切 緻直利切 標必堯切 移精變氣論 荄古哀切草根也 湯液醪醴論音勞 莝音剉斬也 滌音迪 穢音畏 玉版論 度徒各切 躄必益切

診要經終論 憿古堯切 瘲音縱 瞏音瓊 瞚音閏 跗音閑

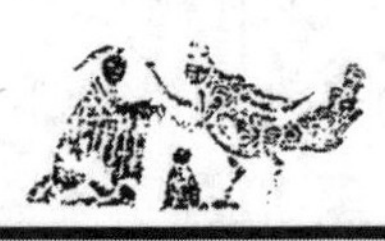

重廣補注黃帝內經素問卷第五

啓玄子次注林億孫奇高保衡等奉敕校正孫兆重改誤

脉要精微論　平人氣象論

脉要精微論篇第十七 新校正云按全元起本在第六卷

黃帝問曰：診法何如？岐伯對曰：診法常以平旦，陰氣未動，陽氣未散，飲食未進，經脉未盛，絡脉調勻，氣血未亂，故乃可診有過之脉。動謂動而降卑散謂散布而出也過謂異於常候也　新校正云按脉經及千金方有過之脉作過此非也王注陰氣未動謂動而降卑按金匱真言論云平旦至日中天之陽陽中之陽也則平旦爲一日之中純陽之時陰氣未動耳何有降卑之義

切脉動靜，而視精明，察五色，觀五藏有餘不足，六府強弱，形之盛衰，以此參伍，決死生之分。切謂以指切近於脉也精

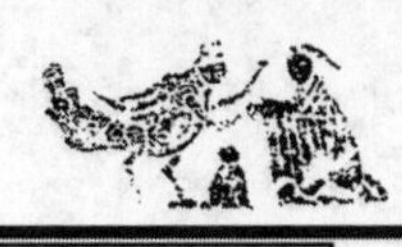

明穴名也在明堂左右兩目内眥也以近於目故曰精明言以形氣盛衰脉之多少視精明之間氣色觀藏府不足有餘參其類伍以決死生之分**夫脉者血之府也。**府聚也言血之多少皆聚見於經脉之中也故刺志論曰脉實血實脉虚血虚此其常也反此者病由是故也**長則氣治。短則氣病。數則煩心。大則病進。**夫脉長爲氣和故治短爲不足故病數急爲熱故煩心大爲邪盛故病進也長脉者往來長短脉者往來短數脉者往來急速大脉者往來滿大也**上盛則氣高。**新校正云按全元起本高作鬲**下盛則氣脹。代則氣衰。細則氣少。**新校正云按太素細作滑**濇則心痛。**上謂寸口下謂尺中盛謂盛滿代脉者動而中止不能自還細脉者動如莠蓬濇脉者往來時不利而蹇濇也**渾渾革至如涌泉。病進而色獘。緜緜❶其去如弦絶死。**渾渾言脉氣濁亂也革至者謂脉來弦而大實而長也如涌泉者言脉汩汩但出而不返也緜緜言微微似有而不甚應手也如弦絶者言脉卒斷如弦之絶去也若病候日進而色獘惡如此之脉皆必死也　新校正云按甲乙經及脉經作渾渾革革至如涌泉病進而色獘綽綽其去如弦絶者死**夫精明❷五色者。氣之華也。**五氣之精華者上見爲五色變化於精明之間也六節藏象論曰天食人以五氣五氣入鼻藏於心肺上使五色脩明此則明

【校勘】

❶緜緜：《太素》卷十六《雜診》、《千金要方》卷二十八《五藏脉所屬》作「綽綽」，與新校正引《脉經》《甲乙經》合。

❷精明：《千金翼方》卷二十五《診氣色法》無此二字。

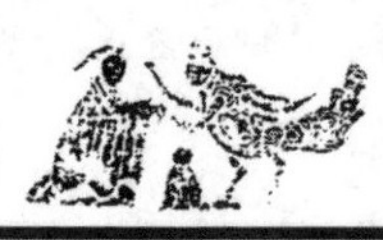

察五色也赤欲如白裹朱，不欲如赭；白欲如鵝羽，不欲如鹽；新校正云：按甲乙經作白欲如白璧之澤，不欲如堊。太素兩出之。青欲如蒼璧之澤，不欲如藍；黃欲如羅裹雄黃，不欲如黃土；黑欲如重漆色，不欲如地蒼。新校正云：按甲乙經作炭色。五色精微象見矣，其壽不久也。赭色、鹽色、藍色、黃土色、地蒼色見者，皆精微之敗象，故其壽不久。夫精明者，所以視萬物，別白黑，審短長。以長為短，以白為黑，如是則精衰矣。誠其誤也。夫如是者，皆精明衰乃誤也。五藏者，中之守也。身形之中，五神安守之所也。此則明觀五藏也。新校正云：按甲乙經及太素守作府。中盛藏滿，氣勝傷恐者，聲如從室中言，是中氣之濕也。中，謂腹中。盛，謂氣盛。藏，謂肺藏。氣勝，謂勝於呼吸而喘息變易也。夫腹中氣盛，肺藏充滿，氣勝息變，善傷於恐，言聲不發，如在室中者，皆腹中有濕氣乃爾也。言而微，終日乃復言者，此奪氣也。若言音微細，聲斷不續，甚奪其氣乃如是也。衣

被不斂。言語善惡。不避親踈者。此神明之亂也。倉廩不藏者。是門戶不要也。倉廩謂脾胃門戶謂魄門靈蘭秘典論曰脾胃者倉廩之官也五藏別論曰魄門亦爲五藏使水穀不得久藏也魄門則肛門也要謂禁要 水泉不止者。是膀胱不藏也。水泉謂前陰之流注也 得守❶者生。失守者死。夫如是倉廩不藏氣勝傷恐衣被不斂水泉不止者皆神氣得居而守則生失其所守則死也 夫何以知神氣之不守耶衣被不斂言語善惡不避親踈則亂之證也亂甚則不守於藏也 夫五藏者。身之強也。藏安則神守神守則身強故曰身之強也 頭者精明之府。頭傾視深。精神❷將奪矣。背者胷中之府。背曲肩隨。府將壞矣。腰者腎之府。轉搖不能。腎將憊矣。膝者筋之府。屈伸不能。行則僂附。新校正云按別本附一作俯太素作跗 筋將憊矣。骨者髓之府。不能久立。行則振掉。骨將憊矣。皆以所居所由而爲之府也 得強則生。失強則死。強謂中氣強固

【校勘】

❶守：《太素》卷十六《雜診》作「府」，與新校正合。

❷神：《太素》卷十六《雜診》無。

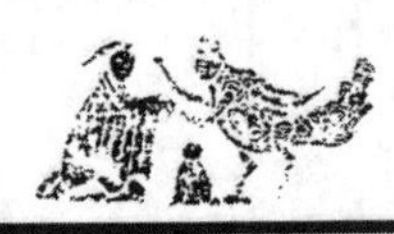

以鎮守也岐伯曰。新校正云詳此岐伯曰前无問反四時者。有餘爲精。不足爲消。應太過。不足爲精。應不足。有餘爲消。陰陽不相應。病名曰關格。廣陳其脉應也夫反四時者諸不足皆爲血氣消損諸有餘皆爲邪氣勝精也陰陽之氣不相應合不得相營故曰關格也

帝曰。脉其四時動柰何。知病之所在柰何。知病之所變柰何。知病乍在内柰何。知病乍在外柰何。請問此五者。可得聞乎。言欲順四時及陰陽相應之狀候也岐伯曰。新校正云詳此對與問不甚相應脉四時動病之所在病之所變按文頗對病在内在外之説後文殊不相當請言其與天運轉❶大也。指可見陰陽之運轉以明陰陽之不可見也萬物之外❷。六合之内。天地之變。陰陽之應。彼春之暖。爲夏之暑。彼秋之❸忿。爲冬之怒。四變之動。脉與之上下。六合謂四方上下也春暖爲夏暑言陽生而至盛秋忿而冬怒言陰少而之壯也忿一爲急言秋氣勁急也新校正云按全元起注本

【校勘】

❶大：《太素》卷十四《即時脉診》無。

❷萬物之外：《甲乙經》卷四《經脉第一下》無此四字。

❸忿：《太素》卷十四《四時脉診》作「急」。可參。

暖作緩以春應中規。春脉耎弱輕虛而滑如規之象中外皆然故以春應中規夏應中矩。夏脉洪大兼之滑數如矩之象可正平之故以夏應中矩秋應中衡。秋脉浮毛輕濇而散如秤衡之象高下必平故以秋應中衡冬應中權。冬脉如石兼沉而滑如秤權之象下遠於衡故以冬應中權也以秋中衡冬中權者言脉之高下異處如此爾此則隨陰陽之氣故有斯四應不同也是故冬至四十五日。陽氣微上。陰氣微下。夏至四十五日。陰氣微上。陽氣微下。陰陽有時。與脉為期。期而相失。知脉所分。分之有期。故知死時。察陰陽升降之準則知經脉遞遷之象審氣候遞遷之失則知氣血分合之期分期不差故知人死之時節微妙在脉。不可不察。察之有紀。從陰陽始。推陰陽升降精微妙用皆在經脉之氣候是以不可不察故始以陰陽為察候之綱紀始之有經。從五行生。生之有度。四時為宜[1]。言始所以知有經脉之察候司應者何哉蓋從五行衰王而為準度也徵求太過不及之形診皆以應四時者為生氣所宜也　新校正云按太素宜作數補寫[2]勿失。與天地如一。有餘者寫

【校勘】

❶宜：《太素》卷十四《四時脉診》作「數」。

❷補寫：《太素》卷十四《四時脉診》作「循數」。

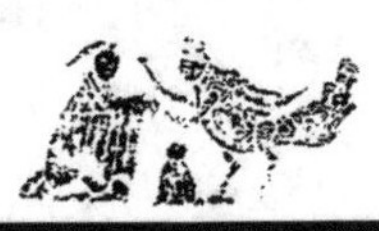

之不足者補之是則應天地之常道也然天地之道損有餘而補不足是法天地之道也寫補之宜工切審之其治氣亦然得一之情。以知死生。曉天地之道補寫不差既得一情亦可知生死之準的是故聲合五音色合五行。脉合陰陽。聲表宮商角徵羽故合五音色見青黃赤白黑故合五行脉彰寒暑之休王故合陰陽之氣也是知陰盛則夢涉大水恐懼。陰爲水故夢涉水而恐懼也陰陽應象大論曰水爲陰陽盛則夢大火燔灼。陽爲火故夢大火而燔灼也陰陽應象大論曰火爲陽陰陽俱盛則夢相殺毀傷。亦類交爭之氣象也上盛則夢飛下盛則夢墮。氣上則夢上故飛氣下則夢下故墮甚飽則夢予。內有餘故甚飢則夢取。內不足故肝氣盛則夢怒。肝在志爲怒肺氣盛則夢哭。肺聲哀故爲哭　新校正云詳是知陰盛則夢涉大水恐懼至此乃靈樞之文誤置於斯仍少心脾腎氣盛所夢今具甲乙經中短蟲多則夢聚衆。身中短蟲多則夢聚衆長蟲多則夢相擊毀傷。長蟲動則內不安內不安則神躁擾故夢是矣　新校正云詳此二句亦不當出此應他經脫簡文也是故持脉有道虛靜

爲保。前明脉應此擧持脉所由也然持脉之道必虚其心靜其志乃保定盈虚而不失　新校正云按甲乙經保作寶　春日浮如魚之遊在波。雖出猶未全浮　夏日在膚泛泛[1]乎萬物有餘。泛泛平貌陽氣大盛脉氣亦象萬物之有餘易取而洪大也　秋日下膚蟄蟲將去。隨陽氣之漸降故曰下膚何以明陽氣之漸降蟄蟲將欲藏去　冬日在骨蟄蟲[2]周密君子居室。在骨言脉深沈也蟄蟲周密言陽氣伏藏君子居室此人事也　故曰知内者按而紀之。知内者謂知脉氣也故按而爲之綱紀　知外者終而始之。知外者謂知色象故以五色終而復始　此六者持脉之大法。見是六者然後可以知脉之遷變也　新校正云詳此前對帝問脉其四時動奈何之事　心脉搏堅而長當病舌卷不能言。搏謂搏擊於手也諸脉搏堅而長者皆爲勞心而藏脉氣虚極也心手少陰脉從心系上俠咽喉故令舌卷短而不能言也　其耎而散者當消環自已。諸脉耎散皆爲氣實血虚也消謂消散環謂環周言其經氣如環之周當其火王自消散也　新校正云按甲乙經環作渴　肺脉搏堅而長當病唾血。肺虚極則絡逆絡逆則血泄故唾出也　其耎而散者

【校勘】

❶ 泛泛：《太素》卷十四《四時脉診》作「沉沉」，「沉沉」，謂盛大貌。

❷ 周：《太素》卷十四《四時脉診》作「固」。

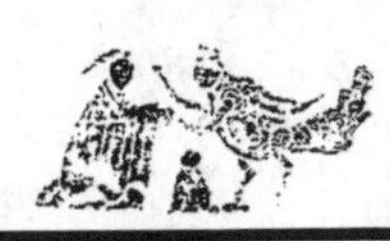

當病灌汗至今不復散發也汗泄玄府津液奔湊寒水灌洗皮密汗藏因灌汗藏故言灌汗至今不復散發也灌謂灌洗盛暑多爲此也　新校正云詳下文諸藏各言色而心肺二藏不言色者疑闕文也肝脉搏堅而長色不青當病墜若搏因血在脇下令人喘逆諸脉見本經之氣而色不應者皆非病從内生是外病來勝也夫肝藏之脉端直以長故言曰色不青當病墜若搏也肝主兩脇故曰因血在脇下也肝厥陰脉布脇肋循喉嚨之後其支別者復從肝別貫鬲上注肺今血在脇下則血氣上熏於肺故令人喘逆也其耎而散色澤者當病溢飲溢飲者渴暴多飲而易入肌皮腸胃之外也面色浮澤是爲中濕血虚中濕水液不消故言當病溢飲也以水飲滿溢故滲溢易而入肌皮腸胃之外也　新校正云按甲乙經易作溢胃脉搏堅而長其色赤當病折髀胃虚色赤火氣牧之心象於火故色赤也胃陽明脉從氣衝下髀抵伏兔故病則髀如折也其耎而散者當病食痺痺痛也胃陽明脉其支別者從大迎前下人迎循喉嚨入缺盆下鬲屬胃絡脾故食則痛悶而氣不散也　新校正云詳謂痺爲痛義則未通脾脉搏堅而長其色黄當病少氣脾虚

則肺無所養肺主氣故少氣也其耎而散色不澤者。當病足䯒腫若水狀也。色氣浮澤爲水之候色不潤澤故言若水狀也脾太陰脈自上內踝前廉上踹內循䯒骨後交出厥陰之前上循膝股內前廉入腹故病足䯒腫也腎脈搏堅而長。其色黃而赤者。當病折腰。色氣黃赤是心脾干腎腎受客陽故腰如折也腰爲腎府故病發於中其耎而散者。當病少血至令不復也。腎主水以生化津液令腎氣不化故當病少血至令不復也帝曰。新校正云詳帝曰至以其勝治之愈全元起本在湯液篇診得心脈而急。此爲何病。病形何如。岐伯曰。病名心疝。少腹當有形也。心爲牡藏其氣應陽今脈反寒故爲疝也諸脈勁急者皆爲寒形謂病形也帝曰。何以言之。岐伯曰。心爲牡藏。小腸爲之使。故曰少腹當有形也。少腹小腸也靈蘭秘典論曰小腸者受盛之官以其受盛故形居于內也帝曰。診得胃脈。病形何如。岐伯曰。胃脈實則脹。虛則泄。脈實者氣有餘故脹滿脈虛者氣不足故泄利　新校正云詳此前對帝問知病之所在帝曰病

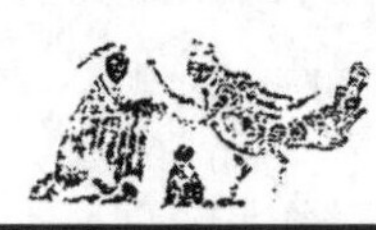

成而變。何謂？岐伯曰：風成爲寒熱，生氣通天論曰：因於露風，乃生寒熱。故風成爲寒熱也。癉成爲消中，癉謂濕熱也。熱積於內，故變爲消中也。消中之證，善食而瘦。新校正云：詳王注以善食而瘦爲消中，按本經多食數溲爲之消中，善食而瘦乃是食㑊之證，當云善食而溲數。厥成爲巔疾，厥謂氣逆也。氣逆上而不已，則變爲上巔之疾也。久風爲飧泄，久風不變，但在胃中，則食不化而泄利也。以肝氣內合而乘胃，故爲是病焉。陰陽應象大論曰：風氣通於肝，故內應於肝也。脈[1]風成爲癘，經風論曰：風寒客於脈而不去，名曰癘風。又曰：癘者，有榮氣熱胕，其氣不清，故使其鼻柱壞而色敗，皮膚瘍潰，然此則癩也。夫如是者，皆脈風成結變而爲也。病之變化，不可勝數。新校正云：詳此前對帝問知病之所變奈何。帝曰：諸癰腫筋攣骨痛，此皆安生？安，何也。言何以生之。岐伯曰：此寒氣之腫，八風之變也。八風，八方之風也。然癰腫者，傷東南西南風之變也。筋攣骨痛者，傷東風北風之變也。靈樞經曰：風從東方來，名曰嬰兒風，其傷人也，外在筋紐。風從東南來，名曰弱風，其傷人也，外在於肌。風從西南來，名曰謀風，其傷人也，外在於肉。風從北方來，名曰大剛風，其傷人也，外在於骨。由此四風之變，而三病乃生，故下問對是也。帝曰：治之奈何？岐伯曰：此四時

【校勘】

❶脈：《太素》卷十六《雜診》作「賊」。

之病。以其勝治之愈也。勝謂勝剋也如金勝木木勝土土勝水水勝火火勝金此則相勝也帝曰有故病五藏發動因傷脉色。各何以知其久暴至❶之病乎。重以色氣明前五藏堅長之脉有自病故病及因傷候也岐伯曰悉乎哉問也。徵其脉小色不奪者新病也。氣乏而神猶強也徵其脉不奪其色奪者此久病也。神持而邪凌其氣也徵其脉與五色俱奪者此久病也。神與氣俱衰也徵其脉與五色俱不奪者新病也。神與氣俱強也肝與腎脉並至其色蒼赤當病毀傷不見血已見血濕若中水也。肝色蒼心色赤赤色見當脉供腎脉見當色黑今腎脉來反見心色故當因傷而血不見也若已見血則是濕氣及水在腹中也何者以心腎脉色中外之候不相應也尺内兩傍則季脅也。尺内謂尺澤之内也兩傍各謂尺之外側也季脅近腎尺主之故尺内兩傍則季脅也尺外以候腎。尺裏以候腹中。尺外謂尺之外側尺裏謂尺之内側也次尺外下兩傍則季脅之分季脅

【校勘】

❶至：疑衍。

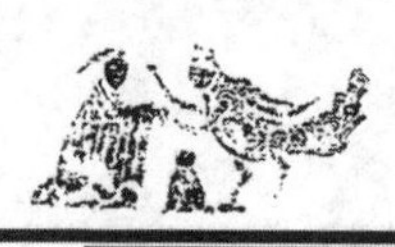

之上腎之分季脇之内則腹之分也附上左外以候肝内以候鬲肝主賁賁鬲也右外以候胃内以候脾脾居中故以内候之胃為市故以外候之上附上右外以候肺内以候胷中肺葉垂外故以外候之胷中主氣管故以内候之左外以候心内以候膻中心主鬲中也膻中則氣海也嗌也新校正云詳王氏以膻中為嗌也疑誤前以候前後以候後上前謂左寸口下前謂胷之前膺及氣海也上後謂右寸口下後謂胷之後背及氣管也上竟上者胷喉中事也下竟下者少腹腰股膝脛足中事也上音上至魚際也下音下謂盡尺之脉動處也少腹胞氣海在膀胱腰股膝脛足中之氣動靜皆分其近遠及連接處所名目以候之知其善惡也麤大者陰不足陽有餘為熱中也麤謂脉洪大也脉洪為熱故曰熱中來疾去徐上實下虛為厥巔疾來徐去疾上虛下實為惡風也亦脉狀也故中惡風者陽氣受❶也以上虛故陽氣受也有脉俱沉細數者少陰厥也尺中之有脉沉細數者是腎少陰氣逆也何者

【校勘】

❶ 故中惡風者陽氣受也：《太素》卷十五《五藏脉診》無此九字。

尺，脉不當見數，有數故言厥也。俱沈細數者，言左右尺中也。**沈細數散者，寒熱也。**陽干於陰，陰氣不足，故寒熱也。新校正理論曰：數爲陽。**浮而散者爲眴仆。**脉浮爲虛，散爲不足，氣虛而血不足，故爲頭眩而仆倒也。**諸浮不躁者，皆在陽，則爲熱；其有躁者在手。**言大法也。但浮不躁，則病在足陽脉之中；躁者，病在手陽脉之中也。故又曰其有躁者在手也。陽爲火氣，故爲熱。**諸細而沈者，皆在陰，則爲骨痛；其有靜者在足。**細沈而躁，則病生於手陰脉之中；靜者，病生於足陰脉之中也。故又曰其有靜者在足也。陰主骨，故骨痛。**數動一代者，病在陽之脉也，泄❶及便膿血。**代，止也。數動一代，是陽氣之生病，故言病在陽之脉。所以然者，以泄利及膿血，脉乃爾。**諸過者切之，❷濇者陽氣有餘也，滑者陰氣有餘也。**陽有餘則血少，故脉濇；陰有餘則氣多，故脉滑也。新校正云：詳"氣多"疑誤，當是"血多"也。**陽氣有餘爲身熱无汗，陰氣有餘爲多汗身寒，**血少氣多，斯可知也。**陰陽有餘則无汗而寒。**陽餘无汗，陰餘身寒，若陰陽有餘，則當无汗而寒也。**推而外之，内而不外，有心**

【校勘】

❶泄：《太素》卷十五《五藏脉診》"泄"上有"溏"字。

❷諸過而切之：《甲乙經》卷四《經脉第一中》無此五字。

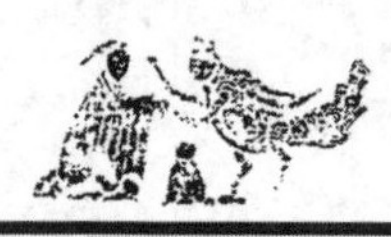

腹積也。脉附臂筋取之不審推筋令遠使脉外行內而不出外者心腹中有積乃爾推而內之外而不內。身有熱也。脉遠臂筋推之令近遠而不近是陽氣有餘故身有熱也推而上之上而不下。要脊足清也。推筋按之尋之而上脉上涌盛是陽氣有餘故腰足冷也　新校正云按甲乙經上而不下作下而不上推而下之。下而不上。頭項痛也。推筋按之尋之而下脉沉下掣是陽氣有餘故頭項痛也　新校正云按甲乙經下而不上作上而不下按之至骨。脉氣少者。要脊痛而身❶有痺也。陰氣大過故爾

平人氣象論篇第十八

新校正云按全元起本在第一卷

黃帝問曰。平人何如。平人謂氣候平調之人也岐伯對曰。人一呼脉再動。一吸脉亦再動。呼吸定息脉五動。閏以太息。命曰平人。平人者。不病也。經脉一周於身凡長十六丈二尺呼吸脉各再動定息脉又一動則五動也計二百七十定息氣可環周然盡五十營以一萬三千五百定息則氣都行八百一十丈如是則應天常度脉氣无不及太過氣象平調故曰平人也常以不病

【校勘】

❶身：《太素》卷十五《五藏脉診》「身」下有「寒」字。

調病人。醫不病。故爲病人平息以調之爲法。人一呼脈一動。一吸脈一動。曰少氣。呼吸脈各一動，準候減平人之半，計二百七十定息，氣凡行八丈一尺，以一萬三千五百定息，氣都行四百五丈，少氣之理，從此可知。人一呼脈三動。一吸脈三動而躁。尺熱曰病溫。尺不熱脈滑曰病風。脈濇曰痺。呼吸脈各三動，準過平人之半，計二百七十息，氣凡行二十四丈三尺，病生之兆，由斯著矣。夫尺者陰分位也，寸者陽分位也，然陰陽俱熱，是則爲溫，陽獨躁盛，則風中陽也。脈要精微論曰：中惡風者，陽氣受也。滑爲陽盛，故病爲風；濇爲无血，故爲瘴痺也。躁謂煩躁。新校正云：按甲乙經无脈濇曰痺一句，下文亦重。人一呼脈四動以上曰死。脈絶不至曰死。乍踈乍數曰死。呼吸脈各四動，準候過平人之倍，計二百七十息，氣凡行三十二丈四尺，況其以上。邪脈法曰：脈四至曰脫精，五至曰死。然四至以上，亦近五至也，故死矣。然脈絶不至，天眞之氣已无；乍數乍踈，胃穀之精亦斲，故皆死之候。是以下文曰。新校正云：按別本斲一作敗。平人之常氣稟於胃。胃者。平人之常氣也。常平之氣，胃海致之。靈樞經曰：胃爲水穀之海也。正理論曰：穀入於胃，脈道乃行。

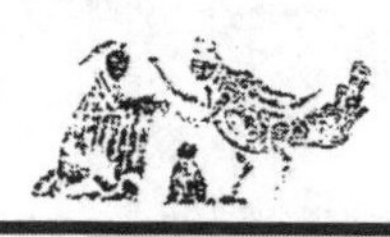

人无胃氣曰逆。逆者死。逆謂反平人之候也　新校正云：按甲乙經云：人常稟氣於胃，脉以胃氣爲本，无胃氣曰逆，逆者死。春胃微弦曰平。言微似弦，不謂微而弦也。鈎及耎弱毛石義並同弦多胃少曰肝病。但弦无胃曰死。謂急而益勁，如新張弓弦也胃而有毛曰秋病。毛，秋脉，金氣也毛甚曰今病。木受金邪，故今病藏真散於肝，肝藏筋膜之氣也。象陽氣之散發，故藏真散也。藏氣法時論曰：肝欲散，急食辛以散之，取其順氣夏胃微鈎曰平。鈎多胃少曰心病。但鈎无胃曰死。謂前曲後居，如操帶鈎也胃而有石曰冬病。石，冬脉，水氣也石甚曰今病。火被水侵，故今病藏真通於心，心藏血脉之氣也。象陽氣之炎盛也。藏氣法時論曰：心欲耎，急食鹹以耎之，取其順氣長夏胃微耎弱曰平。弱多胃少曰脾病。但代无胃曰死。謂動而中止，不能自還也耎弱有石曰冬病。石，冬脉，水氣也。次其勝剋，石當爲弦，長夏土絶，故云石也弱❶甚曰今病。弱甚爲土氣不足，故今病　新校正云：按甲乙經弱作石藏真濡❷於脾，脾藏

【校勘】

❶弱：《脉經》卷三《脾胃部》、《甲乙經》卷四《經脉第一中》、《千金要方》卷十五《脾藏脉論》作「石」。爲是，與新校正合。

❷濡：《太素》卷十五《尺寸診》作「傳」。

肌肉之氣也。以含藏水穀故藏眞濡也 秋胃微毛曰平。毛多胃少曰肺病。但毛无胃曰死。謂如物之浮如風吹毛也 毛而有弦曰春病。弦春脉木氣也次其乘剋弦當爲鉤金氣逼肝則脉弦來見故不鉤而反絃也 弦甚曰今病。木氣逆來乘金則今病 藏眞高於肺。以行榮衛陰陽也。肺處上焦故藏眞高也靈樞經曰榮氣之道内穀爲實穀入於胃氣傳與肺流溢於中而散於外精專者行於經隧以其自肺宣布故云以行榮衛陰陽也。新校正云按別本實一作寶 冬胃微石曰平。石多胃少曰腎病。但石无胃曰死。謂如奪索辟辟如彈石也 石而有鉤曰夏病。鉤夏脉火兼土氣也次其乘剋鉤當云弱土王長夏不見正形故石而有鉤兼其土也 鉤甚曰今病。水受火土之邪故今病 藏眞下於腎。腎藏骨髓之氣也。腎居下焦故云藏眞下也腎化骨髓故藏骨髓之氣也 胃之大絡名曰虛里。貫鬲絡肺。出於左乳下。其動應衣。脉宗氣也。宗尊也主也謂十二經脉之尊主也貫鬲絡肺出於左乳下者自鬲而出於乳下乃絡肺也 盛喘數絕

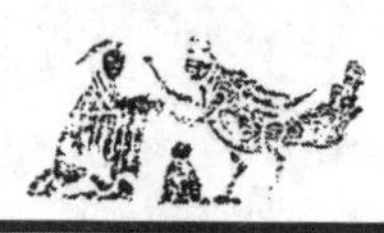

者則病在中。絶謂暫斷絶也結而横有積矣。絶不至曰死。皆左乳下脉動狀也中謂腹中也乳之下其動應衣宗氣泄也。泄謂發泄　新校正云按全元起本无此十一字甲乙經亦无詳上下文義多此十一字當去欲知❶寸口太過與不及寸口之脉中手短者。曰頭痛寸口脉中手長者。曰足脛痛短爲陽氣不及故病於頭長爲陰氣太過故病於足寸口脉中手促上擊者。曰肩背痛。陽盛於上故肩背痛寸口脉沉而堅者。曰病在中。寸口脉浮而盛者。曰病在外。沉堅爲陰故病在中浮盛爲陽故病在外也寸口脉沉而弱曰寒熱及疝瘕少腹痛。沉爲寒弱爲熱故曰寒熱也又沉爲陰盛弱爲陽餘餘盛相薄正當寒熱不當爲疝瘕而少腹痛應古之錯簡爾　新校正云按甲乙經无此十五字況下文已有寸口脉沉而喘曰寒熱脉急者曰疝瘕少腹痛此文衍當去寸口脉沉而横❷。曰脇下有積腹中有横積痛。亦陰氣內結也寸口脉沉❸而喘。曰寒熱。喘爲陽吸沉爲陰爭爭吸相薄

【校勘】

❶欲知：《脉經》卷四《辨三部九候脉證》、《千金要方》卷二十八《三關主對法》無此二字。

❷横：《太素》卷十五《尺寸診》「横」下有「堅」字。

❸沈：《甲乙經》卷四《經脉第一中》作「浮」。

故寒熱也。脉盛滑堅者。曰病在外。脉小實而堅者。病在内。盛滑為陽小實為陰陰病病在内陽病病在外也 脉小弱以濇。謂之久病。小為氣虛濇為无血血氣虛弱故云久遠之病也 脉滑浮而疾者。謂之新病。滑浮為陽足脉疾為氣全陽足氣全故云新淺之病也 脉急者。曰疝瘕少腹痛。此覆前疝瘕少腹痛之脉也言沈弱不必為疝瘕沈急乃與診相應 脉滑曰風。脉濇曰痺。滑為陽陽受病則為風濇為陰陰受病則為痺 緩而滑曰熱中。盛而緊曰脹。緩謂縱緩之狀非動之遲緩也陽盛於中故脉滑緩寒氣否滿故脉盛緊也盛緊盛滿也 脉從陰陽病易已。脉逆陰陽病難已。脉病相應謂之從脉病相反謂之逆 脉得四時之順。曰病无他。脉反四時及不間藏[1]曰難已。春得秋脉夏得冬脉秋得夏脉冬得四季脉皆謂反四時氣不相應故難已也 臂多青脉曰脱血。血少脉空客寒因入寒凝血汁故脉色青也 尺脉緩濇謂之解㑊。尺為陰部腹腎主之緩為熱中濇為无血熱而无血故解㑊並不可名之然寒不寒熱不熱弱不弱壯不壯㑊不可名謂之解㑊也脉要精微論曰尺外以候腎尺

【校勘】

❶及不間藏：《太素》卷十五《尺寸診》無此四字。

裏以候腹中則腹腎主尺之義也安臥脉盛謂之脫血臥久傷氣氣傷則脉診應微今脉盛而不微則血去而氣无所主乃兩盛謂數急而大鼓也尺濇脉滑謂之多汗謂尺膚濇而尺脉滑也膚濇者榮血內涸脉滑爲陽氣內餘血涸而陽氣尚餘多汗而脉乃如是也尺寒脉細謂之後泄尺主下焦診應腸腹故膚寒脉細泄利乃然脉法曰陰微即下言尺氣虛少脉尺麤常熱者謂之熱中謂下焦中也肝見庚辛死庚辛爲金伐肝木也心見壬癸死壬癸爲水滅心火也脾見甲乙死甲乙爲木剋脾土也肺見丙丁死丙丁爲火鑠肺金也腎見戊己死戊己爲土刑腎水也是謂眞藏見皆死此亦通明三部九候論中眞藏脉見者勝死也尺麤麤而藏見亦然

頸脉動喘疾欬❶曰水水氣上溢則肺被熱熏陽氣上逆故頸脉盛鼓而欬喘也頸脉謂耳下及結喉傍人迎脉者也目裏微腫如臥蠶❷起之狀曰水評熱病論曰水者陰也目下亦陰也腹者至陰之所居也故水在腹中者必使目下腫也溺黃赤安臥者黃疸疸勞也腎勞胞熱故溺黃赤也正理論曰謂之勞癉以女勞得之也　新校正云詳王注以疸爲勞義非若謂女勞得疸則可若以疸爲勞非矣已食如飢者

【校勘】

❶動喘疾欬：《太素》卷十五《尺寸診》作「動疾喘欬」。

❷蠶：《太素》卷十五《尺寸診》無。

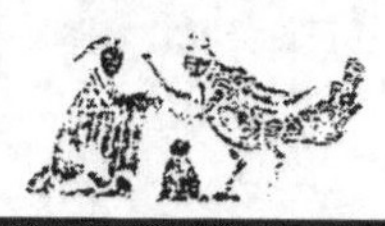

胃疸。是則胃熱也熱則消穀故食已如飢也 面腫曰風。加之面腫則胃風之診也何者胃陽明脉起於鼻交頞中下循鼻外故爾 足脛腫曰水。是謂下焦有水也腎少陰脉出於足心上循脛過陰股從腎上貫肝鬲故下焦有水足脛腫也 目黄者曰黄疸。陽怫於上熱積胸中陽氣上燔故目黄也靈樞經曰目黄者病在胸 婦人手少陰新校正云按全元起本作足少陰脉動甚者。姙子也。手少陰脉謂掌後陷者中當小指動而應手者也靈樞經曰少陰無輸心不病乎岐伯云其外經病而藏不病故獨取其經於掌後鋭骨之端此之謂也動謂動脉也動脉者大如豆厥厥動摇也正理論曰脉陰陽相薄名曰動也又經脉别論曰陰薄陽别謂之有子 新校正云按經脉别論中無此文

脉有逆從四時未有藏形。春夏而脉瘦。新校正云按玉機眞藏論瘦作沈濇 秋冬而脉浮大。命曰逆四時也。春夏脉瘦謂沈細也秋冬浮大不應時也大法春夏當浮大而反沈細秋冬當沈細而反浮大故曰不應時也 風新校正云按玉機眞藏論風作病熱而脉靜。泄而脱血脉實。新校正云按玉機眞藏論作泄而脉大脱血而脉實 病在中脉虚。病在外新校正云按玉機眞藏論作脉實堅病在外 脉濇堅者。新校正云按玉機眞藏論作脉不實堅者 皆難治。風熱當脉躁而

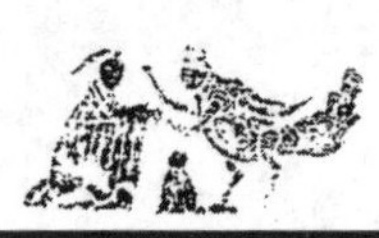

反靜泄而脫血當脉虛而反實邪氣在內當脉實而反虛病氣在外當脉虛滑而反堅濇故皆難治也命曰反四時也。皆反四時之氣乃如是矣　新校正云詳命曰反四時也此六字應古錯簡當去自前未有藏形春夏至此五十三字與後玉機真藏論文相重人以水穀爲本。故人絶水穀則死。脉無胃氣亦死。所謂無胃氣者。但得真藏脉不得胃氣也。所謂脉不得胃氣者。❶肝不弦腎不石也。不弦不石皆謂不微似也太陽脉至。洪大以長。氣盛故能爾　新校正云按扁鵲陰陽脉法云太陽之脉洪大以長其來浮於筋上動搖九分三月四月 子王吕廣云太陽王五月六月其氣大盛故其脉洪大而長也少陽脉至。乍數乍踈乍短乍長。以氣有暢未暢者也　新校正云按扁鵲陰陽法云少陽之脉乍小乍大乍長乍短動搖六分王十一月甲子夜半正月二月甲子王吕廣云少陽王正月二月其氣尚微故其脉來進退无常陽明脉至。浮大而短。穀氣滿盛故也　新校正云詳无三陰脉應古文闕也按難經云太陰之至緊大而長少陰之至緊細而微厥陰之至沉短以敦吕廣云陽明王三月四月其氣始萌未盛故其脉來浮大而短扁鵲陰陽脉法云少陰之脉緊細動搖六分王五月甲子日中七月八月王太陰之脉緊細以長乘於筋上

【校勘】

❶所謂脉不得胃氣者：《太素》卷十五《尺寸診》無「脉不得胃氣者」六字，「所謂」屬下讀。

動揺九分九月十月甲子王厥陰之脉沉短以緊動揺三分十一月十二月甲子王夫平心脉來累累如連珠，如循琅玕。曰心❶平。言脉滿而盛微似珠形之中手琅玕珠之類也夏以胃氣爲本，脉有胃氣則累累而微似連珠也病心脉來喘喘連屬其中微曲。曰心病。曲謂中手而偃曲也　新校正云詳越人云啄啄連屬其中微曲曰腎病與素問異死心脉來前曲後居。如操帶鉤。曰心死居不動也操執持也鉤謂革帶之鉤平肺脉來厭厭聶聶。如落榆莢。曰肺平。浮薄而虚者也　新校正云詳越人云厭厭聶聶如循榆葉曰春平脉藹藹如車蓋按之益大曰秋平脉與素問之説不同張仲景云秋脉藹藹如車蓋者名曰陽結春脉聶聶如吹榆莢者名曰數恐越人之説誤也秋以胃氣爲本。脉有胃氣則微似榆莢之輕虚也病肺脉來。不上不下。如循雞羽。曰肺病。謂中央堅而兩傍虚死肺脉來。如物之浮。如風吹毛。曰肺死。如物之浮瞥瞥然如風吹毛紛紛然也　新校正云詳越人云按之消索如風吹吹毛曰死平肝脉來。耎弱招招。如揭長竿末梢。曰肝平。如竿末梢言長

【校勘】
❶ 心：《甲乙經》卷四《經脉第一上》無。

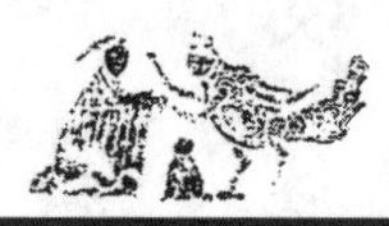

耎也春以胃氣爲本。脉有胃氣乃長耎如竿之末梢矣病肝脉來盈實而滑如循長竿。曰肝病。長而不耎故若循竿死肝脉來急益勁如新張弓弦。曰肝死。勁謂勁強急之甚也平脾脉來和柔相離。如雞踐地。曰脾平。言脉來動數相離緩急和而調長夏以胃氣爲本。胃少則脉實數病脾脉來實而盈數如雞舉足。曰脾病。胃少故脉實急矣舉足謂如雞走之舉足也　新校正云詳越人以爲心病死脾脉來銳堅如烏之喙。新校正云按千金方作如雞之喙如烏之距。如屋之漏。如水之流。曰脾死。烏喙烏距言銳堅也水流屋漏言其至也水流謂平至不鼓屋漏謂時動復住平腎脉來喘喘累累如鉤❶。按之而堅。曰腎平。謂如心脉而鉤按之小堅爾　新校正云按越人云其來上大下兊濡滑如雀之喙曰平呂廣云上大者足太陽下兊者足少陰陰陽得所爲胃氣強故謂之平雀喙者本大而末兊也冬以胃氣爲本。胃少則不按亦堅也病腎脉來。如引葛。按之益堅。曰腎病。形如引葛言不按且堅明

【校勘】

❶鉤：《太素》卷十五《五藏脉診》作「旬」。

死腎脉來發如奪索。辟辟如彈石。曰腎死。發如奪索猶蛇之走辟辟如彈石言促又堅也 按之則尤甚也

重廣補注黄帝内經素問卷第五

脉要精微論旁音謗汩古没切癉都赧切眴音荀又音舜平人氣象論瘀音山瘕音賈㑊音亦儜女耕切嗃虚畏切

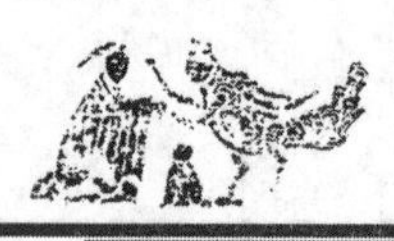

重廣補注黄帝内經素問卷第六

啓玄子次注林億孫奇高保衡等奉敕校正孫兆重改誤

玉機眞藏論　三部九候論

玉機眞藏論篇第十九 新校正云按全元起本在第六卷

黄帝問曰。春脉如弦。何如而弦。岐伯對曰。春脉者肝也。東方木也。萬物之所以始生也。故其氣來耎弱輕虛而滑。端直以長。故曰弦。言端直而長狀如弦也　新校正云按越人云春脉弦者東方木也萬物始生未有枝葉故其脉來濡弱而長四時經輕作寬 反此者病。反爲反當平之候 帝曰。何如而反。岐伯曰。其氣來實而強。此謂太過。病在外。其氣來不實而微。此謂不及。病在中。氣餘則病形於外氣少則病在於中也　新校正云按吕廣云實強者陽氣盛也少陽當微弱今更實強謂之太過陽處表故令病在外厥陰之氣養於筋其脉弦今更虛微故曰不及陰處中故令病在内帝曰。春脉太過與不及，其病皆何如。岐伯曰：太過則令人善忘❶，忽忽眩冒而巔疾。其不及則令人胷痛引背，下則兩脇胠❷滿。忽忽不爽也眩謂目眩視如轉也冒謂冒悶也胠謂腋下脇也忘當爲怒字之誤也靈樞經曰肝氣實則怒肝厥陰脉自足而上入毛中又上貫鬲布脇肋循喉嚨之後上入頏顙上出額與督脉會於巔故病如是　新校正云按氣交變大論云木太過甚則忽忽善怒眩冒巔疾則忘當作怒帝曰。善。夏脉如鈎，何如而鈎。岐伯曰：夏脉者心❸也，南方火也，萬物之所以盛長也，故其氣來盛去衰，故曰鈎。言其脉來盛去衰如鈎之曲也　新校正云按越人云夏脉鈎者南方火也萬物之所盛垂枝布葉皆下曲如鈎故其脉來疾去遲吕廣云陽盛故來疾陰虛故去遲脉從下上至寸口疾還尺中遲也反此者病。帝曰：何如而反。岐伯曰：其氣來盛去亦盛，此謂太過，病在外。其脉來盛去盛是陽之盛也心氣有餘是爲太過其氣來不

【校勘】

❶忘：本書《氣交變大論》新校正引作「怒」，與王冰注合。

❷胠：《中藏經》卷上《論肝藏虛實寒熱生死逆順脉證之法》作「脹」。義勝。

❸心：《太素》卷十四《四時脉形》「心」下有「脉」字。

盛去反盛，此謂不及，病在中。新校正云：詳越人肝心肺腎四藏脉俱以強實爲太過，虚微爲不及，與素問不同。帝曰：夏脉太過與不及，其病皆何如？岐伯曰：太過則令人身熱而膚痛，爲浸淫；其不及則令人煩心，上[1]見欬唾，下爲氣泄。心少陰脉起於心中，出屬心系，下鬲絡小腸，又從心系却上肺，故心太過則身熱膚痛而浸淫流布於形分，不及則心煩，上見欬唾，下爲氣泄。帝曰：善。秋脉如浮，何如而浮？岐伯曰：秋脉者肺[2]也，西方金也，萬物之所以收成也，故其氣來輕虚以浮，來急去散，故曰浮。脉來輕虚，故名浮也。來急，以陽未沈下；去散，以陰氣上升也。新校正云：按越人云：秋脉毛者，西方金也，萬物之所終，草木華葉皆秋而落，其枝獨在，若毫毛也，故其脉來輕虚以浮，故曰毛。反此者病。帝曰：何如而反？岐伯曰：其氣來毛而中央堅，兩傍虚，此謂太過，病在外；其氣來毛而微，此謂不及，病在中。

【校勘】

[1] 見：《中藏經》卷上《論心藏虚實寒熱生死逆順脉證之法》作「爲」。

[2] 肺：《太素》卷十四《四時脉形》「肺」下有「脉」字。

帝曰。秋脉太過與不及。其病皆何如。岐伯曰。太過。則令人逆氣而背痛慍慍然。其不及。則令人喘呼吸少氣而欬❶。上氣見血。下聞病音。肺太陰脉起於中焦下絡大腸還循胃口上鬲屬肺從肺系横出腋下復藏氣為欬主喘息故氣盛則肩背痛氣逆不及則喘息變易呼吸少氣而欬上氣見血也下聞病音謂喘息則肺中有聲也　帝曰。善。冬脉如營❷。何如而營。脉沉而深如營動也　新校正云詳深一作濡又作搏按本經下文云其氣來沉以搏則深字當為搏又按甲乙經搏字為濡當從甲乙經為濡何以言之脉沉而濡濡古軟字乃冬脉之平調脉若沉而搏擊於手則冬脉之太過脉也故言當從甲乙經濡字　岐伯曰。冬脉者腎❸也。北方水也。萬物之所以合❹藏也。故其氣來沉以搏。故曰營。言沉而搏擊於手也　新校正云按甲乙經搏當作濡義如前說又越人云冬脉石者北方水也萬物之所藏盛冬之時水凝如石故其脉來沉濡而滑故曰石也　反此者病。帝曰。何如而反。岐伯曰。其氣來如彈石者。此謂太過。病在外。其去如

【校勘】

❶ 呼吸少氣而欬：《太素》卷十四《四時脉形》、《中藏經》卷上《論肺藏虚實寒熱生死逆順脉證之法》「呼」下無「吸少氣」三字。「呼」屬上讀，即「則令人喘呼而欬」。

❷ 營：《難經·十五難》作「石」。

❸ 腎：《太素》卷十四《四時脉形》「腎」下有「脉」字。

❹ 合：《太素》卷十四《四時脉形》無。

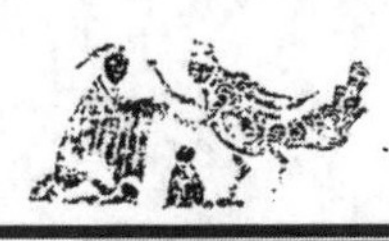

❶數者此謂不及病在中帝曰冬脉太過與不及其病皆何如岐伯曰太過則令人解㑊（新校正云按解㑊之義具第五卷注）脊❷脉痛而少氣不欲言其不及則令人心懸如病飢䏚中清脊中痛少腹滿小便變（腎少陰脉自股内後廉貫脊屬腎絡膀胱其直行者從腎上貫肝鬲入肺中循喉嚨俠舌本其支别者從肺出絡心注胷中故病如是也䏚者季脇之下俠脊兩傍空軟處也腎外當䏚故䏚中清冷也）帝曰善帝曰四時之序逆從之變異也（脉春弦夏鉤秋浮冬營爲逆順之變見異狀也）然脾脉獨何主（主謂主時月）岐伯曰脾脉者土也孤藏以灌四傍者也（納水穀化津液溉灌於肝心肺腎也以不正主四時故謂之孤藏）帝曰然則脾善惡可得見之乎岐伯曰善者不可得見惡者可見（不正主時寄王於四季故善不可見惡可見也）帝曰惡者何如可見岐伯曰其來如水之流者此謂太過病

【校勘】

❶數：《太素》卷十四《四時脉形》作「毛」。

❷脊脉：《太素》卷十四《四時脉形》作「腹」。爲是。

在外。如鳥之喙者。此謂不及。病在中。新校正云按平人氣象論云如鳥之喙又别本喙作啄帝曰。夫子言脾爲孤藏。中央土以灌四傍。其太過與不及。其病皆何如。岐伯曰。太過則令人四支不舉。以主四支故病不舉其不及則令人九竅不通。名曰重強。脾之孤藏以灌四傍今病則五藏不和故九竅不通也八十一難經曰五藏不和則九竅不通重謂藏氣重疊強謂氣不和順帝瞿然而起。再拜而稽首曰。善。吾得脉之大要。天下至數。五色[1]脉變。揆度奇恒。道在於一。瞿然忙貌也言以太過不及而一貫之揆度奇恒皆通也神轉不迴。迴則不轉。乃失其機。五氣循環不愆時叙是爲神氣流轉不迴若却行衰王反天之常氣是則却迴而不轉由是却迴不轉乃失生氣之機矣至數之要。迫近以微。得至數之要道則應用切近以微妙也迫切也著之玉版。藏之[2]藏府。每旦讀之。名曰玉機。著之玉版故以爲名言是玉版生氣之機新校正云詳至數至名曰玉機與

【校勘】

❶五色：《太素》卷十四《四時脉形》無此二字。

❷藏：《太素》卷十四《四時脉形》作「於」。

前玉版論要文相重，彼注頗詳。五藏受氣於其所生，傳之於其所勝，氣舍於其所生，死於其所不勝。病之且死，必先傳行至其所不勝，病乃死。受氣所生者，謂受病氣於己之所生者也。傳所勝者，謂傳於己之所剋者也。氣舍所生者，謂舍於生己者也。死所不勝者，謂死於剋己者之分位也。所傳不順，故必死焉。此言氣之逆行也，故死。所為逆者，次如下說。肝受氣於心，傳之於脾，氣舍於腎，至肺而死。心受氣於脾，傳之於肺，氣舍於肝，至腎而死。脾受氣於肺，傳之於腎，氣舍於心，至肝而死。肺受氣於腎，傳之於肝，氣舍於脾，至心而死。腎受氣於肝，傳之於心，氣舍於肺，至脾而死。此皆逆死也。一日一夜五分之，此所以占死生之早暮也。肝死於肺，位秋庚辛，餘四倣此。然朝主甲乙，晝主丙丁，四季上主戊己，晡主庚辛，夜主壬癸，由此則死生之早

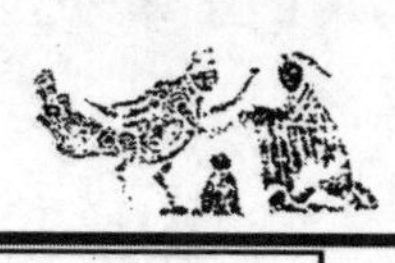

暮可知也　新校正云按甲乙經生作者字云占死者之早暮詳此經文專爲言氣之逆行也故死即不言生之早暮王氏改者作生義不若甲乙經中素問本文**黃帝曰。五藏相通。移皆有次。五藏有病。則各傳其所勝。**以上文逆傳而死故言是逆傳所勝之次也　新校正云詳逆傳所勝之次逆當作順上文既言逆傳下文所言乃順傳之次也**不治法三月若六月。若三日若六日。傳五藏而當死。是順傳所勝之次。**三月者謂一藏氣之遷移六月者謂至其所勝之位三日者三陽之數以合日也六日者謂兼三陰以數之爾熱論曰傷寒一日巨陽受二日陽明受三日少陽受四日太陰受五日少陰受六日厥陰受則義也　新校正云詳上文是順傳所勝之次七字乃是次前注誤在此經文之下不惟无義兼校之全元起本素問及甲乙經並无此七字直去之慮未達者致疑今存于注**故曰別於陽者。知病從來。別於陰者。知死生之期。**主辨三陰三陽之候則知中風邪氣之所不勝矣故下曰　新校正云詳舊此段注寫作經合改爲注又按陰陽別論云別於陽者知病處也別於陰者知死生之期又云別於陽者知病忌時別於陰者知死生之期義同此**言❶知至其所困而死。**困謂至所不勝也上文曰死於其所不勝**是故風者百病之長也。**

【校勘】

❶ 知：《甲乙經》卷八《五藏傳病發寒熱》無。

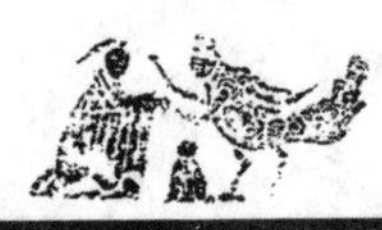

言先百病而有之　新校正云：按生氣通天論云：風者百病之始

今風寒客於人。使人毫毛畢直。皮膚閉而爲熱。客謂客止於人形也。風擊皮膚，寒勝腠理，故毫毛畢直，玄府閉密而熱生也。當是之時。可汗而發也。邪在皮毛，故可汗泄也。陰陽應象大論曰：善治者治皮毛，此之謂也。或痺不仁腫痛。病生而變，故如是也。熱中血氣則痛痺不仁，寒氣傷形故爲腫痛。陰陽應象大論云：寒傷形，熱傷氣，氣傷痛，形傷腫。當是之時。可湯熨及火灸刺而去之。皆謂釋散寒邪，宣揚正氣。弗治，病入舍於肺，名曰肺痺。發欬上氣。邪入諸陰則病而爲痺，故入於肺名曰肺痺焉。宣明五氣論曰：邪入於陽則狂，邪入於陰則痺。肺在變動爲欬，故欬則氣上，故上氣也。弗治。肺即傳而行之肝。病名曰肝痺。一名曰厥。脇痛出食。肺金伐木，氣下入肝，故曰弗治行之肝也。肝氣通膽，膽善爲怒，怒者氣逆，故一名厥也。肝厥陰脉從少腹屬肝絡膽，上貫鬲，布脇肋，循喉嚨之後，上入頏顙，故脇痛；而食入腹則出，故曰出食。當是之時。可按若刺耳①。弗治。肝傳之脾。病名曰脾風。發癉。腹中熱。煩心出黃。肝氣應風，木勝脾土，土受風氣，故曰

【校勘】

①若刺耳：《甲乙經》卷八《五藏傳病發寒熱》作「可刺」。

脾風蓋爲風氣通肝而爲名也脾之爲病善發黃癉故發癉也脾太陰脉入腹屬脾絡胃上鬲俠咽連舌本散舌下其支別者復從胃別上鬲注心中故腹中熱而煩心出黃色於便寫之所也當此之時。可按可藥可浴。弗治。脾傳之腎。病名曰疝瘕。少腹冤熱而痛出白①。一名曰蠱。腎少陰脉自股内後廉貫脊屬腎絡膀胱故少腹冤熱而痛溲出白液也冤熱内結消鑠脂肉如蟲之食日内損削故一名曰蠱當此之時。可按可藥。弗治。腎傳之心。病筋脉相引而急。病名曰瘛。腎不足則水不生水不生則筋燥急故相引也陰氣内弱陽氣外燔筋脉受熱而自跳掣故名曰瘛當此之時。可灸可藥。弗治。滿十日。法當死。至心而氣極則如是矣若復傳行當如下說腎因傳之心。心即復反傳而行之肺。發寒熱。法當三歲死。因腎傳心心不受病即而復反傳與肺金肺已再傷故寒熱也三歲者肺至腎一歲腎至肝一歲肝至心一歲火又乘肺故云三歲死此病之次也。謂傳勝之次第然其卒發者。不必治於傳。不必依傳之次故不必以傳治之或其傳化有不

【校勘】

①出白：《甲乙經》卷八《五藏傳病發寒熱》作「汗出」。

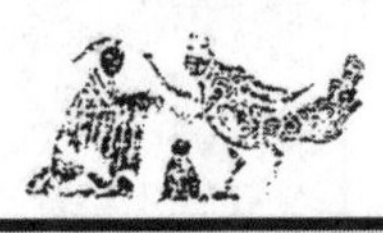

以次不以次入者。憂恐悲喜怒。令不得以其次。故令人有大病矣。憂恐悲喜怒發无常分觸遇則發故令病氣亦不次而生因而喜大虛則腎氣乘矣。喜則心氣移於肺心氣不守故腎氣乘矣宣明五氣篇曰精氣并於心則喜怒則肝氣乘矣。怒則氣逆故肝氣乘脾悲則肺氣乘矣。悲則肺氣移於肝肝氣受邪故肺氣乘矣宣明五氣篇曰精氣并於肺則悲恐則脾氣乘矣。恐則腎氣移於心腎氣不守故脾氣乘矣宣明五氣篇曰精氣并於腎則恐憂則心氣乘矣。憂則肝氣移於脾肝氣不守故心氣乘矣宣明五氣篇曰精氣并於肝則憂此其道也。此其不次之常道故病有五五二十五變。及其傳化。五藏相并而各五之五而乘之則二十五變也然其變化以勝相傳傳而不次變化多端新校正云按陰陽別論云凡陽有五五五二十五陽義與此通傳乘之名也。言傳者何相乘之異名爾大骨枯槁。大肉陷下。胸中氣滿。喘息不便。其氣動形。期六月死。真藏脈見。乃予之期日。皮膚乾著骨間肉陷謂大骨枯槁大肉陷下也諸附骨際及空窳處亦同其類也胸中氣

滿喘息不便是肺无主也肺司治節氣息由之其氣動形爲死氣相接故聳舉肩背以遠求報氣矣夫如是皆形藏已敗神藏亦傷見是證者期後一百八十日內死矣候見眞藏之脉乃與死日之期爾眞藏脉診下經備矣此肺之藏也大骨枯槀大肉陷下胷中氣滿喘息不便內痛引肩項期一月死眞藏見乃予之期日。火精外出陽氣上燔金受火災故內痛肩項如是者期後三十日內死此心之藏也大骨枯槀大肉陷下胷中氣滿喘息不便內痛引肩項身熱脫肉破䐃眞藏見十月之內死陰氣微弱陽氣內燔故身熱也䐃者肉之標脾主肉故肉如脫盡䐃如破敗也見斯證者期後三百日內死䐃謂肘膝後肉如塊者此脾之藏也大骨枯槀大肉陷下肩髓內消動作益衰眞藏來見期一歲死見其眞藏乃予之期日。肩髓內消謂缺盆深也衰於動作謂交接漸微以餘藏尚全故期後三百六十五日內死此腎之藏也　新校正云按全元起本及甲乙經眞藏未見作來見来當作未字之誤也大骨枯槀大肉陷下胷中氣滿腹內痛心中不

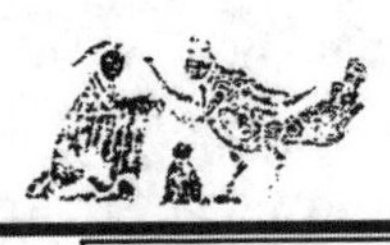

便肩項身熱破䐃脫肉目匡陷眞藏見目不見人立死其見人者至其所不勝之時則死木生其火肝氣通心脈抵少腹上布脇肋循喉嚨之後上入頏顙故腹痛心中不便肩項身熱破䐃脫肉也肝主目故目匡陷及不見人立死也不勝之時謂於庚辛之月此肝之藏也急虛身中卒至五藏絕閉脈道不通氣不往來譬於墮溺不可爲期言五藏相移傳其不勝則可待眞藏脈見乃與死日之期卒急虛邪中於身內則五藏絕閉脈道不通氣不往來譬於墮溺不可與爲死日之期也其脈絕不來若人一息五六至其形肉不脫眞藏雖不見猶死也是則急虛卒至之脈　新校正云按人一息脈五六至何得爲死必息字誤息當作呼乃是

眞肝脈至中外急①如循刀刃責責②然如按琴瑟弦色青白不澤毛折乃死眞心脈至堅而搏如循薏苡子累累然色赤黑不澤毛折乃死眞肺脈至大而虛如以

【校勘】

① 中外急：《千金要方》卷十一《肝藏脉論》引「中」作「論」。

② 責責：《太素》卷十四《真藏脉形》作「清清」。《病源》卷十五《肝病候》作「賾賾」。

毛羽中人膚色白赤不澤毛折乃死眞腎脉至搏而絕如指彈石辟辟然色黑黄不澤毛折乃死眞脾脉至弱而乍數乍踈色黄青不澤毛折乃死諸眞藏脉見者皆死不治也新校正云按楊上善云无餘物和雜故名眞也五藏之氣皆胃氣和之不得獨用如至剛不得獨用獨用則折和柔用之即固也五藏之氣和於胃氣即得長生若眞獨見必死欲知五藏眞見爲死和胃爲生者於寸口診即可知見者如弦是肝脉也微弦爲平和微弦謂二分胃氣一分弦氣俱動爲微弦三分並是弦而无胃氣爲見眞藏餘四藏準此黄帝曰見眞藏曰死何也岐伯曰五藏者皆稟氣於胃胃者五藏之本也胃爲水穀之海故五藏稟焉藏氣者不能自致於手太陰必因於胃氣乃至於手太陰也平人之常稟氣於胃胃氣者平人之常氣故藏氣因胃乃能至於手太陰也　新校正云詳平人之常至下平人之常氣本平人氣象論文王氏引注此經按甲乙經云人常稟氣於胃脉以胃氣爲本與此小異然甲乙之義爲得故五藏各以其

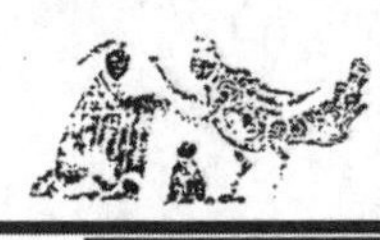

時自爲而至於手太陰也自爲其狀至於手太陰也故邪氣勝者精氣衰也故病甚者胃氣不能與之俱至於手太陰故眞藏之氣獨見獨見者病勝藏也故曰死是所謂脉無胃氣也平人氣象論曰人無胃氣曰逆逆者死帝曰善新校正云詳自黃帝問至此一段全元起本在第四卷太陰陽明表裏篇中王氷移於此處必言此者欲明王氏之功於素問多矣黃帝曰凡治病察其形氣色澤脉之盛衰病之新故乃治之無後其時欲必先時而取之形氣相得謂之可治氣盛形盛氣虚形虚是相得也色澤以浮謂之易已氣色浮潤血氣相營故易已脉從四時謂之可治脉春弦夏鉤秋浮冬營謂順四時從順也脉弱以滑是有胃氣命曰易治取之以時候可取之時而取之則萬舉萬全當以四時血氣所在而爲療爾新校正云詳取之以時甲乙經作治之趣之无後其時與王氏之義兩通形氣相失謂之難治形盛氣虚氣盛形虚皆相失也色夭不澤謂之難

巳。夭謂不明而惡不澤謂枯燥也脉實以堅。謂之益甚。脉實以堅是邪氣盛故益甚也脉逆四時爲不可治。以氣逆故疾上四句是謂四難所以下文曰必察四難而明告之。此四粗之所易語工之所難爲所謂逆四時者。春得肺脉。夏得腎脉。秋得心脉。冬得脾脉。其至皆懸絶沉濇者。命曰逆四時。春得肺脉秋來見也夏得腎脉冬來見也秋得心脉夏來見也冬得脾脉春來見也懸絶謂如懸物之絶去也未有藏形。於春夏而脉沉濇。新校正云按平人氣象論云而脉瘦義與此同秋冬而脉浮大。名曰逆四時也。未有謂未有藏脉之形狀也病熱脉靜。泄而脉大。脱血而脉實。病在中脉實堅。病在外。脉不實堅者。皆難治。皆難治者以其與證不相應也新校正云按平人氣象論云病在中脉虚病在外脉濇堅與此相反此經誤彼論爲得自未有藏形春夏至此與平人氣象論相重注義備於彼黄帝曰。余聞虚實以決死生。願聞其情。岐伯曰。五實死。五虚死。

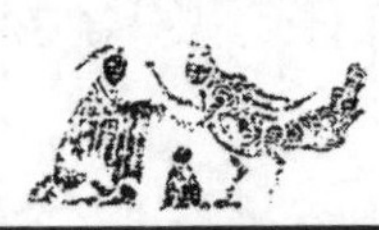

五實謂五藏之實五虛謂五藏之虛帝曰：願聞五實五虛。岐伯曰：脉盛，皮熱，腹脹，前後不通，悶瞀，此謂五實。實謂邪氣盛實。然脉盛，心也；皮熱，肺也；腹脹，脾也；前後不通，腎也；悶瞀，肝也。脉細，皮寒，氣少，泄利前後，飲食不入，此謂五虛。虛謂真氣不足也。然脉細，心也；皮寒，肺也；氣少，肝也；泄利前後，腎也；飲食不入，脾也。帝曰：其時有生者何也？岐伯曰：漿粥入胃，泄注止，則虛者活；身汗得後利，則實者活。此其候也。全注：飲粥得入於胃，胃氣和調，其利漸止，胃氣得實，虛者得活。言實者得汗外通，後得便利，自然調平。

三部九候論篇第二十新校正云：按全元起本在第一卷，篇名決死生。

黃帝問曰：余聞九鍼於夫子，衆多博大，不可勝數。余願聞要道，以屬子孫，傳之後世，著之骨髓，藏之肝肺，歃血而受，不敢妄泄。歃血，飲血也。令合天道，新校正云：按全元起本云"令合天地"。必有終始。上應天光星辰歷紀。下副四時五行。貴賤更互。冬陰夏陽。以人應之奈何。願聞其方。天光謂日月星也歷紀謂日月行歷於天二十八宿三百六十五度之分紀也言以人形血氣榮衛周流合時候之遷移應日月之行道然斗極旋運黃赤道差冬時日依黃道近南故陰多夏時日依黃道近北故陽盛也夫四時五行之氣以王者爲貴相者爲賤也岐伯對曰。妙乎哉問也。此天地之至數。道貫精微故云妙問至數謂至極之數也帝曰。願聞天地之至數。合於人形。血氣通。決死生。爲之奈何。岐伯曰。天地之至數。始於一。終於九焉。九奇數也故天地之數斯爲極矣一者天。二者地。三者人。因而三之。三三者九。以應九野。爾雅曰邑外爲郊郊外爲甸甸外爲牧牧外爲林林外爲坰坰外爲野言其遠也　新校正云詳王引爾雅爲證與今爾雅或不同已具前六節藏象論注中故人有三部。部有三候。以決死生。以處百病。以調虛實。而除邪疾。所謂三部者言身之上中下部非謂寸關

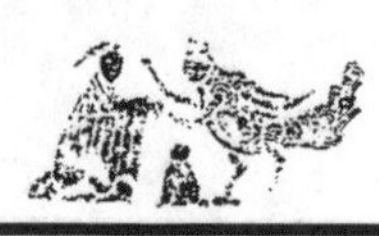

尺也三部之内經隧由之故察候存亡悉因於是鍼之補寫邪疾可除也帝曰。何謂三部。岐伯曰。有下部。有中部。有上部。部各有三候。三候者。有天有地有人也。必指而導之。乃以爲眞。言必當諮受於師也徵四失論曰受師不卒妄作雜術謬言爲道更名自功妄用砭石後遺身咎此其誠也禮曰疑事無質質成也上部天。兩額之動脉。在額兩傍動應於手足少陽脉氣所行也上部地。兩頰之動脉。在鼻孔下兩傍近於巨髎之分動應於手足陽明脉氣之所行上部人。耳前之動脉。在耳前陷者中動應於手手少陽脉氣之所行也中部天。手太陰也。謂肺脉也在掌後寸口中是謂經渠動應於手中部地。手陽明也。謂大腸脉也在手大指次指岐骨間合谷之分動應於手也中部人。手少陰也。謂心脉也在掌後鋭骨之端神門之分動應於手也靈樞經持鍼縱捨論問曰少陰无輸心不病乎對曰其外經病而藏不病故獨取其經於掌後鋭骨之端正謂此也下部天。足厥陰也。謂肝脉也在毛際外羊矢下一寸半陷中五里之分卧而取之動應於手也女子取太衝在足大指本節後二寸陷中是下部地。足少陰也。謂腎脉也在足内踝後跟骨上陷中大谿

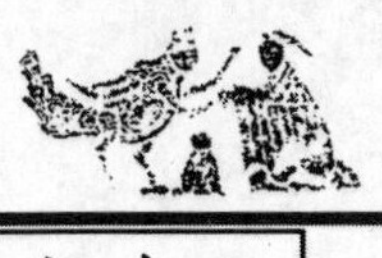

之分動應手下部人。足太陰也。謂脾脉也在魚腹上趨筋間直五里下箕門之分寬鞏足單衣沉取乃得之而動應於手也候胃氣者當取足跗之上衝陽之分穴中脉動乃應手也　新校正云詳自上部天至此一段舊在當篇之末義不相接此正論三部九候宜處於斯今依皇甫謐甲乙經編次例自篇末移置此也故下部之天以候肝。足厥陰脉行其中也地以候腎。足少陰脉行其中也人以候脾胃之氣。足太陰脉行其中也脾藏與胃以膜相連故以候脾兼候胃也帝曰。中部之候奈何。岐伯曰。亦有天。亦有地。亦有人。天以候肺。手太陰脉當其處也地以候胷中之氣。手陽明脉當其處也經云腸胃同候故以候胷中也人以候心。手少陰脉當其處也帝曰。上部以何候之。岐伯曰。亦有天。亦有地。亦有人。天以候頭角之氣。位在頭角之分故以候頭角之氣也地以候口齒之氣。位近口齒故以候之人以候耳目之氣。以位當耳前脉抵於目外眥故以候之三部者。各有天。各有地。各有人。三而成天。新校正云詳三而成天至合為九藏與六節藏象論文重注義具彼篇

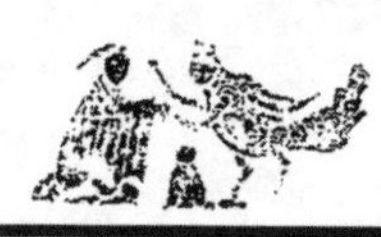

三而成地，三而成人，三而三之，合則爲九，九分爲九野，九野爲九藏。以是故應天地之至數。故神藏五，形藏四，合爲九藏。所謂神藏者，肝藏魂，心藏神，脾藏意，肺藏魄，腎藏志也。以其皆神氣居之，故云神藏五也。所謂形藏者，皆如器外張，虛而不屈，含藏於物，故云形藏也。所謂形藏四者，一頭角，二耳目，三口齒，四胸中也。新校正云：詳注說神藏，宣明五氣篇文，又與生氣通天論注、六節藏象論注重。五藏已敗，其色必夭，夭必死矣。夭謂死色，異常之候也。色者神之旗，藏者神之舍，故神去則藏敗，藏敗則色見異常之候，死也。

帝曰：以候奈何？岐伯曰：必先度其形之肥瘦，以調其氣之虛實，實則寫之，虛則補之。度謂量也。實寫虛補，此所謂順天之道也。老子曰：天之道，損有餘，補不足也。必先去其血脉而後調之，無問其病，以平爲期。血脉滿堅，謂邪留止，故先刺去血而後乃調之，不當詢問病者盈虛，要以脉氣平調爲之期準爾。

帝曰：決死生奈何？度形肥瘦，調氣盈虛，不問病人，以平爲準，死生之證以決之也。岐伯曰：形盛脉細，少氣不足以息

者危。形氣相反故生氣至危玉機真藏論曰形氣相得謂之可治今脈氣
不足形盛有餘證不相扶故當危也危者言其近死猶有生者也刺
志論曰氣實形實氣虛形虛此其常也反此者病今脈細少氣是為氣弱體壯
盛是為形盛形盛氣弱故生氣傾危　新校正云按全元起注本及甲乙經脈
經危作死形瘦脈大胷中多氣者死。是則形氣不足脈氣有餘也故死
形瘦脈大胷中氣多形藏已傷故
云死也凡如是類皆形氣不相得也形氣相得者生。參伍不調者病。參謂參校伍謂
類伍參校類伍而有不調謂不率其常則病也三部九候皆相失者死。失謂氣候不相類也相失之
候診凡有七七診之狀如下文云上下左右之脈相應如參舂者病甚。上下左右相
失不可數者死。三部九候上下左右凡十八診也如參舂者謂大數而
鼓如參舂杵之上下也脈要精微論曰大則病進故病
甚也不可數者謂一息十至已上也脈法曰人一呼而脈再至一吸脈亦再至曰平
三至曰離經四至曰脫精五至曰死六至曰命盡今相失而不可數者是過十至
之外也至五尚死況至十者乎中部之候雖獨調與衆藏相失者死。中部
之候相減者死。中部左右凡六診也上部下部已不相應中部獨調固
非其久減於上下是亦氣衰故皆死也減謂偏少也臣

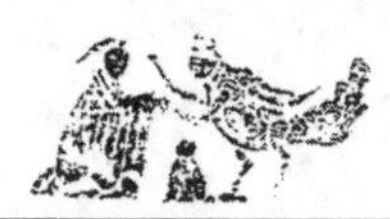

億等詳舊無中部之候相減者死八字按全元起注本及甲乙經添之且注有解減之說而經闕其文此脫在王注之後也目內陷者死言太陽也太陽之脈起於目內眥目內陷者太陽絕也故死所以言太陽者太陽主諸陽之氣故獨言之帝曰何以知病之所在岐伯曰察九候獨小者病獨大者病獨疾者病獨遲者病獨熱者病獨寒者病獨陷下❶者病相失之候診九有七者此之謂也然脈見七診謂參伍不調隨其獨異以言其病爾以左手足上上去踝五寸按之庶右手足當踝而彈之手足皆取之然手踝之上手太陰脈足踝之上足太陰脈足太陰脈主肉應於下部手太陰脈主氣應於中部是以下文云脫肉身不去者死中部乍疏乍數者死臣億等按甲乙經及全元起注本並云以左手足上去踝五寸而按之右手當踝而彈之全元起注云內踝之上陰交之出通於膀胱係於腎腎為命門是以取之以明吉凶今文少一而字多一庶字及足字王注以手足皆取為解殊為穿鑿當從全元起注舊本及甲乙經為正其應過五寸以上蠕蠕然者不病氣和故也其應疾中手渾渾然者病中手徐徐然者病渾渾亂也徐徐緩也其應上不

【校勘】

❶下：《太素》卷十四《診候》無。

能至五寸彈之不應者。死氣絕故不應也是以脫肉身不去者。死。穀氣外衰則肉如脫盡天真內竭故身不能行真穀並衰故死之至矣去猶行去也中部乍疎乍數者。死乍疎乍數氣之衰亂也故死其脉代而鉤者。病在絡脉。鉤為夏脉又夏氣在絡故病在絡脉也絡脉受邪則經脉滯否故代止也九候之相應也。上下若一。不得相失。上下若一言遲速小大等也一候後則病。二候後則病甚。三候後則病危。所謂後者應不俱也。俱猶同也一也察其府❶藏以知死生之期。夫病入府則愈入藏則死故死生期準察以知之矣必先知經脉。然後知病脉。經脉四時五藏之脉真藏脉見者勝死。所謂真藏脉者真肝脉至中外急如循刀刃責責然如按琴瑟絃真心脉至堅而搏如循意苡子累累然真脾脉至弱而乍數乍踈真肺脉至大而虛如毛羽中人膚真腎脉至搏而絕如指彈石辟辟然凡此五者皆謂得真藏脉而無胃氣也平人氣象論曰胃者平人之常氣也人無胃氣曰逆逆者死此之謂也勝死者謂勝剋於己之時則死也平人氣象論曰肝見庚辛死心見壬癸死脾見甲乙死肺見丙丁死腎見戊己死是謂勝死也足太陽氣絕

【校勘】

❶府：《太素》卷十四《診候》作「病」。

者其足不可屈伸，死必戴眼。足太陽脉起於目内眥，上額交巔上，從巔入絡腦，還出別下項，循肩髆内，俠脊抵腰中；其支者，復從肩髆別下貫臀，過髀樞，下合膕中，貫腨循踵，至足外側。太陽氣絶，死如是矣。新校正云：按診要經終論載三陽三陰脉終之證，此獨犯足太陽氣絶一證，餘應闕文也。又注貫臀，甲乙經作貫胂，王氏注厥論、刺瘧論各作貫胂，又注刺腰論作貫臀，詳甲乙經注，臀當作胂。帝曰：冬陰夏陽奈何？言死時也。岐伯曰：九候之脉，皆沈細懸絶者，爲陰，主冬，故以夜半死。盛躁喘數者，爲陽，主夏，故以日中死。位无常居，物極則反也。乾坤之義，陰極則龍戰于野，陽極則亢龍有悔，是以陰陽極脉，死於夜半日中也。是故寒熱病者，以平旦死❶。亦物極則變也。平曉木王，木氣爲風，故木王之時，寒熱病死。生氣通天論曰：因於露風，乃生寒熱。由此則寒熱之病，風薄所爲也。熱中及熱病者，以日中死。陽之極也。病風者，以日夕死。卯酉衝也。病水者，以夜半死。水王故也。其脉乍踈乍數、乍遲乍疾者，日乘四季死。辰戌丑未，土寄王之，脾氣内絶，故日乘四季而死也。形肉已脫，九候雖調，猶

【校勘】

❶病：《太素》卷十四《診候》無。義長。

死。亦謂形氣不相得也證前脫肉身不去者九候雖平調亦死也七診雖見。九候皆從者。不死。但九候順四時之令雖七診互見亦生矣從謂順從也所言不死者。風氣之病。及經月❶之病。似七診之病。而非也。故言不死。風病之脉診大而數月經之病脉小以微雖候與七診之狀略同而死生之證乃異故不死也若有七診之病。其脉候亦敗者死矣。言雖七診見九候從者不死若病同七診之狀而脉應敗亂縱九候皆順猶不得生也必發噦噫。胃精内竭神不守心故死之時發斯噦噫宣明五氣篇曰心爲噫胃爲噦也必審問其所始病。與今之所方病。方正也言必當原其始而要終也而後各切循其脉。視其經絡浮沈。以上下逆從循之。其脉疾者不病。氣強盛故其脉遲者病。氣不足故脉不往來者死。精神去也皮膚著者死。骨乾枯也帝曰。其可治者奈何。岐伯曰。經病者治其經。求有過者孫絡病者治其孫絡血。有血留止刺而去之　新校正云按甲乙經云絡病者治其絡

【校勘】

❶ 月：《太素》卷十四《診候》作「間」。

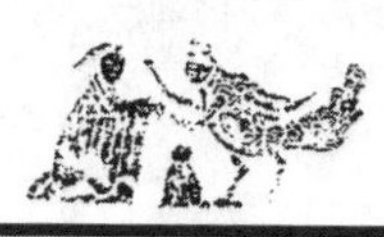

血无二孫字血病身有痛者，治其經絡。靈樞經曰經脉爲裏支而横者爲絡絡之別者爲孫絡由是孫絡則經之別支而横也　新校正云按甲乙經无血病二字其病者在奇邪，奇邪之脉，則繆刺之。奇謂奇繆不偶之氣而與經脉繆處也由是故繆刺之繆刺者刺絡脉左取右右取左也留瘦不移，節而刺之。病氣淹留形容減瘦證不移易則消息節級養而刺之此又重明前經无問其病以平爲期者也上實下虚，切而從之，索其結絡脉，刺出其血，以見通之。結謂血結於絡中也血去則經隧通矣前經云先去血脉而後調之明其結絡乃先去也　新校正云詳經文以見通之甲乙經作以通其氣瞳子高者，太陽不足，戴眼者，太陽已絕，此決死生之要，不可不察也。此後明前太陽氣欲絕及已絕之候也手指及手外踝上五指，留鍼。錯簡文也

重廣補注黄帝内經素問卷第六

玉機眞藏論　漑古代切　瘉音愈　䐃渠殞切　瞀莫候切　三部九候論

歃所甲切飲血也　垌古營切　蠕而兗切

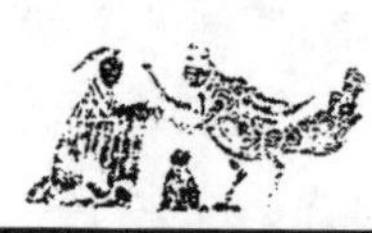

重廣補注黄帝内經素問卷第七

啓玄子次注林億孫奇高保衡等奉　敕校正孫兆重改誤

經脉别論篇第二十一

新校正云：按全元起本在第四卷中

黄帝問曰。人之居處動靜勇怯，脉亦為之變乎。岐伯對曰。凡人之驚恐恚勞動靜，皆為變也。變謂變易常候。是以夜行則喘出於腎。腎王於夜，氣合幽冥，故夜行則喘息内從腎出也。淫氣病肺。夜行腎勞，因而喘息，氣淫不次，則病肺也。有所墮恐，喘出於肝。恐生於肝，墮損筋血，因而奔喘，故出於肝也。淫氣害脾。肝木妄淫，害脾土也。有所驚恐，喘出於肺。驚則心無所倚，神無所歸，氣亂胸中，故喘出於肺也。淫氣傷心。驚則神越故氣淫反傷心矣度水跌仆。喘出於腎與骨❶。濕氣通腎骨腎主之故度水跌仆喘出腎骨矣跌謂足跌仆謂身倒也當是之時。勇者氣行則已。怯者則着而爲病也。氣有強弱神有壯懦故殊狀也故曰診病之道。觀人勇怯骨肉皮膚。能知其情。以爲診法也。通達性懷得其情狀乃爲深識診契物宜也故飲食飽甚。汗出於胃。飽甚胃滿故汗出於胃也驚而奪精。汗出於心。驚奪心精神氣浮越陽内薄之故汗出於心也持重遠行。汗出於腎。骨勞氣越腎復過疲故持重遠行汗出於腎也疾走恐懼。汗出於肝。暴役於筋肝氣罷極故疾走恐懼汗出於肝也摇體勞苦。汗出於脾。摇體勞苦謂動作施力非疾走遠行也然動作用力則穀精四布脾化水穀故汗出於脾也故春秋冬夏。四時陰陽。生病起於過用。此爲常也。不適其性而強云爲過即病生此其常理五臟受氣蓋有常分用而過耗是以病生故下文曰食氣入胃。散精於肝。淫氣於筋。肝養筋故胃散穀精之氣

【校勘】

❶骨：《難經·四十九難》引作「胃」。

入於肝則浸淫滋養於筋絡矣食氣入胃。濁氣歸心。淫精於脈。濁氣穀氣也心居胃上故穀氣歸心淫溢精微入於脈也何者心主脈故脈氣流經。經氣歸於肺。肺朝百脈。輸精於皮毛。言脈氣流運乃爲大經經氣歸宗上朝於肺肺爲華蓋位復居高治節由之故受百脈之朝會也平人氣象論曰藏眞高於肺以行榮衛陰陽由此故肺朝百脈然乃布化精氣輸於皮毛矣毛脈合精。行氣於府。府謂氣之所聚處也是謂氣海在兩乳間名曰膻中也府精神明。留於四藏。氣歸於權衡。膻中之布氣者分爲三隧其下者走於氣街上者走於息道宗氣留於海積於胷中命曰氣海也如是分化乃四藏安定三焦平均中外上下各得其所也權衡以平。氣口成寸。以決死生。三世脈法皆以三寸爲寸關尺之分故中外高下氣緒均平則氣口之脈而成寸也夫氣口者脈之大要會也百脈盡朝故以其分決死生也❶飲入於胃。遊溢精氣。上輸於脾。水飲流下至於中焦水化精微上爲雲霧雲霧散變乃注於脾靈樞經曰上焦如霧中焦如漚此之謂也脾氣散精。上歸於肺。❷通調水道。下輸膀胱。水土合化上滋肺金金氣通腎故調水道轉注下焦膀胱禀化乃爲溲矣靈樞經曰下焦如瀆此之謂也

【校勘】

❶飲：《太素》卷十六《脈論》「飲」下有「食」字。

❷通：《太素》卷十六《脈論》作「肺」。義勝。

水精四布。五經並行。合於四時五藏陰陽❶。揆度以爲常也。從是水精布經氣行筋骨成血氣順配合四時寒暑證符五藏陰陽揆度盈虛用爲常道度量也以用也　新校正云　按一本云陰陽動靜

太陽藏獨至。厥喘虛氣逆。是陰不足陽有餘也。陰謂腎陽謂膀胱也故下文曰　表裏當俱寫取之下俞。陽獨至謂陽氣盛至也陽獨至爲陽有餘陰不足則陽邪入故表裏俱寫取足六俞也下俞足俞也　新校正云　詳六當爲穴字之誤也按府有六俞藏止五俞今藏府俱寫不當言六俞六俞則不能兼藏言穴俞則藏府兼舉

陽明藏獨至。是陽氣重并也。當寫陽補陰。取之下俞。陽氣重并故寫陽補陰

少陽藏獨至。是厥氣也。蹻前卒大。取之下俞。蹻謂陽蹻脉在足外踝下足少陽脉行抵絕骨之端下出外踝之前循足跗然蹻前卒大則少陽之氣盛也故取足俞少陽也

少陽獨至者。一陽之過也。一陽少陽也過謂太過也以其太過故蹻前卒大焉

太陰藏搏者。用心省眞。見太陰之脉伏鼓則當用心省察之若是眞藏之脉不當治也　五脉氣少胃氣不

【校勘】

❶陽：《太素》卷十六《脉論》「陽」下有「動靜」二字。

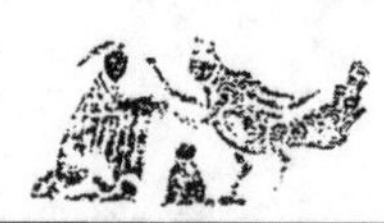

平。三陰也。三陰太陰脾之脉也五藏脉少胃氣不調是亦太陰之過也宜治其下俞。補陽寫陰。以陰氣太過故一陽獨嘯。少陽❶厥也。嘯謂耳中鳴如嘯聲也膽及三焦脉皆入耳故氣逆上則耳中鳴新校正云詳此上明三陽此言三陰今此再言少陽而不及少陰者疑此一陽乃二陰之誤也又按全元起本此爲少陰厥顯知此即二陰也陽并於上。四脉爭張，氣歸於腎。心脾肝肺四脉爭張陽并於上者是腎氣不足故氣歸於腎也宜治其經絡。寫陽補陰。陰氣足則陽氣不復并於上矣一陰至，厥陰之治也。眞虛痟心，厥氣留薄，發爲白汗。調食和藥，治在下俞。一或作二誤也厥陰一陰也上言二陰至則當少陰治下言厥陰治則當一陰至也然三墳之經俗久淪墜人少披習字多傳寫誤帝曰：太陽藏何象。岐伯曰：象三陽而浮也。帝曰：少陽藏何象。岐伯曰：象一陽也。一陽藏者，滑而不實也。帝曰：陽明藏何象。岐伯曰：象大浮也。新校正云按太素及全元起本云象心之太浮也太陰藏搏。

【校勘】

❶少陽：《太素》卷十六《脉論》作「少陰」。

言伏鼓也。二陰搏至腎沈不浮也。明前獨至之脉狀也。新校正云：詳前脫二陰，此無一陰，闕文可知。

藏氣法時論篇第二十二新校正云：按全元起本在第一卷，又於第六卷脉要篇末重出。

黃帝問曰：合人形以法四時五行而治，何如而從？何如而逆？得失之意，願聞其事。岐伯對曰：五行者，金木水火土也，更貴更賤，以知死生，以決成敗，而定五藏之氣，間甚之時，死生之期也。帝曰：願卒聞之。岐伯曰：肝主春，以應木也。足厥陰少陽主治，厥陰肝脉，少陽膽脉，肝與膽合，故治同。其日甲乙，甲乙為木，東方干也。肝苦急，急食甘以緩之。甘性和緩。新校正云：按全元起云：肝苦急，是其氣有餘。心主夏，以應火也。手少陰太陽主治，少陰心脉，太陽小腸脉，心與小腸合，故治同。其日丙丁，丙丁為火，南方干也。心苦緩，急食酸以收之。酸性收斂。新校正云：按全元起本云：心苦緩，是心氣虛。脾主

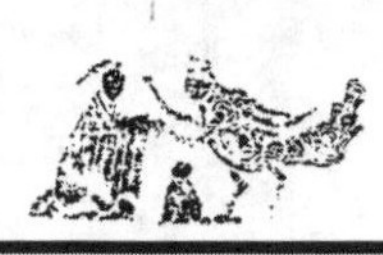

長夏。長夏謂六月也夏爲土母土長于中以長而治故云長夏 新校正云按全元起云脾王四季六月是火王之處蓋以脾主中央六月是十二月之中一年之半故脾主六月也 足太陰陽明主治。太陰脾脉陽明胃脉脾與胃合故治同 其日戊己。戊己爲土中央干也 脾苦濕急食苦以燥之。苦性乾燥 肺主秋。以應金也 手太陰陽明主治。太陰肺脉陽明大腸脉肺與大腸合故治同 其日庚辛。庚辛爲金西方干也 肺苦氣上逆急食苦以泄之。苦性宜泄故肺用之 新校正云按全元起云肺氣上逆是其氣有餘 腎主冬。以應水也 足少陰太陽主治。少陰腎脉太陽膀胱脉腎與膀胱合故治同 其日壬癸。壬癸爲水北方干也 腎苦燥急食辛以潤之開腠理致津液通氣也。辛性津潤也然腠理開津液達則肺氣下流腎與肺通故云通氣也 病在肝愈於夏。子制其鬼也餘愈同 夏不愈甚於秋。子休鬼復王也餘甚同 秋不死持於冬。鬼休而母養故氣執持於父母之鄉也餘持同 起於春。自得其位故復起餘起同 禁當風。以風氣通於肝故禁而勿犯 肝病者愈在丙丁。丙丁應夏 丙丁

不愈。加於庚辛。庚辛應秋庚辛不死。持於壬癸。壬癸應冬起於甲乙。應春木也肝病者。平旦慧。下晡甚。夜半靜。木王之時故爽慧也，金王之時故加甚也，水王之時故靜退也。餘慧甚同，其靜小異。肝欲散。急食辛以散之。以藏氣常散，故以辛發散也。陰陽應象大論曰：辛甘發散爲陽也。平人氣象論曰：藏眞散於肝，言其常發散也。用辛補之。酸寫之。辛味散故補，酸味收故寫。新校正云：按全元起本云：用酸補之，辛寫之，自爲一義。病在心。愈在長夏。長夏不愈。甚於冬。冬不死。持於春。起於夏。如肝例也。禁溫食熱衣。熱則心躁，故禁止之。心病者。愈在戊己。戊己應長夏也。戊己不愈。加於壬癸。壬癸應冬。壬癸不死。持於甲乙。甲乙應春。起於丙丁。應夏火也。心病者。日中慧。夜半甚。平旦靜。亦休王之義也。心欲耎。急食鹹以耎之。以藏氣好耎，故以鹹柔耎也。平人氣象論曰：藏眞通於心，言其常欲柔耎也。用鹹補之。甘寫之。鹹補取其柔耎，甘寫取其舒緩。病在脾。愈在

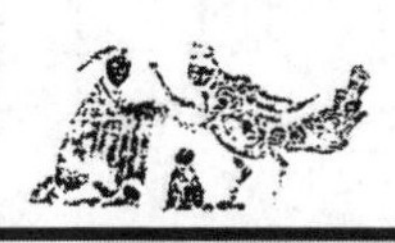

秋。秋不愈，甚於春，春不死，持於夏，起於長夏。禁溫食飽食、濕地濡衣。溫濕及飽並傷脾氣，故禁止之。

脾病者，愈在庚辛。應秋氣也。庚辛不愈，加於甲乙，應春氣也。甲乙不死，持於丙丁，應夏氣也。起於戊己。應長夏也。

脾病者，日昳慧，日出甚。新校正云：按甲乙經日出作平旦，雖日出與平旦時等，按前文言木王之時，皆云平旦而不云日出，蓋日出於冬夏之期有早晚，不若平旦之爲得也。下晡靜。土王則爽慧，木尅則增甚，金扶則靜退，亦休王之義也。一本或云日中持者，謬也。爰五藏之病，皆以勝相加，至其所不勝而甚，至於所生而持，自得其位而起，由是故皆有間甚之時，死生之期也。

脾欲緩，急食甘以緩之。甘性和緩，順其緩也。用苦寫之，甘補之。苦寫取其堅燥，甘補取其安緩。

病在肺，愈在冬，冬不愈，甚於夏，夏不死，持於長夏，起於秋。例如肝也。禁寒飲食、寒衣。肺惡寒氣，故衣食禁之。靈樞經曰：形寒寒飲則傷肺。飲尚傷肺，其食甚焉。肺不獨惡寒，亦畏熱也。

肺病者，愈在壬癸，應冬水也。壬癸不愈，加於丙丁。應夏火也丙丁不死持於戊已。長夏土也起於庚辛。應秋金也肺病者下晡慧。日中甚。夜半靜。金王則慧水王則靜火王則甚肺欲收急食酸以收之。以酸性收斂故也用酸補之。辛寫之。酸收斂故補辛發散故寫病在腎愈在春。春不愈甚於長夏。長夏不死持於秋。起於冬。例如肝也禁犯焠㶼熱食溫炙衣。腎性惡燥故此禁之新校正云按别本焠作焞腎病者愈在甲乙。應春木也甲乙不愈甚於戊已。長夏土也戊已不死持於庚辛。應秋金也起於壬癸。應冬水也腎病者夜半慧。四季甚。下晡靜。水王則慧土王則甚金王則靜腎欲堅急食苦以堅之。以苦性堅燥也用苦補之鹹寫之。苦補取其堅也鹹寫取其耎也耎濕土制也故用寫之夫邪氣之客於身也以勝相加。邪者不正之目風寒暑濕飢飽勞逸皆是邪也非唯鬼毒疫癘也至其所生而愈。謂至已所生也至其所不勝

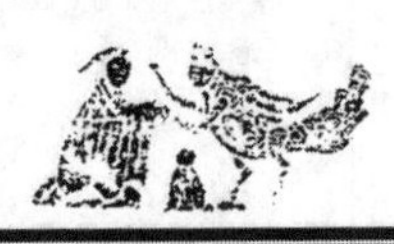

而甚。謂至剋已之氣也至於所生而持。謂至生已之氣也自得其位而起。居所王𠙚謂自得其位也必先定五藏之脉。乃可言間甚之時。死生之期也。五藏之脉者謂肝弦心鉤肺浮腎營脾代知是則可言死生間甚矣三部九候論曰必先知經脉然後知病脉此之謂也

肝病者。兩脇下痛引少腹。令人善怒。肝厥陰脉自足而上環陰器抵少腹又上貫肝鬲布脇肋故兩脇下痛引少腹也其氣實則善怒靈樞經曰肝氣實則怒虚則目䀮䀮無所見。耳無所聞。善恐如人將捕之。肝厥陰脉自脇肋循喉嚨入頏顙連目系膽少陽脉其支者從耳後入耳中出走耳前至目鋭眥後故病如是也恐謂恐懼魂不安也取其經。厥陰與少陽。經謂經脉也非其絡病故取其經也取厥陰以治肝氣取少陽以調氣逆也故下文曰氣逆。則頭[1]痛耳聾不聰頰腫。肝厥陰脉自目系上出額與督脉會於巔故頭痛膽少陽脉支別者從耳中出走耳前又支別者加頰車又厥陰之脉支別者從目系下頰裏故耳聾不聰頰腫也是以上文兼取少陽也取血者。脉中血滿獨異於常乃氣逆之診隨其左右有則刺之

心病者。胷中痛。脇支滿。脇

【校勘】

[1] 頭：《脉經》卷六《肝足厥陰經病證》《千金要方》卷十《傷寒雜治》作「目」。

下痛。膺背肩甲間痛。兩臂内痛。心少陰脉支別者循胷出脇入手心主厥陰之脉起於胷中其支別者亦循胷出脇下掖三寸上抵掖下下循臑内行太陰少陰之間入肘中下循臂行兩筋之間又心少陰之脉直行者復從心系却上肺上出掖下下循臑内後廉行太陰心主之後下肘内循臂内後廉抵掌後鋭骨之端又小腸太陽之脉自臂臑上繞肩甲交肩上故病如是虛則胷腹大脇下與腰[1]相引而痛。手心主厥陰之脉從胷中出屬心包下鬲歷絡三焦其支別者循胷出脇心少陰之脉自心系下鬲絡小腸故病如是也取其經少陰太陽舌下血者。少陰之脉從心系上俠咽喉故取舌本下及經脉血也其變病刺郄中血者。其或嘔變則刺少陰之郄血滿者也手少陰之郄在掌後脉中去腕半寸當小指之後脾病者身重善肌肉痿足不收行善瘈脚下痛。脾象土而主肉故身重肉痿也痿謂萎無力也脾太陰之脉起於足大指之端循指内側上内踝前廉上腨内腎少陰之脉起於足小指之下斜趣足心上腨内出膕内廉故病則足不收行善瘈脚下痛也故下取少陰　新校正云按甲乙經作善飢肌肉痿千金方云善飢足痿不收氣交變大論云肌肉萎足痿不收行善瘈虛則腹滿腸鳴飧泄食不化。脾太陰脉從股内前廉入腹屬脾絡胃故病如是靈樞經曰中

【校勘】

❶腰：《脉經》卷六《心手少陰經病證》「腰」下有「背」字。

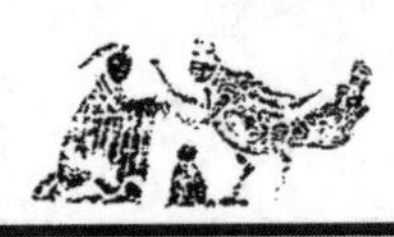

氣不足則腹爲之善滿腸爲之善鳴**取其經，太陰陽明少陰血者。**少陰腎脉也以前病行善瘈脚下痛故取之而出血血滿者出之**肺病者，喘欬逆氣，肩背痛，**新校正云按千金方作肩息背痛**汗出尻陰股膝**新校正云按甲乙經脉經作膝攣**髀腨胻足皆痛，**肺藏氣而主喘息在變動爲欬故病則喘欬逆氣也背爲胷中之府肩接近之故肩背痛也肺養皮毛邪盛則心液外泄故汗出也腎少陰之脉從足下上循腨内出膕内廉上股内後廉貫脊屬腎絡膀胱今肺病則腎脉受邪故尻陰股膝髀腨胻足皆痛故下取少陰也**虛則少氣不能報息，耳聾嗌乾。**氣虛少故不足以報入息也肺太陰之絡會於耳中故聾也腎少陰之脉從腎上貫肝鬲入肺中循喉嚨俠舌本今肺虛則腎氣不足以上潤於嗌故嗌乾也是以下文兼取少陰也**取其經，太陰足太陽之外厥陰内血者。**足太陽之外厥陰内者正謂腨内側内踝後之直上則少陰脉也視左右足脉少陰部分有血滿異於常者即而取之

腎病者，腹大脛腫❶，喘欬身重，寢汗出，憎風。新校正云按甲乙經云脛腫痛　腎少陰脉起於足而上循腨復從橫骨中俠齊循腹裏上行而入肺故腹大脛腫而喘欬也腎病則骨不能用故身重也腎邪攻肺心氣内微心液爲汗故寢汗出

【校勘】

❶腫：《脉經》卷六《腎足少陰經病證》「腫」下有「痛」字。

也脛既腫矣汗復津泄陰疑玄府陽爍上焦内熱外寒故憎風也憎風謂深惡之也　虚則胸中痛大腹小腹痛清厥意不樂。腎少陰脉從肺出絡心注胸中然腎氣既虚心無所制心氣熏肺故痛聚胸中也足太陽脉從項下行而至足腎虚則太陽之氣不能盛行於足故足冷而氣逆也清謂氣清冷厥謂氣逆也以清冷氣逆故大腹小腹痛志不足則神躁擾故不樂也　新校正云按甲乙經大腹小腹作大腸小腸　取其經少陰太陽血者。凡刺之道虚則補之實則寫之不盛不虚以經取之是謂得道經絡有血刺而去之是謂守法猶當揣形定氣先去血脉而後乃平有餘不足焉三部九候論曰必先度其形之肥瘦以調其氣之虚實實則寫之虚則補之必先去其血脉而後調之此之謂也　肝色青。宜食甘。粳米牛肉棗葵皆甘。肝性喜急故食甘物而取其寛緩也　新校正云詳肝色青至篇末全元起本在第六卷王氏移於此　心色赤。宜食酸。小豆❶新校正云按甲乙經太素小豆作麻　犬肉李韭皆酸。心性喜緩故食酸物而取其收斂也　肺色白。宜食苦。麥羊肉杏薤皆苦。肺喜氣逆故食苦物而取其宣泄也　脾色黄。宜食鹹。大豆豕肉栗藿皆鹹。究斯宜食乃調利關機之義也腎為胃關脾與胃合故假鹹柔耎以利其關關利而胃氣乃行胃行而脾

【校勘】

❶小豆：《太素》卷二《調食》無此二字。

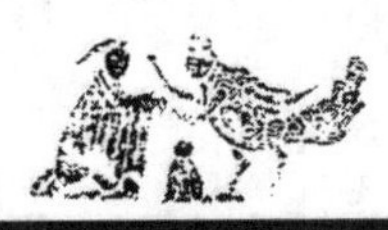

氣方化故應脾宜味與衆不同也　新校正云按上文曰肝苦急急食甘以緩之心苦緩急食酸以收之脾苦濕急食苦以燥之肺苦氣上逆急食苦以泄之腎苦燥急食辛以潤之此肝心肺腎食宜皆與前文合獨脾食鹹宜不用苦故王氏特注其義

腎色黑，宜食辛，黄黍雞肉桃葱皆辛。腎性喜燥故食辛物而取其津潤也

辛散，酸收，甘緩，苦堅，鹹耎。皆自然之氣也然辛味苦味匪唯堅散而已辛亦能潤能散苦亦能燥能泄故上文曰脾苦濕急食苦以燥之肺苦氣上逆急食苦以泄之則其謂苦之燥泄也又曰腎苦燥急食辛以潤之則其謂辛之濡潤也

毒藥攻邪，藥謂金玉土石草木菜果蟲魚鳥獸之類皆可以祛邪養正者也然辟邪安正惟毒乃能以其能然故通謂之毒藥也　新校正云按本草云下藥爲佐使主治病以應地多毒不可久服欲除寒熱邪氣破積聚愈疾者本下經故云毒藥攻邪

五穀爲養，謂粳米小豆麥大豆黄黍也五果爲助，謂桃李杏栗棗也五畜爲益，謂牛羊豕犬雞也五菜爲充，謂葵藿薤葱韭也　新校正云按五常政大論曰大毒治病十去其六常毒治病十去其七小毒治病十去其八無毒治病十去其九穀肉果菜食養盡之无使過之傷其正也氣味合而服之，以補❶精益氣。氣爲陽化味曰陰施氣味合和則補益精氣矣陰陽應象大論曰陽爲氣氣爲味味歸形形歸氣氣歸精精歸化精食氣形食味又

【校勘】

❶補：《太素》卷二《調食》作「養」。

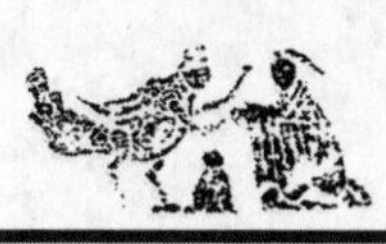

曰形不足者溫之以氣精不足者補之以味由是則補精益氣其義可知新校正云按孫思邈云精以食氣氣養精以榮色形以食味味養形以生力精順五氣以爲靈也若食氣相惡則傷精也形受味以成也若食味不調則損形也是以聖人先用食禁以存性後制藥以防命氣味溫補以存精形此之謂氣味合而服之以補精益氣也此❶五者有辛酸甘苦鹹各有所利或散或收。或緩或急❷或堅或耎四時五藏病隨五味所宜也。用五味而調五藏配肝以甘心以酸脾以鹹肺以苦腎以辛者各隨其宜欲緩欲收欲耎欲泄欲散欲堅而爲用非以相生相養而爲義也

宣明五氣篇第二十三

新校正云按全元起本在第一卷

五味所入。酸入肝。肝合木而味酸也辛入肺。肺合金而味辛也苦入心。心合火而味苦也鹹入腎。腎合水而味鹹也甘入脾。脾合土而味甘也新校正云按太素又云淡入胃是謂五入。新校正云按至眞要大論云夫五味入胃各歸所喜故酸先入肝苦先入心甘先入脾辛先入肺鹹先入腎

五氣所病。心爲❸噫。象火炎上煙隨焰出心不受穢故噫出之肺爲❸欬。象金堅勁扣之有聲邪擊於肺故爲欬也肝爲❸語。象木

【校勘】

❶五：《太素》卷二《調食》「五」下有「味」字。

❷或急：《太素》卷二《調食》無此二字。

❸爲：《太素》卷六《藏府氣液》作「主」。

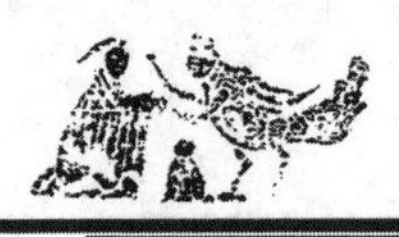

枝條而形支別語宣委曲故出於肝**脾❶爲吞。**象土包容物歸於內翕如皆受故爲吞也**腎❶爲欠爲嚏。**象水下流上生雲霧氣鬱於胃故欠生焉太陽之氣和利而滿於心出於鼻則生嚏也**胃爲氣逆爲噦爲恐。**以爲水穀之海腎與爲關關閉不利則氣逆而上行也以包容水穀性喜受寒寒穀相薄故爲噦也寒盛則噦起熱盛則恐生何者胃熱則腎氣微弱故爲恐也下文曰精氣并於腎則恐也**大腸小腸爲泄。下焦溢爲水。**大腸爲傳道之府小腸爲受盛之府受盛之氣既虛傳道之司不禁故爲泄利也下焦爲分注之所氣窒不寫則溢而爲水**膀胱不利爲癃❷，不約爲遺溺。**膀胱爲津液之府水注由之然足三焦脉實約下焦而不通則不得小便足三焦脉虛不約下焦則遺溺也靈樞經曰足三焦者太陽之別也並太陽之正入絡膀胱約下焦實則閉癃虛則遺溺**膽爲怒。**中正決斷無私無偏其性剛決故爲怒也六節藏象論曰凡十一藏取決於膽也**是謂五病。**

五精所并。精氣并於心則喜。精氣謂火之精氣也肺虛而心精并之則爲喜靈樞經曰喜樂無極則傷魄魄爲肺神明心火并於肺金也**并於肺則悲。**肝虛而肺氣并之則爲悲靈樞經曰悲哀動中則傷魂魂爲肝神明肺金并於肝木也**并於肝則憂。**脾虛而肝氣并之則爲憂靈樞經曰愁憂不解則傷意意爲脾神明肝木并於脾土也

【校勘】

❶ 爲：《太素》卷六《藏府氣液》作「主」。

❷ 不利爲癃：《太素》卷六《藏府氣液》無此四字。

并於脾則畏。一經云飢也腎虛而脾氣并之則爲畏畏謂畏懼也靈樞經曰恐懼而不解則傷精精爲腎神明脾土并於腎水也并於腎則恐。心虛而腎氣并之則爲恐靈樞經曰怵惕思慮則傷神神爲心主明腎水并於心火也怵惕驚懼也此皆正氣不足而勝氣并之乃爲是矣故下文曰是謂五并虛而相并者也。

五藏所惡。心惡熱。熱則脈潰濁肺惡寒。寒則氣留滯肝惡風。風則筋燥急脾惡濕。濕則肉痿腫腎惡燥。燥則精竭涸新校正云按楊上善云若余則云肺惡燥今此肺惡寒腎惡燥者燥在於秋寒之始也寒在於冬燥之終也肺在於秋以肺惡寒之甚故言其終腎在於冬腎惡不甚故言其始也是謂五惡。

五藏化液。心爲汗。泄於皮腠也肺爲涕。潤於鼻竅也肝爲淚。注於眼目也脾爲涎。溢於脣口也腎爲唾。生於牙齒也是謂五液。

五味所禁。辛走氣。氣病無多食辛。病謂力少不自勝也鹹走血。血病無多食鹹。❶苦走骨。骨病無多食苦。新校正云按皇甫士安云鹹先走腎此云走血

【校勘】

❶ 苦：《太素》卷二《調食》作「鹹」。

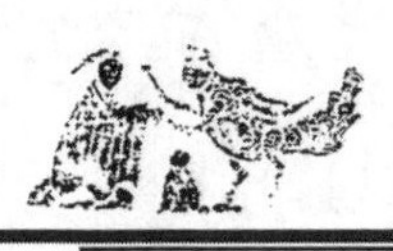

者腎合三焦血脉雖屬肝心而爲中焦之道故鹹入而走血也苦走心此云走骨者水火相濟骨氣通於心也甘走肉。肉病無多食甘。酸走筋。筋病無多食酸。是皆爲行其氣速故不欲多食多食則病甚故病者無多食也是謂五禁。無令多食。新校正云按太素五禁云肝病禁辛心病禁鹹脾病禁酸肺病禁苦腎病禁甘名此爲五裁楊上善云口嗜而欲食之不可多也必自裁之命曰五裁

五病所發。陰病發於骨。陽病發於血。陰病發於肉。骨肉陰靜故陽氣從之血脉陽動故陰氣乘之陽病發於冬。陰病發於夏。夏陽氣盛故陰病發於夏冬陰氣盛故陽病發於冬各隨其少也是謂五發。

五邪所亂。邪入於陽則狂。邪入於陰則痺。邪居於陽脉之中則四支熱盛故爲狂邪入於陰脉之内則六經凝泣而不通故爲痺搏陽則爲巔疾。邪内搏於陽則脉流薄疾故爲上巔之疾搏陰則爲瘖。邪内搏於陰則脉不流故令瘖不能言　新校正云按難經云重陽者狂重陰者癲巢元方云邪入於陰則爲癲脉經云陰附陽則狂陽附

陰則癲孫思邈云邪入於陽則爲狂邪入於陰則爲血痺邪入於陽傳則爲癲瘂邪入於陰傳則爲痛瘖全元起云邪已入陰復傳於陽邪氣盛腑藏受邪使其氣不朝榮氣不復周身邪與正氣相擊發動爲癲疾邪已入陽陽今復傳於陰藏府受邪故不能言是勝正也諸家之論不同今具載之

陽入之陰則靜。陰出之陽則怒。隨所之而爲疾也之往也　新校正云按全元起云陽入陰則爲靜出則爲恐千金方云陽入於陰病靜陰出於陽病怒

是謂五亂。

五邪所見。春得秋脉。夏得冬脉。長夏得春脉。秋得夏脉。冬得長夏脉。名曰陰出之陽。病善怒不治。是謂五邪皆同命。死不治。新校正云按陰出之陽病善怒已見前條此再言之文義不倫必古文錯簡也

五藏所藏。心藏神。精氣之化成也靈樞經曰兩精相薄謂之神　肺藏魄。精氣之匡佐也靈樞經曰並精而出入者謂之魄　肝藏魂。神氣之輔弼也靈樞經曰隨神而往來者謂之魂　脾藏意。記而不忘者也靈樞經曰心有所憶謂之意　腎藏志。專意而不移者也靈樞經曰意之所存謂之志腎受五臟六腑之精元氣之本生成之根爲胃之關是以志能則命

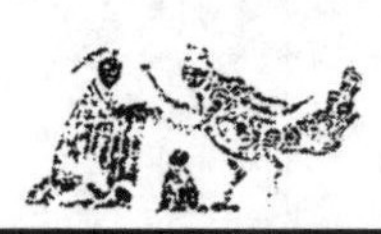

通 新校正云按楊上善云腎有二枚左爲腎藏志右爲命門藏精也 是謂五藏所藏。

五藏所主。心主脉。壅遏榮氣應息而動也 肺主皮。包裹筋肉間拒諸邪也 肝主筋。束絡機關隨神而運也 脾主肉。覆藏筋骨通行衛氣也 腎主骨。張筋化髓幹以立身也 是謂五主。

五勞所傷。久視傷血。勞於心也 久臥傷氣。勞於肺也 久坐傷肉。勞於脾也 久立傷骨。勞於腎也 久行傷筋。勞於肝也 是謂五勞所傷。

五脉應象。肝脉弦。耎虛而滑端直以長也 心脉鉤。如鉤之偃來盛去衰也 脾脉代。耎而弱也 肺脉毛。輕浮而虛如毛羽也 腎脉石。沈堅而搏如石之投也 是謂五藏之脉。

血氣形志篇第二十四

新校正云按全元起本此篇併在前篇王氏分出爲别篇

夫人之常數。太陽常多血少氣。少陽常少血多氣。陽明常多氣多血，少陰常少血多氣，厥陰常多血少氣，太陰常多氣少血，此天之常數。血氣多少，此天之常數，故用鍼之道，常寫其多也。新校正云：按《甲乙經·十二經水篇》云：陽明多血多氣，刺深六分，留十呼；太陽多血多氣，刺深五分，留七呼；少陽少血多氣，刺深四分，留五呼；太陰多血少氣，刺深三分，留四呼；少陰少血多氣，刺深二分，留三呼；厥陰多血少氣，刺深一分，留二呼。太陽、太陰血氣多少，與《素問》不同。又《陰陽二十五人形性血氣不同篇》與《素問》同。蓋皇甫疑而兩存之也。足太陽與少陰爲表裏，少陽與厥陰爲表裏，陽明與太陰爲表裏，是爲足陰陽也。手太陽與少陰爲表裏，少陽與心主爲表裏，陽明與太陰爲表裏，是爲手之陰陽也。今知手足陰陽所苦❶。凡治病必先去其血，乃去其所苦，伺之所欲，然後寫有餘，補不足。先去其血，謂見血脉盛滿獨異於常者乃去之，不謂常刺則先去其血也。欲知背俞，先度其兩乳間，中

【校勘】

❶今知手足陰陽所苦：《太素》卷十九《知形志所宜》無此八字，疑後人竄入。

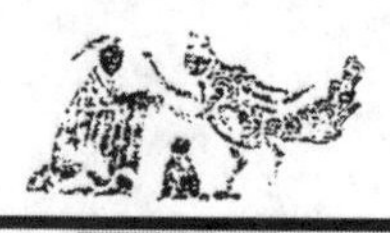

折之。更以他草度去半已。即以兩隅相拄也。乃舉❶以度其背。令其一隅居上。齊脊大椎。兩隅在下。當其下隅者。肺之俞也。度謂度量也。言以草量其乳間。四分去一。使斜與橫等。折爲三隅。以上隅齊脊大椎。則兩隅下當肺俞也。復下一度。心之俞也。謂以上隅齊脊三椎也。復下一度。左❷角肝之俞也。右❸角脾之俞也。復下一度。腎之俞也。是謂五藏之俞。灸刺之度也。靈樞經及中誥咸云肺俞在三椎之傍。心俞在五椎之傍。肝俞在九椎之傍。脾俞在十一椎之傍。腎俞在十四椎之傍。尋此經草量之法。則合度之人。其初度兩隅之下約當肺俞。再度兩隅之下約當心俞。三度兩隅之下約當七椎。七椎之傍乃鬲俞之位。此經云左角肝之俞。右角脾之俞。殊與中誥等經不同。又四度則兩隅之下約當九椎。九椎之傍乃肝俞也。經云腎俞。未究其源。形樂志苦。病生於脉。治之以灸刺。形謂身形。志謂心志。細而言之。則七神殊守。通而論之。則約形志以爲中外爾。然形樂謂不甚勞役。志苦謂結慮深思。不甚勞役則筋骨平調。結慮深思則榮衛乖否。氣血不順。故病生於脉焉。夫盛寫虛補。是灸刺之道。猶當去其血絡而

【校勘】

❶舉：《醫心方》卷二《諸家取背輸穴法》「舉」下有「臂」字。

❷左：《太素》卷十一《氣穴》作「右」。

❸右：《太素》卷十一《氣穴》作「左」。

後調之故上文曰凡治病必先去其血乃去其所苦伺之所欲然後寫有餘補不足則其義也　形樂志樂。病生於肉。治之以鍼石。志樂謂悅懌忘憂也然筋骨不勞心神悅懌則肉理相比氣道滿填衛氣怫結故病生於肉也夫衛氣留滿以鍼寫之結聚膿血石而破之石謂石鍼則砭石也今亦以鈹鍼代之　形苦志樂。病生於筋。治之以熨引。形苦謂修業就役也然修業以爲就役而作一過其用則致勞傷勞用以傷故病生於筋熨謂藥熨引謂道引　形苦志苦。病生於咽嗌。治之以百藥。修業就役結慮深思憂慮則肝氣并於脾肝與膽合嗌爲之使故病生於嗌也宣明五氣篇曰精氣并於肝則憂奇病論曰肝者中之將也取決於膽咽爲之使也　新校正云按甲乙經咽嗌作困竭百藥作甘藥　形數驚恐。經絡不通。病生於不仁。治之以按摩醪藥。驚則脉氣併恐則神不收脉併神游故經絡不通而爲不仁之病矣夫按摩者所以開通閉塞道引陰陽醪藥者所以養正祛邪調中理氣故方之爲用宜以此焉醪藥謂酒藥也不仁謂不應其用則㾭痺矣　是謂五形志也。刺陽明。出血氣。刺太陽。出血惡氣。刺少陽。出氣惡血。刺太陰。出氣惡血。刺少陰。出

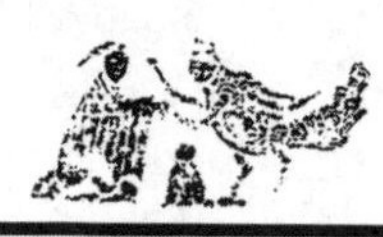

氣惡血，刺厥陰出血惡氣也。明前三陽三陰血氣多少之刺約也。新校正云：按太素云刺陽明出血氣，刺太陰出血氣。楊上善注云：陽明太陰雖爲表裏，其血氣俱盛，故並寫血氣。如是則太陰與陽明等俱爲多血多氣。前文太陰一云多血少氣，二云多氣少血，莫可的知。詳太素血氣並寫之旨，則二說俱未爲得，自與陽明同爾。又此刺陽明一節，宜續前寫有餘補不足下，不當隔在草度法五形志後。

重廣補注黄帝内經素問卷第七

玉機眞藏論　溉古代切　窳音愈　䐃渠殞切　瞀莫候切

三部九候論　歃所甲切，飲血也　坰古螢切　蠕而勻切

經脈別論　跌仆音赴　罷極上音疲　如漚下音甌

藏氣法時論　慧音惠　焠七內切　㶼烏開切　䀮䀮音荒　臑人朱切

宣明五氣論　翕音吸　啑音帝　窒陟栗切　凝泣音澁　瘖讀作音

血氣形志論　相柱

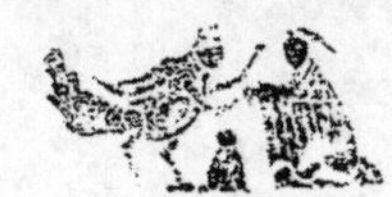

鍀音非 知庚切 鈹

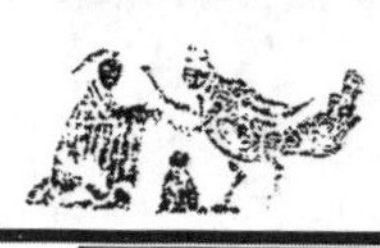

重廣補注黄帝内經素問卷第八

啓玄子次注林億孫奇高保衡等奉敕校正孫兆重改誤

寶命全形論篇第二十五 新校正云按全元起本在第六卷名刺禁

黄帝問曰。天覆地載。萬物悉備。莫貴於人。人以天地之氣生。四時之法成。天以德流地以氣化德氣相合而乃生焉易曰天地絪緼萬物化醇此之謂也則假以温凉寒暑生長收藏四時運行而方成立 君王衆庶。盡欲全形。貴賤雖殊然其寶命一矣故好生惡死者貴賤之常情也 形之疾病。莫知其情。留淫日深。著於骨髓。心私慮之。

新校正云按太素慮作患余欲鍼除其疾病。爲之奈何。虚邪之中人微先見于色不知于身有形无形故莫知其情狀也留而不去淫衍日深邪氣襲虚故著於骨髓帝矜不度故請行其鍼　新校正云按別本不度作不庶岐伯對曰。夫塩之味鹹者。其氣令器津泄。鹹謂塩之味苦浸淫而潤物者也夫鹹爲苦而生鹹從水而有水也潤下而苦泄故能令器中水津液潤滲泄焉凡虚中而受物者皆謂之器其於體外則謂陰囊其於身中所同則謂膀胱矣然以病配於五藏則心氣伏於腎中而不去乃爲是矣何者腎象水而味鹹心合火而味苦苦流汗液鹹走胞囊火爲水持故陰囊之外津潤如汗而滲泄不止也凡鹹之爲氣天陰則潤在土則浮在人則囊濕而皮膚剥起絃絶者。其音嘶敗。陰囊津泄而脉絃絶者診當言音嘶嗄敗易舊聲爾何者肝氣傷也肝氣傷則金本缺金本缺則肺氣不全肺主音聲故言音嘶嗄木敷者。其葉發。敷布也言木氣散布外榮於所部者其病當發於肺葉之中也何者以木氣發散故也平人氣象論曰藏真散於肝肝又合木也病深者。其聲噦。噦謂聲濁惡也肺藏惡血故如是人有此三者。是謂壞府。府謂胃也以肺處胃中故也壞謂損壞其府而取病也抱朴子云仲景開胷以納赤餅由此則胃可啓之而取病矣三者謂脉弦絶肺葉發聲濁噦毒藥無治。短鍼無取。此皆絶

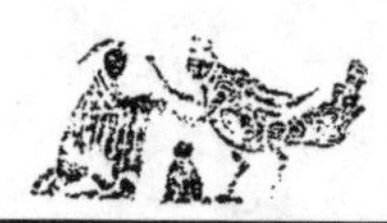

皮傷肉血氣爭黑。病内潰於肺中故毒藥無治外不在於經絡故短鍼無取是以絶皮傷肉乃可攻之以惡血久與肺氣交爭故當血見而色黑也　新校正云詳岐伯之對與黄帝所問不相當別按太素云夫鹽之味鹹者其氣令器津泄絃絶者其音嘶敗木陳者其葉落病深者其聲噦人有此三者是謂壞府毒藥無治短鍼無取此皆絶皮傷肉血氣爭黑三字與此經不同而注意大畧楊上善注云言欲知病微者須知其候鹽之在於器中津液洩於外見津而知鹽之有鹹也聲嘶知琴瑟之絃將絶葉落者知陳木之已盡舉此三物衰壞之微以比聲噦識病深之候人有聲噦同三譬者是爲府壞之候中府壞者病之深也其病既深故鍼藥不能取以其皮肉血氣各不相得故也再詳上善作此等注義方與黄帝上下問荅義相貫穿王氏解鹽鹹器津義雖淵微至於注絃絶音嘶木敷葉發殊不與帝問相協考之不若楊義之得多也 帝曰：余念其痛[1]心，爲之亂惑，反甚其病，不可更代，百姓聞之，以爲殘賊，爲之柰何？殘謂殘害賊謂損劫言恐涉於不仁致慊於黎庶也 岐伯曰：夫人生於地，懸命於天，天地合氣，命之曰人。形假物成故生於地命惟天賦故懸於天德氣同歸故謂之人也靈樞經曰天之在我者德地之在我者氣德流氣薄而生者也然德者道之用氣者生之母也 人能應四時者，天地

【校勘】

[1] 痛：《太素》卷十九《知針石》作「病」。

爲之父母。人能應四時和氣而養生者天地恒畜養之故爲父母四氣調神大論曰夫四時陰陽者萬物之根本也所以聖人春夏養陽秋冬養陰以從其根故與萬物沈浮於生長之門也知萬物者。謂之天子。知萬物之根本者天地常育養之故謂曰天之子天有陰陽。人有十二節。節謂節氣外所以應十二月内所以主十二經脉也天有寒暑。人有虚實。寒暑有盛衰之紀虚實表多少之殊故人以虚實應天寒暑也能經天地陰陽之化者。不失四時。知十二節之理者。聖智不能欺也。經常也言能常應順天地陰陽之道而脩養者則合四時生長之宜能知十二節氣之所遷至者雖聖智亦不欺侮而奉行之也能存八動之變。五勝更立。能達虚實之數者。獨出獨入。呿吟至微。秋毫在目。存謂心存達謂明達呿謂欠呿吟謂吟嘆秋毫在目言細必察也八動謂八節之風變動五勝謂五行之氣相勝立謂當其王時變謂氣至而變易知是三者則應效明著速猶影響皆神之獨出獨入亦非鬼靈能召遣也　新校正云按楊上善云呿謂露齒出氣

帝曰。人生有形。不離陰陽。天地合氣。别爲九野。分爲

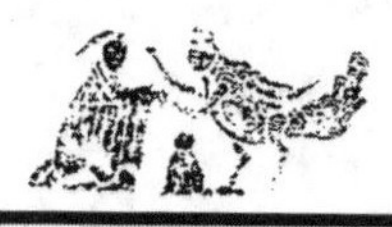

四時月有小大，日有短長，萬物並至，不可勝量，虛實呿吟，敢問其方。請說用鍼之意 岐伯曰：木得金而伐，火得水而滅，土得木而達，金得火而缺，水得土而絕，萬物盡然，不可勝竭。達，通也。言物類雖不可竭盡而數，要之皆如五行之氣而有勝負之性分爾 故鍼有懸布天下者五，黔首共餘食，莫知之也。言鍼之道有若高懸示人彰布於天下者五矣，而百姓共知餘食咸棄蔑之，不務於本而崇乎末，莫知眞要深在其中。所謂五者，次如下句 新校正云：按全元起本"餘食"作"飽食"，注云：人愚不解陰陽，不知鍼之妙，飽食終日，莫能知其妙益。又《太素》作"飲食"，楊上善注云：黔首共服用此道，然不能得其意 一曰治神，專精其心，不妄動亂也。所以云手如握虎，神无營於衆物，蓋欲調治精神，專其心也 新校正云：按楊上善云：存生之道，知此五者以爲攝養，可得長生也。魂神意魄志，以爲神主，故皆名神。欲爲鍼者，先須治神。故人無悲哀動中，則魂不傷，肝得無病，秋無難也；無怵惕思慮，則神不傷，心得無病，冬無難也；無愁憂不解，則意不傷，脾得無病，春無難也；無喜樂不極，則魄不傷，肺得無病，夏無難也；無盛怒者，則志不傷，腎得無病，季夏無難也。是以五過不起於心，則神清性明；五神各安其藏，則壽延遐筭也 二曰

知養身。知養己身之法亦如養人之道矣陰陽應象大論曰用鍼者以我知彼用之不殆此之謂也　新校正云按太素身作形楊上善云飲食男女節之以限風寒暑濕攝之以時有異單豹外凋之害即內養形也實慈恕以愛人和塵勞而不迹有殊張毅高門之傷即外養形也內外之養周備則不求生而久生無期壽而長壽此則鍼布養形之極也玄元皇帝曰太上養神其次養形詳王氏之注專治神養身於用鍼之際其說甚狹不若上善之說爲優若必以此五者解爲用鍼之際則下文知毒藥爲真王氏亦不專用鍼爲解也　三曰知毒藥爲真。毒藥攻邪順宜而用正真之道其在茲乎　四曰制砭石小大。古者以砭石爲鍼故不舉九鍼但言砭石爾當制其大小者隨病所宜而用之　新校正云按全元起云砭石者是古外治之法有三名一鍼石二砭石三鑱石其實一也古來未能鑄鐵故用石爲鍼故名之鍼石言工必砥礪鋒利制其小大之形與病相當黄帝造九鍼以代鑱石上古之治者各隨方所宜東方之人多癰腫聚結故砭石生於東方　五曰知府藏血氣之診。諸陽爲府諸陰爲藏故血氣形志篇曰太陽多血少氣少陽少血多氣陽明多氣多血少陰少血多氣厥陰多血少氣太陰多氣少血是以刺陽明出血氣刺太陽出血惡氣刺少陽出氣惡血刺太陰出氣惡血刺少陰出氣惡血刺厥陰出血惡氣也精知多少則補寫萬全　五法俱立。各有所先。事宜則應者先用　今末世之刺也。虛者實之。滿

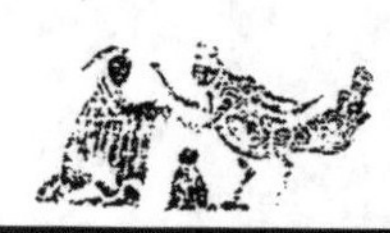

者泄之。此皆衆工所共知也。若夫法天則地，隨應而動，和之者若響，隨之者若影，道無鬼神，獨來獨往。隨應而動，言其効也。若影若響，言其近也。夫如影之隨形，響之應聲，豈復有鬼神之召遣耶？蓋由隨應而動之自得爾。帝曰：願聞其道。岐伯曰：凡刺之眞，必先治神。專其精神，寂無動亂，刺之眞要，其在斯焉。五藏已定，九候已備，後❶乃存鍼。先定五藏之脉，備循九候之診，而有太過不及者，然後乃存意於用鍼之法。衆脉不見，衆凶弗聞，外內相得，無以形先。衆脉謂七診之脉，衆凶謂五藏相乘，外內相得，言形氣相得也。無以形先，言不以已形之衰盛寒溫料病人之形氣，使同於已也。故下文曰：可玩往來，乃施於人。玩謂玩弄，言精熟也。標本病傳論曰：謹熟陰陽，無與衆謀。此其類也。新校正云：按此文出陰陽別論，此云標本病傳論者，誤也。人有虛實，五虛勿近，五實勿遠，至其當發，間不容瞚。人之虛實，非其遠近而有之，蓋由血氣一時之盈縮爾。然其未發，則如雲垂而視之可久；至其發也，則如電滅而指所不及。遲速之殊，有如此矣。新校正云：按甲

【校勘】

❶後乃：《太素》卷十九《知針石》作「乃緩」。

乙經瞋作瞠全元起本及太素作眴**手動若務。鍼耀而勻。**手動用鍼心如專務於一事也鍼經曰一其形聽其動靜而知邪正此之謂也鍼耀而勻謂鍼形光淨而上下勻平**靜意視義。觀適之變。是謂冥冥。莫知其形。**冥冥言血氣變化之不可見也故靜意視息以義斟酌觀所調適經脈之變易爾雖且鍼下用意精微而測量之猶不知變易形容誰爲其象也　新校正云按八正神明論云觀其冥冥者言形氣榮衛之不形於外而工獨知之以日之寒溫月之虛盛四時氣之浮沈參伍相合而調之工常先見之然而不形於外故曰觀於冥冥焉**見其烏烏。見其稷稷。從見其飛。不知其誰❶。**烏烏嘆其氣至稷稷嗟其已應言所鍼得失如從空中見飛鳥之往來豈復知其所使之元主耶是但見經脈盈虛而爲信亦不知其誰之所召遣爾**伏如橫弩。起如發機。**血氣之未應鍼則伏如橫弩之安靜其應鍼也則起如機發之迅疾**帝曰。何如而虛。何如而實。**言血氣既伏如橫弩起如發機然其虛實豈留呼而可爲準定耶虛實之形何如而約之**岐伯曰。刺虛者須其實。刺實者須其虛。**言要以氣至有効而爲約不必守息數而爲定法也**經氣已至。慎守勿失。**無變法而失經氣也**深淺在志。遠**

【校勘】

❶不知其誰：《太素》卷十九《知針石》作「不見其雜」。

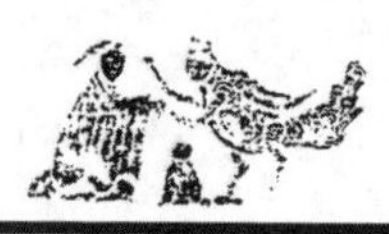

近若一。如臨深淵。手如握虎。神無營於衆物。言精心專一也。所鍼經脉雖深淺不同，然其補寫皆如一俞之專意，故手如握虎，神不外營焉。新校正云：按《鍼解論》云：刺實須其虚者，留鍼陰氣隆至乃去鍼也；刺虚須其實者，陽氣隆至鍼下熱乃去鍼也。經氣已至愼守勿失者，勿變更也。深淺在志者，知病之内外也。遠近如一者，深淺其候等也。如臨深淵者，不敢墯也。手如握虎者，欲其壯也。神无營於衆物者，靜志觀病人无左右視也。

八正神明論篇第二十六

新校正云：按全元起本在第二卷，又與《太素·知官能篇》大意同，文勢小異。

黄帝問曰：用鍼之服，必有法則焉，今何法何則。服，事也。法，象也。則，準也，約也。歧伯對曰：法天則地，合以天光。謂合日月星辰之行度。帝曰：願卒聞之。歧伯曰：凡刺之法，必候日月星辰四時八正之氣，氣定乃刺之。候日月者，謂候日之寒温，月之空滿也。星辰者，謂先知二十八宿之分，應水漏刻者也。略而言之，常以日加之於宿上，則知人氣在太陽否，日行一舍，人氣在三陽與陰分矣。細而言之，從房至畢十四宿，水下五十刻，半日之度也；從昴至心亦十四宿，水下五十刻，終日之度也是故從房至畢者爲陽從昴至心者爲陰陽主晝陰主夜也凡日行一舍故水下三刻與七分刻之四也靈樞經曰水下一刻人氣在太陽水下二刻人氣在少陽水下三刻人氣在陽明水下四刻人氣在陰分水下不止氣行亦爾又曰日行一舍人氣行於身一周與十分身之八日行二舍人氣行於身三周與十分身之六日行三舍人氣行於身五周與十分身之四日行四舍人氣行於身七周與十分身之二日行五舍人氣行於身九周然日行二十八舍人氣亦行於身五十周與十分身之四由是故必候日月星辰也四時八正之氣者謂四時正氣八節之風來朝於太一者也謹候其氣之所在而刺之氣定乃刺之者謂八節之風氣靜定乃可以刺經脉調虛實也故曆忌云八節前後各五日不可刺灸凶是則謂氣未定故不可灸刺也　新校正云按八節風朝太一具天元玉册中

是故天温日明則人血淖液而衛氣浮故血易寫氣易行天寒日陰則人血凝泣而衛氣沈泣謂如水中居雪也月始生則血氣始精衛氣始行月郭滿則血氣實肌肉堅月郭空則肌肉減經絡虛衛氣去形獨居是以因天時而調血氣也是以天寒無刺血凝泣而衛氣沈也天温

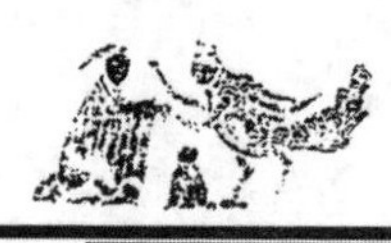

無疑。血淖液而氣易行也月生無寫。月滿無補。月郭空無治。是謂得時而調之。謂得天時也因天之序。盛虛之時。移光定位。正立而待之。候日遷移定氣所在南面正立待氣至而調之也故日月生而寫。是謂藏虛。血氣弱也新校正云按全元起本藏作減藏當作減月滿而補。血氣揚溢。絡有留血。命曰重實。絡一爲經誤血氣盛也留一爲流非也月郭空而治。是謂亂經。陰陽相錯。眞邪不別。沈以留止。外虛內亂。淫邪乃起。氣失紀故淫邪起帝曰。星辰八正何候。岐伯曰。星辰者。所以制日月之行也。制謂制度定星辰則可知日月行之制度矣略而言之周天二十八宿三十六分人氣行一周天凡一千八分周身十六丈二尺以應二十八宿合漏水百刻都行八百一十丈以分晝夜也故人十息氣行六尺日行二分二百七十息氣行十六丈二尺一周於身水下二刻日行二十分五百四十息氣行再周於身水下四刻日行四十分二千七百息氣行十周於身水下二十刻日行五宿二十分一萬三千五百息氣行五十周

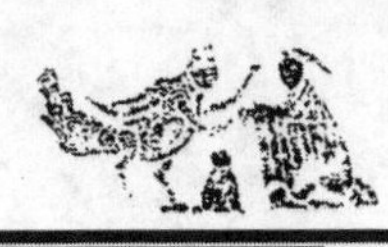

於身水下百刻日行二十八宿也紐而言之則常以一十周加之一分又十分分之六乃奇分盡矣是故星辰所以制日月之行度也　新校正云詳周天二十八宿至日行二十八宿也本靈樞文今具甲乙經中

八正者。所以候八風之虛邪以時至者也。八正謂八節之正氣也八風者東方嬰兒風南方大弱風西方剛風北方大剛風東北方凶風東南方弱風西南方謀風西北方折風也虛邪謂乘人之虛而爲病者也以時至謂天應太一移居以八節之前後風朝中宮而至者也　新校正云詳太一移居風朝中宮義具天元玉冊

四時者。所以分春秋冬夏之氣所在。以時調之也。八正之虛邪。而避之勿犯也。四時之氣所在者謂春氣在經脈夏氣在孫絡秋氣在皮膚冬氣在骨髓也然觸冒虛邪動傷眞氣避而勿犯乃不病焉靈樞經曰聖人避邪如避矢石蓋以其能傷眞氣也

以身之虛。而逢天之虛。兩虛相感。其氣至骨。入則傷五藏。以虛感虛同氣而相應也

工候救之。弗能傷也。候知而止故弗能傷之救止也

故曰。天忌不可不知也。人忌於天故云天忌犯之則病故不可不知也

帝曰善。其法星辰者。余聞之矣。願聞法

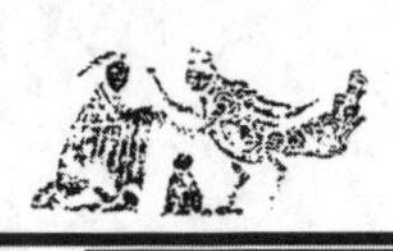

往古者。岐伯曰。法往古者。先知鍼經也。驗於來今者。先知日之寒溫月之虛盛。以候氣之浮沈。而調之於身。觀其立有驗也。候氣不差故立有驗觀其冥冥者。言形氣榮衛之不形於外。而工獨知之。明前篇靜意視義觀適之變是謂冥冥莫知其形也雖形氣榮衛不形見於外而工以心神明悟獨得知其衰盛焉善惡悉可明之　新校正云按前篇乃寶命全形論以日之寒溫月之虛盛四時氣之浮沈。參伍相合而調之。工常先見之。然而不形於外。故曰觀於冥冥焉。工所以常先見者何哉以守法而神通明也通於無窮者。可以傳於後世也。是故工之所以異也。法著故可傳後世後世不絕則應用通於无窮矣以獨見知故工所以異於人也然而不形見於外。故俱不能見也。工異於粗者以粗俱不能見也視之無形。嘗之無味。故謂冥冥。若神髣

髣髴。言形氣榮衛不形於外以不可見故視无形嘗无味伏如橫弩弓起如發機窈窈冥冥莫知元主謂如神運髣髴焉若如也虛邪者。八正之虛邪氣也八正之虛邪謂八節之虛邪也以從虛之鄉來襲虛而入爲病故謂之八正虛邪正邪者。身形若用力。汗出腠理開。逢虛風。其中人也微。故莫知其情。莫見其形。正邪者不從虛之鄉來也以中人微故莫知其情意莫見其形狀上工救其萌牙。必先見三部九候之氣。盡調不敗而救之。故曰上工。下工救其已成。救其已敗❶。救其已成者。言不知三部九候之相失。因病而敗之也。義備離合眞邪論中知其所在者。知診三部九候之病脉處而治之。故曰守其門戶焉。莫知其情而見邪形也。三部九候爲候邪之門戶也守門戶故見邪形以中人微故莫知其情狀也帝曰。余聞補寫未得其意岐伯曰。寫必用方。方

【校勘】

❶救其已成救其已敗：《太素》卷二十四《本神論》無此八字。

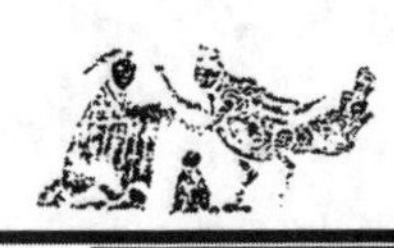

者。以氣方盛也。以月方滿也。以日方溫也。以身方定也。以息方吸而內鍼。乃復候其方吸而轉鍼。乃復候其方呼而徐引鍼。故曰寫必用方。其氣而行焉。方猶正也寫邪氣出則眞氣流行矣補必用員。員者行也。行者移也。行謂宣不行之氣令必宣行移謂移未復之脈俾其平復刺必中其榮。復以吸排鍼也。鍼入至血謂之中榮故員與方❶非鍼也。所言方員者非謂鍼形正謂行移之義也故養神者必知形之肥瘦榮衛血氣之盛衰。血氣者。人之神。不可不謹養。神安則壽延神去則形弊故不可不謹養也

帝曰。妙乎哉論也。合人形於陰陽四時虛實之應。冥冥之期。其非夫子孰能通之。然夫子數言形與神。何謂形。何謂神。願卒聞之。神謂神智通悟形謂形診可觀岐伯

【校勘】

❶非：《太素》卷二十四《本神論》作「排」。

曰。請言形。形乎形。目冥冥。問其所病。新校正云按甲乙經作捫其所痛義亦通索之於經。慧然在前。按之不得。不知其情。故曰形。外隱其無形故曰冥冥而不見內藏其有象故以診而可索於經也慧然在前按之不得言三部九候之中卒然逢之不可爲之期準也離合眞邪論曰在陰與陽不可爲度從而察之三部九候卒然逢之早遏其路此其義也帝曰。何謂神。岐伯曰。請言神。神乎神。耳不聞。目明心開。而志先。慧然獨悟。口弗能言。俱視獨見。適若昏。昭然獨明。若風吹雲。故曰神。耳不聞言神用之微密也目明心開而志先者言心之通如昏昧開卷目之見如氛翳闢明神雖內融志已先往矣慧然謂清爽也悟猶了達也慧然獨悟口弗能言者謂心中清爽而了達口不能宣吐以寫心也俱視獨見適若昏者歎見之異速也言與衆俱視我忽獨見適猶若昏昧爾既獨見了心眼昭然獨能明察若雲隨風卷日麗天明至哉神乎妙用如是不可得而言也三部九候爲之原。九鍼之論。不必存也。以三部九候經脈爲之本原則可通神悟之妙用若以九鍼之論僉議則其旨惟博其知彌遠矣故曰三部九候爲之原九鍼之論不必存也

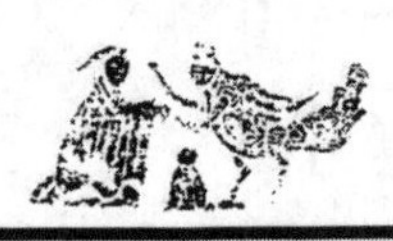

離合眞邪論篇第二十七 新校正云按全元起本在第一卷名經合第二卷重出名眞邪論

黃帝問曰。余聞九鍼九篇。夫子乃因而九之。九九八十一篇。余盡通其意矣。經言氣之盛衰左右傾移。以上調下。以左調右。有餘不足。補寫於滎輸。余知之矣。此皆榮衛之傾移。虛實之所生。非邪氣從外入於經也。余願聞邪氣之在經也。其病人何如。取之奈何。岐伯對曰。夫聖人之起度數。必應於天地。故天有宿度。地有經水。人有經脈。宿謂二十八宿度謂天之三百六十五度也經水者謂海水清水渭水湖水沔水汝水江水淮水漯水河水漳水濟水也以其內合經脈故名之經水焉經脈者謂手足三陰三陽之脈所以言者以內外參合人氣應通故言之也 新校正云按甲乙經云足陽明外合於海水內屬於胃足太陽外合於清水內屬膀胱足少陽外合於渭水內屬於膽足太陰外合於湖水內屬於脾足厥陰外合於沔水內屬於肝足少陰外合於汝水內屬於腎手陽明外合於江水內屬於大腸手太陽外合於淮水內屬於小腸手少陽外合於漯水內屬於三焦手太陰外合於河水內屬於肺手心主外合於漳水內屬於心包手少陰外合於濟水內屬於心天地溫和則經水安靜天寒地凍則經水凝泣天暑地熱則經水沸溢卒風暴起則經水波涌而隴起人經脈亦應之夫邪之入於脈也寒則血凝泣暑則氣①淖澤虛邪因而入客亦如經水之得風也經之動脈其至也亦時隴起其行於脈中循循然循循然順動貌言隨順經脈之動息因循呼吸之往來但形狀或異耳循循一爲輴輴其至寸口中手②也時大時小大則邪至小則平其行無常處大謂大常平之形診小者非細小之謂也以其比大則謂之小若無大以比則自是平常之經氣爾然邪氣者因其陰氣則入陰經因其陽氣則入陽脈故其行無常處也在陰與陽不可爲度以隨經脈之流運也從③而察之三部九候卒然逢

【校勘】

❶氣：《太素》卷二十四《真邪補瀉》"氣"下有"血"字。

❷中手：《太素》卷二十四《真邪補瀉》無此二字。

❸從：《太素》卷二十四《真邪補瀉》、《甲乙經》卷十《陽受病發風》作"循"。

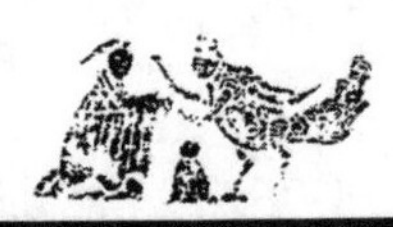

之。早遏其路。逢謂逢遇，遏謂遏絶。三部之中，九候之位，卒然逢遇，當按而止之，即而寫之，逕路既絶，則大邪之氣無能爲也。所謂寫者，如下文云。吸則内鍼。無令氣忤。靜以久留。無令邪布。吸則轉鍼。以得氣爲故。候呼引鍼。呼盡乃去。大氣皆出。故命曰寫。按經之旨，先補眞氣，乃寫其邪也。何以言之？下文補法，呼盡内鍼，靜以久留；此段寫法，吸則内鍼，又靜以久留。然呼盡則次其吸，吸至則不兼呼，内鍼之候既同，久留之理復一，則先補之義昭然可知。《鍼經》云：寫曰迎之，迎之意，必持而内之，放而出之，排陽出鍼，疾氣得泄。補曰隨之，隨之意，若忘之，若行若悔，如蚊虻止，如留如還。則補之必久留也。所以先補者，眞氣不足，鍼乃寫之，則經脉不滿，邪氣無所排遣，故先補眞氣令足，後乃寫出其邪矣。引謂引出，去謂離穴，候呼而引至其門，呼盡而乃離穴戶，則經氣審以平定，邪氣無所勾留，故大邪之氣隨鍼而出也。呼謂氣出，吸謂氣入，轉謂轉動也。大氣謂大邪之氣，錯亂陰陽者也。帝曰。不足者補之奈何。岐伯曰。必先捫而循之。切而散之。推而按之。彈而怒[1]之。抓而下之。通而取之。外引其門。以閉其神。捫循謂手摸，切謂指按也。捫而循之，欲氣舒緩；切而散之，使經脉宣散；推而按

【校勘】

[1] 怒：《難經·七十八難》做「努」。

之排蹙其皮也彈而怒之使脉氣䐜滿也抓而下之置鍼準也通而取之以常法也外引其門以閉其神則推而按之者也謂蹙按穴外之皮令當應鍼之處針已放去則不破之皮蓋其所刺之門門不開則神氣内守故云以閉其神也經調論曰外引其皮令當其門戶又曰推闔其門令神氣存此之謂也　新校正云按王引調經論文今詳非本論之文傍見甲乙經鍼道篇又曰已下乃當篇之文也 **呼盡内鍼。靜以久留。以氣至爲故。**呼盡内鍼亦同吸也言必以氣至而爲去鍼之故不以息之多數而便去鍼也鍼經曰刺之而氣不至無問其數刺之氣至去之勿復鍼此之謂也無問息數以爲遲速之約要當以氣至而鍼去不當以鍼下氣未至而鍼出乃更爲也 **如待所貴。不知日暮。**諭人事於候氣也暮晩也 **其氣以至適而自護。**適調適也護慎守也言氣已平調則當慎守勿令改變使疾更生也鍼經曰經氣已至慎守勿失此其義也所謂慎守當如下説　新校正云詳王引鍼經之言乃素問寳命全形論文兼見于鍼解論耳 **候吸引鍼。氣不得出。各在其處。推闔其門。令神❶氣存。大氣留止。故命曰補。**正言也外門已閉神氣復存候吸引鍼大氣不泄補之爲義斷可知焉然此大氣謂大經之氣流行榮衛者 **帝曰。候氣奈何。**謂候可取之氣也 **岐伯曰。夫邪❷去絡**

【校勘】

❶神：《甲乙經》卷十《陽受病發風》作「真」。爲是。

❷邪：《太素》卷二十四《真邪補瀉》"邪"下有「氣」字。

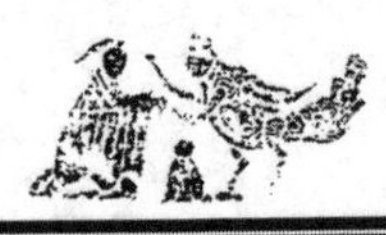

入於經也。舍於血脉之中。繆刺論曰邪之客於形也必先舍於皮毛留而不去入舍於孫脉留而不去入舍於絡脉留而不去入舍於經脉故云去絡入於經也　其寒溫未相得❶。如涌波之起也。時來時去。故不常在。以周遊於十六丈二尺經脉之分故不常在所候之處　故曰方其來也。必按而止之。止而取之。無逢其衝而寫之。衝謂應水刻數之平氣也靈樞經曰水下一刻人氣在太陽水下二刻人氣在少陽水下三刻人氣在陽明水下四刻人氣在陰分然氣在太陽則太陽獨盛氣在少陽則少陽獨盛夫見獨盛者便謂邪來以鍼寫之則反傷真氣故下文曰　真氣者。經氣也。經氣太虚。故曰其來不可逢。此之謂也。經氣應刻乃謂為邪工若寫之則深誤也故曰其來不可逢　故曰。候邪不審。大氣已過。寫之則真氣脫。脫則不復。邪氣復至。而病益蓄。不悟其邪反誅無罪則真氣泄脫邪氣復侵經氣大虚故病彌蓄積　故曰其往不可追。此之謂也。已隨經脉之流去不可復追召使還　不可挂以髮者。待邪之

【校勘】

❶未相得：《太素》卷二十四《真邪補瀉》作「未和」。

至時而發鍼寫矣。言輕微而有尚且知之况若涌波不知其至也若先若後者。血氣已盡。其病不可下。言不可取而取失時也　新校正云按全元起本作血氣已虛盡字當作虛字此字之誤也故曰。知其可取如發機。不知其取如扣椎。故曰。知機道者。不可挂以髮。不知機者。扣之不發。此之謂也。機者動之微言貴知其微也帝曰。補寫奈何。岐伯曰。此攻邪也。疾出以去盛血。而復其眞氣。視有血者乃取之此邪新客。溶溶❶未有定處也。推之則前。引之則止。逆而刺之❷。温血也。言邪之新客未有定居推鍼補之則隨補而前進若引鍼致之則隨引而留止也若不出盛血而反温之則邪氣内勝反增其害故下文曰刺出其血。其病立已。帝曰。善。然眞邪以合。波隴不起。候之奈何。岐伯曰。審捫循三部九候之盛虛而調之。盛者寫之虛者補之不盛不虛以經

【校勘】

❶溶溶：《太素》卷二十四《真邪補瀉》無此二字。

❷逆而刺之：《太素》卷二十四《真邪補瀉》無此四字。

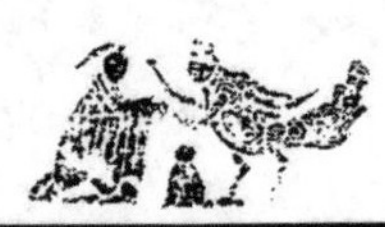

取之則其法也察其左右上下相失及相減者，審其病藏以期之。氣之在陰，則候其氣之在於陰分而刺之；氣之在陽，則候其氣之在於陽分而刺之，是謂逢時。靈樞經曰：水下一刻，人氣在太陽；水下四刻，人氣在陰分也。積刻不已，氣亦隨在，周而復始，故審其病藏，以期其氣而刺之。不知三部者，陰陽不別，天地不分。地以候地，天以候天，人以候人，調之中府，以定三部，故曰刺不知三部九候病脉之處，雖有大過且至，工不能禁也。禁謂禁止也。然候邪之處尚未能知，豈復能禁止其邪氣耶。誅罰無過，命曰大惑，反亂大經，眞不可復，用實爲虛，以邪爲眞，用鍼無義，反爲氣賊，奪人正氣，以從爲逆，榮衛散亂，眞氣已失，邪獨内著，絶人長命，予人天殃，不知三部九候，故不能久長。識非精辨，學未該明，且亂大經，又爲氣賊，動爲殘害，安可久乎。因不知合之

四時五行。因加相勝。釋邪攻正。絶人長命。非惟昧三部九候之爲弊若不知四時五行之氣序亦足以殞絶其生靈也邪之新客來也。未有定處。推之則前。引之則止。逢而寫之。其病立已。再言之者其法必然

通評虛實論篇第二十八 新校正云按全元起本在第四卷

黄帝問曰。何謂虛實。岐伯對曰。邪氣盛則實。精氣奪則虛。奪謂精氣減少如奪去也帝曰。虛實何如。言五藏虛實之大體也岐伯曰。氣虛者肺虛也。氣逆者足寒也。非其時則生。當其時則死。非時謂年直之前後也當時謂正直之年也餘藏皆如此。五藏同帝曰。何謂重實。岐伯曰。所謂重實者。言大熱病。氣熱脉滿。是謂重實。帝曰。經絡俱實何如。何以治之。岐伯曰。經絡皆實。是

寸脉急而尺緩也。皆當治之。故曰。滑則從。濇則逆也。脉急謂脉口也夫虛實者。皆從其物類始①。故五藏骨肉滑利。可以長久也。物之生則滑利物之死則枯濇故濇爲逆滑爲從從謂順也帝曰。絡氣不足。經氣有餘。何如。岐伯曰。絡氣不足。經氣有餘者。脉口熱而尺寒也。秋冬爲逆。春夏爲從。治主病者。春夏陽氣高故脉口熱尺中寒爲順也十二經十五絡各隨左右而有太過不足工當尋其至應以施鍼艾故云治主其病者也帝曰。經虛絡滿。何如。岐伯曰。經虛絡滿者。尺熱滿。脉口寒濇也。此春夏死秋冬生也。秋冬陽氣下故尺中熱脉口寒爲順也帝曰。治此者奈何。岐伯曰。絡滿經虛。灸陰刺陽。經滿絡虛。刺陰灸陽。以陰分主絡陽分主經故爾

帝曰。何謂重虛。此反問前重實也岐伯曰。脉氣上虛尺虛。是謂

【校勘】

① 始：《太素》卷十六《虛實脉診》「始」上有「終」字。

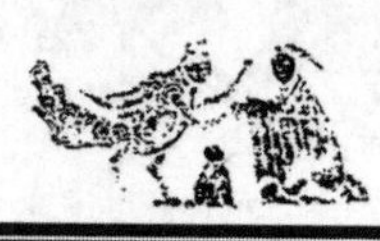

重虛。言尺寸脈俱虛　新校正云按甲乙經作脈虛氣虛尺虛是謂重虛此少一虛字多一上字王注言尺寸脈俱虛則不兼氣虛也詳前熱病氣熱脈滿爲重實此脈虛氣虛尺虛爲重虛是脈與氣俱實爲重實俱虛爲重虛不但尺寸俱虛爲重虛也帝曰。何以治之。岐伯曰。所謂氣虛者。言無常也。尺虛者。行步恇然。寸虛則脈動無常尺虛則行步恇然不足　新校正云按楊上善云氣虛者膻中氣不定也王謂寸虛則脈動無常非也脈虛者。不象陰也。不象太陰之候也何以言之氣口者脈之要會手太陰之動也如此者。滑則生。濇則死也。帝曰。寒氣暴上。脈滿而實何如。言氣熱脈滿已謂重實滑則從濇則逆今氣寒脈滿亦可謂重實乎其於滑濇生死逆從何如岐伯曰。實而滑則生。實而逆則死。逆謂濇也　新校正云詳王氏以逆爲濇大非古文簡略辭多互文上言滑而下言逆舉滑則從可知言逆則濇可見非謂逆爲濇也帝曰。脈實滿。手足寒。頭熱。何如。岐伯曰。春秋則生。冬夏則死。大略言之夏手足寒非病也是夏行冬令夏得則冬死冬脈實滿頭熱亦非病也是冬行夏令冬得則夏亡反冬夏以言之則皆不死春秋得之是病故生死皆在時之孟月也

脉浮而濇。濇而身有熱者死。新校正云：按甲乙經移續於此，舊在後帝曰形度骨度脉度筋度何以知其度也下，對問義不相類，王氏頗知其錯簡，而不知皇甫士安嘗移附此也，今去後條移從於此。帝曰。其形盡滿何如。岐伯曰。其形盡滿者。脉急大堅。尺濇而不應也。形盡滿，謂四形藏盡滿也。新校正云：按甲乙經、太素濇作滿。如是者。故從則生。逆則死。帝曰。何謂從則生。逆則死。岐伯曰。所謂從者。手足溫也。所謂逆者。手足寒也。帝曰。乳子而病熱。脉懸小者何如。懸，謂如懸物之動也。岐伯曰。手足溫則生。寒則死。新校正云：按太素无手字。楊上善云：足溫氣下故生，足寒氣不下者逆而致死。帝曰。乳子中風熱❶。喘鳴肩息者。❷脉何如。岐伯曰。喘鳴肩息者。脉實大也。緩則生。❸急則死。緩謂如縱緩，急謂如弦張之急，非往來之緩急也。正理傷寒論曰：緩則中風，故乳子中風，脉緩則生，急則死。帝曰。腸澼便血何如。

【校勘】

❶熱：《太素》卷十六《虚實脉診》「熱」上有「病」字。

❷脉：《太素》卷十六《虚實脉診》無。

❸急：《脉經》卷四《診百病死生決》「急」上有「小」字。

岐伯曰。身熱則死。寒則生。熱爲血敗，故死；寒爲榮氣在，故生也。帝曰。腸澼下白沫何如。岐伯曰。脉沉則生。脉浮則死。陰病而見陽脉，與證相反，故死。帝曰。腸澼下膿血何如。岐伯曰。脉懸絕則死。滑大則生。帝曰。腸澼之屬❶。身不❷熱。脉不懸絕。何如。岐伯曰。滑大者曰生。懸濇者曰死。以藏期之。肝見庚辛死，心見壬癸死，肺見丙丁死，腎見戊己死，脾見甲乙死，是謂以藏期之。帝曰。癲疾何如。岐伯曰。脉搏大滑。久自已。脉小堅急。死不治。脉小堅急爲陰陽病而見陰脉，故死不治。新校正云：按巢元方云：脉沉小急實，死不治；小牢急，亦不可治。帝曰。癲疾之脉。虛實何如。岐伯曰。虛則可治。實則死。以反證故。帝曰。消癉虛實何如。岐伯曰。脉實大。病久可治。脉懸小堅。病久不可治。久病血氣衰，脉不當實大，故不可治。新校正云：詳經言實大病久可治，注意以爲

【校勘】

❶屬：《太素》卷十六《虛實脉診》作「病」。義勝。

❷不：《脉經》卷四《診百病死生決》無。

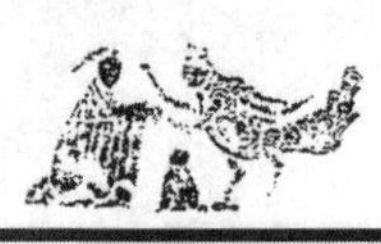

不可治按甲乙經太素全元起本並云可治又按巢元方云脉數大者生細小浮者死又云沈小者生實牢大者死

帝曰：形度骨度脉度筋度，何以知其度也？形度具三備經筋度脉度骨度並具在靈樞經中此問亦合在彼經篇首錯簡也一經以此問爲逆從論首非也

帝曰：春亟治經絡，夏亟治經俞，秋亟治六府，冬則閉塞。閉塞者，用藥而少鍼石也。亟猶急也閉塞謂氣之門戶閉塞也

所謂少鍼石者，非癰疽之謂也。冬月雖氣門閉塞然癰疽氣烈内作大膿不急寫之則爛筋腐骨故雖冬月亦宜鍼石以開除之

癰疽不得頃時回。所以癰疽之病冬月猶得用鍼石者何此病頃時回轉之間過而不寫則内爛筋骨穿通藏府

癰不知所按，之不應手，乍來乍已，刺手太陰傍三痏與纓脉各二。但覺似有癰疽之候不的知發在何處故按之不應手也乍來乍巳言不定痛於一處也手太陰傍足陽明脉謂胃部氣戶等六穴之分也纓脉亦足陽明脉也近纓之脉故曰纓脉纓謂冠帶也以有左右故云各二

掖❶癰大熱，刺足少陽五，刺而熱不止，刺手心主三，刺手太陰

【校勘】

❶掖：《太素》卷三十《刺腋癰數》作「腋」。

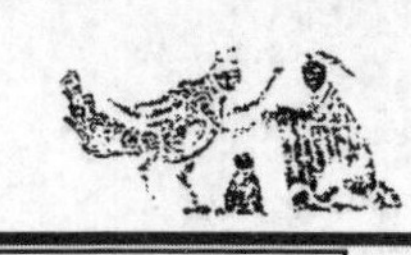

經絡者大骨之會各三。大骨會肩也謂肩貞穴在肩髃後骨解間陷者中 暴癰筋緛隨分而痛。魄汗不盡。胞氣不足。治在經俞。癰若暴發隨脉所過筋怒緛急肉分中痛汗液滲泄如不盡兼胞氣不足者悉可以本經脉穴俞補寫之 新校正云按此二條舊散在篇中今移使相從 腹暴❶滿按之不下。取手太陽經絡者胃之募也。太陽爲手太陽也手太陽太陽經絡之所生故取中脘穴即胃之募也中誥曰中脘胃募也居蔽骨與齊中手太陽少陽足陽明脉所生故云經絡者胃募也 新校正云按甲乙經云取太陽經絡血者則已無胃之募也等字又楊上善注云足太陽其說各不同未知孰是 少陰俞去脊椎三寸傍五。用員利鍼。謂取足少陰俞外去脊椎三寸兩傍穴各五痏也少陰俞謂第十四椎下兩傍腎之俞也 新校正云按甲乙經云用員利鍼刺已如食頃久立已必視其經之過於陽者數刺之 霍亂刺俞傍五。霍亂者取少陰俞傍志室穴 新校正云按楊上善云刺主霍亂輸傍五取之 足陽明及上傍三。足陽明言胃俞也取胃俞兼取少陰俞外兩傍向上第三穴則胃倉穴也 刺癇驚脉五。謂陽陵泉在膝上外陷者中也 鍼手太陰各五。刺經太陽五。刺

【校勘】

❶暴：《甲乙經》卷九《腎小腸受病發腹脹腹滿腸中鳴短氣》「暴」下有「痛」字。

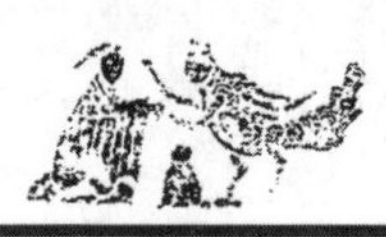

手少陰❶經絡傍者一。❷足陽明一。❷上踝五寸刺三鍼。經太陽謂足太陽也手太陰五謂魚際穴在手大指本節後內側散脈經太陽五謂承山穴在足腨腸下分肉間陷者中也手少陰經絡傍者謂支正穴在腕後同身寸之五寸骨上廉肉分間手太陽絡別走少陰者足陽明一者謂解谿穴在足腕上陷者中也上踝五寸謂足少陽絡光明穴按內經明堂中誥圖經悉主霍亂各具明文　新校正云按別本注云悉一不主霍亂未詳所謂又按甲乙經太素刺癇驚脈五至此為刺驚癇王注為刺霍亂者王注非也

凡治消癉仆擊偏枯痿厥氣滿發逆❸肥貴人則高梁之疾也。隔塞閉絕上下不通則暴憂之病也。暴厥而聾偏塞閉不通內氣暴薄也。不從內外中風之病故瘦留著也。蹠跛寒風濕之病也。消謂內消癉謂伏熱厥謂氣逆高膏也梁粱字也蹠謂足也夫肥者令人熱中甘者令人中滿故熱氣內薄發為消渴偏枯氣滿逆也逆者謂違背常候與平人異也然愁憂者氣閉塞而不行故隔塞否閉氣脈斷絕而上下不通也氣固於內則大小便道偏不得通泄也何者藏府氣不化禁固而不宜散故爾也外風中人伏藏不去則陽氣內受為熱外燔肌肉消爍故留薄肉分消瘦而皮膚

【校勘】

❶手少陰：《太素》卷三十《刺癇驚數》作「腋」。

❷一：《太素》卷三十《刺癇驚數》「一」下有「寸」字。

❸痿厥氣滿發逆：《甲乙經》卷十一《五氣溢發消渴黃癉》作「厥氣逆滿」。

著於筋骨也濕勝於足則筋不利寒勝於足則攣急風濕寒勝則衛氣結聚衛氣結聚則肉痛故足跛而不可履也黃帝曰黃疸暴痛癲疾厥狂久逆之所生也五藏不平六府閉塞之所生也頭痛耳鳴九竅不利腸胃之所生也足之三陽從頭走足然久厥逆而不下行則氣怫積於上焦故爲黃疸暴痛癲狂氣逆矣食飲失宜吐利過節故六府閉塞而令五藏之氣不和平也腸胃否塞則氣不順序氣不順序則上下中外互相勝負故頭痛耳鳴九竅不利也

太陰陽明論篇第二十九

新校正云按全元起本在第四卷

黃帝問曰太陰陽明爲表裏脾胃脉也生病而異者何也脾胃藏府皆合於土病生而異故問不同岐伯對曰陰陽異位更虛更實更逆更從或從内或從外所從不同故病異名也脾藏爲陰胃府爲陽陽脉下行陰脉上行陽脉從外陰脉從内故言所從不同病異名也　新校正云按楊上善云春夏陽明爲實太陰爲虛秋冬太陰爲實陽明

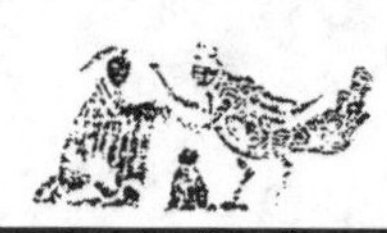

為虛即更實更虛也春夏太陰為逆陽明為從秋冬陽明為逆太陰為從即更逆更從也 帝曰：願聞其異狀也。岐伯曰：陽者，天氣也，主外；陰者，地氣也，主內。是所謂陰陽異位也 故陽道實，陰道虛。是所謂更實更虛也 故犯賊風虛邪者，陽受之；食飲不節，起居不時者，陰受之。是所謂或從內或從外也 陽受之則入六府，陰受之則入五藏。入六府則身熱不時臥，上為喘呼；入五藏則䐜滿閉塞，下為飧泄，久為腸澼。是所謂所從不同病異名也 故喉主天氣，咽主地氣。故陽受風氣，陰受濕氣。同氣相求爾 故陰氣從足上行至頭，而下行循臂至指端；陽氣從手上行至頭，而下行至足。是所謂更逆更從也。靈樞經曰：手之三陰從藏走手，手之三陽從手走頭，足之三陽從頭走足，足之三陰從足走腹。所行而異，故更逆更從也 故曰：陽病者上行極

而下。陰病者，下行極而上。此言其大凡爾，然足少陰脉下行則不同諸陰之氣也。故傷於風者，上先受之；傷於濕者，下先受之。陽氣炎上，故受風；陰氣潤下，故受濕。蓋同氣相合爾。帝曰：脾病而四支不用，何也？岐伯曰：四支皆稟氣於胃，而不得至經，新校正云：按《太素》至經作徑至。楊上善云：胃以水穀資四支，不能徑至四支，要因於脾，得水穀津液營衛於四支。必因於脾，乃得稟也。脾氣布化水穀精液，四支乃得以稟受也。今脾病不能爲胃行其津液，四支不得稟水穀氣，氣日以衰，脉道不利，筋骨肌肉皆無氣以生，故不用焉。帝曰：脾不主時，何也？肝主春，心主夏，肺主秋，腎主冬，四藏皆有正應，而脾無正主也。岐伯曰：脾者土也，治中央，常以四時長四藏，各十八日寄治，不得獨主於時也。脾藏者常著胃❶土之精也，土者生萬物而法天

【校勘】

❶胃：《太素》卷六《藏府氣液》無。

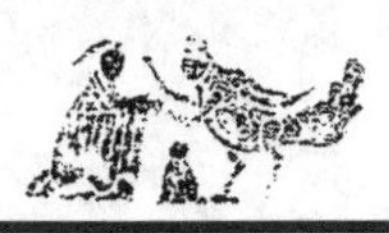

地故上下至頭足不得主時也治主也著謂常約著於胃也土氣於四時之中各於季終寄王十八日則五行之氣各王七十二日以終一歲之日矣外主四季則在人內應於手足也帝曰脾與胃以膜相連耳新校正云按太素作以募相逆楊上善云脾陰胃陽脾內胃外其位各異故相逆也而能爲之行其津液何也岐伯曰足太陰者三陰也其脈貫胃屬脾絡嗌故太陰爲之行氣於三陰陽明者表也胃是脾之表也五藏六府之海也亦爲之行氣於三陽藏府各因其經而受氣於陽明故爲胃行其津液四支不得稟水穀氣日以益衰陰道不利筋骨肌肉無氣以生故不用焉又復明脾主四支之義也

陽明脈解篇第三十新校正云按全元起本在第三卷

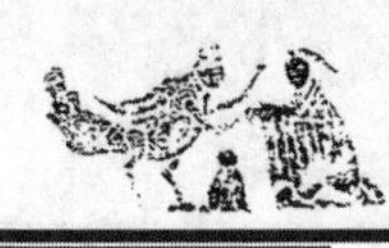

黃帝問曰。足陽明之脈。病惡人與火。聞木音則惕然而驚。鐘鼓不爲動。聞木音而驚。何也。願聞其故。前篇言入六府則身熱不時卧上爲喘呼然陽明者胃脈也今病不如前篇之言而反聞木音而驚故問其異也岐伯對曰。陽明者。胃脈也。胃者土也。故聞木音而驚者。土惡木也。陰陽書曰木尅土故土惡木也帝曰。善。其惡火何也。岐伯曰。陽明主肉。其脈新校正云按甲乙經脈作肌血氣盛。邪客之則熱。熱甚則惡火。帝曰。其惡人。何也。岐伯曰。陽明厥則喘而惋。惋則惡人。惋熱內鬱故惡人耳新校正云按脈解云欲獨閉戶牖而處何也陰陽相搏陽盡陰盛故獨閉戶牖而處帝曰。或喘而死者。或喘而生者。何也。岐伯曰。厥逆連藏則死。連經則生。經謂經脈藏謂五神藏所以連藏則死者神去故也帝曰。善。❶病甚則棄衣而走。登高而歌。或

【校勘】

❶病：《太素》卷八《陽明脈解》「病」上有「陽明」二字。

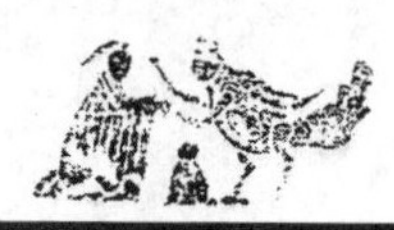

至不食數日，踰垣上屋，所上之❶處，皆非其素所能也。病反能者何也？素，本也。踰垣，謂蓦墻也。怪其稍異於常。岐伯曰：四支者，諸陽之本也。陽盛則四支實，實則能登高也。陽受氣於四支，故四支爲諸陽之本也。新校正云：按《脉解》云：陰陽爭而外并於陽。帝曰：其棄衣而走者何也？棄，不用也。岐伯曰：熱盛於身，故棄衣欲走也。帝曰：其妄言罵詈不避親踈❷而歌者何也？岐伯曰：陽盛則使人妄言罵詈，不避親踈，而不欲食，不欲食，故妄走也。足陽明胃脉，下膈屬胃絡脾。足太陰脾脉，入腹屬脾絡胃，上膈俠咽，連舌本，散舌下，故病如是。

重廣補注黃帝内經素問卷第八

【校勘】

❶所上之處：《甲乙經》卷七《足陽明脉病發熱狂走》無此四字。疑竄入之文。

❷妄言罵詈不避親踈而：《太素》卷八《陽明脉解》無此九字。

寶命全形論嗄所嫁切 呿吟上丘伽切 黔音鉗 棄蔑音滅 容䐜音寅

八正神明論髣髴上音微下音弗 離合眞邪論輴徐倫切 蚑虻武庚切 捫音門 抓側交切 溶音容 通評虛實論恇去王切 痏榮美切 蹠之石切 太陰陽明論閉塞蘇則切 陰陽脉解論悗烏貫切 踰音于

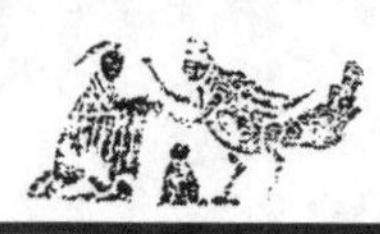

重廣補注黄帝内經素問卷第九

啓玄子次註林億孫奇高保衡等奉敕校正孫兆重改誤

熱論　刺熱篇

評熱病論　逆調論

熱論篇第三十一

新校正云按全元起本在第五卷

黄帝問曰今夫熱病者皆傷寒之類也或愈或死其死皆以六七日之間其愈皆以十日以上者何也不知其解願聞其故寒者冬氣也冬時嚴寒萬類深藏君子固密不傷於寒觸冒之者乃名傷寒其傷於四時之氣皆能爲病以傷寒爲毒者最乘殺厲之氣中而即病名曰傷寒不即病者寒毒藏於肌膚至夏至前變爲温病夏至後變爲熱病然其發起皆爲傷寒致之故曰熱病者皆傷寒之類也　新校正云按傷寒論云至春變爲温病至夏變爲暑病與王注異王注本素問爲説傷寒論本陰陽大論爲説故此不同　岐伯

對曰。巨陽者。諸陽之屬也。巨，大也。太陽之氣，經絡氣血，榮衛於身，故諸陽氣皆所宗屬。其脉連於風府。風府，穴名也，在項上入髮際同身寸之一寸宛宛中是。故爲諸陽主氣也。足太陰脉浮氣之在頭中者凡五行，故統主諸陽之氣。人之傷於寒也。則爲病熱。熱雖甚不死。寒毒薄於肌膚，陽氣不得散發而內怫結，故傷寒者反爲病熱。其兩感於寒而病者。必不免於死。藏府相應而俱受寒，謂之兩感。帝曰。願聞其狀。謂非兩感者之形證。岐伯曰。傷寒一日。巨陽受之。三陽之氣，太陽脉浮，脉浮者外在於皮毛，故傷寒一日太陽先受之。故頭項痛腰脊強。上文云其脉連於風府，略言也，細而言之者，足太陽脉從巔入絡腦，還出別下項，循肩髆內，俠脊抵腰中，故頭項痛，腰脊強。新校正云：按《甲乙經》及《太素》作"頭項與腰脊皆痛"。二日。陽明受之。以陽感熱，同氣相求，故自太陽入陽明也。陽明主肉。其脉俠鼻絡於目。故身熱目❶疼而鼻乾。不得卧也。身熱者，以肉受邪，胃中熱煩，故不得卧，餘隨脉絡之所生也。三日。少陽受之。少陽主膽。新校正云：按全元起本"膽"作"骨"，元起注云：少陽者，肝之表，肝候筋，筋會於骨，是

【校勘】

❶目疼：《太素》卷二十五《熱病決》無此二字。

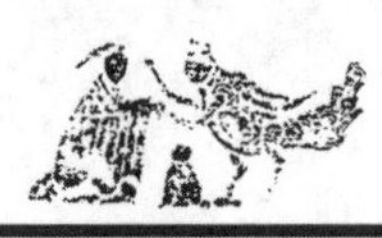

少陽之氣所榮故言主於骨甲乙經太素等並作骨其脉循脇絡於耳。故胷脇痛而耳聾。三陽經絡皆受其病。而未入於藏者。故可汗而已。以病在表故可汗也　新校正云按全元起云藏作府元起注云傷寒之病始入於皮膚之腠理漸勝於諸陽而未入府故須汗發其寒熱而散之太素亦作府四日。太陰受之。陽極而陰受也太陰脉布胃中絡於嗌。故腹滿而嗌乾。五日。少陰受之。少陰脉貫腎絡於肺。繫舌本。故口燥舌乾而渴。六日。厥陰受之。厥陰脉循陰器而絡於肝。故煩滿而囊縮。三陰三陽。五藏六府皆❶受病。榮衛不行。❷五藏不通。則死矣。死猶澌也言精氣皆澌也是故其死皆病六七日間者以此也其不兩感於寒者。七日巨陽病衰。頭痛少愈。邪氣漸退經氣漸和故少愈八日陽明病衰。身熱少愈。九日。少陽病衰。耳聾微聞。十日。太陰

【校勘】

❶受：《太素》卷二十五《熱病決》無。

❷五：《太素》卷二十五《熱病決》作「府」。

病衰腹減如故則思飲食十一日少陰病衰渴止不滿❶舌乾已而嚏❷十二日厥陰病衰囊縱少腹微下大氣皆去病日已矣大氣謂大邪之氣也是故其愈皆日病十日已上者以此也帝曰治之柰何岐伯曰治之各通其藏脈病日衰已矣其未滿三日者可汗而已其滿三日者可泄而已此言表裏之大體也正理傷寒論曰脈大浮數病爲在表可發其汗脈細沉數病在裏可下之由此則雖日過多但有表證而脈大浮數猶宜發汗日數雖少即有裏證而脈沉細數猶宜下之正應隨脈證以汗下之帝曰熱病已愈時有所遺者何也邪氣衰去不盡如遺之在人也岐伯曰諸遺者熱甚而強食之故有所遺也若此者皆病已衰而熱有所藏因其穀氣相薄兩熱相合故有所遺也帝曰善治遺柰何岐伯曰視其虛實調其逆從

【校勘】

❶不滿：《甲乙經》卷七《六經受病發傷寒熱病》無此二字。

❷嚏：《太素》卷二十五《熱病決》作「欬」。

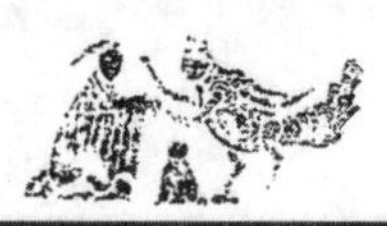

可使必已矣 審其虛實而補寫之則必已 帝曰病熱當何禁之岐伯曰病熱少愈食肉則復多食則遺此其禁也 是所謂戒食勞也熱雖少愈猶未盡除脾胃氣虛故未能消化肉堅食駐故熱復生復謂復舊病也 帝曰其病兩感於寒者其脉應與其病形何如岐伯曰兩感於寒者病一日則巨陽與少陰俱病則頭痛口乾而煩滿 新校正云按傷寒論云煩滿而渴 二日則陽明與太陰俱病則腹滿身熱不欲食譫言 譫言謂妄謬而不次也新校正云按楊上善云多言也 三日則少陽與厥陰俱病則耳聾囊縮而厥水漿不入不知人六日死 巨陽與少陰爲表裏陽明與太陰爲表裏少陽與厥陰爲表裏故兩感寒氣同受其邪 帝曰五藏已傷六府不通榮衛不行如是之後三日乃死何也岐伯曰陽明者十二經脉之長也其血氣

盛故不知人三日其氣乃盡故死矣以上承氣海故三日氣盡乃死凡病傷寒而成温者先夏至日者爲病温後夏至日者爲病暑暑當與汗皆出勿止此以熱多少盛衰而爲義也陽熱未盛爲寒所制故爲病曰温陽熱大盛寒不能制故爲病曰暑然暑病者當與汗之令愈勿反止之令其甚也　新校正云按凡病傷寒已下全元起本在奇病論中王氏移於此楊上善云冬傷於寒輕者夏至以前發爲温病冬傷於寒甚者夏至以後發爲暑病

刺熱篇第三十二新校正云按全元起本在第五卷

肝熱病者小便先黃腹痛多卧身熱肝之脉環陰器抵少腹而上故小便不通先黃腹痛多卧也寒薄生熱身故熱焉熱爭則狂言及驚脇滿❶痛手足躁不得安卧經絡雖已受熱而神藏猶未納邪邪正相薄故云爭也餘爭同之又肝之脉從少腹上俠胃貫鬲布脇肋循喉嚨之後絡舌本故狂言脇滿痛也肝性靜而主驚駭故病則驚手足躁擾卧不得安庚辛甚甲乙大汗氣逆則庚辛死肝主

【校勘】

❶滿：《太素》卷二十五《五藏熱病》無。

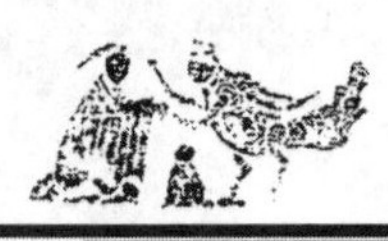

木庚辛爲金金剋木故甚死於庚辛也甲乙爲木故大汗於甲乙**刺足厥陰少陽。**厥陰肝脉少陽膽脉**其逆則頭痛員員脉引衝頭也。**肝之脉自舌本循喉嚨之後上出額與督脉會於巔故頭痛員員然脉引衝於頭中也員員謂似急也

心熱病者先不樂數日乃熱夫所以任治於物者謂心病氣入於經絡則神不安治故先不樂數日乃熱也**熱爭則卒心痛煩悶善嘔頭痛面赤無汗。**心手少陰脉起於心中其支別者從心系上俠咽小腸之脉直行者循咽下鬲抵胃其支別者從缺盆循頸上頰至目外眥故卒心痛煩悶善嘔頭痛面赤也心在液爲汗今病熱故無汗以出　新校正云按甲乙經外眥作兊眥王注厥論亦作兊眥外當作兊**壬癸甚丙丁大汗氣逆則壬癸死**心主火壬癸爲水水滅火故甚死於壬癸也丙丁爲火故大汗於丙丁氣逆之證經闕其文**刺手少陰太陽。**少陰心脉太陽小腸脉

脾熱病者先頭重頰痛煩心顏青欲嘔身熱。胃之脉起於鼻交頞中下循鼻外入上齒中還出俠口環脣下交承漿却循頤後下廉出大迎循頰車上耳前過客主人循髮際至額顱故先頭重頰痛顏青也脾之脉支別者復從胃別上鬲注心中其直行者上鬲俠咽故煩心欲嘔而身熱也　新校正云按甲乙經太素云脾熱病者先頭重顏痛無顏青二字也**熱爭。**

則腰痛不可用俛仰。腹滿泄。兩頷痛。胃之脈支別者起胃下口循腹裏下至氣街中而合以下髀氣街者腰之前故腰痛也脾之脈入腹屬脾絡胃又胃之脈自交承漿却循頤後下廉出大迎循頰車故腹滿泄而兩頷痛甲乙甚。戊巳大汗。氣逆則甲乙死。脾主土甲乙爲木木伐土故甚死於甲乙也戊巳爲土故大汗於戊巳氣逆之證經所未論刺足太陰陽明。太陰脾脈陽明胃脈　新校正云按甲乙經熱病下篇云病先頭重顔痛煩心身熱熱爭則腰痛不可用俛仰腹滿兩頷痛其暴泄善飢而不欲食善噫熱中足清腹脹食不化善嘔泄有膿血苦嘔無所出先取三里後取太白章門

肺熱病者。先淅然厥❶。起毫毛。惡風寒❷。舌上黃身熱。肺主皮膚外養於毛故熱中之則先淅然惡風寒起毫毛也肺之脈起於中焦下絡大腸還循胃口今肺熱入胃胃熱上升故舌上黃而身熱熱爭則喘欬。痛走胷膺背。不得大息。頭痛不堪。汗出而寒。肺居鬲上氣主胷膺復在變動爲欬又藏氣而主呼吸背復爲胷中之府故喘欬痛走胷膺背不得大息也肺之絡脈上會耳中今熱氣上熏故頭痛不堪汗出而寒丙丁甚。庚辛大汗。氣逆則丙丁死。肺主金丙丁爲火火爍金故甚死於丙丁也庚辛爲金故大汗於庚辛也氣逆之證經闕未書

【校勘】

❶厥：《太素》卷二十五《五藏熱病》無。

❷寒：《太素》卷二十五《五藏熱病》無。

刺手太陰陽明，出血如大豆，立已。太陰肺脉，陽明大腸脉。當視其絡脉盛者，乃刺而出之。腎熱病者，先腰痛胻痠，苦渴數飲，身熱。膀胱之脉，從肩髆内俠脊抵腰中，又腰爲腎之府，故先腰痛也。又腎之脉，自循内踝之後上腨内出膕内廉，又直行者，從腎上貫肝鬲入肺中，循喉嚨俠舌本，故胻痠苦渴數飲身熱。熱爭則項痛而強，胻寒且痠，足下熱，不欲言。膀胱之脉，從腦出別下項，又腎之脉起於小指之下，斜趨足心，出於然骨之下，循内踝之後，別入跟中，以上胻内，又其直行者，從腎上貫肝鬲入肺中，循喉嚨俠舌本，故項痛而強，胻寒且痠，足下熱，不欲言也。新校正云：按《甲乙經》"然骨"作"然谷"。其逆則項痛員員澹澹然❶。腎之筋循脊内俠膂上至項，結于枕骨，與膀胱之筋合，膀胱之脉又並下于項，故項痛員員然也。澹澹，爲似欲不定也。戊己甚，壬癸大汗，氣逆則戊己死。腎主水，戊己爲土，土刑水，故甚死於戊己也。壬癸爲水，故大汗於壬癸也。刺足少陰太陽。少陰腎脉，太陽膀胱脉。諸汗者，至其所勝日汗出也❷。氣王日爲所勝，王則勝邪，故各當其王日汗。肝熱病者，左頰先赤。肝氣合木，木氣應春，南面正理之，則其左頰也。心熱病者，顔先赤。心氣合火

【校勘】

❶澹澹：《甲乙經》卷七《六經受病發傷寒熱病》無此二字。

❷諸汗者至其所勝日汗出也：《太素》卷二十五《五藏熱病》無此十一字。

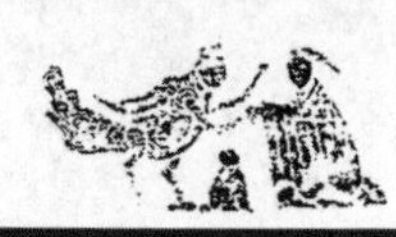

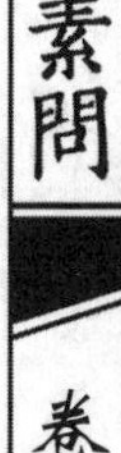

火氣炎上指象明候故候於顏顏額也脾熱病者鼻先赤。脾氣合土土王於中鼻處面中故占鼻也肺熱病者右頰先赤。肺氣合金金氣應秋南面正理之則其右頰也腎熱病者頤先赤。腎氣合水水惟潤下指象明候故候於頤也病雖未發見赤色者刺之名曰治未病。聖人不治巳病治未病不治巳亂治未亂此之謂也熱病從部所起者至期而巳。期爲大汗日也如肝甲乙心丙丁脾戊巳肺庚辛腎壬癸是爲期日也其刺之反者三周而巳。反謂反取其氣也如肝病刺脾脾病刺腎腎病刺心心病刺肺肺病刺肝者皆是反刺五藏之氣也三周謂三周於三陰三陽之脉狀也又太陽病而刺寫陽明陽明病而刺寫少陽少陽病而刺寫太陰太陰病而刺寫少陰少陰病而刺寫厥陰如此是爲反取三陰三陽之脉氣也重逆則死。先刺巳反病氣流傳又反刺之是爲重逆一逆刺之尚至三周乃巳況其重逆而得生邪諸當汗者至其所勝日汗大出也。王則勝邪故各當其王日汗新校正云按此條文注二十四字與前文重複當從刪去甲乙經太素亦不重出諸治熱病以飲之寒水乃刺之。必寒衣之。居止寒處。身寒而止也。寒水在胃陽氣外盛故飲寒乃刺熱退則涼生

故身寒而止針

熱病先胸脅痛❶手足躁，刺足少陽，補足太陰。此則舉正取之例。然足少陽木病而寫足少陽之木氣，補足太陰之土氣者，恐木傳於土也。胸脅痛，丘虛主之。丘虛在足外踝下如前陷者中，足少陽脉之所過也，刺可入同身寸之五分，留七呼，若灸者可灸三壯。熱病手足躁，經無所主治之旨，然補足太陰之脉，當於井滎取之也。新校正云：詳足太陰全元起本及太素作手太陰。楊上善云：手太陰上屬肺，從肺出腋下，故胸脅痛。又按靈樞經云：熱病而胸脅痛，手足躁，取之筋間，以第四鍼索筋於肝，不得索之於金，金肺也。以此決知作手太陰者爲是。

病甚者，爲五十九刺。五十九刺者，謂頭上五行行五者，以越諸陽之熱逆也。大杼、膺俞、缺盆、背俞，此八者以寫胸中之熱也。氣街、三里、巨虛上下廉，此八者以寫胃中之熱也。雲門、髃骨、委中、髓空，此八者以寫四支之熱也。五藏俞傍五，此十者以寫五藏之熱也。凡此五十九穴者，皆熱之左右也。故病甚則兩刺之。然頭上五行者，當中行謂上星、顖會、前頂、百會、後頂；次兩傍謂五處、承光、通天、絡却、玉枕；又次兩傍謂臨泣、目窻、正營、承靈、腦空也。上星在顱上直鼻中央，入髮際同身寸之一寸陷者中，容豆，刺可入同身寸之四分。新校正云：按甲乙經四分作三分，水熱穴論注亦作三分。詳此注下文云刺如上星法，又云刺如顖會法，既有二法，則當依甲乙經及水熱穴論注上星刺入三分，顖會刺入四分。顖會在上星後同身寸之一寸陷者，刺如上星法。前頂在顖會後同身寸之一寸五分骨間陷者中，刺如顖會法。百會在前頂後同身寸之一寸五分，頂中央旋毛中，陷容指

【校勘】

❶痛：《甲乙經》卷七《六經受病發傷寒熱病》無。

督脈足太陽脈之交會刺如上星法後項在百會後同身寸之一寸五分枕骨上刺如顖會法然是五者皆督脈氣所發也上星留六呼若灸者並灸五壯次兩傍穴五處在上星兩傍同身寸之一寸五分承光在五處後同身寸之一寸通天在承光後同身寸之一寸五分絡却在通天後同身寸之一寸五分玉枕在絡却後同身寸之七分然是五者並足太陽脈氣所發刺可入同身寸之三分五處通天各留七呼絡却留五呼玉枕留三呼若灸者可灸三壯　新校正云按甲乙經承光不可灸玉枕刺入二分　又次兩傍臨泣在頭直目上入髮際同身寸之五分足太陽少陽陽維三脈之會目窻正營遞相去同身寸之一寸承靈腦空遞相去同身寸之一寸五分然是五者並足少陽陽維二脈之會腦空一穴刺可入同身寸之四分餘並可刺入同身寸之三分臨泣留七呼若灸者可灸五壯大杼在項第一椎下兩傍相去各同身寸之一寸半陷者中督脈别絡足太陽手太陽三脈氣之會刺可入同身寸之三分留七呼若灸者可灸五壯　新校正云按甲乙經作七壯氣穴注作七壯刺瘧注熱穴注作五壯膺俞者膺中俞也正名中府在胷中行兩傍相去同身寸之六寸雲門下一寸乳上三肋間動脈應手陷者中仰而取之手足太陰脈之會刺可入同身寸之三分留五呼若灸者可灸五壯缺盆在肩上横骨陷者中手陽明脈氣所發刺可入同身寸之二分留七呼若灸者可灸三壯背俞當是風門熱府在第二椎下兩傍各同身寸之一寸半督脈足太陽之會刺可入同身寸之五分留七呼若灸者可灸五壯驗今明堂中誥圖經不言背俞未詳果何處也　新校正云按王注水熱穴論以風門熱府爲背俞又注氣穴論以大杼爲背俞此注云未

詳三注不同藎疑之也　氣街在腹齊下横骨兩端鼠鼷上同身寸之一寸動應手足陽明脉氣所發刺可入同身寸之三分留七呼若灸者可灸五壯三里在膝下同身寸之三寸䯒外廉兩筋肉分間足陽明脉之所入也刺可入同身寸之一寸留七呼若灸者可灸三壯巨虚上廉足陽明與大腸合在三里下同身寸之三寸足陽明脉氣所發刺可入同身寸之八分若灸者可灸三壯巨虚下廉足陽明與小腸合在上廉下同身寸之三寸足陽明脉氣所發刺可入同身寸之三分若灸者可灸三壯雲門在巨骨下胷中行兩傍　新校正云按氣穴論注胷中行兩傍作俠任脉傍横去任脉文雖異穴之處所則同　相去同身寸之六寸動脉應手中府當其下同身寸之一寸雲門手太陰脉氣所發舉臂取之刺可入同身寸之七分若灸者可灸五壯驗今明堂中誥圖經不載髃骨穴尋其穴以寫四支之熱恐是肩髃穴穴在肩端兩骨間手陽明蹻脉之會刺可入同身寸之六分留六呼若灸者可灸三壯委中在足膝後屈處膕中央約文中動脉　新校正云詳委中穴與氣穴注骨空注刺瘧論注并此王氏四處注之彼三注無足膝後屈處五字與此注異者非實有異蓋注有詳略爾　足太陽脉之所入也刺可入同身寸之五分留七呼若灸者可灸三壯髓空者正名腰俞在脊中第二十一椎節下間督脉氣所發刺可入同身寸之二分　新校正云按甲乙經作二寸水熱穴論注亦作二寸氣府論注骨空論注作一分　留七呼若灸者可灸三壯五藏俞傍五者謂魄户神堂魂門意舍志室五穴也在俠脊兩傍各相去同身寸之三寸並足太陽脉氣所發也魄户在第三椎下兩傍正坐取之刺可入同身寸之五分若灸者可灸五壯神堂在第五椎下兩傍刺可入

同身寸之三分若灸者可灸五壯魂門在第九椎下兩傍正坐取之刺可入同身寸之五分若灸者可灸三壯意舍在第十一椎下兩傍正坐取之刺可入同身寸之五分若灸者可灸三壯志室在第十四椎下兩傍正坐取之刺可入同身寸之五分若灸者可灸三壯是所謂此經之五十九刺法也若鍼經所指五十九刺則殊與此經不同雖俱治熱病之要穴然合用之理全向背猶當以病候形證所應經法即隨所證而刺之

熱病始手臂痛者，刺手陽明太陰而汗出止。❶手臂痛列缺主之列缺者手太陰之絡去腕上同身寸之一寸半別走陽明者也刺可入同身寸之三分留三呼若灸者可灸五壯欲出汗商陽主之商陽者手陽明脈之井在手大指次指內側去爪甲角如韭葉手陽明脈之所出也刺可入同身寸之一分留一呼若灸者可灸三壯

熱病始於頭首者，刺項太陽而汗出止。天柱主之天柱在俠項後髮際大筋外廉陷者中足太陽脈氣所發刺可入同身寸之二分留六呼若灸者可灸三壯

熱病始於足脛者，刺足陽明而汗出止。新校正云按此條素問本無太素亦無今按甲乙經添入

熱病先身重骨痛，耳聾好瞑，刺足少陰。據經無正主穴當補寫井滎爾新校正云按靈樞經云熱病而身重骨痛耳聾而好瞑取之骨以第四鍼索骨於腎不得索之土土脾也

病甚為五十九刺。如古法

熱病

【校勘】

❶止：《太素》卷二十五《五藏熱病》、《甲乙經》卷七《六經受病發傷寒熱病》無。

先眩冒而熱，胸脇滿，刺足少陰少陽。亦井榮也太陽之脉色榮顴骨，熱病也。榮飾也，謂赤色見於顴骨如榮飾也。顴骨謂目下當外眥也。太陽合火，故見色赤。新校正云：按楊上善云：赤色榮顴者，骨熱病也，與王氏之注不同。榮未交，新校正云：按《甲乙經》、《太素》作"榮未夭"，下文"榮未交"亦作"夭"。曰❶今且得汗，待時而已❷。榮一爲營字之誤也。曰者，引古經法之端由也。言色雖明盛，但陰陽之氣不交錯者，故法云今且得汗之而已。待時者，謂肝病待甲乙，心病待丙丁，脾病待戊巳，肺病待庚辛，腎病待壬癸，是謂待時而已。所謂交者，次如下句。與厥陰脉爭見者，死期不過三日。外見太陽之赤色，內應厥陰之弦脉，然太陽受病，當傳入陽明，今反厥陰之脉來見者，是土敗而木賊之也，故死。然土氣巳敗，木復狂行，木生數三，故期不過三日。其熱病內連腎，少陽之脉色也❸。病或爲氣，恐字誤也。若赤色氣內連鼻兩傍者，是少陽之脉色，非厥陰色。何者？腎部近於鼻也。新校正云：詳或者欲改"腎"作"鼻"，按《甲乙經》、《太素》並作"腎"。楊上善云：太陽水也，厥陰木也，水以生木，木盛水衰，故太陽水色見時，有木爭見者，水死，以其熱病內連於腎，腎爲熱傷，故死。本舊無"少陽之脉色也"六字，乃王氏所添，王注非，當從上善之義。少陽之脉色榮頰前，熱病也。頰前即顴骨下近鼻兩傍也。新校正云：按《甲乙經》、《太素》並前字

【校勘】

❶曰今：《太素》卷二十五《五藏熱病》"曰"作"日"，屬上讀；"今"作"令"。

❷而：《太素》卷二十五《五藏熱病》、《脉經》卷七《病可發汗證》、《甲乙經》卷七《六經受病發傷寒熱病》作"自"。爲是。

❸少陽之脉色也：《太素》卷二十五《五藏熱病》、《脉經》卷七《病可發汗證》、《甲乙經》卷七《六經受病發傷寒熱病》無此六字。

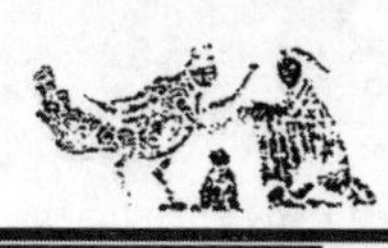

作筋楊上善云足少陽部在頰赤色榮之即知筋熱病也榮未交曰❶今且得汗待時而已。與少陰脉爭見者，死期不過三日。少陽受病當傳入於太陰，今反少陰脉來見，亦土敗而木賊之也，故死不過三日，亦木之數然。新校正云：詳或者欲改少陰作厥陰，按甲乙經、太素作少陰。楊上善云：少陽為木，少陰為水，少陽色見之時，有少陰爭見者，是母勝子，故木死。王作此注，亦非。舊本及甲乙經、太素並無期不過三日六字，此是王氏成足此文也。熱病氣穴：三椎下間主胷中熱，四椎下間主鬲❷中熱，五椎下間主肝熱，六椎下間主脾熱，七椎下間主腎熱，榮在骶也❸。脊節之謂椎，脊窮之謂骶。言腎熱之氣外通尾骶也。尋此文椎間所主神藏之熱，又不正當其藏俞，而云主療，在理未詳。項上三椎陷者中也。此舉數脊椎大法也。言三椎下間主胷中熱者，何以數之？言皆當以陷者中為氣發之所。頰下逆顴為大瘕❹，下牙車為腹滿，顴後為脇痛，頰上者鬲上也。此所以候面部之色，發明腹中之病診。

評熱病論篇第三十三

新校正云：按全元起本在第五卷。

【校勘】

❶曰今：《太素》卷二十五《五藏熱病》「曰」作「日」，屬上讀；「今」作「令」。

❷鬲中：《甲乙經》卷七《六經受病發傷寒熱病》「鬲」作「胃」；《太素》卷二十五《五藏熱病》「鬲」下無「中」字。

❸榮在骶也：《太素》卷二十五《五藏熱病》「榮在」下無「骶也」三字。

❹瘕：《太素》卷二十五《五藏熱病》作「瘦」，形近而誤。

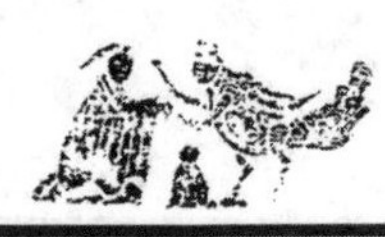

黃帝問曰：有病溫者，汗出輒復熱，而脉躁疾不爲汗衰，狂言不能食，病名爲何？岐伯對曰：病名陰陽交，交者死也。交謂交合陰陽之氣不分別也 帝曰：願聞其說。岐伯曰：人所以汗出者，皆生於穀，穀生於精。言穀氣化爲精，精氣勝乃爲汗 今邪氣交爭於骨肉而得汗者，是邪却而精勝也。言初汗也 精勝則當能食而不復熱[1]，復熱者邪氣也，汗者精氣也，今汗出而輒復熱者，是邪勝也，不能食者，精無俾也。無俾言無可使爲汗也。穀不化則精不生，精不化流，故無可使 病而留者，其壽可立而傾也。如是者，若汗出疾速，留著而不去，則其人壽命立至傾危也 新校正云：詳病而留者，按王注病當作疾，又按甲乙經作而熱留者 且夫熱論曰：汗出而脉尚躁盛者死。熱論謂上古熱論也。凡汗後脉當遲靜，而反躁急以盛滿者，是眞氣竭而邪盛，故知必死也 今脉不與汗相

【校勘】

[1] 復：《太素》卷二十五《熱病説》、《脉經》卷七《熱病陰陽交并少陰厥逆陰陽竭盡生死證》無。

應此不勝其病也其死明矣脉不靜而躁盛是不相應狂言者是失志失志者死志舍於精今精無可使是志無所居志不留居則失志也今見三死不見一生雖愈必死也汗出脉躁盛一死不勝其病二死狂言失志者三死也帝曰有病身熱汗出煩滿煩滿不爲汗解此爲何病歧伯曰汗出而身熱者風也汗出而煩滿不解者厥也病名曰風厥帝曰願卒聞之歧伯曰巨陽主氣故先受邪少陰與其爲表裏也得熱則上從之從之則厥也上從之謂少陰隨從於太陽而上也帝曰治之柰何歧伯曰表裏刺之飲之服湯謂寫太陽補少陰也飲之湯者謂止逆上之腎氣也帝曰勞風爲病何如歧伯曰勞風法在肺下從勞風生故曰勞風勞謂腎勞也腎脉者從腎上貫肝鬲入肺中故腎勞風生上居肺下也其爲病也使人強上冥視新校正云按楊上善云強上好

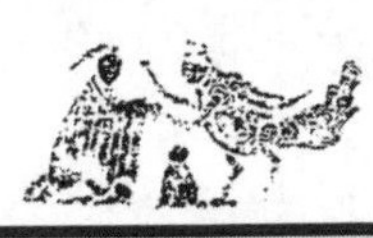

仰也冥視謂合眼視不明也又千金方冥視作目眩唾出若涕。惡風而振寒。此爲勞風之病。膀胱脉起於目内眥上額交巔上入絡腦還出別下項循肩髆内俠脊抵腰中入循膂絡腎今腎精不足外吸膀胱膀胱氣不能上營故使人頭項強而視不明也肺被風薄勞氣上熏故令唾出若鼻涕狀腎氣不足陽氣内攻勞熱相合故惡風而振寒帝曰。治之奈何。岐伯曰。以救俛仰。救猶止也俛仰謂屈伸也言止屈伸於動作不使勞氣滋蔓巨陽引精者三日。中年者五日。不精者七日。新校正云按甲乙經作三日中若五日千金方作候之三日及五日中不精明者是也與此不同欬出青黃涕。其狀如膿。大如彈丸。從口中若鼻中出。不出則傷肺。傷肺則死也。巨陽者膀胱之脉也膀胱與腎爲表裏故巨陽引精也巨大也然太陽之脉吸引精氣上攻於肺者三日中年者五日素不以精氣用事者七日當欬出稠涕其色青黃如膿狀平調欬者從咽而上出於口暴卒欬者氣衝突於蓄門而出於鼻夫如是者皆腎氣勞竭肺氣内虛陽氣奔迫之所爲故不出則傷肺也肺傷則榮衞散解魄不内治故死　新校正云按王氏云卒暴欬者氣衝突於蓄門而出於鼻按難經七衝門無蓄門之名疑是賁門楊操云賁者鬲也胃氣之所出胃出穀氣以傳於肺肺在鬲上故胃爲賁門帝曰。有病

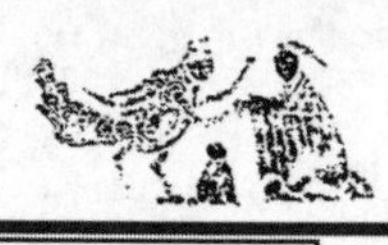

腎風者。面胕痝然壅。害於言。可刺不。痝然腫起貌。壅謂目下壅。如臥蠶形也。腎之脉從腎上貫肝鬲。入肺中。循喉嚨。俠舌本。故妨害於言語。岐伯曰。虛不當刺。不當刺[❶]而刺。後五日其氣必至。至謂病氣來至也。然謂藏配一日。而五日至腎。夫腎已不足。風內薄之。謂腫爲實。以鍼大泄。反傷藏氣。眞氣不足。不可復。故刺後五日其氣必至也。帝曰。其至何如。岐伯曰。至必少氣時熱。時熱從胸背上至頭。汗出。手熱。口乾苦渴。小便黃。目下腫。腹中鳴。身重難以行。月事不來。煩而不能食。不能正偃。正偃則欬。病名曰風水。論在刺法中。刺法篇名。今經亡。帝曰。願聞其說。岐伯曰。邪之所湊。其氣必虛。陰虛者陽必湊之。故少氣時熱而汗出也。小便黃者。少[❷]腹中有熱也。不能正偃者。胃中不和也。正偃則欬甚。上迫肺也。

【校勘】

❶不當刺：《太素》卷二十九《風水論》無此三字。

❷少腹：《太素》卷二十九《風水論》無此二字。

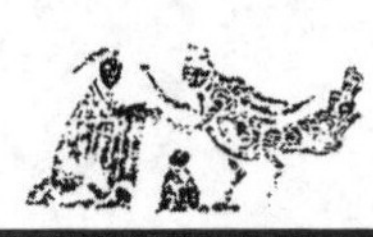

諸有水氣者。微腫先見於目下也。帝曰。何以言。岐伯曰。水者陰也。目下亦陰也。腹者至陰之所居。故水在腹者。必使目下腫也。真氣上逆。故口苦舌乾。臥不得正偃。正偃則欬出清水也。諸水病者。故不得臥。臥則驚。驚則欬甚也。腹中鳴者。病本於胃也。薄脾則煩不能食。食不下者。胃脘隔也。身重難以行者。胃脉在足也。月事不來者。胞脉閉也。胞脉者。屬心而絡於胞中。今氣上迫肺。心氣不得下通。故月事不來也。考上文所釋之義未解熱從胷背上至頭汗出手熱口乾苦渴之義應古論簡脫而此差謬之爾如是者何腎少陰之脉從腎上貫肝鬲入肺中循喉嚨侠舌本又膀胱太陽之脉從目內眥上額交巔上其支者從巔至耳上角其直者從巔入絡腦還出別下項循肩髆內俠脊抵腰中入循膂今陰不足而陽有餘故熱從胷背上至頭而汗出口乾苦渴

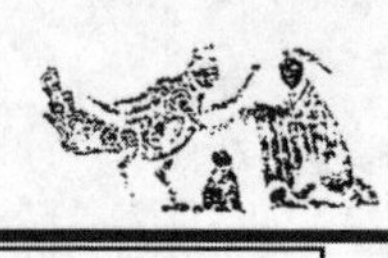

也然心者陽藏也其脉行於臂手腎者陰藏也其脉循於胷足腎不足則心氣有餘故手熱矣又以心腎之脉俱是少陰脉也　帝曰善。

逆調論篇第三十四

新校正云按全元起本在第四卷

黃帝問曰。人身非常溫也。非常熱也。爲之熱而煩滿者何也。異於常候故曰非常　新校正云按甲乙經無爲之熱三字　岐伯對曰。陰氣少而陽氣勝。故熱而煩滿也。帝曰。人身非衣寒也。中非有寒氣❶也。寒從中生者何。言不知誰爲元主邪　岐伯曰。是人多痺氣也❷。陽氣少。陰氣多。故身寒如從水中出。言自由形氣陰陽之爲是非衣寒而中有寒也　帝曰。人有四支熱。逢風寒。如炙如火者。何也。新校正云按全元起本無如火二字太素云如炙於火當從太素之文　岐伯曰。是人者陰氣虛。陽氣盛。四支者陽也。兩陽相得。而陰氣虛少❸。少水不能滅❹盛火。而陽獨

【校勘】

❶氣：《太素》卷三十《身熱》無。

❷痺氣也：《甲乙經》卷十《陰受病發痺》「痺」下無「氣也」二字。

❸少：《太素》卷三十《肉爍》無。

❹滅：《太素》卷三十《肉爍》作「減」。

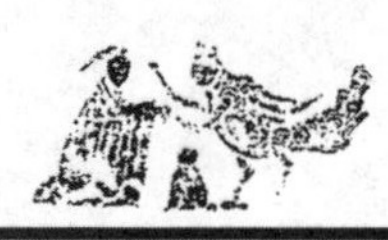

治獨治者不能生長也獨勝而止耳水爲陰火爲陽今陽氣有餘陰氣不足故去少水不能滅盛火也治者王也勝者盛也故云獨勝而止逢風而如炙如火者是人當肉爍也爍言消也言久久此人當肉消削也　新校正云詳如炙如火當從太素作如炙於火帝曰人有身寒湯火不能熱厚衣不能溫然不凍慄是爲何病岐伯曰是人者素腎氣勝以水爲事太陽氣衰腎脂枯不長一水不能勝兩火腎者水也而生於骨腎不生則髓不能滿故寒甚至骨也以水爲事言盛欲也所以不能[1]凍慄者肝一陽也心二陽也腎孤藏也一水不能勝二火故不能凍慄病名曰骨痺是人當攣節也腎不生則髓不滿髓不滿則筋乾縮故節攣拘帝曰人之肉苛者雖近衣絮猶尚苛也是謂何疾苛謂㾓重岐伯曰

【校勘】

❶能：疑衍。

榮氣虛衛氣實也。榮氣虛則不仁。衛氣虛則不用。榮衛俱虛則不仁且不用。肉如故❶也。人身與志不相有。曰死。身用志不應，志爲身不親，兩者似不相有也。新校正云：按《甲乙經》曰死作三十日死也。帝曰：人有逆氣不得卧而息有音者。有不得卧而息無音者。有起居如故而息有音者。有得卧行而喘者。有不得卧不能行而喘者。有不得卧卧而喘者。皆何藏使然。願聞其故。岐伯曰：不得卧而息有音者。是陽明之逆也。足三陽者下行。今逆而上行。故息有音也。陽明者胃脉也。胃者六府之海。水穀海也。其氣亦下行。陽明逆不得從其道。故不得卧也。下經❷曰：胃不和則卧不安。此之謂也。下經，上古經也。

【校勘】

❶故：《太素》卷二十八《痹論》作「苛」。

❷下經：《太素》卷三十《卧息喘逆》作「上經」。

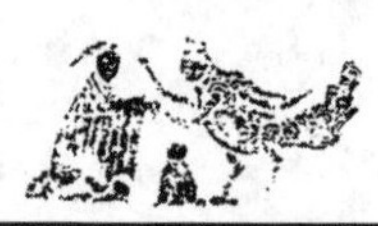

夫起居如故而息有音者。此肺之絡脉逆也。絡脉不得隨經上下，故留經而不行。絡脉之病人也微，故起居如故而息有音也。夫不得卧，卧則喘者，是水氣之客也。夫水者，循津液而流也。腎者水藏，主津液，主卧與喘也。帝曰：善。尋經所解之旨，不得卧而息無音，有得卧行而喘，有不得卧不能行而喘，此三義悉闕而未論，亦古之脱簡也

重廣補注黄帝内經素問卷第九

熱論　譫之閻切，多言也　怫音弗　刺熱論　頷胡感切　洒淅上先禮切，下先歷切　痠音酸

胘音玄　跟音根　評熱病論　胕痝下莫江切　髆音傅　逆調論　苛胡歌切

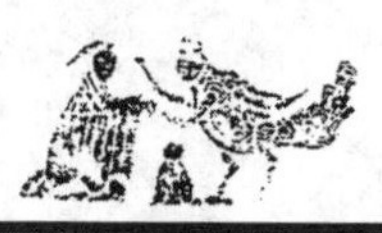

重廣補注黃帝內經素問卷第十

啓玄子次注林億孫奇高保衡等奉敕校正孫兆重改誤

瘧論篇第三十五 新校正云按全元起本在第五卷

黃帝問曰夫痎瘧皆生於風其蓄作有時者何也痎猶老也亦瘦也　新校正云按甲乙經云夫瘧疾皆生於風其以日作以時發何也與此文異太素同今文楊上善云痎有云二日一發名痎瘧此經但夏傷於暑至秋為病或云痎瘧或但云瘧不必以日發間日以定痎也但應四時其形有異以為痎爾岐伯對曰瘧之始發也先起於毫毛伸欠乃作寒慄鼓頷慄謂戰慄鼓謂振動要脊俱痛寒去則內外皆熱頭痛如破渴欲冷飲帝曰何氣

使然。願聞其道。岐伯曰：陰陽上下交爭，虛實更作，陰陽相移也。陽氣者下行極而上，陰氣者上行極而下，故曰陰陽上下交爭也。陽虛則外寒，陰虛則內熱，陽盛則外熱，陰盛則內寒，由此寒去熱生，則虛實更作，陰陽之氣相移易也。陽并於陰，則陰實而陽虛①，陽明虛則寒慄鼓頷也。陽并於陰，言陽氣入於陰分也。陽明，胃脉也。胃之脉自交承漿，却分行循頤後下廉，出大迎，其支別者，從大迎前下人迎，故氣不足則惡寒戰慄，而頤頷振動也。巨陽虛則腰背②頭項痛。巨陽者，膀胱脉，其脉從頭別下項，循肩髆內，俠背抵腰中，故氣不足則腰背頭項痛也。三陽俱虛，則陰氣勝，陰氣勝則骨寒而痛。寒生於內，故中外皆寒。陽盛則外熱，陰虛則內熱，外內皆熱則喘而渴，故欲冷飲也。熱傷氣，故內外皆熱則喘而渴。此皆得之夏傷於暑，熱氣盛，藏於皮膚之內，腸胃之外，此榮氣之所舍也。腸胃之外，榮氣所主，故云榮氣所舍也。舍，猶居也。此令人汗空疏③，新校正云：按全元起本作汗出

【校勘】

①陽虛：《太素》卷二十五《瘧解》「陽」下有「明」字。

②背：《太素》卷二十五《瘧解》作「脊」。

③汗空疏：《病源》卷十一《痎瘧候》引「汗」下有「出」字。

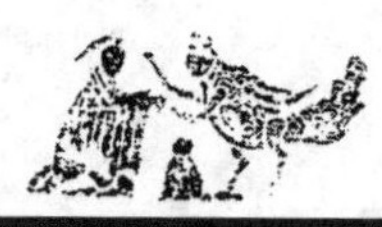

空踈甲乙經太素並同腠理開。因得秋氣。汗出遇風。及❶得之以浴。水氣舍於皮膚之內。與衛氣并居。衛氣者。晝❷日行於陽。夜行於陰。此氣得陽而外出。得陰而內薄。內外相薄❸。是以日作。作發作也帝曰。其間日而作者何也。間日謂隔日岐伯曰。其氣之舍深。內薄於陰。陽氣獨發。陰邪內著。陰與陽爭不得出。是以間日而作也。不與衛氣相逢會故隔日發也帝曰。善。其作日晏與其日早者。何氣使然。晏猶日暮也岐伯曰。邪氣客於風府。循膂而下。風府穴名在項上入髮際同身寸之二寸大筋內宛宛中也膂謂脊兩傍衛氣一日一夜大會於風府。其明日日下一節。故其作也晏。此先客於脊背也。每至於風府❹。則腠理開。腠理開則邪氣入。

【校勘】

❶及：《太素》卷二十五《瘧解》、《病源》卷十一《痎瘧候》作「乃」。

❷日：《甲乙經》卷七《陰陽相移發三瘧》無。

❸內外相薄：《太素》卷二十五《瘧解》、《病源》卷十一《痎瘧候》無此四字。

❹也晏……至於風府：《病源》卷十一《痎瘧候》無此十四字。

邪氣入則病作。以此❶日作稍益晏也。節謂脊骨之節然邪氣遠則逢會遲故發暮也其出於風府。日下一節。❷二十五日下至骶骨。二十六日入於脊内。注於伏膂之脉。項已下至尾骶凡二十四節故日下一節二十五日下至骶骨二十六日入於脊内注於伏膂之脉也伏膂之脉者謂膂筋之間腎脉之伏行者也腎之脉循股内後廉貫脊屬腎其直行者從腎上貫肝鬲入肺中以其貫脊又不正應行穴但循膂伏行故謂之伏膂脉　新校正云按全元起本二十五日作二十一日二十六日作二十二日甲乙經太素並同伏膂之脉甲乙經作太衝之脉巢元方作伏衝其氣上行。九日出於缺盆之中。其氣日高。故作日益早也。以腎脉貫脊屬腎上入肺中肺者缺盆爲之道陰氣之行速故其氣上行九日出於缺盆之中其間日發者。❸由邪氣内薄於五藏。橫連募原也。其道遠。其氣深。其行遲。不能與衛氣俱行。不得皆出。故間日乃作也。募原謂鬲募之原系　新校正云按全元起本募作膜太素巢元方並同舉痛論亦作膜原帝曰。夫子言衛氣每

【校勘】

❶以此：《病源》卷十一《痎瘧候》作「此所以」。

❷節：《太素》卷二十五《瘧解》作「椎」。

❸其間日發者：《太素》卷二十五《瘧解》無此五字。

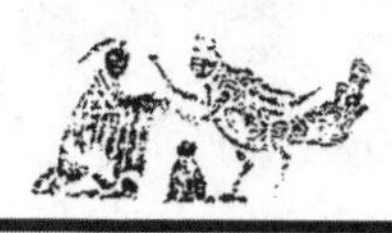

至於風府腠理乃發，發則邪氣❶入，入則病作。今衛氣日下一節，其氣之發也❷，不當風府，其日作者❸奈何？岐伯曰：新校正云：按全元起本及《甲乙經》《太素》自"此邪氣客於頭項"至下"則病作故"八十八字並無。此邪氣客於頭項循膂而下者也，故虛實不同，邪中異所，則不得當其風府也。故邪中於頭項者，氣至頭項而病；中於背者，氣至背而病；中於腰脊者，氣至腰脊而病；中於手足者，氣至手足而病。故下篇各以居邪之所而刺之。衛氣之所在，與邪氣相合，則病作。故❹風無常府，衛氣之所發❺，必開其腠理，邪氣之所合，則其府也❻。虛實不同，邪中異所，衛邪相合，病則發焉，不必悉當風府而發作也。新校正云：按《甲乙經》、巢元方"則其府也"作"其病作"。帝曰：善。夫風之與瘧也，相似同類，而風獨

【校勘】

❶氣：《太素》卷二十五《瘧解》、《甲乙經》卷七《陰陽相移發三瘧》無。

❷其氣之發也：《病源》卷十一《瘧候》無此五字。

❸其日作者：《病源》卷十一《痎瘧候》無此四字。

❹此邪氣……則病作故：《病源》卷十一《痎瘧候》無此八十八字，與新校正合。

❺發：《病源》卷十一《痎瘧候》作「應」。

❻府也：《甲乙經》卷七《陰陽相移發三瘧》、《病源》卷十一《痎瘧候》作「病作」。

常在瘧[1]得有時而休者何也　風瘧皆有盛衰故云相似同類　岐伯曰風氣[2]留其處故常在[3]瘧氣隨經絡沈以內薄　新校正云按甲乙經作次以內傳　故衞氣應乃作　留謂留止隨謂隨從　帝曰瘧先寒而後熱者何也岐伯曰夏傷於大暑其汗大出腠理開發因遇夏氣淒滄之水寒　新校正云按甲乙經太素水寒作小寒迫之　藏於腠理皮膚之中秋傷於風則病成矣　暑爲陽氣中風者陽氣受之故秋傷於風則病成矣　夫寒者陰氣也風者陽氣也先傷於寒而後傷於風故先寒而後熱也病以時作名曰寒瘧　露形觸冒則風寒傷之　帝曰先熱而後寒者何也岐伯曰此先傷於風而後傷於寒故先熱而後寒也亦以時作名曰溫瘧　以其先熱故謂之溫　其但熱而不寒者陰氣[4]先絕陽氣

【校勘】

❶ 得：《病源》卷十一《痎瘧候》作「特」。

❷ 氣：《甲乙經》卷七《陰陽相移發三瘧》「氣」下有「常」字。

❸ 故常在：《病源》卷十一《痎瘧候》無此三字。

❹ 先：《太素》卷二十五《三瘧》無。

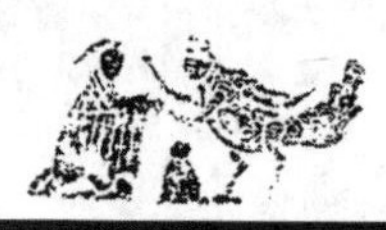

獨發則少氣煩寃手足熱而欲嘔名曰癉瘧。癉熱也極熱爲之也

帝曰：夫經言有餘者寫之，不足者補之。今熱爲有餘，寒爲不足。夫瘧者之寒，湯火不能溫也，及其熱，冰水不能寒也，此皆有餘不足之類。當此之時，良工不能止，必須❶其❷自衰乃刺之，其故何也？願聞其說。言何暇不早使其盛極而自止乎

岐伯曰：經言無刺熇熇之熱，新校正云：按全元起本及太素熱作氣 無刺渾渾之脉，無刺漉漉之汗，故爲其病逆未可治也。熇熇盛熱也渾渾言無端緒也漉漉言汗大出也

夫瘧之始發也，陽氣并於陰，當是之時，陽虛而陰盛，外無氣，故先寒慄也。陰氣逆極，則復出之陽，陽與陰復并於外，則陰虛而陽實，故❸先熱而渴。陰盛則胃

【校勘】

❶須：《甲乙經》卷七《陰陽相移發三瘧》作「待」。

❷其：《太素》卷二十五《三瘧》「其」下有「時」字。

❸先：《太素》卷二十五《三瘧》無。

寒故先寒戰慄陽盛則胃熱故先熱欲飲也夫瘧氣者❶并於陽則陽勝并於陰則陰勝陰勝則寒陽勝則熱瘧者風寒之氣不常也病極則復復謂復舊也言其氣發至極還復如舊至新校正云按甲乙經作瘧者風寒之暴氣不常病極則復至全元起本及太素作瘧風寒氣也不常病極則復至至字連上句與王氏之意異病之發也如火之熱如風雨不可當也以其盛熾故不可當也故經言曰方其盛時必毀❷新校正云按太素云勿敢必毀因其衰也事必大昌此之謂也方正也正盛寫之或傷眞氣故必毀病氣衰已補其經氣則邪氣弭退正氣安平故必大昌也夫瘧之未發也陰未并陽陽未并陰因而調之眞氣得安邪氣乃亡所寫必中所補必當故眞氣得安邪氣乃亡也故工不能治其已發爲其氣逆也眞氣浸息邪氣大行眞不勝邪是爲逆也帝曰善攻之柰何早晏何如岐伯曰瘧之且發也陰陽之且移也必從四

【校勘】

❶氣者：《甲乙經》卷七《陰陽相移發三瘧》無此二字。

❷必毀：《太素》卷二十五《三瘧》「必」前有「勿敢」二字。《靈樞經·逆順》作「勿敢毀傷」。

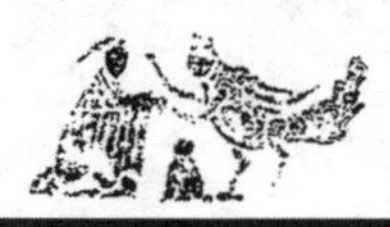

未始也陽已傷陰從之故先其時堅束其處令邪氣不得入陰氣不得出審候見之在孫絡盛堅而血者皆取之此眞往而未得并者也言牢縛四支令氣各在其處則邪所居處必自見之既見之則刺出其血爾往猶去也　新校正云按甲乙經眞往作其往太素作直往帝曰瘧不發其應何如岐伯曰瘧氣[1]者必更盛更虛當[2]氣之所在也病在陽則熱而脉躁在陰則寒而脉靜陰靜陽躁故脉亦隨之極則陰陽俱衰衛氣相離故病得休衛氣集則復病也相薄至極物極則反故極則陰陽俱衰帝曰時有間二日或至數日發或渴或不渴其故何也岐伯曰其間日者邪氣與衛氣客於六府而有時相失不能相得故休數日乃作也氣不相會故數日不能發也瘧者陰陽更勝

【校勘】

[1] 氣：《甲乙經》卷七《陰陽相移發三瘧》無。

[2] 當：《太素》卷二十五《三瘧》、《甲乙經》卷七《陰陽相移發三瘧》作「隨」。

也。或甚或不甚，故或渴或不渴。陽勝陰甚則渴，陽勝陰不甚則不渴也。勝謂強盛於彼之氣也。帝曰：論言夏傷於暑，秋必病瘧。新校正云：按《生氣通天論》并《陰陽應象大論》二論俱云：夏傷於暑，秋必痎瘧。今瘧不必應者何也？言不必皆然。岐伯曰：此應四時者也。其病異形者，反四時也。其以秋病者寒甚，秋氣清涼，陽氣下降，熱藏肌肉，故寒甚也。以冬病者寒不甚，冬氣嚴冽，陽氣伏藏，不與寒爭，故寒不甚。以春病者惡風，春氣溫和，陽氣外泄，內腠開發，故惡於風。以夏病者多汗。夏氣暑熱，津液充盈，外泄皮膚，故多汗也。帝曰：夫病溫瘧與寒瘧而皆❶安舍，舍於何藏？安，何也。舍，居止也。藏，謂五神藏也。岐伯曰：溫瘧者，得之冬中於風寒，氣藏於骨髓之中，至春則陽氣大發，邪氣不能自出，因遇大暑，腦髓爍，肌肉消❷，腠理發泄，或❸有所用力，邪❹氣與汗皆出，此病藏於腎，其氣

【校勘】

❶皆：《太素》卷二十五《三瘧》作「各」。

❷消：《病源》卷十一《溫病候》「消」下有「釋」字。

❸或：《太素》卷二十五《三瘧》、《病源》卷十一《溫病候》作「因」。

❹邪：《甲乙經》卷七《陰陽相移發三瘧》作「寒」。

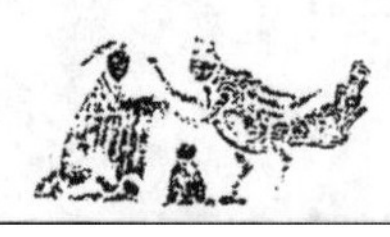

先從内出之於外也。腎主於冬，冬主骨髓，腦爲髓海，上下相應，厥熱上熏，故腦髓銷爍，銷爍則熱氣外薄，故肌肉減削而病藏於腎也。如是者，陰虛而陽盛，陽盛則熱矣。陰虛謂腎藏氣虛，陽盛謂膀胱太陽氣盛。衰則氣復反入，入則陽虛，陽虛[1]則寒矣，故先熱而後寒，名曰温瘧。衰謂病衰退也。復反入，謂入腎陰脉中。帝曰：癉瘧何如？岐伯曰：癉瘧者，肺素有熱，氣盛於身，厥逆上[2]衝，中氣實而不外泄，因有所用力，腠理開，風寒舍於皮膚之内、分肉之間而發，發則陽氣盛，陽氣盛而不衰則病矣。其氣不及於陰，新校正云：按全元起本及太素作不反之陰，巢元方作不及之陰。故但熱而不寒，氣内藏於心，而外舍於分肉之間，令人消爍脱肉，故命曰癉瘧。帝曰：善。

【校勘】

[1] 則：《外臺》卷五引「則」下有「複」字。

[2] 衝：《太素》卷二十五《三瘧》作「厥」。可參。

刺瘧篇第三十六

新校正云按全元起本在第六卷

足太陽之瘧。令人腰痛頭重。寒從背起。足太陽脈從巔入絡腦還出別下項循肩髆內俠脊抵腰中其支別者從髆內左右別下貫胂過髀樞故令腰痛頭重寒從背起　新校正云按三部九候論注貫胂作貫臀刺腰痛注亦作貫臀厥論注作貫胂甲乙經作貫胂　先寒後熱。熇熇暍暍然。熇熇甚熱狀暍暍亦熱盛也太陽不足故先寒寒極則生熱故後熱也　熱止汗出難已。熱生是爲氣虛熱止則爲氣復氣復而汗反出此爲邪氣盛而眞不勝故難已　新校正云按全元起本并甲乙經太素巢元方並作先寒後熱渴渴止汗出與此文異　刺郄中出血。太陽之郄是謂金門金門在足外踝下一名曰關梁陽維所別屬也刺可入同身寸之三分若灸者可灸三壯黃帝中誥圖經云委中主之則古法以委中爲郄中也委中在膕中央約文中動脈足太陽脈之所入也刺可入同身寸之五分留七呼若灸者可灸三壯　新校正云詳刺郄中甲乙經作膕中今王氏兩注之當以膕中爲正　足少陽之瘧。令人身體解㑊。身體解㑊次如下句　寒不甚熱不甚。[1]陽氣未盛故令其然　惡見人。見人心惕惕然。膽與肝合肝虛則恐邪薄其氣故惡見人見人心惕惕然也　熱多汗出甚。邪盛則熱多中風故汗出

【校勘】

[1] 熱不甚：《甲乙經》卷七《陰陽相移發三瘧》無此三字。

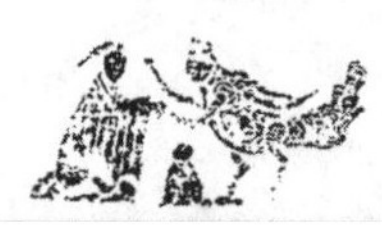

刺足少陽。俠谿主之俠谿在足小指次指歧骨間本節前陷者中少陽之榮刺可入同身寸之三分留三呼若灸者可灸三壯足陽明之瘧。令人先寒洒淅洒淅寒甚久乃熱熱去汗出。喜見日月❶光火氣乃快然。陽虛則外先寒陽虛極則復盛故寒甚久乃熱也熱去汗已陰又內強陽不勝陰故喜見日月光火氣乃快然也刺足陽明跗上。衝陽穴也在足跗上同身寸之五寸骨間動脉上去陷谷同身寸之三寸陽明之原刺可入同身寸之三分留十呼若灸者可灸三壯足太陰之瘧。令人不樂。好大息。心氣流於肺則喜今脾藏受病心毋救之火氣下入於脾不上行於肺又太陰脉支別者復從胃上鬲注心中故令人不樂好大息也不嗜食多寒熱汗出。脾主化穀營助四傍今邪薄之諸藏元稟土寄四季王則邪氣交爭故不嗜食多寒熱而汗出 新校正云按甲乙經云多寒少熱病至則善嘔。嘔已乃衰。足太陰脉入腹屬脾絡胃上鬲俠咽故病氣來至則嘔嘔已乃衰退也即取之。待病衰去即而取之其言衰即取之井俞及公孫也公孫在足大指本節後同身寸之一寸太陰絡也刺可入同身寸之四分留七呼若灸者可灸三壯足少陰之瘧。令人嘔吐甚。多寒熱。熱多寒少。足少陰脉貫肝鬲入肺中循喉

【校勘】

❶月：《病源》卷十一《溫病候》無。

嚨故嘔吐甚多寒熱也腎爲陰藏陰氣生寒今陰氣不足故熱多寒少 新校正云按甲乙經云嘔吐甚多寒少熱欲閉戶牖而處其病難已。胃陽明脉病欲獨閉戶牖而處今謂胃土病證反見腎水之中土刑於水故其病難已也太鍾太谿悉主之太鍾在足内踝後街中少陰絡也刺可入同身寸之二分留七呼若灸者可灸三壯太谿在足内踝後跟骨上動脉陷者中少陰俞也刺可入同身寸之三分留七呼若灸者可灸三壯也 新校正云按甲乙經云其病難已取太谿又按太鍾穴甲乙經作跟後衝中刺腰痛篇注作跟後街中動脉水穴注云在内踝後此注云内踝後街中諸注不同當以甲乙經爲正

足厥陰之瘧。令人腰痛少腹滿。小便不利。如癃狀非癃也[1]。數便意恐懼氣不足腹中悒悒。足厥陰脉循股陰入髦中環陰器抵少腹故病如是癃謂不得小便也悒悒不暢之貌 新校正云按甲乙經數便意三字作數噫二字刺足厥陰。太衝主之在足大指本節後同身寸之二寸陷者中厥陰俞也刺可入同身寸之三分留十呼若灸者可灸三壯也 新校正云按刺腰痛篇注云在本節後内間動脉應手

肺瘧者。令人心寒。寒甚熱[2]。熱間善驚。如有所見者。刺手太陰陽明。列缺主之列缺在手腕後同身寸之一寸半手太陰絡也刺可入同身寸之三分留三呼若灸者可灸五壯陽明穴合谷主之

【校勘】

① 非癃也：疑注文竄入。

② 熱：《千金要方》卷十《溫瘧》「熱」下有「則發」二字。

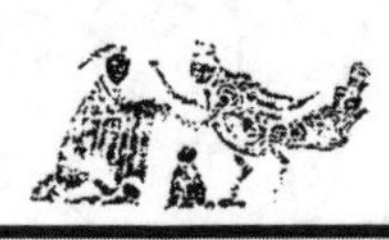

合谷在手大指次指歧骨間手陽明脉之所過也刺可入同身寸之三分留六呼若灸者可灸三壯　心瘧者，令人煩心甚，欲得清水，反寒多，不甚熱，刺手少陰。神門主之。神門在掌後銳骨之端陷者中，手少陰俞也。刺可入同身寸之三分，留七呼，若灸者可灸三壯。新校正云：按《太素》云：欲得清水及寒多，寒不甚，熱甚也。　肝瘧者，令人色蒼蒼然，太息❶，其狀若死者，刺足厥陰見血。中封主之。中封在足內踝前同身寸之一寸半陷者中，仰足而取之，伸足乃得之，足厥陰經也。刺出血止，常刺者可入同身寸之四分，留七呼，若灸者可灸三壯。　脾瘧者，令人寒，腹中痛，熱則腸中鳴，鳴已❷汗出，刺足太陰。商丘主之。商丘在足內踝下微前陷者中，足太陰經也。刺可入同身寸之三分，留七呼，若灸者可灸三壯。　腎瘧者，令人洒洒然，腰脊痛宛轉，大便難，目眴眴然，手足寒，刺足太陽少陰。太鍾主之，取如前足少陰瘧中法。　胃瘧者，令人且病也❸，善飢而不能食，食而❹支滿腹大。胃熱脾虛，故善飢而不能食，食而支滿腹大也。是以下文兼刺太陰。新校正云：按《太素》且病作疽病。　刺足陽

【校勘】

❶太息：《甲乙經》卷七《陰陽相移發三瘧》無此二字。

❷鳴已：《千金要方》卷十《溫瘧》無此二字。

❸且病也：《千金要方》卷十《溫瘧》「且」作「旦」；《太素》卷二十五《三瘧》作「疸」。《甲乙經》作「旦」是。《甲乙經》卷七《陰陽相移發三瘧》「也」作「寒」。

❹食而：《千金翼方》卷十八《瘧病》無此二字。

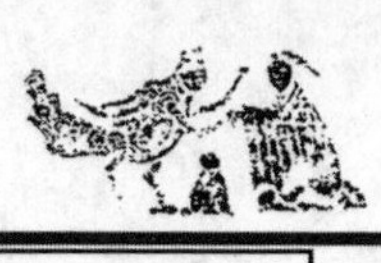

明太陰橫脉出血。厲兑解谿三里主之厲兑在足太指次指之端去爪甲如韭葉陽明井也刺可入同身寸之一分留一呼若灸者可灸一壯解谿在衝陽後同身寸之三寸半腕上陷者中陽明經也刺可入同身寸之五分留五呼若灸者可灸三壯三里在膝下同身寸之三寸骭骨外廉兩筋肉分間陽明合也刺可入同身寸之一寸留七呼若灸者可灸三壯然足陽明取此三穴足太陰刺其橫脉出血也橫脉謂足内踝前斜過大脉則太陰之經脉也　新校正云詳解谿在衝陽後三寸半按甲乙經一寸半氣穴論注二寸半

瘧發身方熱刺跗上動脉。則陽明之脉也開其空出其血立寒。陽明之脉多血多氣熱盛氣壯故出其血而立可寒也

瘧方欲寒刺手陽明太陰足陽明太陰。亦謂開穴而出其血也當隨井俞而刺之也

瘧脉滿大急刺背俞用中鍼傍伍胠俞各一適肥瘦出其血也。瘦者淺刺少出血肥者深刺多出血背俞謂大杼五胠俞謂譩譆

瘧脉小實急灸脛少陰刺指井。灸脛少陰是謂復溜復溜在内踝上同身寸之二寸陷者中足少陰經也刺可入同身寸之三分留三呼若灸者可灸五壯刺指井謂刺至陰至陰在足小指外側去爪甲角如韭葉足太陽井也刺可入同身寸之一分留五呼若灸者可灸三壯

瘧脉滿大急

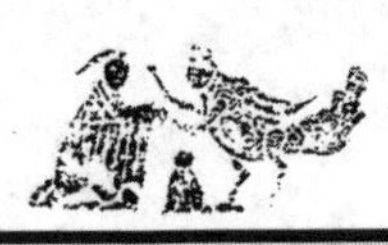

刺背俞用五胠俞背俞各一適行至於血也。 謂調適肥瘦穴度深淺循三備法而行鍼令至於血脉也背俞謂大杼五胠俞謂譩譆主之　新校正云詳此條從瘧脉滿大至此注終文注共五十五字當從删削經文與次前經文重復王氏隨而注之别無義例不若士安之精審不復出也 瘧脉緩大虚便宜用藥不宜用鍼。 緩者中風大爲氣實虚者血虚血虚氣實風又攻之故宜藥治以遣其邪不宜鍼寫而出血也 凡治瘧先發如食頃乃可以治過之則失時也。 先其發時眞邪異居波隴不起故可治過時則眞邪相合攻之則反傷眞氣故曰失時　新校正云詳從前瘧脉滿大至此全元起本在第四卷中王氏移續於此也 諸瘧而脉不見刺十指間出血。血去必已先視身之赤如小豆者盡取之。十二瘧者其發各不同時。察其病形。以知其何脉之病也。 隨其形證而病脉可知 先其發時如食頃而刺之。一刺則衰。二刺則知。三刺則已。不已刺舌下兩脉出血。 釋具下文 不已刺郄中盛經

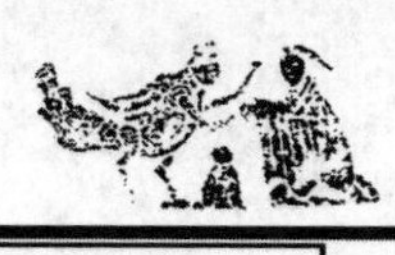

出血。又刺項已下俠脊者必已。並足太陽之脈氣也郄中則委中也俠脊者謂大杼風門熱府穴也大杼在項第一椎下兩傍相去各同身寸之一寸半陷者中刺可入同身寸之三分留七呼若灸者可灸五壯風門熱府在第二椎下兩傍各同身寸之一寸半刺可入同身寸之五分留七呼若灸者可灸五壯　新校正云詳大杼穴灸五壯按甲乙經作七壯氣穴論注作七壯刺熱論及熱穴注並作五壯舌下兩脈者廉泉也。廉泉穴名在頷下結喉上舌本下陰維任脈之會刺可入同身寸之三分留三呼若灸者可灸三壯刺瘧者必先問其病之所先發者先刺之。先頭痛及重者先刺頭上及兩額兩眉間出血。頭上謂上星百會兩額謂懸顱兩眉間謂攢竹等穴也先項背痛者先刺之。項風池風府主之背大杼神道主之先腰脊痛者先刺郄中出血。先手臂痛者先刺手少陰陽明十指間。新校正云按別本作手陰陽全本亦作手陰陽先足脛痠痛者先刺足陽明十指間出血。各以邪居之所而脫寫之風瘧瘧發則汗出惡風刺三陽經背俞

之血者。三陽太陽也　新校正云按甲乙經云足三陽 骭痠痛甚。按之不可。名曰胕髓病。以鑱鍼鍼絶骨出血立已。陽輔穴也取如氣穴論中府俞法 身體小痛。刺至陰。❶新校正云按甲乙經無至陰二字 諸陰之井無出血。間日一刺。諸井皆在指端足少陰井在足心宛宛中 瘧不渴。間日而作。新校正云按九卷云足陽明太素同 渴而間日作。刺足少陽。新校正云按九卷云手少陽太素同 溫瘧汗不出。爲五十九刺。自胃瘧下至此尋黃帝中誥圖經所主或有不與此文同應古之别法也

氣厥論篇第三十七

新校正云按全元起本在第九卷與厥論相併

黃帝問曰。五藏六府寒熱相移者何。岐伯曰。腎移寒於肝。❷癰腫少氣。肝藏血然寒入則陽氣不散陽氣不散則血聚氣澀故爲癰腫又爲少氣也　新校正云按全元起本云腎移寒於脾元起注云腎傷於寒而傳於脾脾主肉寒生於肉則結爲堅堅化爲膿故爲癰也血傷氣少故曰少氣甲乙經亦作移寒於脾王因誤本遂解爲肝亦

【校勘】

❶至陰：《甲乙經》卷七《陰陽相移發三瘧》無此二字。

❷肝：《太素》卷二十六《寒熱相移》作「脾」，與新校正合。

智者之一失也 脾移寒於肝。癰腫筋攣。脾藏主肉肝藏主筋肉温則筋舒肉冷則筋急故筋攣也肉寒則衞氣結聚故爲癰腫 肝移寒於心。狂隔中。心爲陽藏神處其中寒薄之則神亂離故狂也陽氣與寒相薄故隔塞而中不通也 心移寒於肺。肺消。肺消者飲一溲二。死不治。心爲陽藏反受諸寒寒氣不消乃移於肺寒隨心火内爍金精金受火邪故中消也然肺藏消爍氣無所持故令飲一而溲二也金火相賊故死不能治 肺移寒於腎。爲涌水。涌水者。按腹不堅。水氣客於大腸。疾行則鳴濯濯如囊裹漿。水之病也。肺藏氣腎主水夫肺寒入腎腎氣有餘腎氣有餘則上奔於肺故云涌水也大腸爲肺之府然肺腎俱爲寒薄上下皆無所之故水氣客於大腸也腎受凝寒不能化液大腸積水而不流通故其疾行則腸鳴而濯濯有聲如囊裹漿而爲水病也 新校正云按甲乙經水之病也作治主肺者 脾移熱於肝。則爲驚衄。肝藏血又主驚故熱薄之則驚而鼻中血出 肝移熱於心則死。兩陽和合火木相燔故肝熱入心則當死也陰陽別論曰肝之心謂之生陽生陽之屬不過四日而死 新校正云按陰陽别論之文義與此殊王氏不當引彼誤文附會此義 心移熱於肺。傳爲鬲消。心肺兩間中有

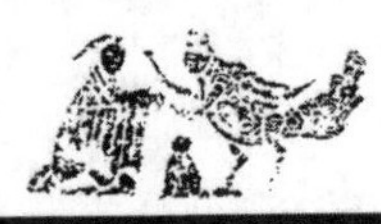

斜鬲膜鬲膜下際內連於橫鬲膜故心熱入肺久久傳化內爲鬲熱消渴而多飲也**肺移熱於腎傳爲柔痓。**柔謂筋柔而無力痓謂骨痓而不隨氣骨皆熱髓不內充故骨痓強而不舉筋柔緩而無力也**腎移熱於脾傳爲虛腸澼死不可治。**脾土制水腎反移熱以與之是脾土不能制水而受病故久久傳爲虛損也腸澼死者腎主下焦象水而冷今乃移熱是精氣內消下焦無主以守持故腸澼除而氣不禁止**胞移熱於膀胱則癃溺血。**膀胱爲津液之府胞爲受納之司故熱入膀胱胞中外熱陰絡內溢故不得小便而溺血也正理論曰熱在下焦則溺血此之謂也**膀胱移熱於小腸鬲腸不便上爲口糜。**小腸脉絡心循咽下鬲抵胃屬小腸故受熱以下令腸隔塞而不便上則口生瘡而糜爛也糜謂爛也**小腸移熱於大腸爲虙瘕爲沈。**小腸熱已移入大腸兩熱相薄則血溢而爲伏瘕也血澀不利則月事沈滯而不行故云爲虙瘕爲沈也虙與伏同瘕一爲疝傳寫誤也**大腸移熱於胃善食而瘦入謂之食亦。**胃爲水穀之海其氣外養肌肉熱消水穀又鑠肌肉故善食而瘦入也食亦者謂食入移易而過不生肌膚也亦易也　新校正云按甲乙經入作又王氏注云善食而瘦入也殊爲無義不若甲乙經作又讀連下文**胃移熱於膽亦曰食亦。**義同上

膽移熱於腦。則辛頞鼻淵。鼻淵者。濁涕下不止也。腦液下滲則爲濁涕涕下不止如彼水泉故曰鼻淵也頞謂鼻頞也足太陽脉起於目内眥上額交巔上入絡腦足陽明脉起於鼻交頞中傍約太陽之脉今腦熱則足太陽逆與陽明之脉俱盛薄於頞中故鼻頞辛也辛謂酸痛故下文曰傳爲衄衊瞑目。以足陽明脉交頞中傍約太陽之脉故耳熱盛則陽絡溢陽絡溢則衄出汗血也衊謂汗血也血出甚陽明太陽脉衰不能榮養於目故目瞑瞑暗也故得之氣厥也。厥者氣逆也皆由氣逆而得之

欬論篇第三十八

新校正云按全元起本在第九卷

黃帝問曰。肺之令人欬。何也。岐伯對曰。五藏六府皆令人欬。非獨肺也。帝曰。願聞其狀。岐伯曰。皮毛者。肺之合也。皮毛先受邪氣。邪氣以從其合也。邪謂寒氣其寒飲食入胃。從肺脉上至❶於肺。則肺❷寒。肺寒則外内合邪

【校勘】

❶至：《太素》卷二十九《欬論》作「注」。

❷則肺寒：《太素》卷二十九《欬論》無此三字。

因而客之。則爲肺欬。肺脉起於中焦下絡大腸還循胃口上鬲屬肺故云從肺脉上至於肺也 五藏各以其時受病。非其時各傳以與之。時謂王月也非王月則不受邪故各傳以與之 人與天地相參。故五藏各以治時感於寒則受病。微則爲欬。甚者爲泄爲痛。寒氣微則外應皮毛內通肺故欬寒氣甚則入於內內裂則痛入於腸胃則泄痢 乘秋則肺先受邪。乘春則肝先受之。乘夏則心❶先受之。乘至陰則脾先受之。乘冬則腎❶先受之。以當用事之時故先受邪氣 新校正云按全元起本及太素无乘秋則三字疑此文誤多也 帝曰。何以異之。欲明其證也 岐伯曰。肺欬之狀。欬而喘息有音。甚則唾血。肺藏氣而應息故欬則喘息而喉中有聲甚則肺絡逆故唾血也 心欬之狀。欬則心痛。喉中介介如梗狀。甚則咽腫喉痹。手心主脉起於胷中出屬心包少陰之脉起於心中出屬心系其支別者從心系上俠咽喉故病如是 新校正云按甲乙經介介如梗狀作喝喝又少陰之脉上俠咽不言俠喉 肝欬

【校勘】

❶先：《太素》卷二十九《欬論》無。

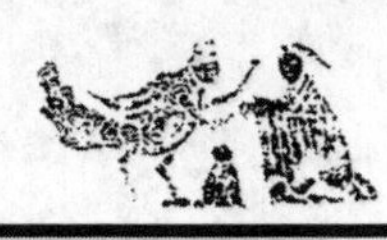

之狀，欬則兩脇下痛，甚則不可以轉，轉則兩胠下滿❶。足厥陰脉上貫鬲，布脇肋，循喉嚨之後，故如是。胠，亦脇也。脾欬之狀，欬則右脇下痛，陰陰❷引肩背，甚則不可以動，動則欬劇。足太陰脉上貫鬲，俠咽，其支別者，復從胃別上鬲，故病如是也。脾氣連肺，故痛引肩背也。脾氣主右，故右胠下陰陰然深慢痛也。腎欬之狀，欬則腰背相引而痛，甚則欬涎。足少陰脉上股內後廉，貫脊屬腎絡膀胱；其直行者，從腎上貫肝鬲，入肺中，循喉嚨，俠舌本。又膀胱脉從肩髆內別下俠脊，抵腰中，入循膂，絡腎，故病如是。帝曰：六府之欬奈何？安所受病？岐伯曰：五藏之久欬，乃移於六府。脾欬不已，則胃受之。胃欬之狀，欬而嘔，嘔甚則長蟲出。脾與胃合，又胃之脉循喉嚨，入缺盆，下鬲屬胃絡脾，故脾欬不已，胃受之也。胃寒則嘔，嘔甚則腸氣逆上，故蚘出。肝欬不已，則膽受之。膽欬之狀，欬嘔膽汁。肝與膽合，又膽之脉從缺盆以下胷中，貫鬲絡肝，故肝欬不已，膽受之也。膽氣好逆，故嘔溫苦汁也。肺欬不已，則大腸受

【校勘】

❶胠：《甲乙經》卷九《邪在肺五藏六府受病發欬逆》作「脅」。

❷陰陰：《太素》卷二十九《欬論》無此二字。

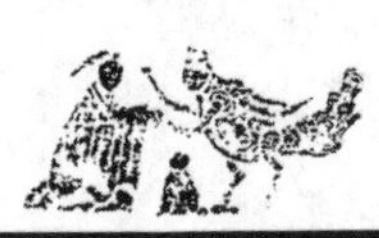

之大腸欬狀，欬而遺失。肺與大腸合，又大腸脉入缺盆絡肺，故肺欬不已，大腸受之。大腸爲傳送之府，故寒入則氣不禁焉。新校正云：按《甲乙經》"遺失"作"遺矢"。心欬不已，則小腸受之。小腸欬狀，欬而失氣，氣與欬俱失。心與小腸合，又小腸脉入缺盆絡心，故心欬不已，小腸受之。小腸寒盛，氣入大腸，欬則小腸氣下奔，故失氣也。腎欬不已，則膀胱受之。膀胱欬狀，欬而遺溺。腎與膀胱合，又膀胱脉從肩髆內俠脊抵腰中，入循膂絡腎屬膀胱，故腎欬不已，膀胱受之。膀胱爲津液之府，是故遺溺。久欬不已，則三焦受之。三焦欬狀，欬而腹滿，不欲食飲，此皆聚於胃，關於肺，使人多涕唾，而面浮腫氣逆也。三焦者，非謂手少陽也，正謂上焦中焦耳。何者？上焦者，出於胃上口，並咽以上，貫鬲，布胸中，走腋；中焦者，亦至於胃口，出上焦之後，此所受氣者，泌糟粕，蒸津液，化其精微，上注於肺脉，乃化而爲血，故言皆聚於胃，關於肺也。兩焦受病，則邪氣熏肺而肺氣滿，故使人多涕唾而面浮腫氣逆也。腹滿不欲食者，胃寒故也。胃脉者，從缺盆下乳內廉，下循腹至氣街；其支者，復從胃下口，循腹裏至氣街中而合。今胃受邪，故病如是也。何以明其不謂下焦？然下焦者，別於回腸，注於膀胱，故水穀者，常并居於胃中，盛糟粕而俱下於大腸，泌別

汁循下焦而滲入膀胱尋此行化乃與胃口懸遠故不謂此也　新校正云按甲乙經胃脉下循腹作下俠臍帝曰。治之奈何。岐伯曰。治藏者。治其俞。治府者。治其合。浮腫者。治其經。諸藏俞者皆脉之所起第三穴諸府合者皆脉之所起第六穴也經者藏脉之所起第四穴府脉之所起第五穴靈樞經曰脉之所注爲俞所行爲經所入爲合此之謂也帝曰。善。

重廣補注黄帝内經素問卷第十

瘧論　熇火沃切　漉音鹿　弭緜婢切　刺瘧論　暍音謁　悒於急切　眴音舜

氣厥論　痓音熾　麋武悲切　虙音復　衊莫結切　欬論　蚘音回

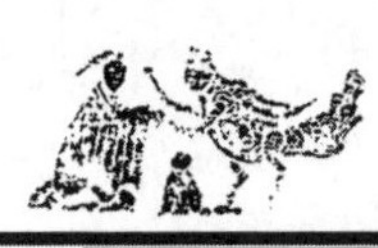

重廣補注黃帝内經素問卷第十一

啓玄子次注林億孫奇高保衡等奉敕校正孫兆重改誤

舉痛論　腹中論

刺腰痛篇

舉痛論篇第三十九

新校正云按全元起本在第三卷名五藏舉痛所以名舉痛之義未詳按本篇乃黄帝問五藏卒痛之疾疑舉乃卒字之誤也

黄帝問曰。余聞善言天者。必有驗於人。善言古者。必有合於今。善言人者。必有厭於巳。如此則道不惑而要數極。所謂明也。善言天者言天四時之氣温涼寒暑生長收藏在人形氣五藏參應可驗而指示善惡故曰必有驗於人善言古者謂言上古聖人養生損益之迹與今養生損益之理可合而與論成敗故曰必有合於今也善言人者謂言形骸骨節更相枝拄筋脉束絡皮肉包裏而五藏六府次居其中假七神五藏而運用之氣絶神去則之於死是以知彼浮形不能堅久靜慮於己亦與彼同故曰必有厭於己也夫如此者是知道要數之極悉無疑惑深明至理而乃能然矣

令余問於夫子令言而可知視而可見捫而可得令驗於己而發蒙解惑可得而聞乎言如發開童蒙之耳解於疑惑者之心令一一條理而目視手循驗之可得捫猶循也

岐伯再拜稽首對曰何道之問也請示問端也

帝曰願聞人之五藏卒痛何氣使然岐伯對曰經脉流行不止環周不休寒氣入經而稽遲泣而不行客於脉外則血少客於脉中則氣不通故卒然而痛帝曰其痛或卒然而止者或痛甚不休者或痛甚不可按者或按之而痛止者或按之無益者或喘動應手者或心與背相引而痛者或脇肋與少腹

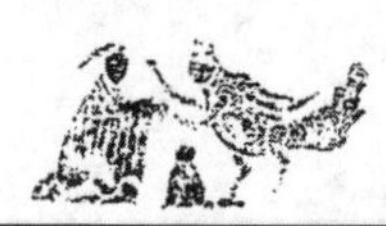

相引而痛者。或腹痛引陰股者。或痛宿昔而成積者。或卒然痛死不知人有少閒復生者。或痛而嘔者。或腹痛而後泄者。或痛而閉不通者。凡此諸痛各不同形。別之柰何。欲明異候之所起 岐伯曰：寒氣客於脉外則脉寒。脉寒則縮踡。縮踡則脉絀急。則外引小絡。故卒然而痛。得炅則痛立止。脉左右環，故得寒則縮踡而絀急，縮踡絀急則衛氣不得通流，故外引於小絡脉也。衛氣不入，寒內薄之，脉急不縱，故痛生也。得熱則衛氣復行，寒氣退辟，故痛止。炅，熱也。止，已也。 因重中於寒。則痛久矣。重寒難釋，故痛久不消 寒氣客於經脉之中。與炅氣相薄。則脉滿。滿則痛而不可按也。按之痛甚者，其義具下文 寒氣稽留。炅氣從上。則脉充大而血氣亂。故痛甚不可按也。脉既滿大，血氣復亂，按之則邪氣攻內，故不可按也 寒氣客於

腸胃之間，膜原之下，①血不得散，小絡急引故痛，按之則血氣散，故按之痛止。膜謂鬲間之膜，原謂鬲肓之原。血不得散，謂鬲膜之中小絡脉内血也。絡滿則急，故牽引而痛生也。手按之則寒氣散，小絡緩，故痛止。

寒氣客於俠脊之脉則深，按之不能及，故按之無益也。俠脊之脉者，當中督脉也，次兩傍足太陽脉也。督脉者循脊裏，太陽者貫膂筋，故深按之不能及也。若按當中則膂節曲，按兩傍則膂筋蹙，合曲與蹙合，皆衛氣不得行，過寒氣益聚而内畜，故按之無益。

寒氣客於衝脉，衝脉起於關元，隨腹直上，寒氣客②則脉不通，脉不通則氣因之，故喘動應手矣。衝脉，奇經脉也。關元，穴名，在齊下三寸。言起自此穴，即隨腹而上，非生出於此也。其本生出，乃起於腎下也。直上者，謂上行會於咽喉也。氣因之，謂衝脉不通，足少陰氣因之上滿，衝脉與少陰並行，故喘動應於手也。

寒氣客於背俞之脉則脉泣，脉泣則血虛，血虛則痛，其俞注於心，故相引而痛，按之則熱氣至，熱氣至則痛止矣。背俞謂心

【校勘】

①血：《太素》卷二十七《邪客》作「而」。

②寒氣客：《太素》卷二十七《邪客》無此三字。

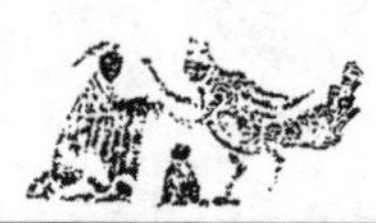

俞脉亦足太陽脉也夫俞者皆内通於藏故曰其俞注於心相引而痛也按之則温氣入温氣入則心氣外發故痛止

寒氣客於厥陰之脉厥陰之脉者絡陰器繫於肝寒氣客於脉中則血泣脉急故脇肋與少腹相引痛矣厥陰者肝之脉入髦中環陰器抵少腹上貫肝鬲布脅肋故曰絡陰器繫於肝脉急引脇與少腹痛也

厥氣客於陰股寒氣上及少腹血泣在下相引故腹痛引陰股亦厥陰肝脉之氣也以其脉循陰股入髦中環陰器上抵少腹故曰厥氣客於陰股寒氣上及於少腹也

寒氣客於小腸膜原之間絡血之中血泣不得注於大經血氣稽留不得行故宿昔而成積矣言血爲寒氣之所凝結而乃成積

寒氣客於五藏厥逆上泄陰氣竭陽氣未入故卒然痛死不知人氣復反則生矣言藏氣被寒擁冐而不行氣復得通則已也 新校正云詳注中擁冐疑作擁冒

寒氣客於腸胃厥逆上出故痛而嘔也

腸胃客寒，留止則陽氣不得下流而反上行，寒不去則痛生，陽上行則嘔逆，故痛而嘔也。寒氣客於小腸，小腸不得成聚，故後泄腹痛矣。小腸爲受盛之府，中滿則寒，邪不居，故不得結聚而傳下入於迴腸，迴腸，廣腸也，爲傳導之府，物不得停留，故後泄而痛。熱氣留於小腸，腸中痛，癉熱焦渴❶，則堅乾不得出，故痛而閉不通矣。熱滲津液，故便堅也。帝曰：所謂言而可知者也，視而可見奈何？謂候色也。岐伯曰：五藏六府，固盡有部，謂面上之分部。視其五色，黃赤爲熱，中熱則色黃赤。白爲寒，陽氣少，血不上榮於色，故白。青黑爲痛，血凝泣則變惡，故色青黑則痛。此所謂視而可見者也。帝曰：捫而可得奈何？捫，摸也，以手循摸也。岐伯曰：視其主病之脉，堅而血及陷下者，皆可捫而得也。帝曰：善。余知百病生於氣也，夫氣之爲用，虛實逆順緩急皆能爲病，故發此問端。怒則氣上，喜則氣緩，悲則氣消，恐則氣下，

【校勘】

❶渴：《太素》卷二十七《邪客》作「竭」。

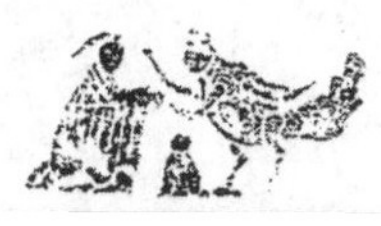

寒則氣收，炅則氣泄，驚則氣亂，新校正云：按太素驚作憂。勞則氣耗，思則氣結，九氣不同，何病之生？岐伯曰：怒則氣逆，甚則嘔血及飧泄，新校正云：按甲乙經及太素飧泄作食而氣逆。故氣上矣。怒則陽氣逆上而肝氣乘脾，故甚則嘔血及飧泄也。何以明其然？怒則面赤，甚則色蒼。靈樞經曰：盛怒而不止則傷志。明怒則氣逆上而不下也。喜則氣和志達，榮衛通利，故氣緩矣。氣脉和調，故志達暢，榮衛通利，故氣徐緩。悲則心系急，肺布葉舉，而上焦不通，榮衛不散，熱氣在中，故氣消矣。布葉謂布蓋之大葉。新校正云：按甲乙經及太素而上焦不通作兩焦不通。又王注肺布葉舉謂布蓋之大葉，疑非。全元起云：悲則損於心，心系急則動於肺，肺氣繫諸經，逆故肺布而葉舉。安得謂肺布爲肺布蓋之大葉。恐則精却，却則上焦閉，閉則氣還，還則下焦脹，故氣不行矣。恐則陽精却上而不下流，故却則上焦閉也。上焦既閉，氣不行流，下焦陰氣亦還迴不散，而聚爲脹也。然上焦固禁，下焦氣還，各守一處，故氣不行也。新校正云：詳氣不行當作氣下行也。寒則腠理閉，氣不行，

謂津液滲泄之所理謂文理逢會之中閉謂密閉氣謂衞氣行

故氣收矣。謂流行收謂收斂也身寒則衞氣沉故皮膚文理及滲泄之處皆閉密而氣不流行衞氣收斂於中而不發散也　新校正云按甲乙經氣不行作營衞不行　炅則腠理開。榮衞通。汗大泄。故氣泄。人在陽則舒在陰則慘故熱則膚腠開發榮衞大通津液外滲而汗大泄也　驚則心無所倚。神無所歸。慮無所定。故氣亂矣。氣奔越故不調理　新校正云按太素驚作憂　勞則喘息汗出。外內皆越。故氣耗矣。疲力役則氣奔速故喘息氣奔速則陽外發故汗出然喘且汗出內外皆踰越於常紀故氣耗損也　思則心有所存①。神有所歸。正氣留而不行。故氣結矣。繫心不散故氣亦停留　新校正云按甲乙經歸正二字作止字

腹中論篇第四十　新校正云按全元起本在第五卷

黄帝問曰。有病心腹滿。旦食則不能暮食。此爲何病。岐伯對曰。名爲鼓脹。心腹脹滿不能再食形如鼓脹故名鼓脹也　新校正云按太素鼓作穀　帝曰。治

【校勘】

① 存：《甲乙經》卷一《精神五藏論》作「傷」。

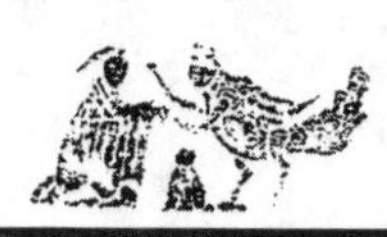

之柰何。岐伯曰。治之以雞矢醴。一劑知。二劑已。按古本草雞矢並不治鼓脹惟大利小便微寒今方制法當取用處湯漬服之帝曰。其時有復發者何也。復謂再發言如舊也岐伯曰。此飲食不節。故時有病也。雖然其病且已時故當病氣聚於腹也。飲食不節則傷胃胃脈者循腹裏而下行故飲食不節時有病者復病氣聚於腹中也帝曰。有病胸脅支滿者。妨於食。病至則先聞腥臊臭。出清液。先唾血。四支清。目眩。時時前後血。病名爲何。何以得之。清液清水也亦謂之清涕清涕者謂從竅漏中漫液而下水出清冷也眩謂目視眩轉也前後血謂前陰後陰出血也岐伯曰。病名血枯。此得之年少時。有所大脫血。若醉入房中。氣竭肝傷。故月事衰少不來也。出血多者謂之脫血漏下鼻衄嘔吐出血皆同焉夫醉則血脈盛血脈盛則內熱因而入房髓液皆下故腎中氣竭也肝藏血以少大脫血故肝傷也然於丈夫則精液衰乏女子則月事衰少而不來帝曰。

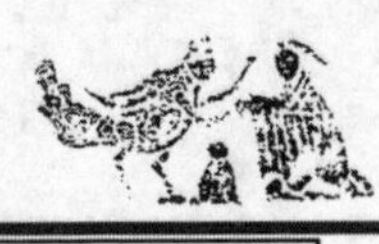

治之柰何。復以何術。岐伯曰。以四烏鰂骨一藘茹二物幷合之。丸以雀卵。大如小豆。以五丸爲後飯。飲以鮑魚汁。利腸中。新校正云按别本一作傷中及傷肝也。飯後藥先謂之後飯按古本草經云烏鰂魚骨藘茹等並不治血枯然經法用之是攻其所生所起爾夫醉勞力以入房則腎中精氣耗竭月事衰少不至則中有惡血淹留精氣耗竭則陰萎不起而無精惡血淹留則血痹著中而不散故先兹四藥用入方焉古本草經曰烏鰂魚骨味鹹冷平無毒主治女子血閉藘茹味辛寒平有小毒主散惡血雀卵味甘温平無毒主治男子陰萎不起強之令熱多精有子鮑魚味辛臭温平無毒主治瘀血血痹在四支不散者尋文會意方義如此而處治之也　新校正云按甲乙經及太素藘茹作藺茹詳王注性味乃藺茹當改藘作藺又按本草烏鰂魚骨冷作微温雀卵甘作酸與王注異。帝曰。病有少腹盛上下左右皆有根此爲何病。可治不。岐伯曰。病名曰伏梁。伏梁心之積也　新校正云詳此伏梁與心積之伏梁大異病有名同而實異者非一如此之類是也帝曰伏梁何因而得之。岐伯曰。裹大膿血居腸胃之外。不可治。

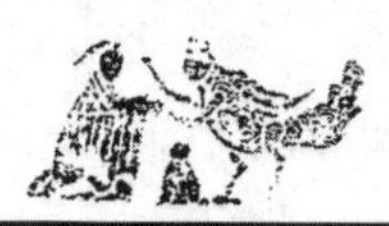

治之。每切按之致死。帝曰何以然。歧伯曰。此下則因陰必下膿血。上則迫胃脘生鬲。俠胃脘內癰。正當衝脉帶脉之部分也帶脉者起於季脇迴身一周横絡於齊下衝脉者與足少陰之絡起於腎下出於氣街循陰股其上行者出齊下同身寸之三寸關元之分俠齊直上循腹各行會於咽喉故病當其分則少腹盛上下左右皆有根也以其上下堅盛如有潛梁故曰病名伏梁不可治也以裹大膿血居腸胃之外按之痛悶不堪故每切按之致死也以衝脉下行者絡陰上行者循腹故也上則迫近於胃脘下則因薄於陰器也若因薄於陰則便下膿血若迫近於胃則病氣上出於鬲復俠胃脘內長其癰也何以然哉以本有大膿血在腸胃之外故也生當爲出傳文誤也　新校正云按太素俠胃作使胃此久病也難治。居齊上爲逆。居齊下爲從。勿動亟奪。若裹大膿血居齊上則漸傷心藏故爲逆居齊下則去心稍遠猶得漸攻故爲從從順也亟數也奪去也言不可移動但數數去之則可矣論在刺法中。今經亡

帝曰。人有身體髀股䯒皆腫。環齊而痛。是爲何病。歧伯曰。病名伏梁。此二十六字錯簡在奇病論中若不有此二十六字則下文無據也　新校正云詳此並無注解盡在下卷奇

病論中此風根也。此四字此篇本有奇病論中亦有之其氣溢於大腸而著於肓。肓之原在齊下。故環齊而痛也。不可動之。動之爲水溺濇之病。亦衝脉也齊下謂脖胦在齊下同身寸之二寸半靈樞經曰肓之原名曰脖胦帝曰：夫子數言熱中消中。不可服高粱芳草石藥。石藥發瘨。芳草發狂。多飲數溲謂之熱中多食數溲謂之消中多喜曰瘨多怒曰狂芳美味也夫熱中消中者。皆富貴人也。今禁高粱。是不合其心。禁芳草石藥。是病不愈。願聞其說。熱中消中者脾氣之上溢甘肥之所致故禁食高粱芳美之草也通評虛實論曰凡治消癉甘肥貴人則高粱之疾也又奇病論曰夫五味入於口藏於胃脾爲之行其精氣津液在脾故令人口甘此肥美之所發也此人必數食甘美而多肥也肥者令人內熱甘者令人中滿故其氣上溢轉爲消渴此之謂也夫富貴人者驕恣縱欲輕人而無能禁之禁之則逆其志順之則加其病帝思難詰故發問之高膏粱米也石藥英乳也芳草濃美也然此五者富貴人常服之難禁也岐伯曰。夫芳草之氣美。石藥之氣悍。二者其氣急

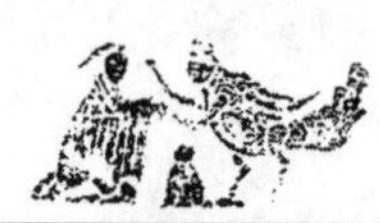

疾堅勁，故非緩心和人，不可以服此二者。脾氣溢而生病，氣美則重盛於脾，消熱之氣躁疾氣悍，則又滋其熱。若人性和心緩，氣候舒匀，不與物爭，釋然寬泰，則神不躁迫，無懼内傷，故非緩心和人不可以服此二者。悍，利也。堅，定也，固也。勁，剛也。言其芳草石藥之氣堅定固久，剛烈而卒不歇滅，此二者是也。帝曰：不可以服此二者，何以然？岐伯曰：夫熱氣慓悍，藥氣亦然，二者相遇，恐内傷脾。慓，疾也。脾者土也，而惡木，服此藥者，至甲乙日更論。熱氣慓盛則木氣内餘，故心非和緩則躁怒數起，躁怒數起則熱氣因木以傷脾，甲乙為木，故至甲乙日更論脾病之增減也。帝曰：善。有病膺腫新校正云：按《甲乙經》作"癰腫"。頸痛胷滿腹脹，此為何病？何以得之？膺，胷傍也。頸，項前也。胷，膺間也。岐伯曰：名厥逆。氣逆所生，故名厥逆。帝曰：治之柰何？岐伯曰：灸之則瘖，石之則狂，須其氣并，乃可治也。石謂以石鍼開破之。帝曰：何以然？岐伯曰：陽氣重上，有餘於上，灸之則陽

氣入陰。入則瘖。石之則陽氣虛。虛則狂。灸之則火氣助陽陽盛故入陰石之則陽氣出陽氣出則内不足故狂須其氣并而治之。可使全也。并謂幷合也待自幷合則兩氣俱全故可治若不爾而灸石之則偏致勝負故不得全而瘖狂也帝曰。善。何以知懷子之且生也。岐伯曰。身有病而無邪脉也。病謂經閉也脉法曰尺中之脉來而斷絶者經閉也月水不利若尺中脉絶者經閉也今病經閉脉反如常者婦人姙娠之證故云身有病而無邪脉帝曰。病熱而有所痛者何也。岐伯曰。病熱者陽脉也。以三陽之動[1]也。人迎一盛少陽。二盛太陽。三盛陽明。入陰也。夫陽入於陰。故病在頭與腹。乃䐜脹而頭痛也。帝曰。善。新校正云按六節藏象論云人迎一盛病在少陽二盛病在太陽三盛病在陽明與此論同又按甲乙經三盛陽明無入陰也三字

刺腰痛篇第四十一

新校正云按全元起本在第六卷

【校勘】

❶ 動：《甲乙經》卷七《六經受病發傷寒熱病》作「盛」。

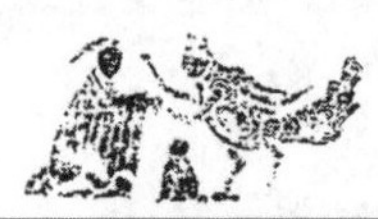

足太陽脉令人腰痛引項脊尻背如重狀。足太陽脉別下項循肩髆內俠脊抵腰中別下貫臀故令人腰痛引項脊尻背如重狀也 新校正云按甲乙經貫臀作貫胂刺瘧注亦作貫胂三部九候注作貫臀刺其郄中。太陽正經出血春無見血。郄中委中也在膝後屈處膕中央約文中動脉足太陽脉之所入也刺可入同身寸之五分留七呼若灸者可灸三壯太陽合腎腎王於冬水衰於春故春無見血也少陽令人腰痛如以鍼刺其皮中循循然不可以俛仰不可以顧。足少陽脉遶髦際橫入髀厭中故令腰痛如以鍼刺其皮中循循然不可俛仰少陽之脉起於目銳眥上抵頭角下耳後循頸行手陽明之前至肩上交出手少陽之後其支別者目銳眥下入大迎合手少陽於䪼下加頰車下頸合缺盆故不可以顧 新校正云按甲乙經行手陽明之前作行手少陽之前也刺少陽成骨之端出血。成骨在膝外廉之骨獨起者。夏無見血。成骨謂膝外近下胻骨上端兩起骨相並間陷容指者也胻骨所成柱膝髀骨故謂之成骨也少陽合肝肝王於春木衰於夏故無見血也陽明令人腰痛不可以顧。顧如有見者。善悲。足陽明脉起於鼻交頞中下循鼻外入上齒中還出俠口環脣

下交承漿却循頤後下廉出大迎其支別者從大迎前下人迎循喉嚨入缺盆又其支別者起胃下口循腹裏至氣街中而合以下髀故令人腰痛不可顧顧如有見者陽虛故悲也刺陽明於䯒前三痏。上下和之出血。秋無見血。按內經中誥流注圖經陽明脈穴俞之所主此腰痛者悉刺䯒前三痏則正三里穴也三里穴在膝下同身寸之三寸䯒骨外廉兩筋肉分間刺可入同身寸之一寸留七呼若灸者可灸三壯陽明合脾脾王長夏土衰於秋故秋無見血　新校正云按甲乙經䯒作骭足少陰令人腰痛。痛引脊內廉。足少陰脈上股內後廉貫脊屬腎故令人腰痛痛引脊內廉也　新校正云按全元起本脊內廉作脊內痛太素亦同此前少足太陰腰痛證并刺足太陰法應古文脫簡也刺少陰於內踝上二痏。春無見血。出血太多。不可復也。按內經中誥流注圖經少陰脈穴俞所主此腎痛者當刺內踝上則正復溜穴也復溜在內踝後上同身寸之二寸動脈陷者中刺可入同身寸之三分留三呼若灸者可灸五壯厥陰之脈。令人腰痛。腰中如張弓弩弦。足厥陰脈自陰股環陰器抵少腹其支別者與太陰少陽結於腰髁下狹脊第三第四骨空中其穴即中髎下髎故腰痛則中如張弓弩之弦也如張弦者言強急之甚刺厥陰之脈。在腨踵魚腹之外。循

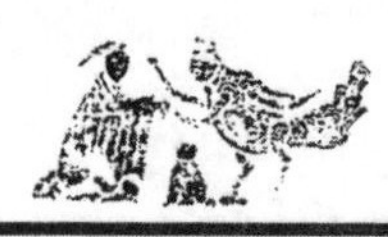

之累累然乃刺之。腨踵者言脉在腨外側下當足跟也腨形勢如臥魚之腹故曰魚腹之外也循其分肉有血絡累累然乃刺出之此正當蠡溝穴分足厥陰之絡在内踝上五寸別走少陽者刺可入同身寸之二分留三呼若灸者可灸三壯厥陰一經作居陰是傳寫草書厥字為居也　新校正云按經云厥陰之脉令人腰痛次言刺厥陰之脉注言刺厥陰之絡經注相違疑經中脉字乃絡字之誤也 其病令人善言默默然不慧刺之三痏。厥陰之脉循喉嚨之後上入頏顙絡於舌本故病則善言風盛則昏冒故不爽慧也三刺其處腰痛乃除　新校正云按經云善言默默然不慧詳善言與默默二病難相兼全元起本無善字於義為允又按甲乙經厥陰之脉不絡舌本王氏於素問之中五處引注而注厥論與刺熱及此三篇皆云絡舌本注風論注痺論二篇不言絡舌本蓋王氏亦疑而兩言之也 解脉令人腰痛痛引肩目䀮䀮然時遺溲。解脉散行脉也言不合而別行也此足太陽之經起於目内眥上額交巔上循肩髆俠脊抵腰中入循膂絡腎屬膀胱下入膕中故病斯候也又其支別者從髆内別下貫胂循髀外後廉而下合於膕中兩脉如繩之解股故名解脉也 刺解脉在膝筋肉分間郄外廉之横脉出血血變而止。膝後兩傍大筋雙上股之後兩筋之間横文之處弩肉高起則郄中之分也古中誥以膕中為太陽之郄當取郄外廉有血絡横見迢然紫黑

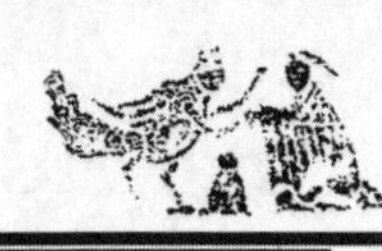

而盛滿者乃刺之當見黑血必候其血色變赤乃止血不變赤極而寫之必行血色變赤乃止此太陽中經之爲腰痛也。解脉令人腰痛如引帶。常如折腰狀。善恐❶。足太陽之別脉自肩而別下循背脊至腰而橫入髀外後廉而下合膕中故若引帶如折腰之狀　新校正云按甲乙經如引帶作如裂善恐作善怒也　刺解脉在郄中結絡如黍米。刺之血射以黑。見赤血而已。郄中則委中穴足太陽合也在膝後屈處膕中央約文中動脉刺可入同身寸之五分留七呼若灸者可灸三壯此經刺法也今則取其結絡大如黍米者當黑血箭射而出見血變赤然可止也　新校正云按全元起云有兩解脉病源各異恐誤未詳　同陰之脉。令人腰痛。痛如小錘居其中。佛然腫。足少陽之別絡也並少陽經上行去足外踝上同身寸之五寸乃別走厥陰並經下絡足跗故曰同陰脉也佛然怒也言腫如嗔怒也　新校正云按太素小錘作小鍼　刺同陰之脉。在外踝上絕骨之端。爲三痏。絕骨之端如前同身寸之三分陽輔穴也足少陽脉所行刺可入同身寸之五分留七呼若灸者可灸三壯　陽維之脉。令人腰痛。痛上怫然腫。陽維起於陽則太陽之所生奇經八脉此其一也　刺陽維之脉。脉與

【校勘】

❶恐：《太素》卷三十《腰痛》作「怒」。

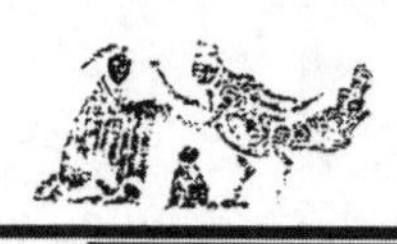

太陽合腨下間。去地一尺所。太陽所主與正經並行而上至腨下復與太陽合而上也腨下去地正同身寸之一尺是則承光穴在鋭腨腸下肉分間陷者中刺可入同身寸之七分若灸者可灸五壯以其取腨腸下肉分間故去合腨下間　新校正云按穴之所在乃承山穴非承光也山字誤為光

衡絡之脉。令人腰痛。不可以俛仰。仰則恐仆。得之舉重傷腰。衡絡絶。惡血歸之。衡橫也謂太陽之外也絡自腰中橫入髀外後廉而下與中經合於膕中者今舉重傷腰則橫絡絶中經獨盛故腰痛不可以俛仰矣一經作衡絶之脉傳寫魚魯之誤也若是衡脉中詰不應取太陽脉委陽殷門之穴也刺之在郄陽筋之間。上郄數寸。衡居爲二痏出血。橫居二穴謂委陽殷門平視橫相當也郄陽謂浮郄穴上側委陽穴也筋之間謂膝後膕上兩筋之間殷門穴也二穴各去臀下橫文同身寸之六寸故曰上郄數寸也委陽刺可入同身寸之七分留五呼若灸者可灸三壯殷門刺可入同身寸之五分留七呼若灸者可灸三壯故曰衡居為二痏　新校正云詳王氏云浮郄穴上側委陽穴也按甲乙經委陽在浮郄穴下一寸不得言上側也

會陰之脉。令人腰痛。痛上漯漯然汗出。汗乾令人欲飲。飲已欲走。足太陽之中經也其脉循腰下會於後陰故曰會陰

之脉其經自腰下行至足今陽氣大盛故痛上漯然汗出汗液既出則腎燥陰虛故汗乾令人欲飲水以救腎也水入腹已腎氣復生陰氣流行太陽又盛故飲水已反欲走也**刺直陽之脉。上三痏在蹻上郄下五寸橫居。視其盛者出血。**直陽之脉則太陽之脉俠脊下行貫臀下至膕中下循腨過外踝之後條直而行者故曰直陽之脉也蹻為陽蹻所生申脉穴在外踝下也郄下則膕下也言此刺處在膕下同身寸之五寸上承郄中之穴下當申脉之位是謂承筋穴即腨中央如外陷者中也太陽脉氣所發禁不可刺可灸三壯今云刺者謂刺其血絡之盛滿者也兩腨皆有太陽經氣下行當視兩腨中央有血絡盛滿者乃刺出之故曰視其盛者出血　新校正云詳上云會陰之脉令人腰痛此云刺直陽之脉者詳此直陽之脉即會陰之脉也文變而事不殊又承筋穴注云腨中央如外按甲乙經及骨空論注無如外二字

飛陽之脉。令人腰痛。痛上拂拂然。甚則悲以恐。是陰維之脉也去內踝上同身寸之五寸腨分中並少陰經而上也少陰之脉前則陰維脉所行也足少陰之脉從腎上貫肝鬲入肺中循喉嚨俠舌本其支別者從肺出絡心注胷中故甚則悲以恐也恐者生於腎悲者生於心**刺飛陽之脉。在內踝上五寸。**臣億等按甲乙經作二寸**少陰之前。與陰維之會。**內踝後上同身寸之五寸復溜穴少陰脉所行刺可入同身寸之三分內踝之後築賓穴陰維之郄刺可

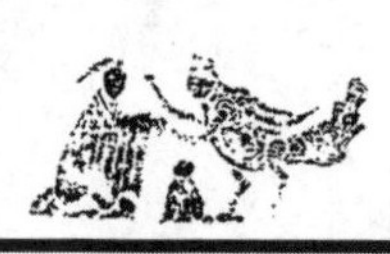

入同身寸之三分若灸者可灸五壯少陰之前陰維之會以三脉會在此穴位分也刺可入同身寸之三分若灸者可灸五壯今中誥經文正同此法臣億等按甲乙經足太陽之絡別走少陰者名曰飛揚在外踝上七寸又去築賓陰維之郄在内踝上腨分中復溜穴在内踝上二寸今此經注都與甲乙不合者疑經注中五寸字當作二寸則素問與甲乙相應矣

昌陽之脉令人腰痛痛引膺目䀮䀮。然甚則反折舌卷不能言。陰蹻脉也陰蹻者足少陰之別也起於然骨之後上内踝之上直上循陰股入陰而循腹上入胷裏入缺盆上出人迎之前入頄内廉屬目内眥合於太陽陽蹻而上行故膺痛之狀如此

刺内筋為二痏在内踝上大筋前太陰後上踝二寸所。内筋謂大筋之前分肉也太陰後大筋前即陰蹻之郄交信穴也在内踝上同身寸之二寸少陰前太陰後筋骨之間陷者之中刺可入同身寸之四分留五呼若灸者可灸三壯今中誥經文正主此

散脉。令人腰痛而熱熱甚生煩腰下如有橫木居其中甚則遺溲。散脉足太陰之別也散行而上故以名焉其脉循股内入腹中與少陰少陽結於腰髁下骨空中故病則腰下如有橫木居其中甚乃遺溲也

刺散脉在膝前骨肉分間絡外廉束脉為三痏。謂膝前内側也

骨肉分謂膝内輔骨之下下廉腨肉之兩間也絡外廉則太陰之絡色青而見者也輔骨之下後有大筋擷束膝胻之骨令其連屬取此筋骨繫束之處脉以去其病是曰地機三刺而已故曰束脉爲之三痏也

肉里之脉。令人要痛不可以欬欬則筋縮急。肉里之脉少陽所生則陽維之脉氣所發也里裏也　刺肉里之脉爲二痏在太陽之外。少陽絕骨之後。分肉主之一經云少陽絕骨之前傳寫誤也絕骨之前足少陽脉所行絕骨之後陽維脉所過故指曰在太陽之外少陽絕骨之後也分肉穴在足外踝直上絕骨之端如後同身寸之二分筋肉分間陽維脉氣所發刺可入同身寸之五分留十呼若灸者可灸三壯　新校正云按分肉之穴甲乙經不見與氣穴注兩出而分寸不同氣穴注二分作三分五分作二分十呼作七呼

腰痛俠脊而痛至頭几几❶然目䀮䀮欲僵仆。刺足太陽郄中出血。郄中委中　新校正云按太素作頭沈沈然

腰痛上寒。刺足太陽陽明。上熱。刺足厥陰。不可以俛仰。刺足少陽。中熱而喘。刺足少陰。刺郄中出血。此法玄妙中詰不同莫可窺測當用知其應不爾皆應先去血絡乃調之也

腰痛上寒。

【校勘】

❶几几然：《太素》卷三十《腰痛》作「沉沉然」。《靈樞·雜病》有「頭沉沉然」。作「沉沉然」爲是。

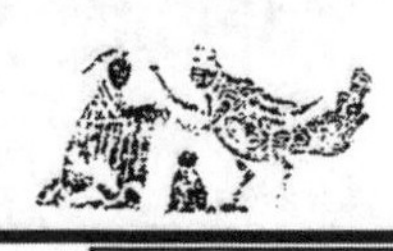

不可顧。刺足陽明。上寒陰市主之陰市在膝上同身寸之三寸伏兔下陷者中足陽明脈氣所發刺可入同身寸之三分留七呼若灸者可灸三壯不可顧三里主之三里在膝下同身寸之三寸䯒外廉兩筋肉分間足陽明脈之所入也刺可入同身寸之一寸留七呼若灸者可灸三壯上熱。刺足太陰。地機主之地機在膝下同身寸之五寸足太陰之郄也刺可入同身寸之三分若灸者可灸三壯　新校正云按甲乙經作五壯中熱而喘。刺足少陰。涌泉太鍾悉主之涌泉在足心陷者中屈足捲指宛宛中足少陰脈之所出刺可入同身寸之三分留三呼若灸者可灸三壯太鍾在足跟後街中動脈足少陰之絡刺可入同身寸之二分留七呼若灸者可灸三壯　新校正云按刺瘧注太鍾在内踝後街中水穴論注在内踝後此注在跟後街中動脈三注不同甲乙經亦云跟後衝中當從甲乙經爲正大便難。刺足少陰。涌泉主之少腹滿。刺足厥陰。太衝主之在足大指本節後内間同身寸之二寸陷者中脈動應手足厥陰脈之所注也刺可入同身寸之三分留十呼若灸者可灸三壯如折不可以俛仰不可舉。刺足太陽。如折束骨主之不可以俛仰京骨崑崙悉主之不可舉申脈僕參悉主之束骨在足小指外側本節後赤白肉際陷者中足太陽脈之所注也刺可入同身寸之三分留三呼若灸者可灸三壯京骨在足外側大骨下赤白肉際陷者中按而得之足太陽脈之所過也刺可入同身寸之三分留七呼若

灸者可灸三壯崑崙在足外踝後跟骨上陷者中細脉動應手足太陽脉之所行也刺可入同身寸之五分留十呼若灸者可灸三壯申脉在外踝下同身寸之五分容爪甲陽蹻之所生也刺可入同身寸之六分留十呼若灸者可灸三壯僕參在跟骨下陷者中足太陽陽蹻二脉之會刺可入同身寸之三分留七呼若灸者可灸三壯　新校正云按甲乙經申脉在外踝下陷者中無五分字刺入六分作三分留十呼作留六呼氣穴注作七呼僕參留七呼甲乙經作六呼

引脊内廉。刺足少陰。復溜主之取同飛陽注從膂痛上寒不可顧至此件經語除注並合朱書　新校正云按全元起本及甲乙經并太素自腰痛上寒至北並無乃王氏所添也今注云從腰痛上寒至並合朱書十九字非王冰之語蓋後人所加也

腰痛引少腹控眇。不可以仰。新校正云按甲乙經作不可以俛仰**刺腰尻交者兩髁胂上。以月生死爲痏數。發鍼立已。**此邪客於足太陰之絡也控通引也眇謂季脇下之空軟處也膂尻交者謂髁下尻骨兩傍四骨空左右八穴俗呼此骨爲八髎骨也此膂痛取膂髁下第四髎即下髎穴也足太陰厥陰少陽三脉左右交結於中故曰膂尻交者也兩髁胂謂兩髁骨下堅起肉也胂上非胂之上巔正當刺胂肉矣直刺胂肉即胂上也何者胂之上巔別有中膂肉俞白環俞雖並主腰痛考其形證經不相應矣髁骨即腰脊兩傍起骨也俠脊兩傍腰髁之下各有胂肉隴起而斜趣於髁骨之後内承其髁故曰兩髁胂也下承髁胂肉左右兩胂各有四

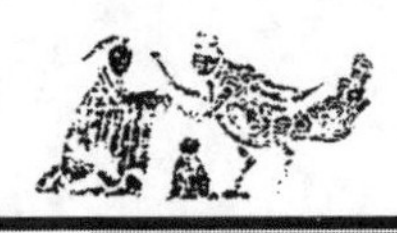

骨空故曰上髎次髎中髎下髎上髎當髁骨下陷者中餘三髎少斜下按之陷中是也四空悉主腰痛唯下髎所主文與經同即太陰厥陰少陽所結者也刺可入同身寸之二寸留十呼若灸者可灸三壯以月生死爲痏數者月初向圓爲月生月半向空爲月死死月刺少生月刺多繆刺論曰月生一日一痏二日二痏漸多之十五日十五痏十六日十四痏漸少之其痏數多少如此即知也左取右右取左痛在左鍼取右痛在右鍼取左所以然者以其脉左右交結於尻骨之中故也新校正云詳此腰痛引少腹一節與繆刺論重

重廣補注黃帝內經素問卷第十一

舉痛論　泣而音澁　絀急上丁骨切　腹中論則昨則魚切　藘茹上力居切下音如

脖胦上蒲没切下烏朗切　瘖音陰　刺膂痛論　厭於艷切　髁苦瓦切　髎音遼　踹

踵丑用切　蠡溝上盧啓切又落戈切　嘿音黑　小鍾直垂切　漯他合切　髂苦嫁切　擷

虎結切　眇亡表切

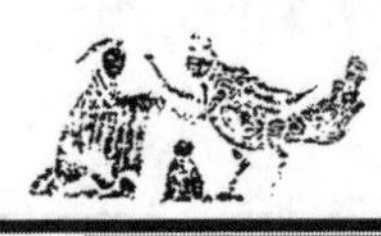

重廣補注黃帝內經素問卷第十二

啓玄子次注林億孫奇高保衡等奉敕校正孫兆重改誤

風論篇第四十二 新校正云按全元起本在第九卷

黃帝問曰風之傷人也或爲寒熱或爲熱中或爲寒中或爲癘風或爲偏枯或爲風也其病各異其名不同或內至五藏六府不知其解願聞其說傷謂人自中之岐伯對曰風氣藏於皮膚之閒內不得通外不得泄腠理開疏則邪風入風氣入巳玄府閉封故內不得通外不得泄也風者善行而數變腠理開則洒然寒

閉則熱而悶。洒然寒貌悶不爽貌腠理開則風飄揚故寒腠理閉則風混亂故悶其寒也則衰食飲。其熱也。則消肌肉。故使人怢慄而不能食。名曰寒熱。寒風入胃故食飲衰熱氣內藏故消肌肉寒熱相合故怢慄而不能食名曰寒熱也怢慄卒振寒貌　新校正云詳怢慄全元起本作失味甲乙經作解㑊

風氣與陽明入胃循脉而上至目內眥。其人肥則風氣不得外泄。則爲熱中而目黃。人瘦則外泄而寒。則爲寒中而泣出。陽明者胃脉也胃脉起於鼻交頞中下循鼻外入上齒中還出俠口環脣下交承漿卻循頤後下廉循喉嚨入缺盆下鬲屬胃故與陽明入胃循脉而上至目內眥也人肥則腠理密緻故不得外泄則爲熱中而目黃人瘦則腠理開踈風得外泄則寒中而泣出也

風氣與太陽俱入。行諸脉俞。散於分肉之閒。與衛氣相干。其道不利。故使肌肉憤䐜。而有瘍[1]。衛氣有所凝而不行。故其肉有不仁也。肉分之閒衛氣行處風與衛氣相薄俱行於肉分之間故氣道澀而不利也氣

【校勘】

❶瘍：《太素》卷二十八《諸風數類》作「傷」。

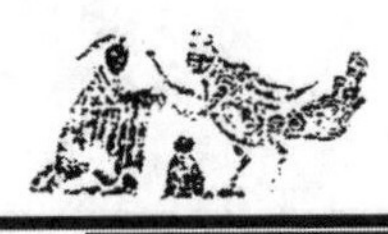

道不利風氣內攻衞氣相持故肉憤䐜而瘡出也瘍瘡也若衞氣被風吹之不得流轉所在偏併凝而不行則肉有不仁之處也不仁謂痛而不知寒熱痛癢**癘者有榮氣熱胕。其氣不清。故使其鼻柱壞而色敗。皮膚瘍[1]潰。**吹則風入於經脉之中也榮行脉中故風入脉中內攻於血與榮氣合合熱而血胕壞也其氣不清言潰亂也然血脉潰亂榮復挾風陽脉盡上於頭鼻爲呼吸之所故鼻柱壞而色惡皮膚破而潰爛也脉要精微論曰脉風盛爲癘**風寒客於脉而不去。名曰癘風。或名曰寒熱。**始爲寒熱熱成曰癘風　新校正云按别本成一作盛**以春甲乙傷於風者爲肝風。以夏丙丁傷於風者爲心風。以季夏戊己傷於邪[2]者爲脾風。以秋庚辛中於邪者爲肺風。以冬壬癸中於邪者爲腎風。**春甲乙木肝主之夏丙丁火心主之季夏戊己土脾主之秋庚辛金肺主之冬壬癸水腎主之**風中五藏六府之俞。亦爲藏府之風。各入其門戶所中。則爲偏風。**隨俞左右而偏中之則爲偏風**風氣[3]循風府而上。**

【校勘】

❶瘍：《太素》卷二十八《諸風數類》作「傷」。

❷邪：《甲乙經》卷十《陰受病發痹》、《千金要方》卷八《論雜風狀》作「風」。

❸氣：《太平聖惠方》卷十九《中風論》作「邪」。

則爲腦風。風入係頭，則爲目風眼寒①。風府穴名，正入項髮際一寸，大筋内宛宛中，督脈陽維之會，自風府而上則腦戶也。腦戶者，督脈足太陽之會，故循風府而上則爲腦風也。足太陽之脈者，起於目内眥，上額交巔上，入絡腦，還出，故風入係頭則爲目風眼寒也。飲酒中風，則爲漏風。熱鬱腠踈，中風汗出，多如液漏，故曰漏風。經具名曰酒風。入房汗出中風，則爲内風。内耗其精，外開腠理，因内風襲，故曰内風。經具名曰勞風。新沐中風，則爲首風。沐髮中風，舍於頭，故曰首風。久風入中，則爲腸風飧泄。風在腸中，上熏於胃，故食不化，而下出焉。飧泄者，食不化而出也。新校正云：按全元起云：飧泄者，水穀不分爲利。外在腠理，則爲泄風。風居腠理，則玄府開通，風薄汗泄，故云泄風。故風者，百病之長也，至其變化，乃爲他病也，無常方，然致有風氣也。長，先也，先百病而有也。新校正云：按全元起本及甲乙經，致字作故攻。帝曰：五藏風之形狀不同者何？願聞其診及其病能。診，謂可言之證。能，謂内作病形。岐伯曰：肺風之狀，多汗惡風，色皏然白，時欬短氣，晝

【校勘】

①眼寒：《太素》卷二十八《諸風數類》作「眼寒」，屬下讀。

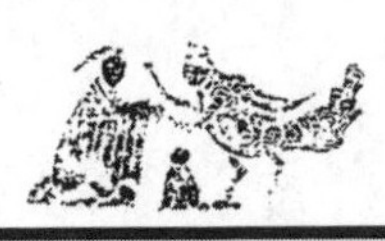

日則差，暮則甚，診在眉上，其色白。凡内多風氣則熱有餘，熱則腠理開，故多汗也。風薄於内，故惡風焉。餅謂薄白色也。肺色白，在變動爲欬，主藏氣，風內迫之，故色餅然白，時欬短氣也。晝則陽氣在表，故差；暮則陽氣入裏，風內應之，故甚也。眉上謂兩眉間之上，闕庭之部，所以外司肺候，故診在焉。白，肺色也。

心風之狀，多汗惡風，焦絶，善怒嚇，赤色，病甚則言不可快，診在口，其色赤。焦絶謂脣焦而文理斷絶也。何者？熱則皮剥故也。風薄於心則神亂，故善怒而嚇人也。心脉支別者，從心系上俠咽喉而主舌，故病甚則言不可快也。口脣色赤，故診在焉。赤者，心色也。新校正云：按《甲乙經》無"嚇"字。

肝風之狀，多汗惡風，善悲，色微蒼，嗌乾善怒，時憎女子，診在目下，其色青。肝病則心藏無養，心氣虛，故善悲。肝合木，木色蒼，故色微蒼也。肝脉者，循股陰入髦中，環陰器，抵少腹，俠胃屬肝絡膽，上貫鬲，布脅肋，循喉嚨之後，入頏顙，上出額，與督脉會於巔；其支別者，從目系下，故嗌乾善怒，時憎女子，診在目下也。青，肝色也。

脾風之狀，多汗惡風，身體怠墮，四支不欲動，色薄微黃，不嗜食，診在鼻上，其色黃。脾脉起於足，上循胻骨，又上膝股內前廉，入腹屬脾絡胃，上鬲，俠咽，連舌本，散舌下其支別者復從胃別上鬲注心中心脉出於手循臂故身體怠墮四支不欲動而不嗜食脾氣合土主中央鼻於面部亦居中故診在焉黃脾色也　新校正云按王注脾風不當引心脉出於手循臂七字於義無取脾主四支脾風則四支不欲動矣　腎風之狀。多汗惡風。面痝然浮腫。脊痛不能正立。其色炲。隱曲不利。診在❶肌上。其色黑。痝然言腫起也炲黑色也腎者陰也目下亦陰也故腎藏受風則面痝然而浮腫腎脉者起於足下上循腨內出膕內廉上股內後廉貫脊故脊痛不能正立也隱曲者謂隱蔽委曲之處也腎藏精外應交接今藏被風薄精氣內微故隱蔽委曲之事不通利所爲也陰陽應象大論曰氣歸精精食氣今精不足則氣內歸精氣不注皮故肌皮上黑也黑腎色也　胃風之狀。頸❷多汗惡風。食飲不下。鬲塞不通。腹善❸滿。失衣則䐜脹。食寒則泄。診形瘦而腹大。胃之脉支別者從頤後下廉過人迎循喉嚨入缺盆下鬲屬胃絡脾其直行者從缺盆下乳內廉下俠齊入氣街中其支別者起胃下口循腹裏至氣街中而合故頸多汗食飲不下鬲塞不通腹善滿也然失衣則外寒而中熱故腹䐜脹食寒則寒物薄胃而陽不內消故泄利胃合脾而主肉胃氣不足則肉不長故瘦也胃中風氣稸聚故腹大也　新校正云按孫思邈云新食竟取風爲胃風　首風之狀。頭面

【校勘】

❶肌：《太素》卷二十八《諸風數類》、《甲乙經》卷十《陰受病發痹》作「耳」。

❷頸：《病源》卷十七《水穀利候》作「頭」。

❸善：《病源》卷十七《水穀利候》無。

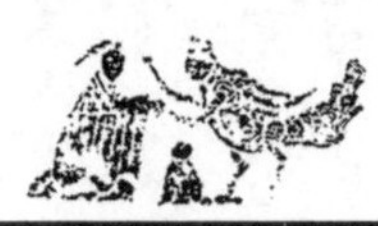

多汗惡風。當先風一日。則病甚頭痛不可以出內。至其風日。則病少愈。頭者諸陽之會風客之則皮腠踈故頭面多汗也夫人陽氣外合於風故先當風一日則病甚以先風甚故亦先衰是以至其風日則病少愈內謂室屋之內也不可以出屋屋之內者以頭痛甚而不喜外風故也新校正云按孫思邈云新沐浴竟取風爲首風漏風之狀。或多汗。常不可單衣。食則汗出。甚則身汗。喘息惡風。衣常濡。口乾善渴。不能勞事。脾胃風熱故不可單衣腠理開踈故食則汗出甚則風薄於肺故身汗喘息惡風衣裳濡口乾善渴也形勞則喘息故不能勞事　新校正云按孫思邈云因醉取風爲漏風其狀惡風多汗少氣口乾善渴近衣則身熱如火臨食則汗流如雨骨節懈惰不欲自勞泄風之狀。多汗。汗出泄衣上。口中乾上漬。其風不能勞事。身體盡痛則寒。上漬謂皮上濕如水漬也以多汗出故爾汗多則津液涸故口中乾形勞則汗出甚故不能勞事身體盡痛以其汗多汗多則亡陽故寒也　新校正云按孫思邈云新房室竟取風爲內風其狀惡風汗流沾衣裳疑此泄風乃內風也按本論前文先云漏風內風首風次言入中爲腸風在外爲泄風今有泄風而無內風孫思邈載內風乃此泄風之狀故疑

此泄字内之誤也 帝曰：善。

痹論篇第四十三

新校正云：按全元起本在第八卷。

黄帝問曰：痹之安生？安猶何也。言何以生。岐伯對曰：風寒濕三氣雜至，合而爲痹也。雖合而爲痹，發起亦殊矣。其風氣勝者爲行痹，寒氣勝者爲痛痹，濕氣勝者爲著痹也。風則陽受之，故爲痹行。寒則陰受之，故爲痹痛。濕則皮肉筋脉受之，故爲痹著而不去也。故乃痹從風寒濕之所生也。帝曰：其有五者何也？言風寒濕氣各異，則三痹生，有五何氣之勝也。岐伯曰：以冬遇此者爲骨痹，以春遇此者爲筋痹，以夏遇此者爲脉痹，以至陰遇此者爲肌痹，以秋遇此者爲皮痹。冬主骨，春主筋，夏主脉，秋主皮，至陰主肌肉，故各爲其痹也。至陰謂戊巳月及土寄王月也。帝曰：内舍五藏六府，何氣使然？言皮肉筋脉痹，以五時之外遇，然内居藏府，何以致之？岐伯曰：五藏皆

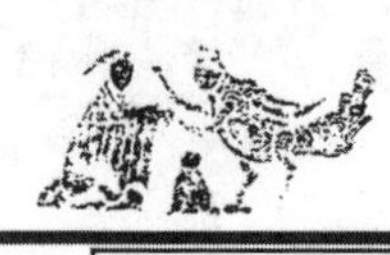

有合病。久而不去者。內舍於其合也。肝合筋心合脉脾合肉肺合皮腎合骨久病不去則入於是故骨痺不已。復感於邪。內舍於腎。筋痺不已。復感於邪。內舍於肝。脉痺不已。復感於邪。內舍於心。肌痺不已。復感於邪。內舍於脾。皮痺不已。復感於邪。內舍於肺。所謂痺者。各以其時重①感於風寒濕之氣也。時謂氣王之月也肝王春心王夏肺王秋腎王冬脾王四季之月感謂感應也凡痺之客五藏者。肺痺者。煩滿喘而嘔。以藏氣應息又其脉還循胃口故使煩滿喘而嘔心痺者。脉不通。煩則心下鼓。暴上氣而喘。嗌乾善噫。厥氣上則恐。心合脉受邪則脉不通利也邪氣內擾故煩也手心主心包之脉起於胷中出屬心包下鬲手少陰心脉起於心中出屬心系下鬲絡小腸其支別者從心系上俠咽喉其直者復從心系却上肺故煩則心下鼓滿暴上氣而喘嗌乾也心主為噫以下鼓滿故噫之以出氣也若是逆氣上乘於心則恐畏也神懼凌弱故爾肝痺者。

【校勘】

①重：《甲乙經》卷十《陰受病發痹》無。

夜卧則驚。多飲數小便。上爲引如懷。肝主驚駭氣相應故中夜卧則驚也肝之脉循股陰入髦中環陰器抵少腹俠胃屬肝絡膽上貫鬲布脇肋循喉嚨之後上入頏顙故多飲水數小便上引少腹如懷姙之狀 腎痺者善脹。尻以代踵。脊以代頭。腎者胃之關關不利則胃氣不轉故善脹也尻以代踵謂足攣急也脊以代頭謂身踡屈也踵足跟也腎之脉起於足小指之下斜趣足心出於然骨之下循内踝之後別入跟中以上腨内出膕内廉上股内後廉貫脊屬腎絡膀胱其直行者從腎上貫肝鬲入肺中氣不足而受邪故不伸展 新校正云詳然骨一作然谷 脾痺者。四支解墯。發欬嘔汁。上爲大塞。土王四季外主四支故四支解墮又以其脉起於足循腨骭上膝股也然脾脉入腹屬腎絡胃上鬲俠咽故發欬嘔汁脾氣養肺胃復連咽故上爲大塞也 腸痺者。數飲而出不得。中氣喘爭。時發飧泄。大腸之脉入缺盆絡肺下鬲屬大腸小腸之脉又入缺盆絡心循咽下鬲抵胃屬小腸今小腸有邪則脉不下鬲脉不下鬲則腸不行化而胃氣蓄熱故多飲水而不得下出也腸胃中陽氣與邪氣奔喘交爭得時通利以腸氣不化故時或得通則爲飧泄 胞痺者。少腹膀胱按之内痛。若沃以湯。澀於小便。上爲清涕。膀胱爲津液之

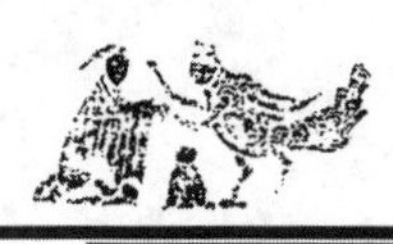

府胞内居之少腹。於關元之中内藏胞器然膀胱之脉起於目内眥上額交巔上入絡腦還出别下項循肩髆内俠脊抵腰中入循膂絡腎屬膀胱其支别者從腰中下貫臀入膕中今胞受風寒濕氣則膀胱太陽之脉不得下流於足故少腹膀胱按之内痛若沃以湯澀於小便也小便既澀太陽之脉不得下行故上爍其腦而爲清涕出於鼻竅矣沃猶灌也　新校正云按全元起本内痛二字作兩髀

陰氣者。靜則神藏。躁則消亡。陰謂五神藏也所以説神藏與消亡者言人安靜不涉邪氣則神氣寧以内藏人躁動觸冒邪氣則神被害而離散藏無所守故曰消亡此言五藏受邪之爲痺也　飲食自倍。腸胃乃傷。藏以躁動致傷府以飲食見損皆謂過用越性則受其邪此言六府受邪之爲痺也　淫氣喘息。痺聚在肺。淫氣憂思。痺聚在心。淫氣遺溺。痺聚在腎。淫氣乏竭。痺聚在肝。淫氣肌絶。痺聚在脾。淫氣謂氣之妄行者各隨藏之所主而入爲痺也　新校正云詳從上凡痺之客五藏者至此全元起本在陰陽別論中此王氏之所移也　諸痺不已。亦益内也。從外不去則益深至於身内　其風氣勝者。其人易已也。

帝曰：痺❶其時有死者。或疼久者。或易已者。其故何也。岐伯

【校勘】

❶痺：《太素》卷二十八《痺論》、《甲乙經》卷十《陰受病發痺》無。

曰其入藏者死其留連筋骨間者疼久其留皮膚間者易已。入藏者死以神去也筋骨疼久以其定也皮膚易已以浮淺也由斯深淺故有是不同帝曰其客於六府者何也。岐伯曰此亦其食飲居處爲其病本也。四方雖土地温涼高下不同物性剛柔食居不異但動過其分則六府致傷陰陽應象大論曰水穀之寒熱感則害六府　新校正云按傷寒論曰物性剛柔食居亦異六府亦各有俞。風寒濕氣中其俞而食飲應之循俞而入各舍其府也。六府俞亦謂背俞也膽俞在十椎之傍胃俞在十二椎之傍三焦俞在十三椎之傍大腸俞在十六椎之傍小腸俞在十八椎之傍膀胱俞在十九椎之傍隨形分長短而取之如是各去脊同身寸之一寸五分並足太陽脉氣之所發也　新校正云詳六府俞並在本椎下兩傍此注言在椎之傍者文略也帝曰以鍼治之柰何。岐伯曰五藏有俞六府有合。循脉之分各有所發各隨其過新校正云按甲乙經隨作治則病瘳也。肝之俞曰太衝心之俞曰太陵脾之俞曰太白肺之俞曰太淵腎之俞曰太谿皆經脉之所注也太衝在足大指間本節後二寸陷者中　新校正云按刺腰痛注云太衝在足大指本節後内間二寸陷者中動脉應手　刺可入同身寸之三分留十呼若灸者可灸三壯太陵在手掌後骨兩筋間陷者中刺可入同身寸之六分留七呼若灸者可灸三壯太白在足内側核骨下陷者中刺可入同身寸之三分留七呼若灸者可灸三壯太淵在手掌後陷者中刺可入同身寸之二分留二呼若灸者可灸三壯太谿在足内踝後跟骨上動脉陷者中刺可入同身寸之三分留七呼若灸者可灸三壯也胃合入于三里膽合入于陽陵泉大腸合入于曲池小腸合入于小海三焦合入于委陽膀胱合入于委中三里在膝下三寸䯒外廉兩筋間刺可入同身寸之一寸留七呼若灸者可灸三壯陽陵泉在膝下一寸䯒外廉陷者中刺可入同身寸之六分留十呼若灸者可灸三壯小海在肘内大骨外去肘端五分陷者中屈肘乃得之刺可入同身寸之二分留七呼若灸者可灸五壯曲池在肘外輔屈肘曲骨之中刺可入同身寸之五分留七呼若灸者可灸三壯委陽在足膕中外廉兩筋間刺可入同身寸之七分留五呼若灸者可灸三壯屈伸而取之委中在膕中央約文中動脉刺可入同身寸之五分留七呼若灸者可灸三壯　新校正云按刺熱注委中在足膝後屈處餘並同此　故經言循脉之分各有所發各隨其過則病瘳也過謂脉所經過處　新校正云詳王氏以委陽爲三焦之合按甲乙經云委陽三焦下輔俞也足太陽之别絡三焦之合自在手少陽經天井穴爲少陽脉之所入爲合詳此六府之合俱引本經所入之穴獨三焦不引本經所入之穴者王氏之誤也王氏但見甲乙經云三焦合于委陽彼說自異彼又以大腸合于巨虚上廉小腸合于下廉此以曲池小海易之故知當以天井穴爲合也

帝曰。榮衛之氣亦令人痹乎。岐伯曰。榮者水穀之精氣也。和調於五藏。灑陳於六府。乃能入於脈也。正理論曰穀入於胃脈道乃行水入於經其血乃成又靈樞經曰榮氣之道内穀爲寶新校正云按別本寶作實穀入於胃氣傳與肺精專者上行經隧由此故水穀精氣合榮氣運行而入於脈也故循脈上下。貫五藏。絡六府也。榮行脈内故無所不至衛者水穀之悍氣也。其氣慓疾滑利。不能入於脈也。悍氣謂浮盛之氣也以其浮盛之氣故慓疾滑利不能入於脈中也故循皮膚之中。分肉之間。熏於肓膜。❶散❷於胸腹。皮膚之中分肉之間謂脈外也肓膜謂五藏之間鬲中膜也以其浮盛故能布散於胸腹之中空虛之處熏其肓膜令氣宣通也逆其氣則病。從其氣則愈。不與風寒濕氣合。故不爲痹。帝曰。善。痹或痛。或不痛。或不仁。或寒。或熱。或燥。或濕。其故何也。岐伯曰。痛者寒氣多也。有寒故痛也。風寒濕氣

【校勘】

❶肓膜：《太素》卷二十八《痹論》作「胃募」。

❷散：《甲乙經》卷十《陰受病發痹》作「聚」。

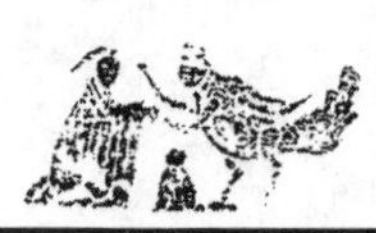

客於肉分之間迫切而爲沫得寒則聚聚則排分肉肉裂則痛故有寒則痛也 其不痛不仁者病久入深榮衛之行濇經絡時疎故不通 新校正云按甲乙經不通作不痛詳甲乙經此條論不痛與不仁兩事後言不痛是再明不痛之爲重也 皮膚不營故爲不仁 不仁者皮頑不知有無也 其寒者陽氣少陰氣多與病相益故寒也 病本生於風寒濕氣故陰氣益之也 其熱者陽氣多陰氣少病氣勝陽遭陰故爲痺[1]熱 遭遇也言遇於陰氣陰氣不勝故爲熱　新校正云按甲乙經遭作乘 其多汗而濡者此其逢濕甚也陽氣少陰氣盛兩氣相感故汗出而濡也 中表相應則相感也 帝曰夫痺之爲病不痛何也岐伯曰痺在於骨則重在於脉則血凝而不流在於筋則屈不伸在於肉則不仁在於皮則寒故具此五者則不痛也凡痺之類逢寒則蟲逢熱

【校勘】

❶痺：《甲乙經》卷十《陰受病發痹》無。

則縱。帝曰：善。蟲謂皮中如蟲行，縱謂縱緩不相就。新校正云：按甲乙經蟲作急。

痿論篇第四十四

新校正云：按全元起本在第四卷。

黃帝問曰。五藏使人痿何也。痿謂痿弱無力以運動。岐伯對曰。肺主身之皮毛。心主身之血脉。肝主身之筋膜。新校正云：按全元起本云膜者人皮下肉上筋膜也。脾主身之肌肉。腎主身之骨髓。所主不同，痿生亦各歸其所主。故肺熱葉焦。則皮毛虛弱急薄著則生痿躄也。躄謂攣躄，足不得伸以行也。肺熱則腎受熱氣故爾。心氣熱。則下脉厥而上。上則下脉虛。虛則生脉痿樞折挈脛縱而不任地也。心熱盛則火獨光，火獨光則内炎上。腎之脉常下行，今火盛而上炎用事，故腎脉亦隨火炎爍而逆上行也。陰氣厥逆，火復内燔，陰上隔陽，下不守位，心氣通脉，故生脉痿。腎氣主足，故膝腕樞紐如折去而不相提挈，脛筋縱緩而不能任用於地也。肝氣熱。則膽泄口苦筋膜乾。筋膜乾則筋急而攣

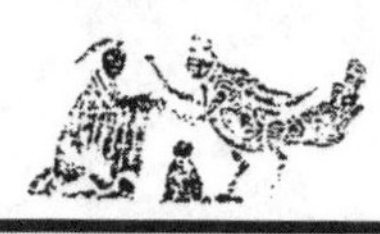

發爲筋痿。膽約肝葉而汁味至苦故肝熱則膽液滲泄膽病則口苦今膽液滲泄故口苦也肝主筋膜故熱則筋膜乾而攣急發爲筋痿也八十一難經曰膽在肝短葉間下脾氣熱。則胃乾而渴。肌肉不仁。發爲肉痿。脾與胃以膜相連脾氣熱則胃液滲泄故乾而且渴也脾主肌肉今熱薄於內故肌肉不仁而發爲肉痿腎氣熱。則腰脊不舉。骨枯而髓減。發爲骨痿。腰爲腎府又腎脉上股內貫脊屬腎故腎氣熱則腰脊不舉也腎主骨髓故熱則骨枯而髓減發則爲骨痿

帝曰。何以得之。岐伯曰。肺者藏之長也。爲心之蓋也。位高而布葉於胷中是故爲藏之長心之蓋有所失亡。所求不得。則發肺鳴❶。鳴則肺熱葉焦。志苦不暢氣熱鬱故也肺藏氣氣鬱不利故喘息有聲而肺熱葉焦也故曰。五藏因肺熱葉焦。發爲痿躄。此之謂也❷。肺者所以行榮衛治陰陽故引曰五藏因肺熱而發爲痿躄也悲哀太甚。則胞絡絶。胞絡絶則陽氣內動。發則心下崩。數溲血也。悲則心系急肺布葉舉而上焦不通榮衛不散熱氣在中故胞絡絶而陽氣內鼓動發則心下崩數溲血也心

【校勘】

❶ 鳴：《太素》卷二十五《五藏痿》作「喝」。

❷ 此之謂也：《甲乙經》卷十《陽受病發風》無此四字。

下崩謂心包內崩而下血也溲謂溺也　新校正云按楊上善云胞絡者心上胞絡之脉也詳經注中胞字俱當作包全本胞又作肌也故本病曰。大經空虛。發爲肌痺。傳爲脉痿。本病古經論篇名也大經謂大經脉也以心崩溲血故大經空虛脉空則熱內薄衛氣盛榮氣微故發爲肌痺也先見肌痺後漸脉痿故曰傳爲脉痿也思想無窮。所願不得。意淫於外。入房太甚。宗筋弛縱。發爲筋痿。及爲白淫。思想所願爲祈欲也施寫勞損故爲筋痿及白淫也白淫謂白物淫衍如精之狀男子因溲而下女子陰器中緜緜而下也故下經曰。筋痿者。生於肝使內也。下經上古之經名也使內謂勞役陰力費竭精氣也有漸於濕。以水爲事。若有所留。居處相濕。肌肉濡漬。痺而不仁。發爲肉痿。業惟近濕居處澤下皆水爲事也平者久而猶怠感之者尤甚矣肉屬於脾脾惡濕濕著於內則衛氣不榮故肉爲痿也故下經曰。肉痿者。得之濕地也。陰陽應象大論曰地之濕氣感則害皮肉筋脉此之謂害肉也有所遠行勞倦。逢大熱而渴。渴則陽氣內伐。內伐則熱舍❶

【校勘】

❶舍：《太素》卷二十五《五藏痿》、《甲乙經》卷十《熱在五藏發痿》作「合」。

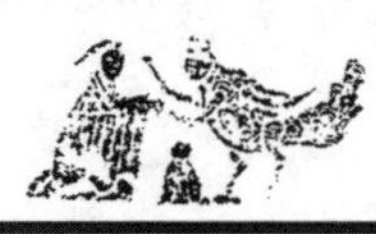

於腎。腎者。水藏也。今水不勝火。則骨枯而髓❶虛。故足不任身。發爲骨痿。陽氣内伐謂伐腹中之陰氣也水不勝火以熱舍於腎中也故下經曰。骨痿者。生於大熱也。腎性惡燥熱反居中熱薄骨乾故骨痿無力也帝曰。何以別之。岐伯曰。肺熱者。色白而毛敗。心熱者。色赤而絡脉溢。肝熱者。色蒼而爪枯。脾熱者。色黄而肉蠕動。腎熱者。色黑而齒槁。各求藏色及所主養而命之則其應也帝曰。如夫子言可矣。論言治痿者。獨取陽明何也。岐伯曰。陽明者。五藏六府之海。陽明胃脉也胃爲水穀之海也主閏❷宗筋。宗筋主束骨而利機關也。宗筋謂陰髦中横骨上下之竪筋也上絡胷腹下貫髖尻又經於背腹上頭項故云宗筋主束骨而利機關也然腰者身之大關節所以司屈伸故曰機關衝脉者。經脉之海也。靈樞經曰衝脉者十二經之海主滲灌谿谷。與陽明合於宗筋。尋此則横骨上

【校勘】

❶髓：《甲乙經》卷十《熱在五藏發痿》作「空」。

❷閏：《太素》卷二十五《五藏痿》作「潤」。爲是。

下齊兩傍堅筋正宗筋也衝脈循腹俠齊傍各同身寸之五分而上陽明脈亦俠齊傍各同身寸之一寸五分而上宗筋脈於中故云與陽明合於宗筋也以爲十二經海故主滲灌谿谷也肉之大會爲谷小會爲谿　新校正云詳宗筋脈於中一作宗筋縱於中

陰陽揔宗筋之會。會於氣街。而陽明爲之長。皆屬於帶脈。而絡於督脈。

宗筋聚會會於橫骨之中從上而下故云陰陽揔宗筋之會也宗筋俠齊下合於橫骨陽明輔其外衝脈居其中故云會於氣街而陽明爲之長也氣街則陰毛兩傍脈動處也帶脈者起於季脇回身一周而絡於督脈也督脈者起於關元上下循腹故云皆屬於帶脈而絡於督脈也督脈任脈衝脈三脈者同起而異行故經文或參差而引之

故陽明虛則宗筋縱。帶脈不引。故足痿不用也。

陽明之脈從缺盆下乳內廉下俠齊至氣街中其支別者起胃下口循腹裏下至氣街中而合以下髀抵伏兔下入膝臏中下循䯒外廉下足跗入中指內間其支別者下膝三寸而別以下入中指外間故陽明虛則宗筋縱緩帶脈不引而足痿弱不可用也引謂牽引

帝曰治之奈何。岐伯曰。各補其滎而通其俞。調其虛實。和其逆順。筋脈骨肉。各以其時受月。則病已矣。帝曰善。

時受月謂受氣

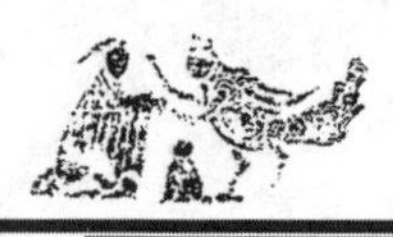

時月也如肝王甲乙心王丙丁脾王戊己肺王庚辛腎王壬癸皆王氣法也時受月則正謂五常受氣月也

厥論篇第四十五

新校正云按全元起本在第五卷

黄帝問曰。厥之寒熱者何也。厥謂氣逆上也世謬傳爲脚氣廣飾方論焉 岐伯對曰。陽氣衰於下。則爲寒厥。陰氣衰於下。則爲熱厥。陽謂足之三陽脉陰謂足之三陰脉下謂足也 帝曰。熱厥之爲熱也[1]。必起於足下者。何也。陽主外而厥在内故問之 岐伯曰。陽氣起於足五指之表。陰脉者。集於足下而聚於足心。故陽氣[2]勝。則足下熱也。大約而言之足太陽脉出於足小指之端外側足少陽脉出於足小指次指之端足陽明脉出於足中指及大指之端並循足陽而上肝脾腎脉集於足下聚於足心陰弱故足下熱也 新校正云按甲乙經陽氣起於足作走於足起當作走 帝曰。寒厥之爲寒也[3]。必從五指而上於膝者。何也。陰主内而厥在外故問之 岐伯曰。陰氣起於五指之裏。集

【校勘】

[1] 之爲熱也：《甲乙經》卷七《陰衰發熱厥陽衰發寒厥》、《千金要方》卷十四《風癲》無此四字。

[2] 氣：《太素》卷二十六《寒熱厥》、《甲乙經》卷七《陰衰發熱厥陽衰發寒厥》無。

[3] 之爲寒也：《甲乙經》卷七《陰衰發熱厥陽衰發寒厥》、《千金要方》卷十四《風癲》無此四字。

於膝①下而聚於膝上。故陰氣勝。則從五指至膝上寒。其寒也。不從外。皆從内也②。亦大約而言之也。足太陰脉起於足大指之端内側。足厥陰脉起於足大指之端三毛中。足少陰脉起於足小指之下。斜趣足心。並循足陰而上循股陰入腹。故云集於膝下而聚於膝之上也。帝曰。寒厥何失而然也。岐伯曰。前陰者。宗筋之所聚。太陰陽明之所合也。宗筋俠齊下合於陰器。故云前陰者宗筋之所聚也。太陰者脾脉。陽明者胃脉。脾胃之脉皆輔近宗筋。故云太陰陽明之所合。新校正云。按甲乙經前陰者宗筋之所聚作厥陰者衆筋之所聚。全元起云。前陰者厥陰也。與王注義異。亦自一説。春夏則陽氣多而陰氣少。秋冬則陰氣盛而陽氣衰。此乃天之當道。此人者質壯。以秋冬奪於所用。下氣上爭不能復。精氣溢下。邪氣因從之而上也。質謂形質也。奪於所用。謂多欲而奪其精氣也。氣因於中。新校正云。按甲乙經氣因於中作所中。陽氣衰。不能滲營其經絡。陽氣日損。陰氣獨在。故

【校勘】

①下：《千金要方》卷十四《風癲》無。

②内也：《太素》卷二十六《寒熱厥》、《病源》卷十二《寒熱厥候》作「内寒」。

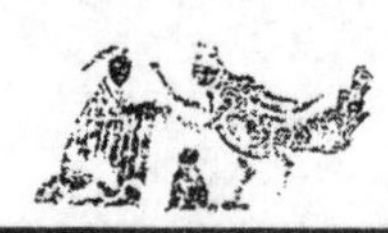

手足爲之寒也。帝曰：熱厥何如而然也？源其所由爾。岐伯曰：酒入於胃，則絡脈滿而經脈虛，脾主爲胃行其津液者也。陰氣虛則陽氣入，陽氣入則胃不和，胃不和則精氣竭，精氣竭則不營其四支也。前陰爲太陰陽明之所合，故胃不和則精氣竭也。內精不足，故四支無氣以營之。此人必數醉若飽以入房，氣聚於脾中不得散，酒氣與穀氣相薄，熱盛於中，故熱徧於身，內熱而溺赤也。夫酒氣盛而慓悍，腎氣有衰，陽氣獨勝，故手足爲之熱也。醉飽入房，內亡精氣，中虛熱入，由是腎衰陽盛，陰虛故熱生於手足也。帝曰：厥或令人腹滿，或令人暴不知人，或至半日，遠至一日乃知人者，何也？暴猶卒也，言卒然冒悶不醒覺也。不知人，謂悶甚不知識人也，或謂尸厥。岐伯曰：陰氣盛於上

則下虛。下虛則腹脹滿。陽氣盛於上。則下氣重上而邪氣逆。逆則陽氣亂。陽氣亂則不知人也。陰謂足太陰氣也　新校正云：按甲乙經陽氣盛於上五字作腹滿二字當從甲乙經之說何以言之別按甲乙經云陽脉下墜陰脉上爭發尸厥焉有陰氣盛於上而又言陽氣盛於上又按張仲景云少陰脉不至腎氣微少精血奔氣促迫上入胷鬲宗氣反聚血結心下陽氣退下熱歸陰股與陰相動令身不仁此爲尸厥仲景言陽氣退下則是陽氣不得盛於上故知當從甲乙經也又王注陰謂足太陰亦爲未盡按繆刺論云邪客於手足少陰太陰足陽明之絡此五絡皆會於耳中上絡左角五絡俱竭令人身脉皆動而形無知其狀若尸或曰尸厥焉得專解陰爲太陰也

帝曰。善。願聞六經脉之厥狀病能也。爲前問解故請備聞諸經厥也

岐伯曰。巨陽之厥。則腫首頭重。足不能行。發爲眴仆。巨陽太陽也足太陽脉起於目內眥上額交巔上其支別者從巔至耳上角其直行者從巔入絡腦還出別下項循肩髆內俠脊抵腰中入循膂絡腎屬膀胱其支別者從腰中下貫臀入膕中其支別者從髆內左右別下貫胂過髀樞循髀外後廉下合膕中以下貫腨內出外踝之後循京骨至小指之端外側由是厥逆外形斯證也腫或作踵非

陽明之厥。則癲疾欲

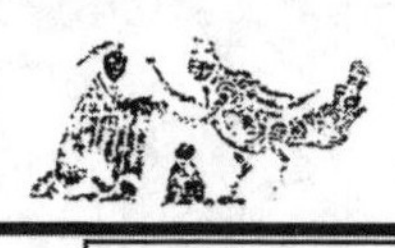

走呼。腹滿不得卧。面赤而熱。妄見而妄言。足陽明脉起於鼻交頞中下循鼻外入上齒中還出侠口環脣下交承漿却循頤後下廉出大迎循頰車上耳前過客主人循髪際至額顱其支別者從大迎前下人迎循喉嚨入缺盆下鬲屬胃絡脾其直行者從缺盆下乳内廉下侠齊入氣街中其支別者起胃下口循腹裏下至氣街中而合以下髀抵伏兔下入膝臏中下循胻外廉下足跗入中指内間其支別者下膝三寸而別以下入中指外間其支別者跗上入大指間出其端故厥如是也癲一爲巔非

少陽之厥則暴聾頰腫而熱。脇痛。胻不可以運。足少陽脉起於目銳眥上抵頭角下耳後循頸行手少陽之前至肩上交出手少陽之後入缺盆其支別者從耳後入耳中出走耳前至目銳眥後其支別者目銳眥下大迎合手少陽於䪼下加頰車下頸合缺盆以下胷中貫鬲絡肝屬膽循脇裏出氣街遶毛際横入髀厭中其直行者從缺盆下掖循胷過季脇下合髀厭中以下循髀陽出膝外廉下入外輔骨之前直下抵絶骨之端下出外踝之前循足跗出小指次指之端故厥如是

太陰之厥則腹滿䐜脹。後不利。不欲食。食則嘔。不得卧。足太陰脉起於大指之端上膝股内前廉入腹屬脾絡胃上鬲侠咽連舌本散舌下其支別者復從胃別上鬲注心中故厥如是

少陰之厥則口乾。溺赤。腹滿心痛。足少陰脉上股内後廉貫

脊屬腎絡膀胱其直行者從腎上貫肝鬲入肺中循喉嚨俠舌本其支別者從肺出絡心注胷中故厥如是

厥陰之厥。則少腹腫痛❶。腹脹涇溲不利。好卧屈膝。陰縮腫❷。䯒内熱。足厥陰脉去内踝一寸上踝八寸交出太陰之後上膕内廉循股陰入髦中下環陰器抵少腹俠胃屬肝絡膽上貫鬲故厥如是矣䯒内熱一本云䯒外熱傳寫行書内外誤也 盛則寫之。虛則補之。不盛不虛。以經取之。不盛不虛謂邪氣未盛真氣未虛如是則以穴俞經法留呼多少而取之

太陰厥逆。䯒急攣。心痛引腹。治主病者。足太陰脉起於大指之端循指内側上内踝前廉上腨内循䯒骨後上膝股内前廉入腹其支別者復從胃別上鬲注心中故䯒急攣心痛引腹也太陰之脉行有左右候其有過者當發取之故言治主病者 新校正云詳從太陰厥逆至篇末全元起本在第九卷王氏移於此

少陰厥逆。虛滿嘔變。下泄清。治主病者。以其脉從腎上貫肝鬲入肺中循喉嚨故如是

厥陰厥逆。攣腰痛。虛滿前閉譫言。新校正云按全元起云譫言者氣虛獨言也 治主病者。以其脉循股陰入髦中環陰器復上循喉嚨之後絡舌本故如是 新校正云按甲乙經厥陰之經不絡舌本王氏注刺熱篇刺腰痛篇并比三注俱云絡舌本又注風論痺

【校勘】

❶腹：《太素》卷二十六《經脉厥》作「䐜」。爲是。

❷腫：《甲乙經》卷七《陰衰發熱厥陽衰發寒厥》無。

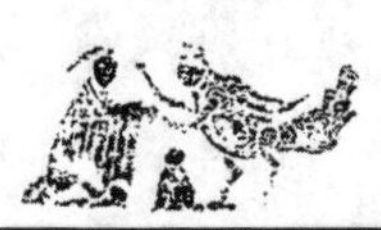

論各不云絡舌本王注自有異同當以甲乙經爲正三陰俱逆。不得前後。使人手足寒。三日死。三陰絶故三日死太陽厥逆。僵仆嘔血善衄。治主病者。以其脉起目内眥又循脊絡腦故如是少陽厥逆。機關不利。機關不利者。腰不可以行。項不可以顧。以其脉循頸下繞髦際横入髀厭中故如是發腸癰不可治。驚者死。足少陽脉貫鬲絡肝屬膽循脇裏出氣街發腸癰則經氣絶故不可治驚者死也陽明厥逆。喘欬身熱。善驚衄嘔血。以其脉循喉嚨入缺盆下鬲屬胃絡脾故如是手太陰厥逆。虚滿而欬。善嘔沫。治主病者。手太陰脉起於中焦下絡大腸還循胃口上鬲屬肺故如是手心主少陰厥逆。心痛引喉。身熱。死不可治。手心主脉起於胷中出屬心包手少陰脉其支别者從心系上俠咽喉故如是手太陽厥逆。耳聾泣出。項不可以顧。腰不可以俛仰。治主病者。手太陽脉支别者從缺盆循頸上頰至目鋭眥却入耳中其支别者從頰上䪼抵鼻至目内眥故耳聾泣出項不可以顧也腰不可以俛仰脉

不相應恐古錯簡文手陽明少陽厥逆。發喉痺。嗌腫痓。治主病者。手陽明脉支別者從缺盆上頸手少陽脉支別者從膻中上出缺盆上項故如是　新校正云按全元起本痓作痙

重廣補注黄帝内經素問卷第十二

風論　癘音利　潰胡對切　腦奴皓切　痺論　肓音荒　痿論　躄必亦切　髖音寬　尻枯敖切　揔音揔　膹音牝　厥論　顑於交切凹也　讝音儼　僵居良切　仆音赴　髦音毛

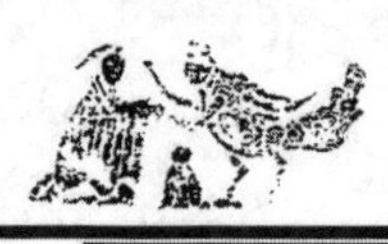

重廣補注黄帝内經素問卷第十三

啓玄子次注林億孫奇高保衡等奉敕校正孫兆重改誤

病能論　奇病論

大奇論　脉解篇

病能論篇第四十六　新校正云：按全元起本在第五卷

黄帝問曰：人病胃脘癰者，診當何如？岐伯對曰：診此者，當候胃脉。其脉當沈細，沈細者氣逆，胃者水穀之海，其血盛氣壯，今反脉沈細者，是逆常平也。新校正云：按甲乙經沈細作沈濇，太素作沈細。逆者人迎甚盛，甚盛則熱；沈細爲寒，寒氣格陽，故人迎脉盛。人迎者，陽明之脉，故盛則熱也。人迎謂結喉傍脉動應手者。人迎者胃脉也，胃脉循喉嚨而入缺盆，故云人迎者胃脉也。逆而盛，則熱聚於胃口而不行，故胃脘爲癰也。血氣壯盛而熱内薄之兩氣合熱故結爲癰也 帝曰。善。人有臥而有所不安者。何也。岐伯曰。藏有所傷。及精有所之寄則安。故人不能懸其病也。五藏有所傷損及之水穀精氣有所之寄扶其下則臥安以傷及於藏故人不能懸其病處於空中也 新校正云按甲乙經精有所之寄則安作情有所倚則臥不安太素作精有所倚則不安 帝曰。人之不得偃臥者何也。謂不得仰臥也 岐伯曰。肺者。藏之蓋也。居高布葉四藏下之故言肺者藏之蓋也 肺氣盛則脉大。脉大則不得偃臥。肺氣盛滿偃臥則氣促喘奔故不得偃臥也 論在奇恒陰陽中。奇恒陰陽上古經篇名世本闕 帝曰。有病厥者。診右脉沈而緊。左脉浮而遲。不然。病主安在。不然言不沈也 新校正云按甲乙經不然作不知 岐伯曰。冬診之。右脉固當沈緊。此應四時。左脉浮而遲。此逆四時。在左當主病在腎。頗關在肺。當腰痛也

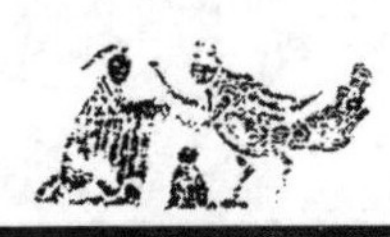

（以冬左脉浮而遲浮爲肺脉故言頗關在肺也腰者腎之府故腎受病則腰中痛也）帝曰。何以言之。岐伯曰。少陰脉貫腎絡肺。今得肺脉。腎爲之病。故腎爲腰痛之病也。（左脉浮遲非肺來見以左腎不足而脉不能沈故得肺脉腎爲病也）帝曰。善。有病頸癰者。或石治之。或鍼灸治之。而皆已。其眞❶安在。（言所攻則異所愈則同欲聞眞法何所在也）岐伯曰。此同名異等者也。（言雖同曰頸癰然其皮中別異不一等也故下云）夫癰氣之息者。宜以鍼開除去之。夫氣盛血聚者。宜石而寫之。此所謂同病異治也。（息瘜也死肉也石砭石也可以破大癰出膿今以鈹鍼代之）帝曰。有病怒狂❷者。（新校正云按太素怒狂作善怒）此病安生。岐伯曰。生於陽也。帝曰。陽何以使人狂。（怒不慮禍故謂之狂）岐伯曰。陽氣者。因暴折而難決。故善怒也。病名曰陽厥。（言陽氣被折鬱不散也此人多怒亦曾因暴折而心

【校勘】

❶ 真：《甲乙經》卷十一《寒熱客於經絡之中發癰疽風成發厲浸淫》作「治」。

❷ 怒狂：《太素》卷三十《陽厥》作「喜怒」。

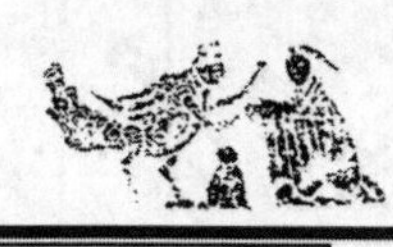

不䟽暢故爾如是者皆陽逆躁極所生故病名陽厥帝曰。何以知之。岐伯曰。陽明者常動。巨陽少陽不動。不動而動大疾。此其候也。言頸項之脉皆動不止也陽明常動者動於結喉傍是謂人迎氣舍之分位也若少陽之動動於曲頰下是謂天窻天牖之分位也若巨陽之動動於項兩傍大筋前陷者中是謂天柱天容之分位也不應常動而反動甚者動當病也　新校正云詳王注以天牕爲少陽之分位天容爲太陽之分位按甲乙經天牕乃太陽脉氣所發天容乃少陽脉氣所發二位交互當以甲乙經爲正也帝曰。治之柰何。岐伯曰。奪其食即已。夫食入於陰。長氣於陽。故奪其食即已。食少則氣衰故節去其食即病自止　新校正云按甲乙經奪作衰太素同也使之服以生鐵洛爲飲。新校正云按甲乙經鐵洛作鐵落爲飲作爲後飯夫生鐵洛者。下氣疾也。之或爲人傳文誤也鐵洛味辛微温平主治下氣方俗或呼爲鐵漿非是生鐵液也帝曰。善。有病身熱解墯。汗出如浴。惡風少氣。此爲何病。岐伯曰。病名曰酒風。飲酒中風者也風論曰飲酒中風則爲漏風是亦名漏風也夫極飲

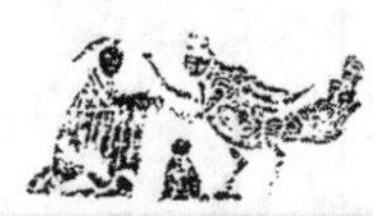

者陽氣盛而腠理疎玄府開發陽盛則筋痿弱故身體解惰也腠理疎則風內攻玄府發則氣外泄故汗出如浴也風氣外薄膚腠復開汗多內虛癉熱熏肺故惡風少氣也因酒而病故曰酒風帝曰：治之奈何？岐伯曰：以澤瀉、朮各十分，麋銜五分，合以三指撮爲後飯。朮味苦溫平主治大風止汗麋銜味苦寒平主治風濕筋痿澤瀉味甘寒平主治風濕益氣由此功用方故先之飯後藥先謂之後飯所謂深之細者，其中手如鍼也，摩之切之，聚者堅也，博者大也。上經者，言氣之通天也；下經者，言病之變化也；金匱者，決死生也；揆度者，切度之也；奇恒者，言奇病也。所謂奇者，使奇病不得以四時死也；恒者，得以四時死也。新校正云按楊上善云得病傳之至於勝時而死此爲恒中性喜怒令病次傳者此爲奇所謂揆者，方切求之也，言切求其脉理也；度者，得其病處，以四時度之也。凡言所謂者皆釋未了義今此

所謂尋前後經旻悉不與此篇義相接似今數句少成文義者終是別釋經文世本既闕第七二篇應彼闕經錯簡文也古文斷裂繆續於此

奇病論篇第四十七

新校正云按全元起本在第五卷

黃帝問曰：人有重身，九月而瘖，此爲何也？重身謂身中有身則懷妊者也瘖謂不得言語也妊娠九月足少陰脉養胎約氣斷則瘖不能言也　岐伯對曰：胞之絡脉絕也。絶謂脉斷絶而不通流而不能言非天眞之氣斷絶也　帝曰：何以言之？岐伯曰：胞絡者繫於腎，少陰之脉，貫①腎繫舌本，故不能言。少陰腎脉也氣不營養故舌不能言　帝曰：治之奈何？岐伯曰：無治也，當十月復。十月胎去胞絡復通腎脉上營故復舊而言也　刺法曰：無損不足，益有餘，以成其疹，疹謂久病也反法而治則胎死不去遂成久固之疹病也　然後調之。新校正云按甲乙經及太素無此四字按全元起注云所謂不治者其身九月而瘖身重不得爲治須十月滿生後復如常也然後調之則此四字本全元起注文誤書於此當刪去之　所謂無損不足者

【校勘】

①貫：《靈樞·經脉》作「屬」。

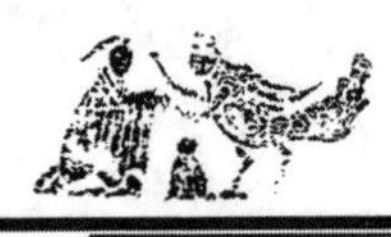

身羸瘦。無用鑱石也。姙娠九月筋骨瘦勞力少身重又拒於穀故身形羸瘦不可以鑱石傷也　無益其有餘者。腹中有形而泄之。泄之則精出而病獨擅中。故曰疹成也。胎約胞絡腎氣不通因而泄之腎精隨出精液內竭胎則不全胎死腹中著而不去由此獨擅故疹成焉　帝曰。病脇下滿氣逆。二三歲不已。是爲何病。岐伯曰。病名曰息積❶。此不妨於食。不可灸刺。積爲導引服藥。藥不能獨治也。腹中無形脇下逆滿頻歲不愈息且形之氣逆息難故名息積也氣不在胃故不妨於食也灸之則火熱內爍氣化爲風刺之則必寫其經轉成虛敗故不可灸刺是可積爲導引使氣流行久以藥攻內消瘀稸則可矣若獨憑其藥而不積爲導引則藥亦不能獨治之也

帝曰。人有身體髀股䯒皆腫。環齊而痛。是爲何病。岐伯曰。病名曰伏梁。以衝脉病故名曰伏梁然衝脉者與足少陰之絡起於腎下出於氣街循陰股內廉斜入膕中循䯒骨內廉並足少陰經下入內踝之後入足下其上行者出齊下同身寸之三寸關元之分俠齊直上循腹各行會於咽喉故身體髀䯒皆腫繞齊而痛名曰

【校勘】

❶積：《甲乙經》卷八《五藏傳病發寒熱》作「賁」。爲是。

伏梁環謂圓繞如環也

此風根也其氣溢於大腸而著於肓肓之原。在齊下故環齊而痛也大腸廣腸也經說大腸當言迴腸也何者靈樞經曰迴腸當齊右環迴周葉積而下廣腸附脊以受迴腸左環葉積上下辟大尋此則是迴腸非應言大腸也然大腸迴腸俱與肺合從合而命故通曰大腸也不可動之動之爲水溺濇之病也以衝脉起於腎下出於氣街其上行者起於胞中上出齊下關元之分故動之則爲水而溺濇也動謂齊其毒藥而擊動之使其大下也此一問荅之義與腹中論同以爲奇病故重出於此

帝曰人有尺脉數甚筋急而見此爲何病。筋急謂掌後尺中兩筋急也脉要精微論曰尺外以候腎尺裏以候腹中今尺脉數急脉數爲熱熱當筋緩反尺中筋急而見腹中筋當急故問爲病乎靈樞經曰熱即筋緩寒則筋急

岐伯曰此所謂疹筋。是人腹必急。白色黑色見則病甚。腹急謂俠臍竪筋俱急以尺裏候腹中故見尺中筋急則必腹中拘急矣色見謂見於面部也夫相五色者白爲寒黑爲寒故二色見病彌甚也

帝曰。人有病頭痛以數歲不已。此安得之。名爲何病。頭痛之疾不當踰月數年不愈故怪而問之也

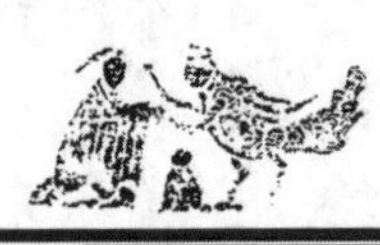

岐伯曰。當有所犯大寒。內至骨髓。髓者以腦爲主。腦逆故令頭痛。齒亦痛。夫腦爲髓主齒是骨餘腦逆反寒骨亦寒入故令頭痛齒亦痛病名曰厥逆。帝曰善。全注人先生於腦緣有腦則有骨髓齒者骨之本也帝曰有病口甘者病名爲何。何以得之。岐伯曰。此五氣之溢也。名曰脾癉。癉謂熱也脾熱則四藏同禀故五氣上溢也生因脾熱故曰脾癉夫五味入口。藏於胃。脾爲之行其精氣。津液在脾。故令人口甘也。脾熱內滲津液在脾胃穀化餘精氣隨溢口通脾氣故口甘津液在脾是脾之濕此肥美之所發也。新校正云按太素發作致此人必數食甘美而多肥也。肥者令人內熱。甘者令人中滿。故其氣上溢。轉爲消渴。食肥則腠理密陽氣不得外泄故肥令人內熱甘者性氣和緩而發散逆故甘令人中滿然內熱則陽氣炎上炎上則欲飲而嗌乾中滿則陳氣有餘有餘則脾氣上溢故曰其氣上溢轉爲消渴也陰陽應象大論曰辛甘發散爲陽靈樞經曰甘多食之令人

悶然從中滿以生之　新校正云按甲乙經消渴作消癉治之以蘭除陳氣也蘭謂蘭草也神農曰蘭草味辛熱平利水道辟不祥胷中痰澼也除謂去也陳謂久也言蘭除陳久甘肥不化之氣者以辛能發散故也藏氣法時論曰辛者散也　新校正云按本草蘭平不言熱也

帝曰有病口苦取陽陵泉口苦者病名爲何何以得之岐伯曰病名曰膽癉亦謂熱也膽汁味苦故口苦　新校正云按全元起本及太素無口苦取陽陵泉六字詳前後文勢疑此爲誤夫肝者中之將也取決於膽咽爲之使靈蘭祕典論曰肝者將軍之官謀慮出焉膽者中正之官決斷出焉肝與膽合氣性相通故諸謀慮取決於膽咽膽相應故咽爲使焉　新校正云按甲乙經曰膽者中精之府五藏取決於膽咽爲之使疑此文誤此人者數謀慮不決故膽虛氣上溢而口爲之苦治之以膽募俞胷腹曰募背脊曰俞膽募在乳下二肋外期門下同身寸之五分俞在脊第十椎下兩傍相去各同身寸之一寸半治在陰陽十二官相使中言治法具於彼篇今經已亡

帝曰有癃者一日數十溲此不足也身熱如炭頸

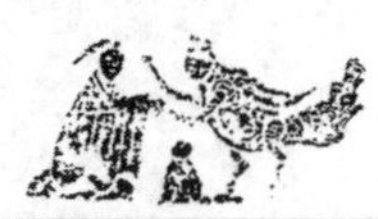

膺如格。人迎躁盛。喘息氣逆。此有餘也。是陽氣太盛於外陰氣不足故有餘也　新校正云詳此十五字舊作文寫按甲乙經太素並無此文再詳乃是全元起注後人誤書於此今作注書太陰脈微細如髮者。此不足也。其病安在。名為何病。癃小便不得也溲小便也頸膺如格言頸與胷膺如相格拒不順應也人迎躁盛謂結喉兩傍脈動盛滿急數非常躁速也胃脈也太陰脈微細如髮者謂手大指後同身寸之一寸骨高脈動處脈則肺脈也此正手太陰脈氣之所流可以候五藏也岐伯曰。病在太陰。其盛在胃。頗在肺。病名曰厥。死不治。病癃數溲身熱如炭頸膺如格息氣逆者皆手太陰脈當洪大而數今太陰脈反微細如髮者是病與脈相反也何以致之肺氣逆陵於胃而為是上使人迎躁盛也故曰病在太陰其盛在胃也以喘息氣逆故云頗亦在肺也病因氣逆證不相應故病名曰厥死不治也此所謂得五有餘二不足也。帝曰。何謂五有餘。二不足。岐伯曰。所謂五有餘者。五病之氣有餘也。二不足者。亦病氣之不足也。今外得五有餘。內得

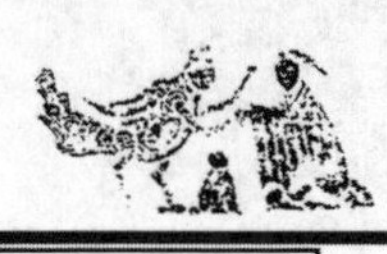

二不足。此其身不表不裏。亦正死明矣。外五有餘者一身熱如炭二頸膺如格三人迎躁盛四喘息五氣逆也內二不足者一病癃一日數十溲二太陰脉微細如髮夫如是者謂其病在表則內有二不足謂其病在裏則外得五有餘表裏既不可憑補寫固難爲法故曰此其身不表不裏亦正死明矣

帝曰。人生而有病巔疾者。病名曰何。安所得之。夫百病者皆生於風雨寒暑陰陽喜怒也然始生有形未犯邪氣已有巔疾豈邪氣素傷邪故問之

岐伯曰。病名爲胎病。此得之在母①腹中時。其母有所大驚。氣上而不下。精氣并居。故令子發爲巔疾也。巔謂上巔則頭首也　精氣謂陽之精氣也

帝曰。有病痝然如有水②狀。切其脉大緊。身無痛者。形不瘦。不能食。食少。名爲何病。痝然謂面目浮起而色雜也大緊謂如弓弦也大即爲氣緊即爲寒寒氣內薄而反無痛與衆別異常故問之也

岐伯曰。病生③在腎。名爲腎風。脉如弓弦大而且緊勞氣內蓄寒復內爭勞氣薄寒故化爲風風勝於腎故曰腎風　腎風而不能食。善

【校勘】

①母：《太素》卷三十《癲疾》、《千金要方》卷十四《風癲》無。

②水：《太素》卷二十九《風水論》、《甲乙經》卷八《腎風發風水面胕腫》「水」下有「氣」字。

③生：《甲乙經》卷八《腎風發風水面胕腫》作「主」。

驚驚已。心氣❶痿者死。腎水受風心火痿弱火水俱困故必死 帝曰善。

大奇論篇第四十八 新校正云按全元起本在第九卷

肝滿腎滿肺滿皆實，即為腫。滿謂脈氣滿實也腫謂癰腫也藏氣滿乃如是 肺之雍，喘而兩胠滿。肺藏氣而外主息其脈支別者從肺系橫出腋下故喘而兩胠滿也 新校正云詳肺雍肝雍腎雍甲乙經俱作癰 肝雍，兩胠滿，臥則驚，不得小便。肝之脈循股陰入髦中環陰器抵少腹上貫肝鬲布脇肋故胠滿不得小便也 肝主驚駭故臥則驚 腎雍，❷腳下至少腹滿。新校正云按甲乙經腳下作胠下腳當作胠不得言腳下至少腹也 脛有大小，髀骭大跛，易偏枯。衝脈者經脈之海與少陰之絡俱起於腎下出於氣街循陰股內廉斜入膕中循骭骨內廉並少陰之經下入內踝之後入足下其上行者出齊下同身寸之三寸故如是若血氣變易為偏枯也 心脈滿大，癇瘛筋攣。心脈滿大則肝氣下流熱氣內薄筋乾血涸故癇瘛而筋攣 肝脈小急，癇瘛筋攣。肝養筋內藏血肝氣受寒故癇瘛而筋攣脈小急者寒也 肝脈騖暴，有所驚駭。騖謂馳騖言其

【校勘】

❶氣：《太素》卷二十九《風水論》無。

❷腳：《太素》卷二十五《五藏脈診》作「胠」，與新校正合。

迅急也陽氣內薄故發爲驚也脉不至若瘖。不治自已。肝氣若厥厥則脉不通厥退則脉復通矣又其脉布脇肋循喉嚨之後故脉不至若瘖不治亦自已腎脉小急。肝脉小急。心脉小急。不鼓皆爲瘕。小急爲寒甚不鼓則血不流血不流而寒薄故血內凝而爲瘕也腎肝并沉爲石水。肝脉入陰內貫小腹腎脉貫脊中絡膀胱兩藏并藏氣熏衝脉自腎下絡於胞今水不行化故堅而結然腎主水水冬冰水宗於腎腎象水而沉故氣并而沉名爲石水　新校正云詳腎肝並沉至下并小弦欲驚全元起本在厥論中王氏移於此并浮爲風水。脉浮爲風下焦主水風薄於下故名風水并虛爲死。腎爲五藏之根肝爲發生之主二者不足是生主俱微故死并小弦欲驚。脉小弦爲肝腎不足故爾腎脉大急沉肝脉大急沉皆爲疝。疝者寒氣結聚之所爲也夫脉沉爲實脉急爲痛氣實寒薄聚故爲絞痛爲疝心脉搏滑急爲心疝。肺脉沉搏爲肺疝。皆寒薄於藏故也三陽急爲瘕。三陰急爲疝❶。太陽受寒血凝爲瘕太陰受寒氣聚爲疝二陰急爲癇厥。二陽急爲驚。二陰少陰也二陽陽明也　新校正云詳二陽急爲瘕至此全元起本在厥論王氏移於此脾脉

【校勘】

❶三陰急爲疝：《太素》卷二十六《寒熱相移》無此五字。

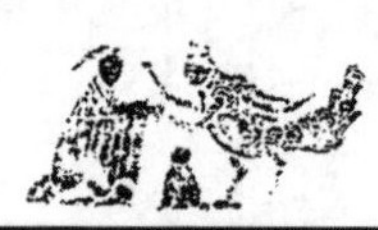

外鼓沉為腸澼。久自已。外鼓謂鼓動於臂外也肝脈小緩為腸澼。易治。肝脈小緩為脾乘肝故易治腎脈小搏沉為腸澼下血。小為陰氣不足搏為陽氣乘之熱在下焦故下血也血溫身熱者死。血溫身熱是陰氣喪敗故死心肝澼亦下血。肝藏血心養血故澼皆下血也二藏同病者可治。心火肝木木火相生故可治之其脈小沉濇為腸澼。心肝脈小而沉濇者澼也其身熱者死。熱見七日死。腸澼下血而身熱者是火氣內絕去心而歸於外也故死火成數七故七日死胃脈沉鼓濇。胃外鼓大。心脈小堅急。皆鬲偏枯。外鼓謂不當尺寸而鼓擊於臂外側也男子發左。女子發右。陽主左陰主右故爾陰陽應象大論曰左右者陰陽之道路此其義也不瘖舌轉。可治。三十日起。偏枯之病瘖不能言腎與胞脈內絕也胞脈繫於腎腎之脈從腎上貫肝鬲入肺中循喉嚨俠舌本故氣內絕則瘖不能言也其從者瘖。三歲起。從謂男子發左女子發右也病順左右而瘖不能言三歲治之乃能起年不滿二十者。三歲死。以其五藏始定血氣方剛藏始定則

易傷氣方剛則甚費易傷甚費故三歲死也

脉至而搏。血衂身熱者。死。血衂爲虛脉不應搏今反脉搏是氣極乃然故死

脉來懸鉤浮爲常脉。以其爲血衂者之常脉也

脉至如喘名曰暴厥。喘謂卒來盛急去而便衰如人之喘狀也

暴厥者。不知與人言。所謂暴厥之候如此

脉至如數使人暴驚。脉數爲熱熱則內動肝心故驚三四日自已。數爲心脉木被火干病非肝生不與邪合故三日後四日自除所以兩者木生數三也

脉至浮合。如浮波之合後至者凌前速疾而動無常候也浮合如數。一息十至以上。是經氣予不足也。微見九十日死。

脉至如火薪然。是心精之予奪也。草乾而死。薪然之火燄瞥瞥不定其形而便絶也

脉至如散葉。是肝氣予虛也。木葉落而死。如散葉之隨風不常其狀 新校正云按甲乙經散葉作叢棘

脉至如省客。省客者。脉塞而鼓。是腎氣予不足也。懸去棗華而死。脉塞而鼓謂纔見不行旋復去也懸謂如懸物物動而絶去也

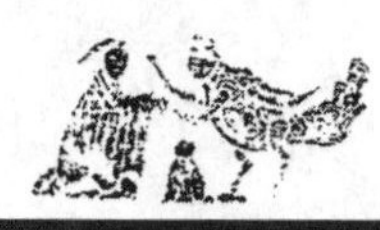

脉至如丸泥。是胃精予不足也。榆莢落而死。如珠之轉，是謂丸泥。脉至如横格。是膽氣予不足也。禾熟而死。脉長而堅，如横木之在指下也。脉至如弦縷。是胞精予不足也。病善言。下霜而死。不言可治。胞之脉繫於腎，腎之脉俠舌本，人氣不足者，則當不能言，今反善言，是真氣內絶，去腎外歸於舌也，故死。脉至如交漆。交漆者左右傍至也。微見三十日死。左右傍至，言如瀝漆之交，左右反戾。新校正云：按甲乙經交漆作交棘。脉至如涌泉。浮鼓肌①中。太陽氣予不足也。少氣味。韭英而死。如水泉之動，但出而不入。脉至如頹土之狀。按之不得②。是肌氣予不足也。五色先③見黑。白壘發死。頹土之狀，謂浮之大而虚耎，按之則無。新校正云：按甲乙經頹土作委土。脉至如懸雍。懸雍者。浮揣切之益大。是十二俞之予不足也。水凝而死。如顙中之懸雍也。新校正云：按全元

【校勘】

①肌：《太素》卷十五《五藏脉診》作「胞」。

②不得：《甲乙經》卷四《經脉》無此二字。

③先：《甲乙經》卷四《經脉》無。

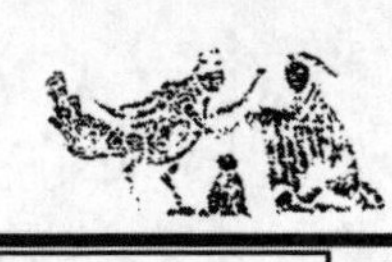

起本懸雍作懸離元起注云懸離者言脉與肉不相得也脉至如偃刀。偃刀者。浮之小急。按之堅大急。五藏菀熟。寒熱獨并於腎也。如此其人不得坐。立春而死。菀積也。熟熱也。脉至如丸滑不直❶手。不直手者。按之不可得也。是大腸❷氣予不足也。棗葉生而死。脉至如華❸者。令人善恐。不欲坐卧。行立常聽。是小腸氣予不足也。季秋而死。脉至如華。謂似華虛弱不可正取也。小腸之脉上入耳中。故常聽也。

脉解篇第四十九

新校正云：按全元起本在第九卷。

太陽所謂腫腰脽痛者。正月太陽寅。寅太陽也。脽謂臀肉也。正月三陽生。主建寅。三陽謂之太陽。故曰寅太陽也。正月陽氣出在上。而陰氣盛。陽未得自次也。正月雖三陽生。而天氣尚寒。以其尚寒。故曰陰氣盛。陽未得自次。次謂立王之次也。故腫腰脽痛

【校勘】

❶直：《甲乙經》卷四《經脉》作「著」。

❷大腸：《太素》卷十五《五藏脉診》作「膽」。

❸華：《太素》卷十五《五藏脉診》作「春」。

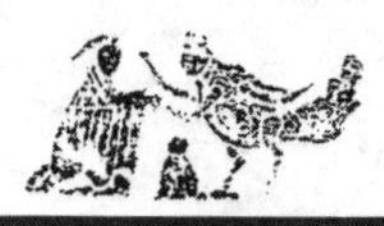

也以其脉抵腰中入貫臀過髀樞故爾病偏❶虛爲跛者正月陽氣凍解地氣而出也所謂偏虛者冬寒頗有不足者故偏虛爲跛也以其脉循股內後廉合膕中下循腨過外踝之後循京骨至小指外側故也 新校正云詳王氏云其脉循股內殊非按甲乙經太陽流注不到股內股內乃髀外之誤當云髀外後廉所謂強上引背❷者陽氣大上而爭故強上也強上謂頸項噤強也甚則引背矣所以爾者以其脉從腦出別下項背故也所謂耳鳴者陽氣萬物盛上而躍故耳鳴也以其脉支別者從巔至耳上角故爾所謂甚則狂巔疾者陽盡在上而陰氣從下下虛上實故狂巔疾也以其脉上額交巔上入絡腦還出其支別者從巔至耳上角故狂巔疾也項上曰巔所謂浮爲聾者皆在氣也亦以其脉至耳故也所謂入中爲瘖者陽盛已衰故爲瘖也陽氣盛入中而薄於胞腎則胞絡腎絡氣不通故瘖也胞之脉繫於腎腎之脉俠舌本故瘖不能言也內奪而厥則爲瘖

【校勘】

❶偏：《太素》卷八《經脉病解》無。

❷引背：《太素》卷八《經脉病解》無此二字。

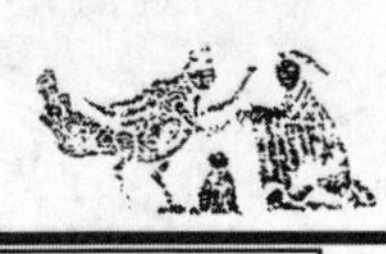

俳此腎虚也。俳廢也腎之脉與衝脉並出於氣街循陰股内廉斜入膕中循骭骨内廉及内踝之後入足下故腎氣内奪而不順則舌瘖足廢故云此腎虚也　新校正云詳王注云腎之脉與衝脉並出按甲乙經是腎之絡非腎之脉況王注痿論并奇病論大奇論並云腎之絡則此脉字當爲絡　少陰不至者厥也。少陰腎脉也若腎氣内脱則少陰脉不至也少陰之脉不至是則太陰之氣逆上而行也　少陽所謂心脇痛者言少陽盛也❶盛者心之所表也。心氣逆則少陽盛心氣宜木外鑠肺金故盛者心之所表也　九月陽氣盡而陰氣盛故心脇痛也。足少陽脉循脇裏出氣街心主脉循胷出脇故爾火墓於戌故九月陽氣盡而陰氣盛也　所謂不可反側者陰氣藏物也物藏則不動故不可反側也　所謂甚則躍者。躍謂跳躍也　九月萬物盡衰草木畢落而墮則氣去陽而之陰氣盛而陽之下長故謂躍　亦以其脉循髀陽出膝外廉下入外輔之前直下抵絶骨之端下出外踝之前循足跗故氣盛則令人跳躍也　陽明所謂洒洒振寒者陽明

【校勘】

❶盛：《太素》卷八《經脉病解》作「戌」。爲是。

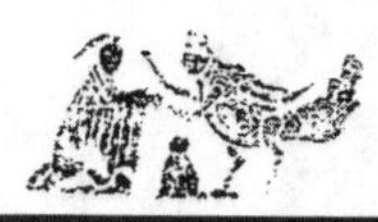

者午也五月盛陽之陰也陽盛以明故云午也五月夏至一陰氣上陽氣降下故云盛陽之陰也陽盛而陰氣加之故洒洒振寒也陽氣下陰氣升故云陽盛而陰氣加之也所謂脛腫而股不收者是五月盛陽之陰也陽者衰於五月而一陰氣上與陽始爭故脛腫而股不收也以其脉下髀抵伏兔下入膝髕中下循胻外廉下足跗入中指内間又其支别者下膝三寸而别以下入中指外間故爾所謂上喘而爲水者陰氣下而復上上則邪客於藏府間故爲水也藏脾也府胃也足太陰脉從足走腹足陽明脉從頭走足今陰氣微下而太陰上行故云陰氣下而復上也復上則所下之陰氣不散客於脾胃之間化爲水也所謂胷痛少氣者水氣[1]在藏府也水者陰氣也陰氣在中故胷痛少氣也水停於下則氣鬱於上氣鬱於上則肺滿故胷痛少氣也所謂甚則厥惡人與火聞木音則惕然而驚者陽氣與陰

【校勘】

❶ 氣：《太素》卷八《經脉病解》無。

氣相薄。水火相惡。故惕然而驚也。所謂欲獨閉戸牖而處者。陰陽相薄也。陽盡而陰盛。故欲獨閉戸牖而居。惡喧故爾　所謂病至則欲乘高而歌。棄衣而走者。陰陽復爭。而外并於陽。故使之棄衣而走也。新校正云詳所謂甚則厥至此與前陽明脉解論相通　所謂客孫脉則頭痛鼻鼽腹腫者。陽明并於上。上者。則其孫絡❶太陰也。故頭痛鼻鼽腹腫也。太陰所謂病脹者。太陰子也。十一月萬物氣皆藏於中。故曰病脹。陰氣大盛太陰始於子故云子也以其脉入腹屬脾絡胃故病脹也　所謂上走心爲噫者。陰盛而上走於陽明。陽明絡屬心。故曰上走心爲噫也。按靈樞經説足陽明流注並無至心者太陰脉説云其支别者復從胃别上膈注心中法應以此絡爲陽明絡也　新校正云詳王氏以足陽明流

【校勘】

❶孫絡：《太素》卷八《經脉病解》作「孫脉」。

注並無至心者按甲乙經陽明之脉上通於心循咽出於口宜其經言陽明絡屬心爲噫王氏安得謂之無　所謂食則嘔者。物盛滿而上溢。故嘔也。以其脉屬脾絡胃上鬲俠咽故也　所謂得後與氣則快然如衰者。十二月陰氣下衰。而陽氣且出。故曰得後與氣則快然如衰也。少陰所謂腰痛者。少陰者腎也。十❶月萬物陽氣皆傷。故腰痛也。少陰者腎脉也腰爲腎府故腰痛也　所謂嘔欬上氣喘者。陰氣在下。陽氣在上。諸陽氣浮。無所依從。故嘔欬上氣喘也。以其脉從腎上貫肝鬲入肺中故病如是也　所謂色色❷新校正云詳色色字疑誤　不能久立久坐。起則目䀮䀮無所見者。萬物陰陽不定未有主也。秋氣始至。微霜始下。而方殺萬物。陰陽內奪。故目䀮䀮無所見也。所謂少氣善怒

【校勘】

❶少陰者腎也十月：腎，據文義當做「申」。十，《太素》卷八《經脉病解》作「七」。「少陰者申也，七月」，即七月建申。

❷色色：《太素》卷八《經脉病解》作「邑邑」。爲是。

者陽氣不治陽氣不治則陽氣不得出肝氣當治而未得故善怒善怒者名曰煎[1]厥所謂恐如人將捕之者秋氣萬物未有畢去陰氣少陽氣入陰陽相薄故恐也所謂惡聞食臭者胃無氣故惡聞食臭也所謂面黑如地色者秋氣內奪故變於色也所謂欬則有血者陽脉傷也陽氣未盛於上而脉滿滿則欬故血見於鼻也厥陰所謂癩疝婦人少腹腫者厥陰者辰也三月陽中之陰邪在中故曰癩疝少腹腫也以其脉循股陰入髦中環陰器抵少腹故爾所謂腰脊痛不可以俛仰者三月一振榮華萬物一俛而不仰也所謂癩癃[2]疝膚脹者曰陰亦

【校勘】

[1] 煎：《太素》卷八《經脉病解》作「前」。

[2] 癩癃：《太素》卷八《經脉病解》作「釘癃」。

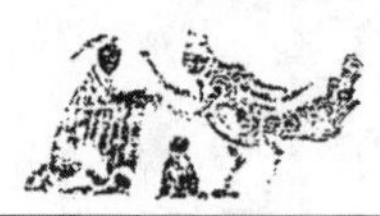

盛而脈脹不通故曰癲𤸷疝也所謂甚則嗌乾熱中者。陰陽相薄而熱。故嗌乾也。此一篇殊與前後經文不相連接別釋經脈發病之源與靈樞經流注略同所指殊異　新校正云詳此篇所解多甲乙經是動所生之病雖復少有異處大槩則不殊矣

重廣補注黃帝內經素問卷第十三

病能論　解音介　墯徒卧切　撮子括切　奇病論　鑱鉏銜切　疢丑刃切

稸音畜　大奇論　睒弋念切　瞥蒲滅切　揣初委切　脈解論　脽音蛆

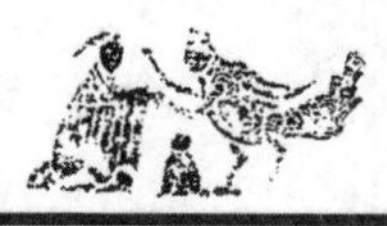

重廣補注黄帝内經素問卷第十四

啓玄子次注林億孫奇高保衡等奉　敕校正孫兆重改誤

刺要論篇第五十

新校正云：按全元起本在第六卷刺齊篇中

黄帝問曰：願聞刺要。岐伯對曰：病有浮沈，刺有淺深，各至其理，無過其道。道，謂氣所行之道也。過之則内傷，不及則生外壅，壅則邪從之。過之内傷，以太深也。不及外壅，以妄益他分之氣也。氣益而外壅，故邪氣隨虚而從之也。淺深不得，反爲大賊，内動❶五藏，後生大病。賊，謂私害。動，謂動亂。然不及則外壅，過之則内

【校勘】

❶ 動：《甲乙經》卷五《針灸禁忌》作「傷」。可參。

傷既且外壅内傷是爲大病之階漸爾故曰後生大病也故曰。病有在毫毛腠理者。有在皮膚者。有在肌肉者。有在脉者。有在筋者。有在骨者。有在髓者。毛之長者曰毫皮之文理曰腠理然二者皆皮之可見者也是故刺毫毛腠理無傷皮。皮傷則内動肺。肺動則秋病温瘧泝泝[1]然寒慄。鍼經曰凡刺有五以應五藏一曰半刺半刺者淺内而疾發鍼令鍼傷多如拔髮狀以取皮氣此肺之應也然此其淺以應於肺腠理毫毛猶應更淺當取髮根淺深之半爾肺之合皮王於秋氣故肺動則秋病温瘧泝泝然寒慄也刺皮無傷肉。肉傷則内動脾。脾動則七十二日四季之月。病腹脹煩[2]不嗜食。脾之合肉寄王四季又其脉從股内前廉入腹屬脾絡胃上鬲俠咽連舌本散舌下其支別者復從胃別上鬲注心中故傷肉則動脾脾動則四季之月腹脹煩而不嗜食也七十二日四季之月者謂三月六月九月十二月各十二日後土寄王十八日也刺肉無傷脉。脉傷則内動心。心動則夏病心痛。心之合脉王於夏氣眞心少陰之脉起於心中出屬心系心包心主之脉起於胷中出屬心包平人氣象論曰

【校勘】

①泝泝：《甲乙經》卷五《針灸禁忌》「泝泝」下有「淅淅」二字。

②煩：《甲乙經》卷五《針灸禁忌》「煩」下有「滿」字。

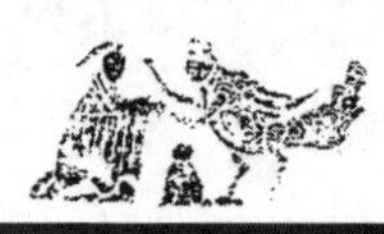

藏真通於心故脉傷則動心心動則夏病心痛刺脉。無傷筋。筋傷則內動肝。肝動則春病熱而筋弛。肝之合筋王於春氣鍼經曰熱則筋緩故筋傷則動肝肝動則春病熱而筋弛緩弛猶縱緩也刺筋。無傷骨。骨傷則內動腎。腎動則冬病脹腰痛。腎亦合骨王於冬氣腰爲腎府故骨傷則動腎腎動則冬病腰痛也腎之脉直行者從腎上貫肝鬲故脹也刺骨。無傷髓。髓傷則銷鑠胻酸。體解㑊然不去矣。髓者骨之充鍼經曰髓海不足則腦轉耳鳴胻酸眩冒故髓傷則腦髓銷鑠胻酸體解㑊然不去也銷鑠謂髓腦銷鑠解㑊謂強不強弱不弱熱不熱寒不寒解解㑊㑊然不可名之也腦髓銷鑠骨空之所致也

刺齊論篇第五十一

新校正云按全元起本在第六卷

黃帝問曰。願聞刺淺深之分。謂皮肉筋脉骨之分位也岐伯對曰。刺骨者無傷筋。刺筋者無傷肉。刺肉者無傷脉。刺脉者無傷皮。刺皮者無傷肉。刺肉者無傷筋。刺筋者無傷骨。

帝曰。余未知其所謂。願聞其解。岐伯曰。刺骨無傷筋者。鍼至筋而去。不及骨也。刺筋無傷肉者。至肉而去。不及筋也。刺肉無傷脉者。至脉而去。不及肉也。刺脉無傷皮者。至皮而去。不及脉也。是皆謂遣邪也然筋有寒邪肉有風邪脉有濕邪皮有熱邪則如是遣之所謂邪者皆言其非順正氣而相干犯也　新校正云詳此謂刺淺不至所當刺之處也下文則誡其太深也❶所謂刺皮無傷肉者。病在皮中。鍼入皮中❷。無傷肉也。刺肉無傷筋者。過肉中筋也。刺筋無傷骨者。過筋中骨也。此之謂反也。此則誡過分太深也　新校正云按全元起云刺如此者是謂傷此皆過過必損其血氣是謂逆也邪必因而入也

刺禁論篇第五十二

新校正云按全元起本在第六卷

黃帝問曰。願聞禁數。岐伯對曰。藏有要害。不可不察。

【校勘】

❶所謂：《甲乙經》卷五《針灸禁忌》無此二字。

❷中：《甲乙經》卷五《針灸禁忌》無。

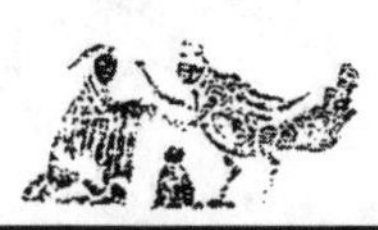

肝生於左。肝象木王於春春陽發生故生於左也 肺藏於右。肺象金王於秋秋陰收殺故藏於右也 新校正云按楊上善云肝爲少陽陽長之始故曰生肺爲少陰陰藏之初故曰藏 心部於表。陽氣主外心象火也 腎治於裏。陰氣主内腎象水也 新校正云按楊上善云心爲五藏部主故得稱部腎間動氣内治五藏故曰治 脾爲之使。營動不已糟粕水穀故使者也 胃爲之市。水穀所歸五味皆入如市雜故爲市也 鬲肓之上。中有父母。鬲肓之上氣海居中氣者生之原生者命之主故氣海爲人之父母也 新校正云按楊上善云心下鬲上爲肓心爲陽父也肺爲陰母也肺主於氣心主於血共營衛於身故爲父母 七節之傍。中有小心。小心謂真心神靈之宮室 新校正云按太素小心作志心楊上善云脊有三十二十一節腎在下七節之傍腎神曰志五藏之靈皆名爲神神之所以任得名爲志者心之神也 從之有福。逆之有咎。從謂隨順也八者人之所以生形之所以成故順之則福延逆之則咎至 刺中心。一日死。其動爲噫。心在氣爲噫 刺中肝。五日死。其動爲語。肝在氣爲語 新校正云按全元起本并甲乙經語作欠元起云腎傷則欠子母相感也王氏改欠作語 刺中腎。六日死。其動爲嚏。腎在氣爲嚏 新校正云按全元起本及甲乙經六日作三日 刺中

肺三日死其動為欬。肺在氣為欬 刺中脾十日死其動為吞。脾在氣為吞 新校正云按全元起本及甲乙經十日作十五日刺中五藏與診要經終論并四時刺逆從論相重此敘五藏相次之法以所生為次甲乙經以心肺肝脾腎為次是以所剋為次全元起本舊文則錯亂無次矣 刺中膽一日半死其動為嘔。膽氣勇故為嘔 新校正云按診要經終論刺中膽下又云刺中鬲者為傷中其病雖愈不過一歲而死 刺跗上中大脈血出不止死。跗為足跗大脈動而不止者則胃之大經也胃為水穀之海然血出不止則胃氣將傾海竭氣亡故死 刺面中溜脈不幸為盲。面中溜脈者手太陽任脈之交會手太陽脈自顴而斜行至目內眥任脈自鼻鼽兩傍上行至瞳子下故刺面中溜脈不幸為盲 刺頭中腦戶入腦立死。腦戶穴名也在枕骨上通於腦中然腦為髓之海真氣之所聚鍼入腦則真氣泄故立死 刺舌下中脈太過血出不止為瘖。舌下脈脾之脈也脾脈者俠咽連舌本散舌下血出不止則脾氣不能營運於舌故瘖不能言語 刺足下布絡中脈血不出為腫。布絡謂當內踝前足下空處布散之絡正當然谷穴分也絡中脈則衝脈也衝脈者並少陰之經下入內踝之後入足下也然刺之而血不出則腎脈與衝脈氣并歸於然谷之中故為腫 刺郄

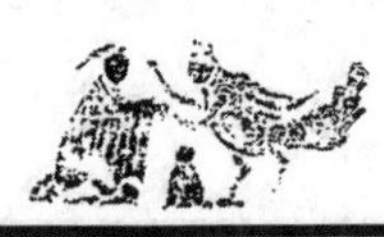

中大脉。令人仆脫色。尋此經郄中主治與中誥流注經委中穴正同應郄中者以經穴爲名委中處所爲名亦猶寸口脉口氣口皆同一處爾然郄中大脉者足太陽經脉也足太陽之脉起於目內眥合手太陽手太陽脉自目內眥斜絡於顴足太陽脉上頭下項又循於足故刺之過禁則令人仆倒而面色如脫去也刺氣街中脉。血不出。爲腫鼠僕。氣街之中膽胃脉也膽之脉循脇裏出氣街胃之脉俠齊入氣街中其支別者起胃下口循腹裏至氣街中而合今刺之而血不出則血脉氣并聚於中故內結爲腫如伏鼠之形也氣街在腹下俠齊兩傍相去四寸鼠僕上一寸動脉應手也　新校正云按別本僕一作䑋氣府論注氣街在齊下横骨兩端鼠䑋上一寸也刺脊間中髓。爲傴。傴謂傴僂身踡屈也脊間謂脊骨節間也刺中髓則骨精氣泄故傴僂也刺乳上。中乳房。爲腫根蝕。乳之上下皆足陽明之脉也乳房之中乳液滲泄胷中氣血皆外湊之然刺中乳房則氣更交湊故爲大腫中有膿根內蝕肌膚化爲膿水而久不愈刺缺盆中內陷。氣泄。令人喘欬逆。五藏者肺爲之蓋缺盆爲之道肺藏氣而主息又在氣爲欬刺缺盆中內陷則肺氣外泄故令人喘欬逆也刺手魚腹內陷。爲腫。手魚腹內肺脉所流故刺之內陷則爲腫也　新校正云按甲乙經肺脉所流當作留字無刺大醉。令人氣亂。脉數過度故因刺而亂也　新校正云按

靈樞經氣亂當作脉亂　無刺大怒。令人氣逆。怒者氣逆故刺之益甚　無刺大勞人。經氣越也　無刺新飽人。氣盛滿也　無刺大饑人。氣不足也　無刺大渴人。血脉乾也　無刺大驚人。神蕩越而氣不治也　新校正云詳無刺大醉至此七條與靈樞經相出入靈樞經云新内無刺已刺無内大怒無刺已刺無怒大勞無刺已刺無勞大醉無刺已刺無醉大飽無刺已刺無飽大飢無刺已刺無飢大渴無刺已刺無渴大驚大恐必定其氣乃刺之也

刺陰股中大脉。血出不止死。陰股之中脾之脉也脾者中土孤藏以灌四傍今血出不止脾氣將竭故死　新校正云按刺陰股中大脉條皇甫士安移在前刺跗上中大脉下相續自後至篇末逐條與前條相間也

刺客主人内陷中脉。爲内[1]漏爲聾。客主人穴名也今名上關在耳前上廉起骨開口有空手少陽足陽明脉交會於中陷脉言刺太深也刺太深則交脉破決故爲耳内之漏脉内漏則氣不營故聾　新校正云詳客主人穴與氣穴論注同按甲乙經及氣穴府論注云手足少陽足陽明三脉之會疑此脫足少陽一脉也

刺膝髕出液爲跛。膝爲筋府筋會於中液出筋乾故跛　刺臂[2]太陰脉出血多立死。臂太陰者肺脉也肺者主行榮衛陰陽治節由之血出多則榮衛絶故立死也　刺足少陰脉重虚出血

【校勘】

[1] 内：《甲乙經》卷五《針灸禁忌》無。爲是。

[2] 臂：《甲乙經》卷五《針灸禁忌》"臂"下有"中"字。

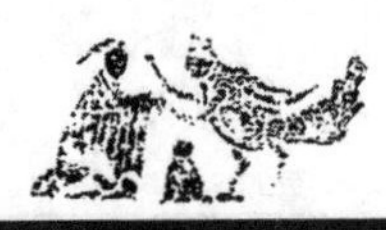

爲舌難以言。足少陰腎脉也足少陰脉貫腎絡肺繫舌本故重虛出血則舌難言也刺膺中陷中肺爲喘逆仰息。肺氣上泄逆所致也刺肘中內陷氣歸之爲不屈伸。肘中謂肘屈折之中尺澤穴中也刺過陷脉惡氣歸之氣固關節故不屈伸也刺陰股下三寸內陷令人遺溺。股下三寸腎之絡也衝脉與少陰之絡皆起於腎下出於氣街並循於陰股其上行者出胞中故刺陷脉則令人遺溺也刺掖下脇間內陷令人欬。掖下肺脉也肺之脉從肺系橫出掖下眞心藏脉直行者從心系却上掖下刺陷脉則心肺俱動故欬也刺少腹中膀胱溺出。令人少腹滿。胞氣外泄穀氣歸之故少腹滿也少腹謂齊下也刺腨腸內陷爲腫。腨腸之中足太陽脉也太陽氣泄故爲腫刺匡上陷骨中脉。爲漏爲盲。匡目匡也陷骨中謂目匡骨中也匡骨中脉目之系肝之脉也刺內陷則眼系絶故爲目漏目盲刺關節中液出不得屈伸。諸筋者皆屬於節津液滲潤之液出則筋膜乾故不得屈伸也

刺志論篇第五十三

新校正云按全元起本在第六卷

黄帝問曰。願聞虚實之要。岐伯對曰。氣實形實。氣虚形虚。此其常也。反此者病。陰陽應象大論曰形歸氣由是故虚實同焉反謂不相合應失常平之候也形氣相反故病生氣謂脉氣形謂身形也 穀盛氣盛。穀虚氣虚。此其常也。反此者病。靈樞經曰榮氣之道內穀爲實穀入於胃氣傳與肺精專者上行經隧由是故穀氣虚實占必同焉候不相應則爲病也　新校正云按甲乙經實作實 脉實血實。脉虚血虚。此其常也。反此者病。脉者血之府故虚實同焉反不相應則爲病也 帝曰。如何而反。岐伯曰。氣虚身熱。此謂反也。氣虚爲陽氣不足陽氣不足當身寒反身熱者脉氣當盛脉不盛而身熱證不相符故謂反也　新校正云按甲乙經云氣盛身寒氣虚身熱此謂反也當補此四字 穀入多而氣少。此謂反也。胃之所出者穀氣而布於經脉也穀入於胃脉道乃散今穀入多而氣少者是胃氣不散故謂反也 穀不入而氣多。此謂反也。胃氣外散肺并之也 脉盛血少。此謂反也。脉少血多。此謂反也。經脉行氣絡脉受血經氣入絡絡受經氣候不相合故皆反常也 氣

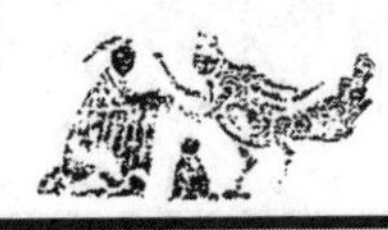

盛身寒。得之傷寒。氣虛身熱。得之傷暑。傷謂觸冒也寒傷形故氣盛身寒熱傷氣故氣虛身熱穀入多而氣少者。得之有所脫血。濕居下也。脫血則血虛血虛則氣盛內鬱化成津液流入下焦故云濕居下也穀入少而氣多者。邪在胃及與肺也。胃氣不足肺氣下流於胃中故邪在胃然肺氣入胃則肺氣不自守氣不自守則邪氣從之故云邪在胃及與肺也脈小血多者。飲中熱也。飲謂留飲也飲留脾胃之中則脾氣溢脾氣溢則發熱中脈大血少者。脈有風氣。水漿不入。此之謂也。風氣盛滿則水漿不入於脈夫實者。氣入也。虛者。氣出也。入爲陽出爲陰陰生於內故出陽生於外故入氣實者。熱也。氣虛者。寒也。陽盛而陰內拒故熱陰盛而陽外微故寒入實者。左手開鍼空也。入虛者。左手閉鍼空也。言用鍼之補寫也右手持鍼左手捻穴故實者左手開鍼空以寫之虛者左手閉鍼空以補之也

鍼解篇第五十四

新校正云按全元起本在第六卷

黃帝問曰。願聞九鍼之解。虛實之道：岐伯對曰。刺虛則實之者。鍼下熱也。氣實乃熱也❶。滿而泄之者。鍼下寒也。氣虛乃寒也❷。菀陳則除之者。出惡血也。菀積也陳久也除去也言絡脉之中血積而久者鍼刺而除去之也邪勝則虛之者。出鍼勿按。邪者不正之目非本經氣是則謂邪非言鬼毒精邪之所勝也出鍼勿按穴俞且開故得經虛邪氣發泄也徐而疾則實者。徐出鍼而疾按之。疾而徐則虛者。疾出鍼而徐按之。徐出謂得經氣已久乃出之疾按謂鍼出穴已速疾按之則真氣不泄經脉氣全故徐而疾乃實也疾出鍼謂鍼入穴已至於經脉即疾出之徐按謂鍼出穴已徐緩按之則邪氣得泄精氣復固故疾而徐乃虛也言實與虛者。寒溫氣多少也。寒溫謂經脉陰陽之氣也若無若有者。疾不可知也。言其冥昧不可即而知也夫不可即知故若無慧然神悟故若有也察後與先者。知病先後也。知病先後乃補寫之爲虛與實者❸。工勿失其法。鍼經曰經氣已至慎守勿失此之謂也

【校勘】

❶氣實乃熱也：《太素》卷十九《知針石》無此五字。

❷氣虛乃寒也：《太素》卷十九《知針石》無此五字。

❸工：《太素》卷十九《知針石》「工」下有「守」字。可從。

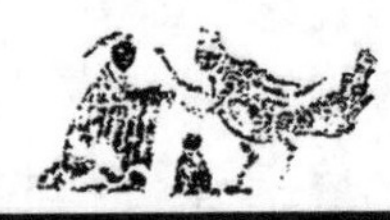

新校正云按甲乙經云若存若亡爲虛與實若得若失者。離其法也。妄爲補寫離亂大經誤補實者轉令若得誤寫虛者轉令若失故曰若得若失也鍼經曰無實實無虛虛此其誠也　新校正云詳自篇首至此與太素九鍼解篇經同而解異二經互相發明也虛實之要。九鍼最妙者。爲其各有所宜也。熱在頭身宜鑱鍼肉分氣滿宜員鍼脈氣虛少宜鍉鍼寫熱出血發泄固病宜鋒鍼破癰腫出膿血宜鈹鍼調陰陽去暴痺宜員利鍼治經絡中痛痺宜毫鍼痺深居骨解腰脊節腠之間者宜長鍼虛風舍於骨解皮膚之間宜大鍼此之謂各有所宜也　新校正云按別本鈹一作鈹補寫之時者。與氣開闔相合也。氣當時刻謂之開已過未至謂之闔時刻者然水下一刻人氣在太陽水下二刻人氣在少陽水下三刻人氣在陽明水下四刻人氣在陰分水下不已氣行不已如是則當刻者謂之開過刻及未至者謂之闔也鍼經曰謹候其氣之所在而刺之是謂逢時此所謂補寫之時也　新校正云詳自篇首至此文出靈樞經素問解之互相發明也甲乙經云補寫之時以鍼爲之者此脫此四字也九鍼之名。各不同形者。鍼窮其所當補寫也。各不同形謂長短鋒頴不等窮其補寫謂各隨其療而用之也　新校正云按九鍼之形今具甲乙經刺實須其虛者。留鍼陰氣隆至。乃去鍼也。刺虛

須其實者。陽氣隆至。鍼下熱乃去鍼也。言要以氣至而有効也 經氣已至。慎守勿失者。勿變更也。變謂變易更謂改更皆變法也言得氣至必宜謹守无變其法反招損也 深淺在志者。知病之内外也。志一爲意志意皆行鍼之用也 近遠如一者。深淺其候等也。言氣雖近遠不同然其測候皆以氣至而有効也 如臨深淵者。不敢墮也。言氣候補寫如臨深淵不敢墮慢失補寫之法也 手如握虎者。欲其壯也。壯謂持鍼堅定也鍼經曰持鍼之道堅者爲實則其義也 新校正云按甲乙經實字作寶 神無營於衆物者。靜志觀病人無左右視也。目絶妄視心專一務則用之必中无惑誤也 新校正云詳從刺實須其虛至此又見寶命全形論此又爲之解亦互相發明也 義無邪下者。欲端以正也。正指直刺鍼无左右 必正其神者。欲瞻病人目制其神。令氣易行也。檢彼精神令无散越則氣爲神使中外易調也 所謂三里者。下膝三寸也。所謂跗之者。新校正云按全元起本跗之作低胻太素作付之按骨空論跗之疑作跗

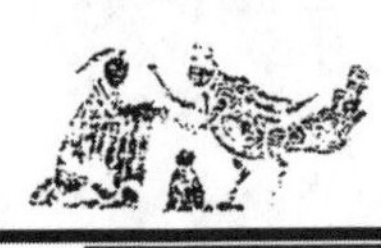

上舉膝分易見也。三里穴名正在膝下三寸骭外兩筋肉分間極重按之則足跗上動脈止矣故曰舉膝分易見巨虛者蹻足。骭獨陷者。巨虛穴名也蹻謂舉也取巨虛下廉當舉足取之則骭外兩筋之間陷下也下廉者陷下者也。欲知下廉穴者骭外兩筋之間獨陷下者則其處也帝曰余聞九鍼上應天地四時陰陽願聞其方令可傳於後世以爲常也。岐伯曰。夫一天二地三人四時五音六律七星八風九野身形亦應之鍼各有所宜故曰九鍼。新校正云詳此文與靈樞經相出入人皮應天。覆蓋於物天之象也人肉應地。柔厚安靜地之象也人脉應人。盛衰變易人之象也人筋應時。堅固眞定時之象也人聲應音。備五音故人陰陽合氣應律。交會氣通相生无替則律之象新校正云按別本氣一作度人齒面目應星。人面應七星者所謂面有七孔應之也新校正云詳此注乃全元起之辭也人出入氣應風。動出往來風之象也人九竅三百六十五絡應野。身形之外野之象也故

一鍼皮。二鍼肉。三鍼脈。四鍼筋。五鍼骨。六鍼調陰陽。七鍼益精。八鍼除風。九鍼通九竅。除三百六十五節氣。此之謂各有所主也。一鑱鍼二員鍼三鍉鍼四鋒鍼五錍鍼六員利鍼七毫鍼八長鍼九大鍼　新校正云按別本錍一作鈹　人心意應八風。動靜不形風之象也　人氣應天。運行不息天之象也　人髮齒耳目五聲應五音六律。髮齒生長耳目清通五聲應同故應五音及六律也　人陰陽脈血氣應地。人陰陽有交會生成脈血氣有虛盈盛衰故應地也　人肝目應之九。肝氣通目木生數三三而三之則應之九也　九竅三百六十五。新校正云按全元起本无此七字　人一以觀動靜天二以候五色七星應之以候髮毋澤五音一以候宮商角徵羽六律有餘不足應之二地一以候高下有餘九野一節俞應之以候閉節三人變一分人候齒泄多血少十分角之變

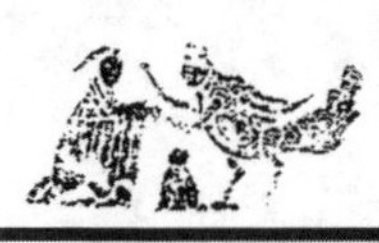

五分以候緩急六分不足三分寒關節第九分四時人寒温燥濕四時一應之以候相反一四方各作解此一百二十四字蠹簡爛文義理殘缺莫可尋究而上古書故且載之以佇後之具本也　新校正云詳王氏云一百二十四字今有一百二十三字又亡一字

長刺節論篇第五十五

新校正云按全元起本在第三卷

刺家不診聽病者言在頭頭疾痛爲藏鍼之藏猶深也言深刺之故下文曰新校正云按全元起本云爲鍼之無藏字刺至骨病已上無傷骨肉及皮皮者道也皮者鍼之道故刺骨無傷骨肉及皮也陰刺入一傍四處治寒熱頭有寒熱則用陰刺法治之陰刺謂卒刺之如此數也　新校正云按别本卒刺一作平刺按甲乙經陽刺者正内一傍内四陰刺者左右卒刺之此陰刺疑是陽刺也深專者刺大藏寒熱病氣深專攻中者當刺五藏以拒之迫藏刺背背俞也迫近也漸近於藏則刺背五藏之俞也刺之迫藏藏會言刺近於藏者何也以是藏氣之會發也腹中寒熱去而止

言刺背俞者無問其數要以寒熱去乃止鍼與刺之要發鍼而淺出血。若與諸俞刺之則如此治腐腫者刺腐上。視癰小大深淺刺。腐腫謂腫中肉腐敗為膿血者癰小者淺刺之癰大者深刺之　新校正云按全元起本及甲乙經腐作癰刺大者多血。小者深之。必端内鍼為故止。癰之大者多出血癰之小者但直鍼之而已　新校正云按甲乙經云刺大者多而深之必端内鍼為故正也此文云小者深之疑此誤病在少腹有積。刺皮䯝以下。至少腹而止。刺俠脊兩傍四椎間。刺兩髂髎季脇肋間。導腹中氣熱下已。少腹積謂寒熱之氣結積也皮䯝謂齊下同身寸之五寸横約文審刺而勿過深之刺禁論曰刺少腹中膀胱溺出令人少腹滿由此故不可深之矣俠脊四椎之間據經無俞恐當云五椎間五椎之下兩傍正心之俞心應少腹故當言椎間也髂為腰骨髎一為髀字形相近之誤也髎謂居髎腰側穴也季脇肋間當是刺季肋之間京門穴也　新校正云按釋音皮䯝作皮骺苦末反是骺誤作䯝也及遍尋篇韻中無䯝字只有骺字骺骨端也皮骺者盖謂齊下横骨之端也全元起本作皮髓元起注云齊傍埵起也亦未為得病在少腹。腹痛不得大小便。病名曰疝得之寒。刺少腹兩股間。刺腰髁骨間。刺而多之盡炅病已。厥陰之脉環陰器抵少腹衝脉與少陰之絡皆起於腎下出於氣街循陰股其後行者自少腹以下骨中央女子入繫廷孔其絡循陰器合篡間繞篡後別繞臀至少陰與巨陽中絡者合少陰上股内後廉貫脊屬腎其男子循莖下至篡與女子等故刺少腹及兩股間又刺腰髁骨間也腰髁骨者腰房俠脊平立陷者中按之有骨處也疝爲寒生故多刺之少腹盡熱乃止鍼炅熱也 新校正云按别本篡一作基

病在筋。筋攣節痛。不可以行。名曰筋痹。刺筋上爲故。刺分肉❶間。不可中骨也。分謂肉分間有筋維絡處也刺筋无傷骨故不可中骨也 病起筋炅。病已止。筋寒痹生故得筋熱病已乃止

病在肌膚。肌膚盡痛。名曰肌痹。傷於寒濕。刺大分小分。多發鍼而深之。以熱爲故。大分謂大肉之分小分謂小肉之分 無傷筋骨。傷筋骨。癰❷發若變。鍼經曰病淺鍼深内傷良肉皮膚爲癰又曰鍼太深則邪氣反沈病益甚傷筋骨則針太深故癰發若變也 諸分盡熱。病已止。熱可消寒故病已則止

病在骨。骨重

【校勘】

❶肉：《太素》卷二十三《雜針》無。

❷癰：《甲乙經》卷十《陰受病發痹》作「寒」。

不可舉。骨髓酸痛。寒氣至。名曰骨痹。深者刺。無傷脉肉爲故。其道大分小分。骨熱病已止。骨痹刺無傷脉肉者何自刺其氣通肉之大小分中也病在諸陽脉。且寒且熱。❶諸分且寒且熱。名曰狂。氣狂亂也刺之虚脉。視分盡熱。病已止。病初發。歲一發。不治。月一發。不治。月四五發。名曰癲病。刺諸分諸脉。其無寒者。以鍼調之。病止。新校正云按甲乙經云刺諸分其脉尤寒以鍼補之病風且寒且熱。炅汗出。一日數過。❷先刺諸分理絡脉。汗出且寒且熱。三日一刺。百日而已。病大風。骨節重。鬚眉墮。名曰大風。刺肌肉爲故。汗出百日。泄衛氣之怫熱刺骨髓。汗出百日。泄榮氣之怫熱凡二百日。鬚眉生而止鍼。怫熱屏退陰氣内復故多汗出鬚眉生也

【校勘】

❶且寒且熱：《太素》卷二十三《雜刺》無此四字。疑衍。

❷過：《甲乙經》卷七《六經受病發傷寒熱病》作「欠」。

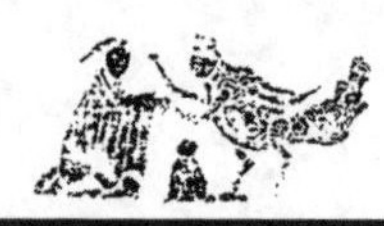

重廣補注黄帝内經素問卷第十四

刺要論 泝素音 弛施是切 鑠詩若切 眩縣音 刺齊論 解胡買切 刺禁論 髕牝音 刺志論 脫上活切 捻涅音 鍼解論 鍉低音 長刺節論 骷光抹切 篡初患切

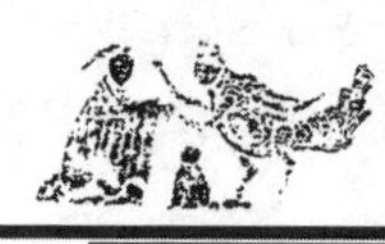

重廣補注黄帝内經素問卷第十五

啓玄子次注林億孫奇高保衡等奉敕校正孫兆重改誤

皮部論　經絡論

氣穴論　氣府論

皮部論篇第五十六新校正云：按全元起本在第二卷

黄帝問曰：余聞皮有分部，脉有經紀，筋有結絡，骨有度量，其所生病各異，别其分部，左右上下，陰陽所在，病之始終，願聞其道。岐伯對曰：欲知皮部以經脉爲紀者，諸經皆然。循經脉行止所主，則皮部可知。諸經，謂十二經脉也。十二經脉皆同。陽明之陽，名曰害蜚，蜚，生化也。害，殺氣也。殺氣❶行則生化弭，故曰害蜚。上下同法，視其部中有浮絡者，

【校勘】

❶上：《甲乙經》卷二《十二經脉絡脉支别》「上」前有「十二經」三字。

皆陽明之絡也。上謂手陽明下謂足陽明也其色多青則痛。多黑則痹。❶黃赤則熱。多白則寒。五色皆見則寒熱也。絡盛則入客於經。陽主外。陰主内。陽謂陽絡陰謂陰絡此通言之也手足身分所見經絡皆然少陽之陽名曰樞持。❷樞謂樞要持謂執持上下同法。視其部中有浮絡者皆少陽之絡也。絡盛則入客於經。故在陽者主内。在陰者主出以滲於内。諸經皆然。太陽之陽名曰關樞。關司外動以靜鎮爲事如樞之運則氣和平也上下同法。視其部中有浮絡者皆太陽之絡也。絡盛則入客於經。少陰之陰名曰樞儒。❸儒順也守要而順陰陽開闔之用也　新校正云按甲乙經儒作檽上下同法。視其部中有浮絡者皆少陰之絡也。絡盛則入客於經。其入經也。從陽部注於經。

【校勘】

❶黃：《太素》卷九《經脈皮部》「黃」前有「多」字。據文例當據補。

❷樞持：《甲乙經》卷二《十二經脈絡脈支別》作「樞杼」。

❸儒：《太素》卷九《經脈皮部》作「檽」，與新校正合。

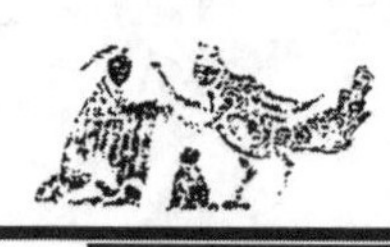

其出者從陰內注於骨心主之陰名曰害肩心主脈入掖下氣不和則妨害肩掖之動運上下同法視其部中有浮絡者皆心主之絡也絡盛則入客於經太陰之陰名曰關蟄❶關閉蟄類使順行藏 新校正云按甲乙經蟄作執上下同法視其部中有浮絡者皆太陰之絡也絡盛則入客於經經部皆謂本經絡之所部分浮謂浮息也凡十二經絡❷脈者皮之部也列陰陽位部主於皮故曰皮之部也是故百病之始生也必先❸於皮毛邪中之則腠理開開則入客於絡脈留而不去傳入於經留而不去傳入於府廩於腸胃廩積也聚也邪之始入於皮也泝❹然起毫毛開腠理泝然惡寒也起謂毛起豎也腠理皆謂皮空及文理也其入於絡也則絡脈盛色變盛謂盛滿變謂易其常也其入客於經也則感

【校勘】

❶蟄：《太素》卷九《經脈皮部》作「樞」。

❷絡：《太素》卷九《經脈皮部》無。

❸先：《太素》卷九《經脈皮部》「先」下有「客」字。

❹泝：《甲乙經》卷二《十二經脈絡脈支別》作「浙」。爲是。

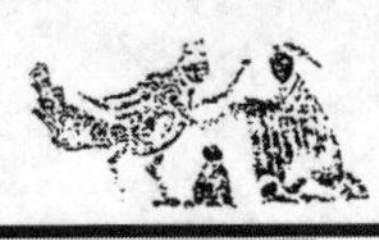

虛乃陷下。經虛邪入故曰感虛脉虛氣少故陷下也其留於筋骨之間寒多則筋攣骨痛熱多則筋弛骨消肉爍䐃破毛直而敗。攣急也弛緩也消爍也鍼經曰寒則筋急熱則筋緩寒勝爲痛熱勝爲氣消䐃者肉之標故肉消則䐃破毛直而敗也帝曰夫子言皮之十二部其生病皆何如。岐伯曰皮者脉之部也。脉氣留行各有陰陽氣隨經所過而部主之故云脉之部邪客於皮則腠理開開則邪入客於絡脉。絡脉滿則注於經脉經脉滿則入舍於府藏也。故皮者有分部不與而生大病也。脉行皮中各有部分脉受邪氣隨則病生非由皮氣而能生也新校正云按甲乙經不與作不愈全元起本作不與元起云氣不與經脉和調則氣傷於外邪流入於內必生大病也帝曰善

經絡論篇第五十七

新校正云按全元起本在皮部論末王氏分

黃帝問曰夫絡脉之見也其五色各異青黃赤白黑

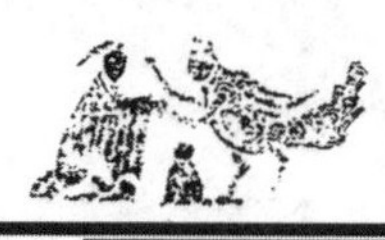

不同❶其故何也岐伯對曰經有常色而絡無常變也（經行氣故色見常應於時絡主血故受邪則變而不一矣）帝曰經之常色何如岐伯曰心赤肺白肝青脾黃腎黑皆亦應其經脉之色也帝曰絡之陰陽亦應其經乎岐伯曰陰絡之色應其經陽絡之色變無常隨四❷時而行也（順四時氣化之行止）寒多則凝泣凝泣則青黑熱多則淖澤淖澤則黃赤此皆常色謂之無病五色具見者謂之寒熱（淖濕也澤潤液也謂微濕潤也）帝曰善

氣穴論篇第五十八（新校正云按全元起本在第二卷）

黃帝問曰余聞氣穴三百六十五以應一歲未知其所願卒聞之岐伯稽首再拜對曰窘乎哉問也其非

【校勘】

❶青黃赤白黑不同：《甲乙經》卷二《十二經脉絡脉支別》無此七字。

❷四：《太素》卷九《經脉皮部》無。

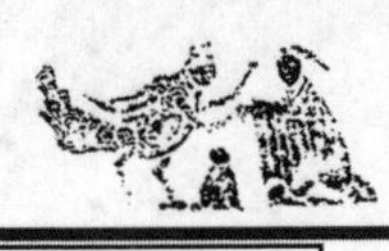

聖帝。孰能窮其道焉。因❶請溢意盡言其處。孰誰也 帝捧手逡巡而却曰。夫子之開余道也。目未見其處。耳未聞其數。而目以明。耳以聰矣。目以明耳以聰言心志通明過如意也 歧伯曰。此所謂聖人易語。良馬易御也。帝曰。余非聖人之易語也。世言眞數開人意。今余所訪問者眞數。發蒙解惑。未足以論也。開氣穴眞數庶將解彼蒙昧之疑惑未足以論述深微之意也 然余願聞夫子溢志盡言其處。令解其意。請藏之金匱。不敢復出。言其處謂穴俞處所 歧伯再拜而起曰。臣請言之。背與心相控而痛。所治天突與十椎及上紀❷。天突在頸結喉下同身寸之四寸中央宛宛中陰維任脉之會低鍼取之刺可入同身寸之一寸留七呼若灸者可灸三壯按今甲乙經經脉流注孔穴圖經當脊十椎下並无穴目恐是七椎也此則督脉氣所主之上紀之處次如下說 新校正云按甲乙經天

【校勘】

❶因：《太素》卷十一《氣穴》作「固」。可從。

❷上紀：《太素》卷十一《氣穴》「上紀」下有「下紀」二字。

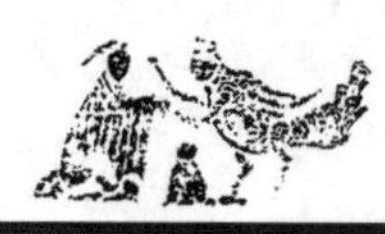

突在結喉下五寸**上紀者胃脘也。**謂中脘也中脘者胃募也在上脘下同身寸之一寸居心蔽骨與齊之中手太陽少陽足陽明三脉所生任脉氣所發也刺可入同身寸之一寸二分若灸者可灸七壯　新校正云按甲乙經云任脉之會也**下紀者關元也。**關元者少陽募也在齊下同身寸之三寸足三陰任脉之之會刺可入同身寸之二寸留七呼若灸者可灸七壯**背胷[1]邪繫陰陽左右。如此其病前後痛濇胷脇痛而不得息不得卧上氣短氣偏痛。**新校正云按別本偏一作滿**脉滿起斜出尻脉。絡胷脇支心貫鬲。上肩加天突斜下肩交十椎下。**尋此支絡脉流注病形證悉是督脉支絡自尾骶出各上行斜絡脇支心貫鬲上加天突斜之肩而下交於七椎　新校正云詳自背與心相控而痛至此疑是骨空論文簡脫誤於此

藏俞五十穴。藏謂五藏肝心脾肺腎非兼四形藏也俞謂井滎俞經合非背俞也然井滎俞經合者肝之井也大敦也滎行間也俞太衝也經中封也合曲泉也大敦在足太指端去爪甲角如韭葉及三毛之中足厥陰脉之所出也刺可入同身寸之三分留十呼若灸者可灸三壯行間在足大指之間脉動應手陷者中足厥陰脉之所流也　新校正云按甲乙經留作流餘所流並作留　刺可入同身寸之六分留十呼若灸者可灸三壯太衝在

【校勘】

① 背胷：《太素》卷十一《氣穴》無此二字。

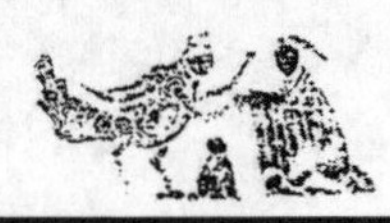

足大指本節後同身寸之二寸陷者中　新校正云按刺腰痛注云本節後内間同身寸之二寸陷者中動脈應手　足厥陰脈之所注也刺可入同身寸之三分留十呼若灸者可灸三壯中封在足内踝前同身寸之一寸半　新校正云按甲乙經云一寸　陷者中仰足而取之伸足乃得之足厥陰脈之所行也刺可入同身寸之四分留七呼若灸者可灸三壯曲泉在膝内輔骨下大筋上小筋下陷者中屈膝而得之足厥陰脈之所入也刺可入同身寸之六分留十呼若灸者可灸三壯心包之井者中衝也滎勞宮也俞太陵也經間使也合曲澤也中衝在手中指之端去爪甲角如韭葉陷者中手心主脈之所出也刺可入同身寸之一分留三呼若灸者可灸一壯勞宮在掌中央動脈手心主脈之所流也刺可入同身寸之三分留六呼若灸者可灸三壯太陵在掌後骨兩筋間陷者中手心主脈之所注也刺可入同身寸之六分留七呼若灸者可灸三壯間使在掌後同身寸之三寸兩筋間陷者中手心主脈之所行也刺可入同身寸之六分留七呼若灸者可灸七壯　新校正云按甲乙經云灸三壯　曲澤在肘内廉下陷者中屈肘而得之手心主脈之所入也刺可入同身寸之三分留七呼若灸者可灸三壯脾之井者隱白也滎大都也俞太白也經商丘也合陰陵泉也隱白在足大指之端内側去爪甲角如韭葉足太陰脈之所出也刺可入同身寸之一分留三呼若灸者可灸三壯大都在足大指本節後陷者中足太陰脈之所流也刺可入同身寸之三分留七呼若灸者可灸三壯太白在足内側核骨下陷者中足太陰脈之所注也刺可入同身寸之三分留七呼若灸者可灸三壯商丘在足内踝下微前陷者中足太陰脈之所行也刺可入

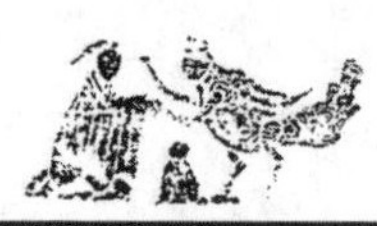

同身寸之四分留七呼若灸者可灸三壯陰陵泉在膝下内側輔骨下陷者中伸足乃得之足太陰脉之所入也刺可入同身寸之五分留七呼若灸者可灸三壯肺之井者少商也滎魚際也俞太淵也經經渠也合尺澤也少商在手大指之端内側去爪甲角如韭葉手太陰脉所出也刺可入同身寸之一分留一呼若灸者可灸三壯　新校正云按甲乙經作一壯　魚際在手大指本節後内側散脉手太陰脉之所流也刺可入同身寸之二分留三呼若灸者可灸三壯太淵在掌後陷者中手太陰脉之所注也刺可入同身寸之二分留二呼若灸者可灸三壯經渠在寸口陷者中手太陰脉之所行也刺可入同身寸之三分留三呼不可灸傷人神明尺澤在肘中約上動脉手大陰脉之所入也刺可入同身寸之三分留三呼若灸者可灸三壯腎之井者涌泉也滎然谷也俞大谿也經復溜也　新校正云按甲乙經溜作留餘復溜字並同　合陰谷也涌泉在足心陷者中屈足捲指宛宛中足少陰脉之所出也刺可入同身寸之三分留三呼若灸者可灸三壯然谷在足内踝前起大骨下陷者中足少陰脉之所流也刺可入同身寸之三分留三呼若灸者可灸三壯刺此多見血令人立饑欲食太谿在足内踝後跟骨上動脉陷者中足少陰脉之所注也刺可入同身寸之三分留七呼若灸者可灸三壯復溜在足内踝上同身寸之二寸陷者中　新校正云按刺腰痛篇注云在内踝後上二寸動脉　足少陰脉之所行也刺可入同身寸之三分留三呼若灸者可灸五壯陰谷在膝下内輔骨之後大筋之下小筋之上按之應手屈膝而得之足少陰脉之所入也刺可入同身寸之四分若灸者可灸三壯如是五藏之俞藏各五穴則二十五俞以左右脉

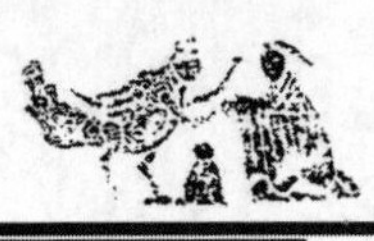

具而言之則五十穴

府俞七十二穴

府謂六府非兼九形府也俞亦謂井滎俞原經合非背俞也肝之府膽膽之井者竅陰也滎俠谿也俞臨泣也原丘虛也經陽輔也合陽陵泉也竅陰在足小指次指之端去爪甲角如韭葉足少陽脉之所出也刺可入同身寸之一分留一呼 新校正云按甲乙經作三呼 若灸者可灸三壯俠谿在足小指次指歧骨間本節前陷者中足少陽脉之所流刺可入同身寸之三分留三呼若灸者可灸三壯臨泣在足小指次指本節後間陷者中去俠谿同身寸之一寸半足少陽脉之所注也刺可入同身寸之三分 新校正云按甲乙經作二分 留五呼若灸者可灸三壯丘虛在足外踝下如前陷者中去臨泣同身寸之三寸足少陽脉之所過也刺可入同身寸之五分留七呼若灸者可灸三壯陽輔在足外踝上新校正云按甲乙經云外踝上四寸輔骨前絶骨之端如前同身寸之三分所去丘虛同身寸之七寸足少陽脉之所行也刺可入同身寸之五分留七呼若灸者可灸三壯陽陵泉在膝下同身寸之一寸骱外廉陷者中足少陽脉之所入也刺可入同身寸之六分留十呼若灸者可灸三壯脾之府胃胃之井者厲兑也滎内庭也俞陷谷也原衝陽也經解谿也合三里也厲兑在足大指次指之端去爪甲角如韭葉足陽明脉之所出也刺可入同身寸之一分留一呼若灸者可灸一壯内庭在足大指次指外間陷者中足陽明脉之所流也刺可入同身寸之三分留十呼 新校正云按甲乙經云作二十呼若灸者可灸三壯陷谷在足大指次指外間本節後陷者中去内庭同身寸之二寸足陽明脉之所注也刺可入同身寸之五分留七呼若灸者可灸三壯衝陽在足跗上同身

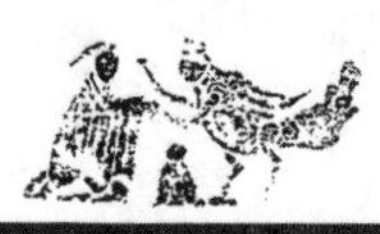

寸之五寸骨間動脉上去陷谷同身寸之三寸足陽明脉之所過也刺可入同身寸之三分留十呼若灸者可灸三壯解谿在衝陽後同身寸之二寸半新校正云按甲乙經作一寸半刺瘧注作三寸半素問二注不同當從甲乙經之説腕上陷者中足陽明脉之所行也刺可入同身寸之五分留五呼若灸者可灸三壯三里在膝下同身寸之三寸䯒骨外廉兩筋肉分間足陽明脉之所入也刺可入同身寸之一寸留七呼若灸者可灸三壯肺之府大腸大腸之井者商陽也滎二間也俞三間也原合谷也經陽谿也合曲池也商陽在手大指次指内側去爪甲角如韭葉手陽明脉之所出也刺可入同身寸之一分留一呼若灸者可灸三壯二間在手大指次指本節前内側陷者中手陽明脉之所流也刺可入同身寸之三分留六呼若灸者可灸三壯三間在手大指次指本節後内側陷者中手陽明脉之所注也刺可入同身寸之三分留三呼若灸者可灸三壯合谷在手大指次指歧骨之間手陽明脉之所過也刺可入同身寸之三分留六呼若灸者可灸三壯陽谿在腕中上側兩筋間陷者中手陽明脉之所行也刺可入同身寸之三分留七呼若灸者可灸三壯曲池在肘外輔屈肘兩骨之中手陽明脉之所入也以手拱胷取之刺可入同身寸之五分留七呼若灸者可灸三壯心之府小腸小腸之井者少澤也滎前谷也俞後谿也原腕骨也經陽谷也合少海也少澤在手小指之端去爪甲下同身寸之一分陷者中手太陽脉之所出也刺可入同身寸之一分留二呼若灸者可灸一壯前谷在手小指外側本節前陷者中手太陽脉之所流也刺可入同身寸之一分留三呼若灸者可灸三壯後谿在手小指外側本節後陷者中手太陽脉之

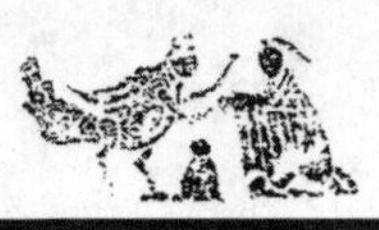

所注也刺可入同身寸之一分留二呼若灸者可灸一壯腕骨在手外側腕前起骨下陷者中手太陽脉之所過也刺可入同身寸之二分留三呼若灸者可灸三壯陽谷在手外側腕中鋭骨之下陷者中手太陽脉之所行也刺可入同身寸之二分留三呼　新校正云按甲乙經作二呼　若灸者可灸三壯少海在肘内大骨外去肘端同身寸之五分陷者中屈肘乃得之手太陽脉之所入也刺可入同身寸之二分留七呼若灸者可灸五壯心包之府三焦三焦之井者關衝也滎液門也俞中渚也原陽池也經支溝也合天井也關衝在手小指次指之端去爪甲角如非葉手少陽脉之所出也刺可入同身寸之一分留三呼若灸者可灸三壯液門在手小指次指間陷者中手少陽脉之所流也刺可入同身寸之二分若灸者可灸三壯中渚在手小指次指本節後間陷者中手少陽脉之所注也刺可入同身寸之二分留三呼若灸者可灸三壯陽池在手表腕上陷者中手少陽脉之所過也刺可入同身寸之二分留六呼若灸者可灸三壯支溝在腕後同身寸之三寸兩骨之間陷者中手少陽脉之所行也刺可入同身寸之二分留七呼若灸者可灸三壯天井在肘外大骨之後同身寸之一寸兩筋間陷者中屈肘得之手少陽脉之所入也刺可入同身寸之一寸留七呼若灸者可灸三壯腎之府膀胱膀胱之井者至陰也滎通谷也俞束骨也原京骨也經崑崙也合委中也至陰在足小指外側去爪甲角如非葉足大陽脉之所出也刺可入同身寸之一分留五呼若灸者可灸三壯通谷在足小指外側本節前陷者中太陽脉之所流也刺可入同身寸之二分留五呼若灸者可灸三壯束骨在足小指外側本節後赤白肉際陷者中足太陽脉之所注

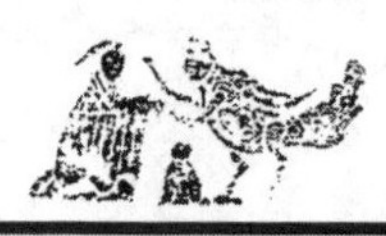

也剌可入同身寸之三分留三呼若灸者可灸三壯京骨在足外側大骨下赤白肉際陷者中按而得之足太陽脈之所過也剌可入同身寸之三分留七呼若灸者可灸三壯崑崙在足外踝後腿骨上陷者中細脈動應手足太陽脈之所行也剌可入同身寸之五分留十呼若灸者可灸三壯委中在膕中央約文中動脈 新校正云詳委中穴與甲乙經及剌瘧篇注痺論注同又骨空論云在膝解之後曲脚之中背面取之又熱穴論注刺熱篇注云在足膝後屈處足太陽脈之所入剌可入同身寸之五分留七呼若灸者可灸三壯如是六府之俞府各六穴則三十六俞以左右脉具而言之則七十二穴**熱俞五十九穴，水俞五十七穴。**並具水熱論中 新校正云按熱俞又見剌熱篇注**頭上五行行五，五五二十五穴。**此亦熱俞之五十九穴也**中𦛗[1]兩傍各五，凡十穴。**謂五藏之背俞也肺俞在第三椎下兩傍心俞在第五椎下兩傍肝俞在第九椎下兩傍脾俞在第十一椎下兩傍腎俞在第十四椎下兩傍此五藏俞者各俠脊相去同身寸之一寸半並足太陽脈之會剌可入同身寸之三分肝俞留六呼餘並留七呼若灸者可灸三壯俠脊數之則十穴也**大椎上兩傍各一，凡二穴。**今甲乙經經脉流注孔穴圖經並不載未詳何俞也 新校正云按大椎上傍無穴大椎下傍穴名大杼後有故王氏云未詳**目瞳子浮白二穴。**瞳子髎在目外去眥同身寸之五分手太陽手足少陽三脉之會剌可入同身寸之三分若灸者

【校勘】

❶𦛗：《太素》卷十一《氣穴》作「侶」。

❷大椎上：《太素》卷十一《氣穴》「大椎」作「大杼」。「上」，疑「下」之誤。

可灸三壯。浮白在耳後入髮際同身寸之一寸，足太陽少陽二脉之會，刺可入同身寸之三分，若灸者可灸三壯。左右言之，各二爲四也。**兩髀厭❶分中二穴。**謂環銚穴也。在髀樞後，足少陽太陽二脉之會，刺可入同身寸之一寸，留二十呼，若灸者可灸三壯。新校正云：按王氏云在髀樞後，按《甲乙經》云在髀樞中，後當作中。灸三壯，《甲乙經》作五壯。**犢鼻二穴。**在膝髕下骬上俠解大筋中，足陽明脉氣所發，刺可入同身寸之六分，若灸者可灸三壯。**耳中多所聞二穴。**聽宮穴也。在耳中珠子，大如赤小豆，手足少陽手太陽三脉之會，刺可入同身寸之一分，若灸者可灸三壯。新校正云：按《甲乙經》云刺可入三分。**眉本二穴。**攢竹穴也。在眉頭陷者中，足太陽脉氣所發，刺可入同身寸之三分，留六呼，若灸者可灸三壯。**完骨二穴。**在耳後入髮際同身寸之四分，足太陽少陽之會，刺可入同身寸之三分，留七呼，若灸者可灸三壯。新校正云：按《甲乙經》云刺可入二分，灸七壯。**頂中央一穴。**風府穴也。在頂上入髮際同身寸之一寸大筋內宛宛中，督脉陽維二經之會，疾言其肉立起，言休其肉立下，刺可入同身寸之四分，留三呼，灸之不幸使人瘖。**枕骨二穴。**竅陰穴也。在完骨上枕骨下，摇動應手，足太陽少陰之會，刺可入同身寸之三分，若灸者可灸三壯。新校正云：按《甲乙經》云刺可入四分，灸可五壯。**上關二穴。**《鍼經》所謂刺之則呿不能欠者也。在耳前上廉起骨，開口有空，手少陽足陽明之會，刺可入同身寸之三分，留七呼，若灸者可灸三壯，刺深令人耳無所聞。**大迎**

【校勘】

❶分：《太素》卷十一《氣穴》無。

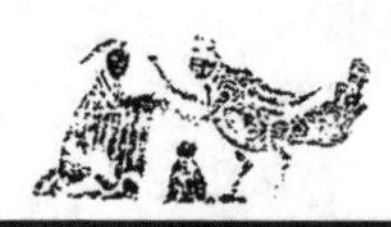

二穴。在曲頷前同身寸之一寸三分骨陷者中動脉足陽明脉 下關二穴。鍼經所謂刺之則欠不能故者也在上關下耳前動脉下廉合口有空張口而閉足陽明少陽二脉之會刺可入同身寸之三分留七呼若灸者可灸三壯耳中有乾擿之不得灸也 新校正云按甲乙經擿之作擿抵 天柱二穴。在俠項後髮際大筋外廉陷者中足太陽脉氣所發刺可入同身寸之二分留六呼若灸者可灸三壯 巨虛上下廉[1]四穴。上廉足陽明與大腸合也在膝犢鼻下骭外廉同身寸之六寸足陽明脉氣所發刺可入同身寸之八分若灸者可灸三壯下廉足陽明與小腸合也在上廉下同身寸之三寸足陽明脉氣所發刺可入同身寸之三分若灸者可灸三壯 新校正云按甲乙經井刺熱篇注水熱穴注上廉在三里下三寸此云犢鼻下六寸者蓋三里在犢鼻下三寸上廉又在三里下三寸故云六寸 曲牙二穴。頰車穴也在耳下曲頰端陷者中開口有空足陽明脉氣所發刺可入同身寸之三分若灸者可灸三壯也 天突一穴。已前釋也 天府二穴。在腋下同身寸之三寸臂臑内廉動脉手太陰脉氣所發禁不可灸刺可入同身寸之四分留三呼 天牖二穴。在頸筋間缺盆上天容後天柱前完骨下髮際上手少陽脉氣所發刺可入同身寸之一寸留七呼若灸者可灸三壯 扶突二穴。在頸當曲頰下同身寸之一寸人迎後手陽明脉氣所發仰而取之刺可入同身寸之四分若灸者可灸三壯 天窻二穴。

【校勘】

❶廉：《太素》卷十一《氣穴》無。爲是。

在曲頰下扶突後動脉應手陷者中手太陽脉氣所發刺可入同身寸之六分若灸者可灸三壯**肩解二穴**謂肩井也在肩上陷解中缺盆上大骨前手足少陽陽維之會刺可入同身寸之五分若灸者可灸三壯　新校正云按甲乙經灸五壯**關元一穴**新校正云詳此巳前釋舊當篇再注今去之**委陽二穴**三焦下輔俞也在膕中外廉兩筋間此足太陽之别絡刺可入同身寸之七分留五呼若灸者可灸三壯屈身而取之**肩貞二穴**在肩曲甲下兩骨解間肩髃後陷者中手太陽脉氣所發刺可入同身寸之八分若灸者可灸三壯**瘖門一穴**[1]在項髮際宛宛中入係舌本督脉陽維二經之會仰頭取之刺可入同身寸之四分不可灸灸之令人瘖　新校正云按氣府注云去風府一寸**齊一穴**齊中也禁不可刺刺之使人齊中惡瘍潰矢出者死不可治若灸者可灸三壯**胷俞十二穴**[2]謂俞府或中神藏靈墟神封步廊左右則十二穴也俞府在巨骨下俠任脉兩傍橫去任脉各同身寸之二寸陷者中下五穴遞相去同身寸之一寸六分陷者中並足少陰脉氣所發仰而取之刺可入同身寸之四分若灸者可灸五壯**背俞二穴**大杼穴也在脊第一椎下兩傍相去各同身寸之一寸半陷者中督脉别絡手足太陽三脉氣之會刺可入同身寸之三分留七呼若灸者可灸七壯**膺俞十二穴**謂雲門中府周榮胷鄉天谿食竇左右則十二穴也　新校正云按甲乙經作周榮胷鄉　雲門在巨骨下俠任脉傍橫去任脉各同身寸之六寸　新校正云按水熱穴注作胷中行兩傍與此文雖異處

【校勘】

❶ 瘖門一穴：《太素》卷十一《氣穴》作「肩髃二穴」。

❷ 胷俞十二穴：《太素》卷十一《氣穴》作「肓俞十二穴」。

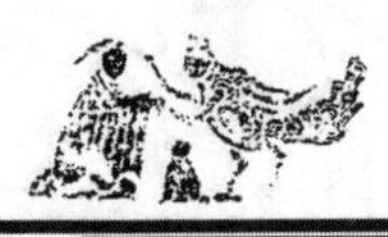

所無別　陷者中動脈應手雲門中府相去同身寸之一寸餘五穴遞相去同身寸之一寸六分陷者中並手太陰脈氣所發雲門食䆊舉臂取之餘並仰而取之雲門刺可入同身寸之七分太深令人逆息中府刺可入同身寸之三分留五呼餘刺可入同身寸之四分若灸者可灸五壯　新校正云詳王氏以此十二穴并手太陰按甲乙經雲門乃手太陰中府乃手足太陰之會周榮已下乃足太陰非十二穴並手太陰也

分肉二穴。在足外踝上絕骨之端同身寸之三分筋肉分間陽維脈氣所發刺可入同身寸之三分留七呼若灸者可灸三壯　新校正云按甲乙經無分肉穴詳處所疑是陽輔在足外踝上輔骨前絕骨端如前三分所又按刺腰痛注作絕骨之端如後二分刺入五分留十呼與此注小異

踝上橫❶二穴。內踝上者交信穴也交信去內踝上同身寸之二寸少陰前太陰後筋骨間足陰蹻之郄刺可入同身寸之四分留五呼若灸者可灸三壯外踝上附陽穴也附陽去外踝上同身寸之三寸太陽前少陰後筋骨間陽蹻之郄刺可入同身寸之六分留七呼若灸者可灸三壯　新校正云按甲乙經附陽作付陽

陰陽蹻四穴。陰蹻穴在足內踝下是謂照海陰蹻所生刺可入同身寸之四分留六呼若灸者可灸三壯陽蹻穴是謂申脈陽蹻所生在外踝下陷者中容爪甲刺可入同身寸之二分留七呼若灸者可灸三壯　新校正云按刺腰痛篇注作在外踝下五分繆刺論注云外踝下半寸　新校正云按甲乙經留七呼作六呼刺腰痛篇注作十呼

水俞在諸分。分謂肉之分理間治水取之

熱俞在氣穴。寫熱則取之

【校勘】

❶橫：《太素》卷十一《氣穴》「橫」下有「骨」字。

寒熱[1]俞在兩骸厭中二穴。骸厭謂膝外俠膝之骨厭中也。大禁二十五，在天府下五寸。謂五里穴也。所以謂之大禁者，謂其禁不可刺也。鍼經曰：迎之五里，中道而上，五至而已，五注而藏之氣盡矣，故五五二十五而竭其俞矣。盖謂此也。又曰：五里者，尺澤之後五里。與此文同。凡三百六十五穴，鍼之所由行也。新校正云：詳自藏俞五十至此，并重複共得三百六十穴，通前天突、十椎、上紀、下紀共三百六十五穴，除重複，實有三百一十三穴。帝曰：余已知氣穴之處，遊鍼之居，願聞孫絡谿谷，亦有所[2]應乎？孫絡，小絡也，謂絡之支別者。岐伯曰：孫絡三百六十五穴會，亦以應一歲，以溢奇邪，以通榮衛，榮衛稽留，衛散榮溢，氣竭[3]血著，外爲發熱，內爲少氣，疾寫無怠，以通榮衛，見而寫之，無問所會。榮積衛留，內外相薄者，見其血絡，當卽寫之，亦無問其脉之俞會。帝曰：善。願聞谿谷之會也。岐伯曰[4]：肉之大會爲谷，肉之[5]小會爲谿，肉分之間，谿谷之會，以行榮衛，以會大氣。

【校勘】

❶熱：《太素》卷十一《氣穴》無。

❷有所：《甲乙經》卷三《頭直鼻中髮際旁行至頭維凡七穴》作「各有」。

❸竭：《太素》卷十一《氣穴》作「濁」。

❹肉：《太素》卷十一《氣穴》前有「分」字。

❺肉之：《太素》卷三《陰陽雜説》無此二字。

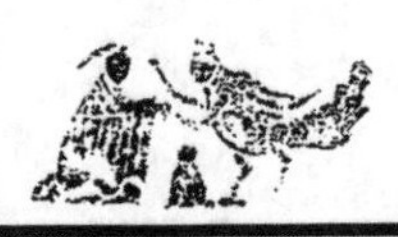

新校正云按甲乙經作以舍大氣 邪溢氣壅脉熱肉敗榮衛不行必將爲膿內銷骨髓外破大膕❶熱過故致是 留於節湊必將爲敗若留於骨節之間津液所溱之處則骨節之間髓液皆潰爲膿故必敗爛筋骨而不得屈伸矣 積寒留舍榮衛不居卷肉縮筋新校正云按全元起本作寒肉縮筋 ❷肋肘不得伸內爲骨痺外爲不仁命曰不足大寒留於谿谷也邪氣盛甚真氣不榮髓溢內消故爲是也不足謂陽氣不足也寒邪外薄久積淹留陽不外勝內消筋髓故曰不足大寒留於谿谷之中也 谿谷三百六十五穴會亦應一歲其小痺淫溢循脉往來微鍼所及與法相同若小寒之氣流行淫溢隨脉往來爲痺病用鍼調者與常法相同爾 帝乃辟左右而起再拜曰今日發蒙解惑藏之金匱不敢復出乃藏之金蘭之室署曰氣穴所在岐伯曰孫絡之脉別經者其血盛而當寫者亦三百六十五脉並注於絡傳注十

【校勘】

❶膕：《太素》卷十一《氣穴》作「膕」。

❷肋肘：《太素》卷十一《氣穴》作「時」。

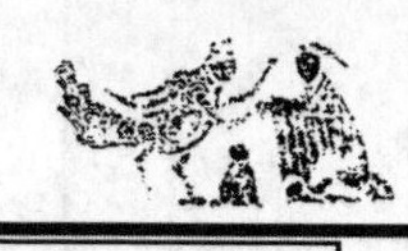

二絡脈非獨十四絡脈也。十四絡者謂十二經絡兼任脈督脈之絡也脾之大絡起自於脾故不并言之也

內解寫於中者十脈。解謂骨解之中經絡也雖則別行然所受邪亦隨注寫於五藏之脈左右各五故十脈也

氣府論篇第五十九

新校正云按全元起本在第二卷

足太陽脈氣所發者七十八穴　兼氣浮薄相通者言之當言九十三穴非七十八穴也正經脈會發者七十八穴浮薄相通者一十五穴則其數也　兩眉頭各一　謂攢竹穴也所在刺灸分壯與氣穴同法　入髮至項三寸半傍五相去三寸　謂大杼風門各二穴也所在刺灸分壯與氣穴同法　新校正云按別本云入髮至項三寸又注云寸同身寸也諸寸同法與此注全別此注謂大杼風門各二穴所在灸刺分壯與此氣穴同法今氣穴篇中無風門穴而注言與同法此注之非可見此非王氏之誤誤在後人詳此入髮至項三寸半傍五相去三寸蓋是說下文浮氣之在皮中五行行五之穴故王都不解釋直云寸爲同身寸也但以頂誤作項剩半字耳所以言入髮至頂者自入髮顖會穴至頂百會凡三寸自百會後至後項又三寸故云入髮至項三寸傍五者爲兼四行傍數有五行也相去三寸者蓋謂自百會頂中數左右前後各三寸有五行行五共二十五穴也後人誤認將頂爲項以爲大杼風門此甚誤也況大杼在第一椎下兩傍風門又在

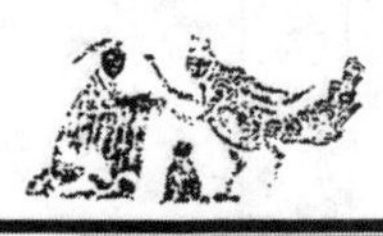

第二椎下上云髮際非止三寸半也其誤甚明**其浮氣在皮中者凡五行。行五。五五二十五。**浮氣謂氣浮而通之可以去熱者也五行謂頭上自髮際中同身寸之二寸後至項之後者也二十五者其中行則顖會前頂百會後頂強間五督脉氣也次俠傍兩行則五處承光通天絡却玉枕各五本經氣也又次傍兩行則臨泣目窻正營承靈腦空各五足少陽氣也兩傍四行各五則二十穴中行五則二十五也其刺灸分壯與水熱穴同法**項中大筋兩傍各一。**謂天柱二穴也所在刺灸分壯與氣穴同法

風府兩傍各一。謂風池二穴也刺灸分壯與氣穴同法　新校正云按甲乙經風池足少陽陽維之會非太陽之所發也經言風府兩傍乃天柱穴之分位此亦復明上項中大筋兩傍穴也此注剩出風池二穴於九十三數外更剩前大杼風門及此風池六穴也**俠背[1]以下至尻尾二十一節十五間各一。**十五間各一者今中誥孔穴圖經所存者十三穴左右共二十六謂附分魄戶神堂譩譆鬲關魂門陽綱意舍胃倉肓門志室胞肓秩邊十三也附分在第二椎下附項內廉兩傍各相去俠脊同身寸之三寸足太陽之會刺可入同身寸之八分若灸者可灸五壯魄戶在第三椎下兩傍上直附分足太陽脉氣所發下十二穴並同正坐取之刺可入同身寸之五分若灸者如附分法神堂在第五椎下兩傍上直魄戶刺可入同身寸之三分灸同附分法譩譆在第六椎下兩傍上直神堂　新校正云按骨空論注云以手厭之令病人呼譩譆之聲則

【校勘】

[1] 背：《太素》卷十一《氣府》作「脊」。爲是。

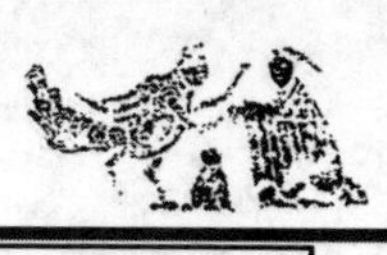

指下動矣　刺可入同身寸之六分留七呼灸如附分法鬲關在第七椎下兩傍上直譩譆正坐開肩取之刺可入同身寸之五分若灸者可灸三壯　新校正云按甲乙經可灸五壯　䰟門在第九椎下兩傍上直鬲關正坐取之刺灸分壯如鬲關法陽綱在第十椎下兩傍上直䰟門正坐取之刺灸分壯如䰟門法意舍在第十一椎下兩傍上直陽綱正坐取之刺灸分壯如陽綱法胃倉在第十二椎下兩傍上直意舍刺灸分壯如意舍法肓門在第十三椎下兩傍上直胃倉刺同胃倉可灸三十壯　新校正云按肓門灸三十壯與甲乙經同水穴注作灸三壯志室在第十四椎下兩傍上直肓門正坐取之刺灸分壯如䰟户法胞肓在第十九椎下兩傍上直志室伏而取之刺灸分壯如䰟户法　新校正云按志室胞肓灸如䰟户五壯甲乙經作三壯水穴注亦作三壯熱穴法志室亦作三壯秩邊在第二十一椎下兩傍上直胞肓伏而取之刺灸分壯如䰟户法

五藏之俞各五，六府之俞各六。肺俞在第三椎下兩傍俠脊相去各同身寸之一寸半刺可入同身寸之三分留七呼若灸者可灸三壯心俞在第五椎下兩傍相去及如肺俞法留七呼肝俞在第九椎下兩傍相去及刺如心俞法留六呼脾俞在第十一椎下兩傍相去及刺如肝俞法留七呼腎俞在第十四椎下兩傍相去及刺如脾俞法留七呼膽俞在第十椎下兩傍相去如肺俞法正坐取之刺可入同身寸之五分留七呼胃俞在第十二椎下兩傍相去及刺如脾俞法留七呼三焦俞在第十三椎下兩傍相去及刺如膽俞法大腸俞在第十六椎下兩傍相去及刺如肺俞法留六呼小腸俞在第十八椎下兩傍相去

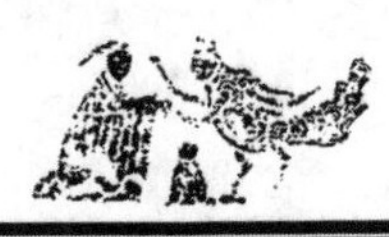

及刺如心俞法留六呼膀胱俞在第十九椎下兩傍相去及刺如腎俞法留六呼五藏六府之俞若灸者並可灸三壯　新校正云詳或者疑經中各五各六以各字爲誤者非也所以言各者謂左右各五各六非謂每藏府而各五各六也

委中以下至足小指傍各六俞。謂委中崑崙京骨束骨通谷至陰六穴也左右言之則十二俞也其所在刺灸如氣穴法經言脉氣所發者七十八穴今此所有兼亡者九十三穴由此則大數差錯傳寫有誤也　新校正云詳王氏云兼亡者九十三穴今兼大杼風門風池爲九十九穴以此王氏揔數計之明知此三穴後之妄增也

足少陽脉氣所發者六十二穴。兩角上各二。謂天衝曲鬢左右各二也天衝在耳上如前同身寸之三分足太陽少陽二脉之會刺可入同身寸之三分若灸者可灸五壯曲鬢在耳上入髮際曲隅陷者中鼓頷有空足太陽少陽二脉之會刺灸分壯如天衝法

直目上髮際内各五。謂臨泣目窻正營承靈腦空左右是也臨泣在直目上入髮際同身寸之五分足太陽少陽陽維三脉之會留七呼目窻在臨泣後同身寸之一寸正營在目窻後同身寸之一寸承靈在正營後同身寸之一寸半腦空在承靈後同身寸之一寸半俠枕骨後枕骨上並足少陽陽維二脉之會刺可入同身寸之四分餘並刺可入同身寸之三分若灸者並可灸五壯　新校正云按腦空在枕骨後枕骨上甲乙經作玉枕骨下

耳前角上各一。謂頷厭二穴也在曲角下顳顬之上上廉手足少陽足陽明三脉之會刺可入同身寸之七分留七呼若灸者可灸三壯刺深令人耳無所聞

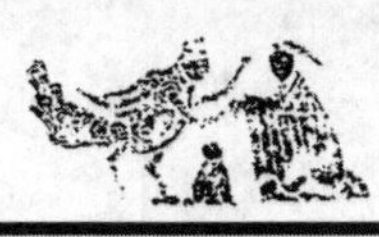

耳前角下各一。謂懸釐二穴也在曲角上顳顬之下廉手足少陽陽明四脉之交會刺可入同身寸之三分留七呼若灸者可灸三壯　新校正云按後手少陽中云角上此云角下必有一誤　銳髮下各一。謂和髎二穴也在耳前銳髮下橫動脉手足少陽二脉之會刺可入同身寸之三分若灸者可灸三壯　新校正云按甲乙經云手足少陽手太陽之會　客主人各一。客主人穴名也在耳前上廉起骨開口有空手足少陽足陽明三脉之會刺可入同身寸之三分留七呼若灸者可灸三壯　新校正云按甲乙經及氣穴注刺禁注並云手少陽足陽明之會與此異　耳後陷中各一。謂翳風二穴也在耳後陷者中按之引耳中手足少陽二脉之會刺可入同身寸之三分若灸者可灸三壯　下關各一。下關穴名也所在刺灸氣穴同法　耳下牙車之後各一。謂頰車一穴也刺灸分壯氣穴同法　鈌盆各一。鈌盆穴名也在肩上橫骨陷者中足陽明脉氣所發刺可入同身寸之二分留七呼若灸者可灸三壯太深令人逆息　新校正云按骨空注作手陽明　掖下三寸脇下至胠八間各一。掖下三寸同身寸也掖下謂淵掖輒筋天池脇下至胠則日月章門帶脉五樞維道居髎九穴也左右共十八穴也淵掖在掖下同身寸之三寸足少陽脉氣所發舉臂得之刺可入同身寸之三分禁不可灸輒筋在掖下同身寸之三寸復前行同身寸之一寸搓脇　新校正云按甲乙經搓作著下同　足少陽脉氣所發刺可入

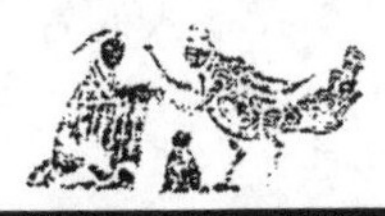

同身寸之六分若灸者可灸三壯天池在乳後同身寸之二寸　新校正云按甲乙經作一寸掖下三寸搓脇直掖撅肋間手心主足少陽二脉之會刺可入同身寸之三分　新校正云按甲乙經作七分　若灸者可灸三壯日月膽募也在第三肋端横直心蔽骨傍各同身寸之二寸五分上直兩乳　新校正云按甲乙經云日月在期門下五分　足太陰少陽二脉之會刺可入同身寸之七分若灸者可灸五壯章門脾募也在季肋端足厥陰少陽二脉之會側卧屈上足伸下足舉臂取之刺可入同身寸之八分留六呼若灸者可灸三壯帶脉在季肋下同身寸之一寸八分足少陽帶脉二經之會刺可入同身寸之六分若灸者可灸五壯五樞在帶脉下同身寸之三寸足少陽帶脉二經之會刺可入同身寸之一寸若灸者可灸五壯維道在章門下同身寸之五寸三分足少陽帶脉二經之會刺灸分壯如章門法居髎在章門下同身寸之四寸三分髂骨上　新校正云按甲乙經作監骨　陷者中陽蹻足少陽二脉之會刺灸分壯如維道法所以謂之八間者自掖下三寸至季肋凡八肋骨

髀樞中傍各一。謂環銚二穴也刺灸分壯氣穴同法　新校正云按氣穴論云兩髀厭分中王注爲環銚穴又甲乙經注環銚在髀樞中今云髀樞中傍各一者蓋謂此穴在髀樞中也傍各一者謂左右各一穴也非謂環銚在髀樞中傍也

膝以下至足小指次指各六俞。謂陽陵泉陽輔丘虚臨泣俠谿竅陰六穴也左右言之則十二俞也其所在刺灸分壯氣穴同法

足陽明脉氣所發者六十八穴。額顱

髮際傍各三。謂懸顱陽白頭維左右共六穴也正面髮際橫行數之懸顱在曲角上顳顬之中足陽明脉氣所發刺入同身寸之三分留三呼若灸者可灸三壯陽白在眉上同身寸之一寸直瞳子足陽明陰維二脉之會刺可入同身寸之三分灸三壯頭維在額角髮際俠本神兩傍各同身寸之一寸五分足少陽陽明二脉之交會刺可入同身寸之五分禁不可灸　新校正云按甲乙經陽白足少陽陽維之會今王氏注云足陽明陰維之會詳此在足陽明脉氣所發中則足陽明近是然陽明經不到此又不與陰維會疑王注非甲乙經爲得矣

面鼽骨空各一。謂四白穴也在目下同身寸之一寸足陽明脉氣所發刺可入同身寸之四分不可灸　新校正云按甲乙經刺入三分灸七壯

大迎之骨空各一。大迎穴名也在曲頷前同身寸之一寸三分骨陷者中動脉足陽明脉氣所發刺可入同身寸之三分留七呼若灸者可灸三壯

人迎各一。人迎穴名也在頸俠結喉傍大脉動應手足陽明脉氣所發刺可入同身寸之四分過深殺人禁不可灸

缺盆外骨空各一。謂天髎二穴也在肩缺盆中上伏骨之陬陷者中手足少陽陽維三脉之會刺可入同身寸之八分若灸者可灸三壯　新校正云按甲乙經伏骨作毖骨

膺中骨閒各一。謂膺窗等六穴也膺窗在胷兩傍俠中行各相去同身寸之四寸巨骨下同身寸之四寸八分陷者中足陽明脉氣所發仰而取之刺可入同身寸之四分若灸者可灸五壯此穴之上又有氣戶庫房屋翳下又有乳中乳根氣戶在巨骨下下直膺窗去膺窗上同身寸之四寸八

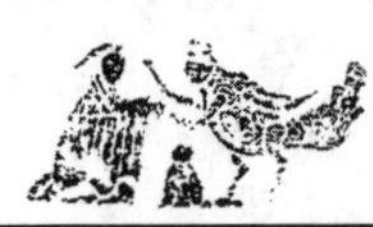

分庫房在氣戶下同身寸之一寸六分屋翳在氣戶下同身寸之三寸二分下即膺窗也膺窗之下即乳中也乳中穴下同身寸之一寸六分陷者中則乳根穴也並足陽明脈氣所發仰而取之乳中禁不可灸刺灸刺之不幸生蝕瘡瘡中有清汁膿血者可治瘡中有瘜肉若蝕瘡者死餘五穴並刺可入同身寸之四分若灸者可灸三壯　新校正云按甲乙經灸五壯

俠鳩尾之外。當乳下三寸。俠胃脘各五。謂不容承滿梁門關門太一五穴也左右共一寸也俠腹中行兩傍相去各同身寸之四寸　新校正云按甲乙經云各二寸疑此注剩各字不容在第四肋端下至太一各上下相去同身寸之一寸並足陽明脈氣所發刺可入同身寸之八分若灸者可灸五壯　新校正云按甲乙經不容刺入五分此云並入八分疑此注誤

俠齊廣三寸各三。廣謂去齊橫廣也廣三寸者各如太一之遠近也各三者謂滑肉門天樞外陵也滑肉門在太一下同身寸之一寸天樞在滑肉門下同身寸之一寸正當於齊外陵在天樞下同身寸之一寸並足陽明脈氣所發天樞刺可入同身寸之五分留七呼滑肉門外陵各刺可入同身寸之八分若灸者並可灸三壯　新校正云按甲乙經天樞在齊傍各二寸上曰滑肉門下曰外陵是三穴者去齊各二寸也今此經注云廣三寸素問甲乙經不同然甲乙經分寸與諸書同特此經爲異也

下齊二寸俠之各三。下齊二寸則外陵下同身寸之一寸大巨穴也各三者謂大巨水道歸來也大巨在外陵下同身寸之一寸足陽明脈氣所發刺可入同身寸之八分若灸者

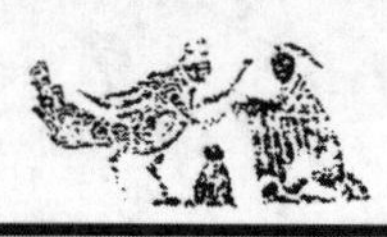

可灸五壯水道在大巨下同身寸之三寸足陽明脈氣所發刺可入同身寸之二寸半若灸者可灸五壯歸來在水道下同身寸之二寸刺可入同身寸之八分若灸者可灸五壯也**氣街動脈各一。**氣街穴名也在歸來下鼠鼷上同身寸之一寸脈動應手足陽明脈氣所發刺可入同身寸之三分留七呼若灸者可灸三壯　新校正云詳此注與甲乙經同刺熱注及熱穴注云氣街在腹臍下橫骨兩端鼠鼷上刺禁論注在腹下俠齊兩傍相去四寸鼠僕上骨空注云在毛際兩傍鼠鼷上諸注不同今備錄之**伏菟上各一。**謂髀關二穴也在膝上伏菟後交分中刺可入同身寸之六分若灸者可灸三壯**三里以下至足中指各八俞分之所在穴空。**謂三里上廉下廉解谿衝陽陷谷內庭厲兌八穴也左右言之則十六俞也上廉足陽明與大腸合下廉足陽明與小腸合也其所在刺灸分壯與氣穴同法所謂分之所在穴空者足陽明脈自三里穴分而下行其直者循䯒過跗入中指出其端則厲兌也其支者與直俱行至足跗上入中指次間故云分之所在穴空也之往也言分而各行往指間穴空處也**手太陽脈氣所發者三十六穴。目內眥各一。**謂睛明二穴也在目內眥手足太陽足陽明陰蹻陽蹻五脈之會刺可入同身寸之一分留六呼若灸者可灸三壯諸穴有云數脈會發而不於所會刺脈下言之者出從其正者也**目外各一。**謂瞳子髎二穴也在目外去眥同身寸之五分手太陽手足少陽三脈之會刺

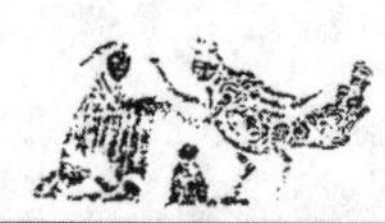

可入同身寸之三分若灸者可灸三壯**鼽骨下各一**謂顴髎二穴也鼽頄也頄面顴也在面頄骨下陷者中手太陽少陽二脈之會刺可入同身寸之三分**耳郭上各一**謂角孫二穴也在耳上郭表之中間上髮際之下開口有空手太陽手足少陽三脈之會刺可入同身寸之三分若灸者可灸三壯　新校正云按甲乙經手太陽作手陽明**耳中各一**謂聽宮二穴也所在刺灸分壯與氣穴同法**巨骨穴各一**巨骨穴名也在肩端上行兩叉骨間陷者中手陽明蹻脈二經之會刺可入同身寸之一寸半若灸者可灸三壯　新校正云按甲乙經作五壯**曲掖上骨穴各一**謂臑俞二穴也在肩臑後大骨下胛上廉陷者中手太陽陽維蹻脈三經之會舉臂取之刺可入同身寸之八分若灸者可灸三壯　新校正云按甲乙經作手足太陽**柱骨上陷者各一**謂肩井二穴也在肩上陷解中缺盆上大骨前手足少陽陽維三脈之會刺可入同身寸之五分若灸者可灸三壯**上天窻四寸各一**謂天窻竅陰四穴也所在刺灸分壯與氣穴同法**肩解各一**謂秉風二穴也在肩上小髃骨後舉臂有空手太陽陽明手足少陽四脈之會舉臂取之刺可入同身寸之五分若灸者可灸三壯　新校正云按甲乙經灸五壯**肩解下三寸各一**謂天宗二穴也在秉風後大骨下陷者中手太陽脈氣所發刺可入同身寸之五分留六呼若灸者可灸三壯**肘以下至手小指本各六**

俞。六俞所起於指端經言至小指本則以端爲本言上之本也下文陽明少陽同也六俞謂小海陽谷腕骨後谿前谷少澤六穴也左右言之則十二俞也其所在刺灸分壯氣穴同法　新校正云後此手太陽陽明少陽三經各言至手某指本王注以端爲本者非也詳手三陽之井穴盡出手某指之端爪甲下際此言本者是遂指爪甲之本也安得以端爲本哉

手陽明脉氣所發者二十二穴。鼻空外廉項上各二。謂迎香扶突各二穴也迎香在鼻下孔傍手足陽明二脉之會刺可入同身寸之三分扶突在曲頰下同身寸之一寸人迎後手陽明脉氣所發仰而取之刺可入同身寸之四分若灸者可灸三壯大迎骨空各一。大迎穴名也在曲頷前同身寸之一寸三分骨陷者中動脉足陽明脉氣所發刺可入同身寸之三分留七呼若灸者可灸三壯　新校正云詳大迎穴已見前足陽明經中令又見於此王氏不注所以當如顴髎穴兩出之義柱骨之會各一。謂天鼎二穴也在頸缺盆上直扶突氣舍後同身寸之半手陽明脉氣所發刺可入同身寸之四分若灸者可灸三壯　新校正云按甲乙經作一寸半髃骨之會各一。謂肩髃二穴也所在刺灸分壯與氣穴同法　新校正云按髃骨氣穴注中無刺熱注水熱穴注骨空論注中有之肘以下至手大指次指本各六俞。謂三里陽谿合谷三間二間商陽六穴也左右言之則十二俞也所在刺灸分壯與氣穴同法　新校正云按氣穴論注有曲池而無三里

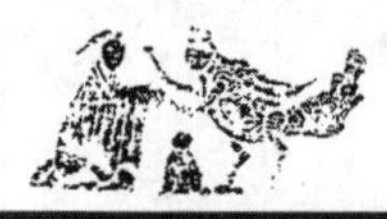

曲池手陽明之合也此誤出三里而遺曲池也

手少陽脉氣所發者三十二穴。鼽骨下各一。謂顴髎二穴也所在刺灸分壯與手太陽脉同法此穴中手少陽太陽脉氣俱會於中等無優劣故重說於此下有者同

眉後各一。謂絲竹空二穴也在眉後陷者中手少陽脉氣所發刺可入同身寸之三分留六呼不可灸灸之不幸使人目小及盲　新校正云按甲乙經手少陽作足少陽留六呼作三呼

角上各一。謂懸顱二穴也此與足少陽脉中同以是二脉之會也　新校正云按足少陽脉中言角下此云角上疑此誤

下完骨後各一。謂天牖二穴也所在刺灸分壯與氣穴同法

項中足太陽之前各一。謂風池二穴也在耳後陷者中按之引於耳中手足少陽脉之會刺可入同身寸之四分若灸者可灸三壯　新校正云按甲乙經在顳顬後髮際足少陽陽維之會刺可入三分

俠❶扶突各一。謂天窻二穴也在曲頰下扶突後動脉應手陷者中手太陽脉氣所發刺可入同身寸之六分若灸者可灸三壯

肩貞各一。謂肩貞穴名也在肩曲胛下兩骨解間肩髃後陷者中手太陽脉氣所發刺可入同身寸之八分若灸者可灸三壯

肩貞下三寸分間各一。謂肩髎臑會消濼各二穴也其穴各在肉分間也肩髎在肩端臑上斜舉臂取之手少陽脉氣所發刺可入同身寸之七分若灸者可灸三壯臑會在臂前廉去肩端同身寸之三寸手陽明少陽二絡氣之會刺可入同身寸之五分灸

【校勘】

❶俠：《太素》卷十一《氣穴》無。

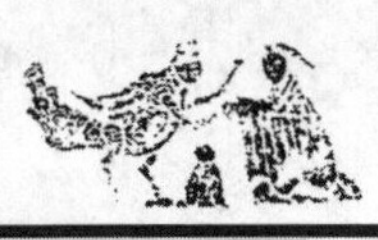

者可灸五壯消濼在肩下臂外開腋斜肘分下行間手少陽脈之會刺可入同身寸之五分若灸者可灸三壯 肘以下至手小指次指本各六俞。謂天井支溝陽池中渚液門關衝六穴也左右言之則十二俞也所在刺灸分壯與氣穴同法 督脈氣所發者二十八穴。今少一穴 新校正云按會陽二穴爲剩一穴非少也少當作剩 項中央二。是謂風府瘖門二穴也悉在項中餘一穴今亡風府在項上入髮際同身寸之一寸大筋內宛宛中督脈陽維之會刺可入同身寸之四分留三呼不可妄灸灸之不幸令人瘖瘖門在項髮際宛宛中去風府同身寸之一寸督脈陽維二經之會仰頭取之刺可入同身寸之四分禁不可灸灸之令人瘖 新校正云按王氏云風府瘖門悉在項中餘一穴今亡者非謂此二十八穴中亡其一穴也王氏蓋見氣穴論大椎上兩傍各一穴亦在項之穴也今亡故云餘一穴今亡也 髮際後中八。謂神庭上星顖會前頂百會後頂強間腦戶八穴也其正髮際之中也神庭在髮際直鼻督脈足太陽陽明脈三經之會禁不可刺若刺之令人巔疾目失睛若灸者可灸三壯上星在顱上直鼻中央入髮際同身寸之一寸陷者中容豆顖會在上星後同身寸之一寸陷者中前頂在顖會後同身寸之一寸五分骨間陷者中百會在前頂後同身寸之一寸五分頂中央旋毛中陷容指督脈足太陽之交會後頂在百會後同身寸之一寸五分強間在後頂後同身寸之一寸五分腦戶在強間後同身寸之一寸五分督脈足太陽之會不可灸此八者並督脈氣所發

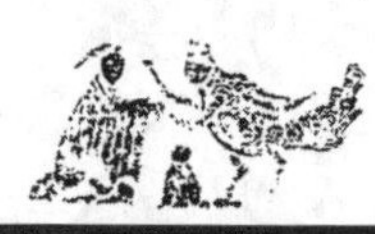

也上星百會強間腦戶各刺可入同身寸之三分上星留六呼腦戶留三呼餘並刺可入同身寸之四分若灸者可灸五壯　新校正云按甲乙經腦戶不可灸骨空論注去不可妄灸

面中三。謂素髎水溝斷交三穴也素髎在鼻柱上端督脈氣所發刺可入同身寸之三分水溝在鼻柱下人中直脣取之督脈手陽明之會刺可入同身寸之二分留六呼若灸者可灸三壯斷交在脣內齒上斷縫督脈任脈二經之會可逆刺之入同身寸之三分若灸者可灸三壯此三者正居面左右之中也

大椎以下至尻尾及傍十五穴。脊椎之間有大椎陶道身柱神道靈臺至陽筋縮中樞脊中懸樞命門陽關腰俞長強會陽十五俞也大椎在第一椎上陷者中三陽督脈之會陶道在項大椎節下間督脈足太陽之會俛而取之身柱在第三椎節下間俛而取之神道在第五椎節下間俛而取之靈臺在第六椎節下間俛而取之至陽在第七椎節下間俛而取之筋縮在第九椎節下間俛而取之中樞在第十椎節下間俛而取之脊中在第十一椎節下間俛而取之禁不可灸令人僂懸樞在第十三椎節下間伏而取之命門在第十四椎節下間伏而取之陽關在第十六椎節下間坐而取之腰俞在第二十一椎節下間長強在脊骶端督脈別絡少陰二脈所結會陽穴在陰尾骨兩傍凡此十五者並督脈氣所發腰俞長強各刺可入同身寸之二分　新校正云按甲乙經作二寸水穴論注作二分腰俞穴繆刺論注作二寸熱穴注作二寸刺熱注作二分諸注不同雖甲乙經作二寸疑大深與其失之深不若失之淺宜從二分之說　留七呼懸樞刺可入同身寸之三分會陽刺可入同身寸之

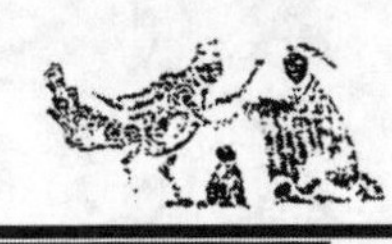

八分餘並刺可入同身寸之五分陶道神道各留五呼陶道身柱神道筋縮可灸五壯大椎可九壯餘並可三壯　新校正云按甲乙經無靈臺中樞陽關三穴至骶下凡二十一節。脊椎法也。通項骨三節即二十四節任脉之氣所發者二十八穴。今少一穴喉中央二。謂廉泉天突二穴也廉泉在頷下結喉上舌本下陰維任脉之會刺可入同身寸之三分留三呼若灸者可灸三壯天突在頸結喉下同身寸之四寸中央宛宛中陰維任脉之會低鍼取之刺可入同身寸之一寸留七呼若灸者可灸三壯膺中骨陷中各一。謂旋機華蓋紫宮玉堂膻中中庭六穴也旋機在天突下同身寸之一寸華蓋在旋機下同身寸之一寸紫宮玉堂膻中中庭各相去同身寸之一寸六分陷者中並任脉氣所發仰而取之各刺可入同身寸之三分若灸者可灸五壯鳩尾下三寸胃脘五寸胃脘以下至橫骨六寸半一。新校正云詳一字疑誤腹脉法也。鳩尾心前穴名也其正當心蔽骨之端言其骨垂下如鳩鳥尾形故以爲名也鳩尾下有鳩尾巨闕上脘中脘建里下脘水分齊中陰交脖胦丹田關元中極曲骨十四俞也鳩尾在臆前蔽骨下同身寸之五分任脉之別不可灸刺人無蔽骨者從歧骨際下行同身寸之一寸　新校正云按甲乙經云一寸半爲鳩尾處也下次巨闕上脘中脘建里下脘水分遞相云同身寸之一寸上脘則足陽明手太陽之會中脘則手太陽少陽足陽明

三脉所生也齊中禁不可刺若刺之使人齊中惡瘍潰矢出者死不治陰交在齊下同身寸之一寸任脉陰衝之會脖胦在齊下同身寸之一寸丹田三焦募也在齊下同身寸之二寸關元小腸募也在齊下同身寸之三寸足三陰任脉之會也中極在關元下一寸足三陰之會也曲骨在横骨上中極下同身寸之一寸足厥陰之會凡此十四者並任脉氣所發建里丹田並刺可入同身寸之六分留七呼　新校正云按甲乙經作五分十呼　上脘陰交並刺可入同身寸之八分下脘水分並刺可入同身寸之一寸中脘脖胦並刺可入同身寸之一寸二分曲骨刺可入同身寸之一寸半留七呼餘並刺可入同身寸之一寸二分若灸者關元中脘各可灸七壯齊中中極曲骨各三壯餘並可五壯自鳩尾下至陰間並任脉主之腹脉法也　新校正云據此注云餘並刺入一寸二分關元在中與甲乙經及氣穴骨空注刺入二寸不同當從甲乙經之寸數

下陰別一。謂會陰一穴也自曲骨下至陰陰之下兩陰之間則此穴也是任脉別絡俠督脉者衝脉之會故曰下陰別一也刺可入同身寸之二寸留七呼若灸者可灸三壯　新校正云按甲乙經七呼作留三呼

目下各一。謂承泣二穴也在目下同身寸之七分上直瞳子陽蹻任脉足陽明三經之會刺可入同身寸之三分不可灸

下脣一。謂承漿穴也在頤前下脣之下足陽明脉任脉之會開口取之刺可入同身寸之二分留五呼若灸者可灸三壯　新校正云按甲乙經作留六呼

齗交一。齗交穴名也所在刺灸分壯與脉同法

衝脉氣所發者二十二穴。俠鳩

尾外各半寸至齊寸一。謂幽門通谷陰都石關商曲腎俞六穴左右則十二穴也幽門俠巨闕兩傍相去各同身寸之半寸陷者中下五穴各相去同身寸之一寸並衝脈足少陰二經之會各刺可入同身寸之一寸若灸者可灸五壯　新校正云按此云各刺入一寸按甲乙經云幽門通谷刺入五分俠齊下傍各五分至橫骨寸一。腹脈法也。謂中注髓府胞門陰關下極五穴左右則十穴也中注在肓俞下同身寸之五分上直幽門下四穴各相去同身寸之一寸並衝脈足少陰二經之會各刺可入同身寸之一寸若灸者可灸五壯足少陰舌下厥陰毛中急脈各一。足少陰舌下二穴在人迎前陷中動脈前是曰月夲左右二也足少陰脈氣所發刺可入同身寸之四分急脈在陰髦中陰上兩傍相去同身寸之二寸半按之隱指堅然甚按則痛引上下也其左者中寒則上引少腹下引陰丸善為痛為少腹急中寒此兩脈皆厥陰之大絡通行其中故曰厥陰急脈即睾之系也可灸而不可刺病疝少腹痛即可灸　新校正云詳舌下毛中之穴甲乙經無手少陰各一。謂手少陰郄穴也在腕後同身寸之半寸手少陰郄也刺可入同身寸之三分若灸者可灸三壯左右二也陰陽蹻各一。陰蹻一謂交信穴也交信在足內踝上同身寸之二寸少陰前太陰後筋骨間陰蹻之郄刺可入同身寸之四分留五呼若灸者可灸三壯陽蹻一謂附陽穴也附陽在足外踝上同身寸之三寸太陽前少陽後筋骨間謹取之陽蹻之郄刺可入同

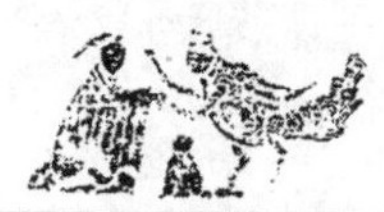

身寸之六分留七呼若灸者可灸三壯左右四也手足諸魚際脉氣所發者凡三百六十五穴也。經之所存者多凡一十九穴此所謂氣府也然散穴俞諸經脉部分皆有之故經或不言而甲乙經經脉流注多少不同者以此

重廣補注黄帝内經素問卷第十五

皮部論蜚扶沸切 腘渠殞切 氣穴論蔽必寐切 擿音摘 臑奴到切

氣府論顖音信 譩譆上音衣下音喜 顬顬上如輭切下汝車切 㧗音松 頄音仇

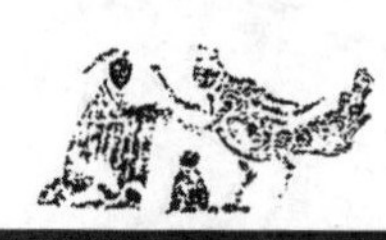

重廣補注黄帝内經素問卷第十六

啓玄子次注林億孫奇高保衡等奉敕校正孫兆重改誤

骨空論　水熱穴論

骨空論篇第六十

新校正云：按全元起本在第二卷，自灸寒熱之法已下在第六卷刺齊篇末。

黄帝問曰：余聞風者百病之始也，以鍼治之柰何？始，初也。岐伯對曰：風從外入，令人振寒，汗出頭痛，身重惡寒，風中身形，則腠理閉密，陽氣内拒，寒復外勝，勝拒相薄，榮衛失所，故如是。治在風府，風府，穴也，在項上入髮際同身寸之一寸宛宛中，督脉足太陽之會，刺可入同身寸之四分，若灸者可灸五壯。新校正云：按風府注，《氣穴論》《氣府論》中各已注，與《甲乙經》同。此注云督脉足太陽之會可灸五壯者，乃是風門熱府穴也。當云督脉陽維之會，留三呼，不可灸，乃是。調其陰陽，不足則補，有餘則寫。用鍼之道，必法天常，盛寫虚補，此其常也。大風頸項痛，刺風府，風府在上椎。上椎，謂大椎上入髮際同身寸之一寸 大風汗出，灸譩譆，譩譆在背下俠脊傍三寸所，厭之令病者呼譩譆，譩譆應手。譩譆穴也，在肩髆內廉俠第六椎下兩傍各同身寸之三寸，以手厭之，令病人呼譩譆之聲，則指下動矣。足太陽脈氣所發，刺可入同身寸之六分，留七呼，若灸者可灸五壯。譩譆者，因取爲名爾 從風憎風，刺眉頭。謂攢竹穴也，在眉頭陷者中，脈動應手，足太陽脈氣所發，刺可入同身寸之三分，若灸者可灸三壯 失枕在❶肩上橫骨間。謂缺盆穴也，在肩上橫骨陷者中，手陽明脈氣所發，刺可入同身寸之二分，留七呼，若灸者可灸三壯，刺入深令人逆息 新校正云：按《氣府》注作足陽明，此云手陽明，詳二經俱發於此，故王注兩言之 折使榆臂齊肘正，灸脊中。榆讀爲搖，搖謂搖動也。然失枕非獨取肩上橫骨間，乃當正形灸脊中也。欲而驗之，則使搖動其臂，屈折其肘，自項之下橫齊肘端，當其中間，則其處也。是曰陽關，在第十六椎節下間，督脈氣所發，刺可入同身寸之五分，若灸者可灸三壯 新校正云：詳陽關穴《甲乙經》無 眇絡❷季脇引少腹而痛脹，刺譩譆。眇謂俠脊兩傍空軟處也。少腹，臍下也 腰痛不可以轉搖，急引陰卵，刺八髎與痛上，八髎在腰尻分間。八或爲九，驗眞骨及中誥孔穴

【校勘】

❶在：《太素》卷十一《骨空》前有「治」字。義勝。

❷絡：《甲乙經》卷七《六經受病發傷寒熱病》無。

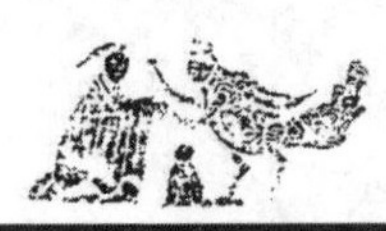

經正有八髎無九髎也分謂腰尻筋肉分間陷下處鼠瘻寒熱。還刺寒府。寒府在附膝❶外解營。膝外骨間也屈伸之處寒氣喜中故名寒府也解謂骨解營謂深刺而必中其營也取膝上外者使之拜。取足心者使之跪。拜而取者使膝穴空開也跪而取之者令足心宛宛處深定也任脉者。起於中極之下。以上毛際。循腹裏上關元至咽喉。上頤循面入目。新校正云按難經甲乙經無上頤循面入目六字衝脉者。起於氣街並少陰之經。新校正云按難經甲乙經作陽明俠齊上行。至胷中而散。任脉衝脉皆奇經也任脉當齊中而上行衝脉俠齊兩傍而上行然中極者謂齊下同身寸之四寸也言中極之下者言中極從少腹之內上行而外出於毛際而上非謂本起於此也關元者謂齊下同身寸之三寸也氣街者穴名也在毛際兩傍鼠鼷上同身寸之一寸也言衝脉起於氣街者亦從少腹之內與任脉並行而至於是乃循腹也何以言之鍼經曰衝脉者十二經之海與少陰之絡起於腎下出於氣街又曰衝脉任脉者皆起於胞中上循脊裏爲經絡之海其浮而外者循腹各行會於咽喉別而絡脣口血氣盛則皮膚熱血獨盛則滲灌皮膚生毫毛由此言之則任脉衝脉從少腹之內上行至中極之下氣街之內明矣　新校正云按氣街與氣府

【校勘】

❶附：《太素》卷十一《骨空》無。

論刺熱篇水熱穴篇刺禁論等注重文雖不同處所無別備注氣府論中。任脈爲病，男子内結七疝。女子帶下瘕聚。衝脈爲病，逆氣裏急。督脈爲病，脊强反折。督脈亦奇經也。然任脈衝脈督脈者，一源而三歧也，故經或謂衝脈爲督脈也。何以明之？今甲乙及古經脈流注圖經以任脈循背者謂之督脈，自少腹直上者謂之任脈，亦謂之督脈，是則以背腹陰陽別爲各目爾。以任脈自胞上過帶脈貫齊而上，故男子爲病内結七疝，女子爲病則帶下瘕聚也。以衝脈俠齊而上，並少陰之經上至胷中，故衝脈爲病則逆氣裏急也。以督脈上循脊裏，故督脈爲病則脊强反折也。督脈者。起於少腹以下骨中央。女子入繫廷孔。起非初起，亦猶任脈衝脈起於胞中也，其實乃起於腎下，至於少腹，則下行於腰横骨圍之中央也。繫廷孔者，謂窈漏，近所謂前陰穴也，以其陰廷繫屬於中，故名之。其孔溺孔之端也。孔則窈漏也。窈漏之中，其上有溺孔焉。端謂陰廷在此溺孔之上端也，而督脈自骨圍中央則至於是。其絡循陰器合篡間繞篡後。督脈別絡自溺孔之端分而各行，下循陰器，乃合篡間也。所謂間者，謂在前陰後陰之兩間也。自兩間之後，已復分而行繞篡之後。別繞臀至少陰。與巨陽中絡者合。少陰上股内後廉

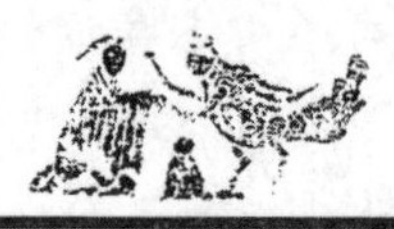

貫脊屬腎。別謂別絡分而各行之於焦也足少陰之絡者自股内後廉貫脊屬腎足太陽絡之外行者循髀樞絡股陽而下其中行者下貫臀至膕中與外行絡合故言至少陰與巨陽中絡合少陰上股内後廉貫脊屬腎也　新校正云詳各行於焦疑焦字誤與太陽起於目内眥。上額交巔。上入絡腦。還出別下項。循肩髆。内俠脊抵腰中。入循膂絡腎❶。接繞臀而上行也其男子循莖下至篡。與女子等。其少腹直上者。貫齊中央❷。上貫心入喉。上頤環脣。上繫兩目之下中央。自與太陽起於目内眥下至女子等並督脈之別絡也其直行者自尻上循脊裏而至於鼻人也自其少腹直上至兩目之下中央並任脈之行而云是督脈所繫由此言之則任脈衝脈督脈名異而同體也此生病。從少腹上衝心而痛。不得前後。為衝疝。尋此生病正是任脈經云為衝疝者正明督脈以別主而異目也何者若一脈一氣而無陰陽之異主則此生病者當心背俱痛豈獨衝心而為疝乎其女子不孕。癃痔遺溺嗌乾。亦以衝脈任脈並自少腹上至於咽喉又以督脈循陰器合篡間繞篡後別繞臀故不孕癃痔

【校勘】

❶腎：《太素》卷十《督脈》「腎」下有「而止」二字。

❷中央：《甲乙經》卷二《奇經八脈》無「中央」二字。

遺溺嗌乾也所以謂之任脉者女子得之以任養也故經云此病其女子不孕也所以謂之衝脉者以其氣上衝也故經云此生病從少腹上衝心而痛也所以謂之督脉者以其督領經脉之海也由此三用故一源三歧經或通呼似相謬引故下文曰督脉生病治督脉。治在骨上甚者在臍下營。此亦正任脉之分也衝任督三脉異名同體亦明矣骨上謂腰横骨上毛際中曲骨穴也任脉足厥陰之會刺可入同身寸之一寸半若灸者可灸三壯臍下謂臍直下同身寸之一寸陰交穴任脉陰衝之會刺可入同身寸之八分若灸者可灸五壯其上氣有音者治其喉中央在缺盆中者。中謂缺盆兩間之中天突穴在頸結喉下同身寸之四寸中央宛宛中陰維任脉之會低鍼取之刺可入同身寸之一寸留七呼若灸者可灸三壯其病上衝喉者治其漸。漸者上俠頤也。陽明之脉漸上頤而環脣故以俠頤名爲漸也是謂大迎大迎在曲頷前骨同身寸之一寸三分陷中動脉足陽明脉氣所發刺可入同身寸之三分留七呼若灸者可灸三壯蹇膝伸不屈治其楗。蹇膝謂膝痛屈伸蹇難也楗謂髀輔骨上横骨下股外之中側立摇動取之筋動應手坐而膝痛治其機。髖骨兩傍相接處立而暑解。治其骸關。暑熱也若膝痛立而膝骨解中熱者治其骸關骸關謂膝解也一經云起而引解言膝痛起立痛引

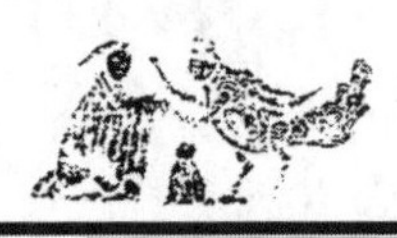

膝骨解之中也暑引二字其義則異起立二字其意頗同**膝痛。痛及拇指治其膕。**膕謂膝解之後曲脚之中委中穴背面取之脉動應手足太陽脉之所入刺可入同身寸之五分留七呼若灸者可灸三壯**坐而膝痛如物隱者治其關。**關在膕上當楗之後背立按之以動搖筋應手**膝痛不可屈伸。治其背内。**謂大杼穴也所在灸刺分壯與氣穴同法**連骭若折。治陽明中俞髎。**若膝痛不可屈伸連骭痛如折者則鍼陽明脉中俞髎也是則正取三里穴也**若别治巨陽少陰滎。**若痛而膝如别離者則治足太陽少陰之滎也足太陽滎通谷也在足小指外側本節前陷者中刺可入同身寸之二分留五呼若灸者可灸三壯足少陰滎然谷也在足内踝前起大骨下陷者中刺可入同身寸之三分留三呼若灸者可灸三壯**淫濼脛痠❶不能久立。治少陽之維。**新校正云按甲乙經外踝上五寸乃足少陽之絡此云維者字之誤也**在外上五寸。**淫濼謂似酸痛而無力也三寸一云四寸中誥圖經外踝上四寸無穴五寸是光明穴也足少陽之絡刺可入同身寸之七分留十呼若灸者可灸五壯　新校正云按甲乙經云刺入六分留七呼**輔骨上橫骨下爲楗。俠髖爲機。膝解爲骸關。俠膝之骨爲連骸。骸**

【校勘】

❶脛痠：《太素》卷十一《骨空》無「脛痠」二字。

下爲輔，輔上爲膕，膕上爲關，頭❶橫骨爲枕。由是則謂膝輔骨上，腰髖骨下爲楗，楗上爲機，膝外爲骸關，楗後爲關，關下爲膕，膕下爲輔骨，輔骨上爲連骸，連骸者，是骸骨相連接處也。頭上之橫骨爲枕骨。水俞五十七穴者，尻上五行，行五；伏菟上兩行，行五；左右各一行，行五；踝上各一行，行六穴。所在刺灸分壯，具水熱穴論中，此皆是骨空，故氣穴篇内與此重言爾。髓空在腦後三分，在顱際銳骨之下。是謂風府，通腦中也。一在斷基下。當頤下骨陷中有穴容豆，中誥名下頤。一在項後中復骨下。謂瘖門穴也，在項髮際宛宛中，入系舌本，督脉、陽維之會，仰頭取之，刺可入同身寸之四分，禁不可灸。一在脊骨上空，在風府上。上謂腦戶穴也，在枕骨上，大羽後同身寸之一寸五分宛宛中，督脉、足太陽之會，此别腦之戶，不可妄灸，灸之不幸令人瘖，刺可入同身寸之三分，留三呼。新校正云：按甲乙經大羽者，強間之别名，氣府注云：若灸者，可灸五壯。脊骨下空，在尻骨下空。不應主療，經闕其名。新校正云：按甲乙經長強在脊骶端，正在尻骨下，王氏云不應主療，經闕其名，得非誤乎？數髓空在面俠鼻。謂顴髎等穴，經不一一指陳其處，小小者爾。

【校勘】

❶頭：《太素》卷十一《骨空》作「項」。爲是。

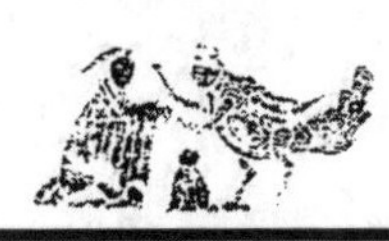

或骨空在口下當兩肩。謂大迎穴也，所在刺灸分壯與前俠頤同法。兩髆骨空在髆中之陽。近肩髃穴，經無名。臂骨空❶在臂❷陽，去踝四寸兩骨空之間。在支溝上同身寸之一寸，是謂通間。新校正云：按《甲乙經》支溝上一寸名三陽絡，通間豈其別名歟？股骨上空在股陽，出上膝四寸。在陰市上伏菟穴下，在承捷也。骭骨空在輔骨之上端。謂犢鼻穴也。在膝髕下骭骨上俠解大筋中，足陽明脈氣所發，刺可入同身寸之六分，若灸者可灸三壯耳。股際骨空在毛中動❸下。經闕其名。尻骨空在髀骨之後相去四寸。是謂尻骨八髎穴也。扁骨有滲理湊，無髓孔，易髓無空。扁骨謂尻間扁戾骨也，其骨上有滲灌文理歸湊之，無別髓孔也。易，亦也。骨有孔則髓有孔，骨若無孔，髓亦無孔也。

灸寒熱之法，先灸❹項大椎，以年為壯數，如患人之年數。次灸橛骨，以年為壯數。尾窮謂之橛骨。視背俞陷者灸之。背胛骨際有陷處。舉❺臂肩上陷者灸之。肩髃穴也，在肩端兩骨間，手陽明蹻脈之會，刺可入同身寸之六分，留六呼，若灸者可灸三壯也。

【校勘】

❶空：《太素》卷十一《骨空》無。

❷臂：《太素》卷十一《骨空》無。

❸動：《太素》卷十一《骨空》「動」下有「脉」字。

❹灸：《太素》卷二十六《灸寒熱法》作「項」。《甲乙經》卷八《五藏傳病發寒熱》作「取」。

❺舉：《太素》卷二十六《灸寒熱法》作「與」。

兩季脇之間灸之。京門穴腎募也在髂骨與腰中季脇本俠脊刺可入同身寸之三分留七呼若灸者可灸三壯

外踝上絶骨之端灸之。陽輔穴也在足外踝上輔骨前絶骨之端如前同身寸之三分所去丘虛七寸足少陽脉之所行也刺可入同身寸之五分留七呼若灸者可灸三壯　新校正云按甲乙經云在外踝上四寸

足小指次指間灸之。俠谿穴也在足小指次指歧骨間本節前陷者中足少陽脉之所流也刺可入同身寸之三分留三呼若灸者可灸三壯　新校正云按甲乙經流當作留字

腨下陷脉灸之。承筋穴也在腨中央陷者中足太陽脉氣所發也禁不可刺若灸者可灸三壯　新校正云按刺腰痛篇注云腨中央如外陷者中

外踝後灸之。崑崙穴也在足外踝後跟骨上陷者中細脉動應手足太陽脉之所行也刺可入同身寸之五分留十呼若灸者可灸三壯

缺盆骨上切之堅痛如筋者灸之。經闕其名當隨其所有而灸之

膺中陷骨間灸之。天突穴也所在灸刺分壯與前缺盆中者同法

掌束骨下灸之。陽池穴也在手表腕上陷者中手少陽脉之所過也刺可入同身寸之二分留六呼若灸者可灸三壯

齊下關元三寸灸之。正在齊下同身寸之三寸也足三陰任脉之會刺可入同身寸之二寸留七呼若灸者可灸七壯　新校正云按氣府注云刺可入一寸二分者非

毛際動脉灸之。

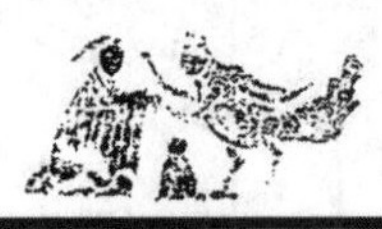

以脈動應手爲處即氣街穴也膝下三寸❶分閒灸之。三里穴也在膝下同身寸之三寸骱骨外廉兩筋肉分閒足陽明脈之所入也刺可入同身寸之一寸留七呼若灸者可灸三壯足陽明❷跗上動脈灸之。衝陽穴也在足跗上同身寸之五寸骨閒動脈足陽明脈之所過也刺可入同身寸之三分留十呼若灸者可灸三壯　新校正云按甲乙經及全元起本足陽明下有灸之二字并跗上動脈是二穴今王氏去灸之二字則見二穴今於注中却存灸之二字以闕疑之巔上一灸之。百會穴也在頂中央旋毛中陷容指督脈足太陽脈之交會刺可入同身寸之三分若灸者可灸五壯犬所齧之處灸之三壯。即以犬傷病法灸之。犬傷而發寒熱者即以犬傷法三壯灸之凡當灸二十九處傷食灸之。傷食爲病亦發寒熱故灸　新校正云詳足陽明不別灸則有二十八處疑王氏去上文灸之二字者非。不已者必視其經之過於陽者。數刺其俞而藥之。

水熱穴論篇第六十一

新校正云按全元起本在第八卷

黃帝問曰：少陰何以主腎。腎何以主水。岐伯對曰：腎

【校勘】

❶三寸：《甲乙經》卷八《五藏傳病發寒熱》作「二寸」。

❷明：《太素》卷二十六《灸寒熱法》「明」下有「灸之」二字。

者至陰也。❶至陰者。盛水也。肺者❷太陰也。少陰者。冬脉也。故其本在腎。其末在肺。皆積水也。陰者謂寒也，冬月至寒，腎氣合應，故云腎者至陰也。水王於冬，故云至陰者盛水也。腎少陰脉，從腎上貫肝鬲，入肺中，故云其本在腎，其末在肺也。腎氣上逆，則水氣客於肺中，故云皆積水也。帝曰：腎何以能聚水而生病？岐伯曰：腎者。胃之關也❸。關門不利。故聚水而從其類也。關者所以司出入也，腎主下焦，膀胱爲府，主其分注，關竅二陰，故腎氣化則二陰通，二陰閟則胃塡滿，故云腎者胃之關也。關閉則水積，水積則氣停，氣停則水生，水生則氣溢，氣水同類，故云關閉不利，聚水而從其類也。靈樞經曰：下焦溢爲水，此之謂也。上下溢於皮膚。故爲胕腫。胕腫者。聚水而生病也。上謂肺，下謂腎，肺腎俱溢，故聚水於腹中而生病也。帝曰：諸水皆生❹於腎乎。岐伯曰：腎者。牝藏也。牝，陰也，亦主陰位，故云牝藏。地氣上者。屬於腎。而生水液也。故曰至陰。勇而勞甚則腎汗出。❺腎汗出逢於風。内不

【校勘】

❶至：《太素》卷二十六《灸寒熱法》無。

❷肺者：《太素》卷十一《氣穴》作「腎者」。爲是。

❸關也：《太素》卷十一《氣穴》作「關閉」。

❹生：《甲乙經》卷八《腎風發風水面胕腫》作「主」。義勝。

❺腎：《太素》卷十一《氣穴》無。

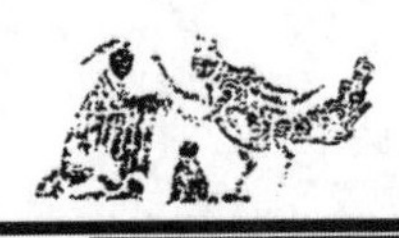

得入於藏府。外不得越於皮膚。客於玄❶府。行於皮裏。傳爲胕腫。本之於腎。名曰風水。勇而勞甚謂力房也勞勇汗出則玄府開汗出逢風則玄府復閉玄府閉已則餘汗未出內伏皮膚傳化爲水從風而水故名風水 所謂玄府者。汗空也❷。汗液色玄從空而出以汗聚於裏故謂之玄府府聚也 帝曰。水俞五十七處者。是何主也。岐伯曰。腎俞五十七穴。積陰之所聚也。水所從出入也。尻上五行行五者。此腎俞。背部之俞凡有五行當其中者督脈氣所發次兩傍四行皆足太陽脉氣也 故水病下爲胕腫大腹。上爲喘呼。水下居於腎則腹至足而胕腫上入於肺則喘息賁急而大呼也 不得卧者。標本俱病。標本者肺爲標腎爲本如此者是肺腎俱水爲病也 故肺爲喘呼。腎爲水腫。肺爲逆❸不得卧。肺爲喘呼氣逆不得卧者以其主呼吸故也腎爲水腫者以其主水故也 分爲相輸俱受者。水氣之所留也。分其居處以名之則是氣相輸應本其俱受病氣則皆是水所留也 伏菟上各

【校勘】

❶玄：《太素》卷十一《氣穴》作「六」。

❷所謂玄府者汗空也：《太素》卷十一《氣穴》、《甲乙經》卷八《腎風發風水面胕腫》無此八字。

❸逆：《太素》卷十一《氣穴》「逆」下有「故」字。

二行行五者，此腎之街[1]也。街謂道也。腹部正俞凡有五行，俠齊兩傍則腎藏足少陰脈及衝脈氣所發，次兩傍則胃府足陽明脈氣所發，此四行穴則伏菟之上也。三陰之所交結於脚也。踝上各一行行六者，此腎脈之下行也，名曰太衝。腎脈與衝脈並下行循足，合而盛大，故曰太衝。凡五十七穴者，皆藏之陰絡[2]，水之所客也。經所謂五十七者，然尻上五行行五，則背脊當中行督脈氣所發者，脊中、懸樞、命門、腰俞、長強當其處也。次俠督脈兩傍足太陽脈氣所發者，有大腸俞、小腸俞、膀胱俞、中膂內俞、白環俞當其處也。又次外俠兩傍足太陽脈氣所發者，有胃倉、肓門、志室、胞肓、秩邊當其處也。伏菟上各二行行五者，腹部正俞俠中行任脈兩傍衝脈足少陰之會者，有中注、四滿、氣穴、大赫、橫骨當其處也。次俠衝脈足少陰兩傍足陽明脈氣所發者，有外陵、大巨、水道、歸來、氣街當其處也。踝上各一行行六者，足內踝之上有足少陰陰蹻脈並循腨上行，足少陰脈有太衝、復溜、陰谷三穴，陰蹻脈有照海、交信、築賓三穴，陰蹻既足少陰脈之別，亦可通而主之，兼此數之，猶少一穴。脊中在第十一椎節下間，俛而取之，刺可入同身寸之五分，不可灸，令人僂。懸樞在第十三椎節下間，伏而取之，刺可入同身寸之三分，若灸者可灸三壯。命門在第十四椎節下間，伏而取之，刺可入同身寸之五分，若灸者可灸三壯。腰俞在第二十一椎節下間，刺可入同身寸之二分。新校正云：按《甲乙經》及《繆

【校勘】

❶街：《太素》卷十一《氣穴》作「所衝」。

❷皆藏之陰絡：《太素》卷十一《氣穴》作「皆藏陰之終也」。

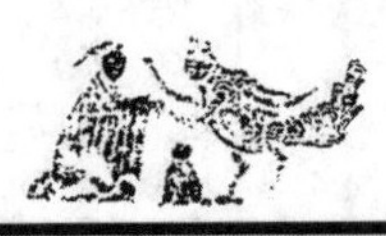

刺論注并熱穴注俱云刺入二寸而刺熱注氣府注并此注作二分宜從二分之説　留七呼若灸者可灸三壯長強在脊骶端督脉别絡少陰所結刺可入同身寸之二分留七呼若灸者可灸三壯此五穴者並督脉氣所發也　新校正云詳王氏云少一穴按氣府論注十二椎節下有陽關一穴若通數陽關則不少矣　次俠督脉兩傍大腸俞在第十六椎下俠督脉兩傍去督脉各同身寸之一寸半刺可入同身寸之三分留六呼若灸者可灸三壯小腸俞在第十八椎下兩傍相去及刺灸分壯法如大腸俞膀胱俞在第十九椎下兩傍相去及刺灸分壯法如大腸俞中膂内俞在第二十椎下兩傍相去及刺灸分壯法如大腸俞俠脊膂起肉留十呼白環俞在第二十一椎下兩傍相去如大腸俞伏而取之刺可入同身寸之五分若灸者可灸三壯　新校正云按甲乙經云刺可入八分不可灸此五穴者並足太陽脉氣所發所謂腎俞者則此也又次外兩傍胃倉在第十二椎下兩傍相去各同身寸之三寸刺可入同身寸之五分若灸者可灸三壯肓門在第十三椎下兩傍相去及刺灸分壯法如胃倉志室在第十四椎下兩傍相去及刺灸分壯法如胃倉正坐取之胞肓在第十九椎下兩傍相去及刺灸分壯法如胃倉伏而取之秩邊在第二十一椎下兩傍相去及刺灸分壯法如胃倉伏而取之此五穴者並足太陽脉氣所發也次伏菟上兩行中注在齊下同身寸之五分兩傍相去任脉各同身寸之五分　新校正云按甲乙經同氣府注云俠中行方一寸文異而義同　四滿在中注下同身寸之一寸氣穴在四滿下同身寸之一寸大赫在氣穴下同身寸之一寸横骨在大赫下同身寸之一寸各横相去同身寸之一寸並衝脉足少陰之

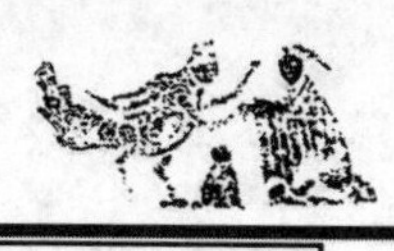

會刺可入同身寸之一寸若灸者可灸五壯次外兩傍穴外陵在齊下同身寸之一寸　新校正云按氣府論注云外陵在天樞下一寸與此正同　兩傍去衝脈各同身寸之一寸半大巨在外陵下同身寸之二寸水道在大巨下同身寸之三寸歸來在水道下同身寸之三寸氣街在歸來下　新校正云按氣府注刺熱注熱穴注云在腹齊下横骨兩端鼠鼷上一寸刺禁注云在腹下俠齊兩傍相去四寸鼠僕上一寸動脈應手骨空注云在毛際兩傍鼠鼷上諸注不同今備録之　鼠鼷上同身寸之一寸各横相去同身寸之二寸此五穴者並足陽明脈氣所發水道刺可入同身寸之二寸半若灸者可灸五壯氣街刺可入同身寸之三分留七呼若灸者可灸三壯餘三穴並刺可入同身寸之八分若灸者並可五壯所謂胻之街者則此也踝上各一行行六者太鍾在足内踝後街中　新校正云按甲乙經云跟後衝中刺瘧注刺腰痛注作跟後街中動脈此云内踝後此注非　足少陰絡別走太陽者刺可入同身寸之二分留三呼若灸者可灸三壯復溜在内踝上同身寸之二寸陷者中足少陰脈之所行也刺可入同身寸之三分留三呼若灸者可灸五壯照海在内踝下刺可入同身寸之四分留六呼若灸者可灸三壯交信在内踝上同身寸之二寸少陰前太陰後筋骨間陰蹻之郄刺可入同身寸之四分留五呼若灸者可灸三壯築賓在内踝上腨分中陰維之郄刺可入同身寸之三分若灸者可灸五壯陰谷在膝下内輔骨之後大筋之下小筋之上按之應手屈膝而得之足少陰脈之所入也刺可入同身寸之四分若灸者可灸三壯所謂胻經之下行名曰太衝者則此也

帝曰春取絡脈分肉何

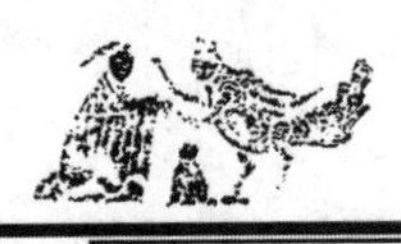

也岐伯曰春者木始治肝氣始❶生肝氣急其風疾經脉常深其氣少不能深入故取絡脉分肉間帝曰夏取盛經分腠何也岐伯曰夏者火始治心氣始長脉瘦氣弱陽氣留❷溢新校正云按別本留一作流熱熏分腠內至於經故取盛經分腠絕膚而病去者邪居淺也絕謂絕破令病得出也所謂盛經者陽脉也帝曰秋取經俞何也岐伯曰秋者金始治肺將收殺三陰已升故漸將收殺金將勝火陽氣在合金王火衰故云金將勝火陰氣初勝濕氣及體以漸於雨濕霧露故云濕氣及體陰氣未盛未能深入故取俞以寫陰邪取合以虛陽邪陽氣始衰故取於合新校正云按皇甫士安云是謂始秋之治變帝曰冬取井榮何也岐伯曰冬

【校勘】

❶始：《太素》卷十一《變輸》無。

❷留：《太素》卷十一《變輸》、《甲乙經》卷五《針灸禁忌》作「流」。義勝。

者。水始治。腎方閉。陽氣衰少。陰氣堅盛❶巨陽伏沈陽脉乃去。去謂下去故取井以下陰逆。取滎以實陽氣。新校正云按全元起本實作遣甲乙經千金方作通故曰。冬取井滎。春不鼽衄。新校正云按皇甫士安云是謂末冬之治變此之謂也。新校正云按此與四時刺逆從論及診要經終論義頗不同與九卷之義相通帝曰。夫子言治熱病五十九俞。余論其意。未能領❷別其處。願聞其處。因聞其意。岐伯曰。頭上五行行五者。以越諸陽之熱逆也。頭上五行者當中行謂上星顖會前頂百會後頂次兩傍謂五處承光通天絡却玉枕又次兩傍謂臨泣目窻正營承靈腦空也上星在顱上直鼻中央入髮際同身寸之一寸陷者中容豆刺可入同身寸之三分顖會在上星後同身寸之一寸陷者中刺可入同身寸之四分前頂在顖會後同身寸之一寸五分骨間陷者中刺如顖會法百會在前頂後同身寸之一寸五分頂中央旋毛中陷容指督脉足太陽脉之交會刺如上星法後頂在百會後同身寸之二寸五分枕骨上刺如顖會法然是五者皆督脉氣所發也上星留六呼若灸者並可灸五壯次兩傍穴五處在上星兩傍同身寸之一寸五分承光在

【校勘】

❶堅盛：《太素》卷十一《變輸》作「緊」。

❷領：《太素》卷十一《氣穴》無。

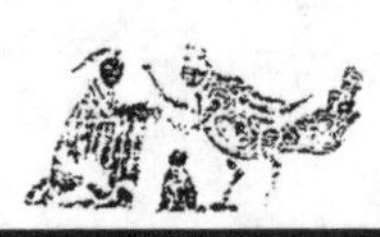

五處後同身寸之一寸通天在承光後同身寸之一寸五分絡却在通天後同身寸之一寸五分玉枕在絡却後同身寸之七分然是五者並足太陽脉氣所發刺可入同身寸之三分五處通天各留七呼絡却留五呼玉枕留三呼若灸者可灸三壯　新校正云按甲乙經承光不灸玉枕刺入二分又刺兩傍臨泣在頭直目上入髮際同身寸之五分足太陽少陽陽維三脉之會目窻正營遞相去同身寸之一寸承靈腦空遞相去同身寸之一寸五分然是五者並足少陽陽維二脉之會腦空一穴刺可入同身寸之四分餘並可刺入同身寸之三分臨泣留七呼若灸者可灸五壯

大杼膺俞缺盆背俞此八者以寫胸中之熱也。大杼在項第一椎下兩傍相去各同身寸之一寸半陷者中督脉别絡手足太陽三脉氣之會刺可入同身寸之三分留七呼若灸者可灸五壯　新校正云按甲乙經并氣穴注作七壯刺瘧注刺熱注作五壯　膺俞者膺中之俞也正名中府在胸中行兩傍相去同身寸之六寸雲門下一寸乳上三肋間動脉應手陷者中仰而取之手足太陰脉之會刺可入同身寸之三分留五呼若灸者可灸五壯缺盆在肩上横骨陷者中手陽明脉氣所發刺可入同身寸之二分留七呼若灸者可灸三壯背俞即風門熱府俞也在第二椎下兩傍各同身寸之一寸三分督脉足太陽之會刺可入同身寸之五分留七呼若灸者可灸五壯今中誥孔穴圖經雖不名之既曰風門熱府即治熱之背俞也　新校正云按王氏注刺熱論云背俞未詳何處注此指名風門熱府注氣穴論以大杼爲背俞三經不同者蓋亦疑之者也

氣街三里

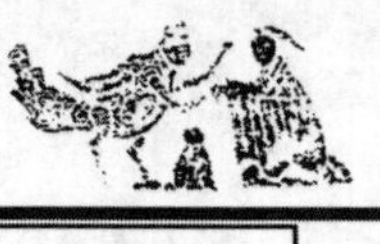

巨虚上下廉此八者。以寫胃中之熱也。氣街在腹齊下横骨兩端鼠鼷上同身寸之一寸動脉應手足陽明脉氣所發刺可入同身寸之三分留七呼若灸者可灸三壯　新校正云按氣街諸注不同具前水穴注中　三里在膝下同身寸之三寸䯒外廉兩筋肉分間足陽明脉之所入也刺可入同身寸之一寸留七呼若灸者可灸三壯巨虚上廉足陽明與大腸合在三里下同身寸之三寸足陽明脉氣所發刺可入同身寸八分若灸者可灸三壯巨虚下廉足陽明與小腸合在上廉下同身寸之三寸足陽明脉氣所發刺可入同身寸之三分若灸者可灸三壯

雲門髃骨委中髓空此八者。以寫四支之熱也。雲門在巨骨下胷中行兩傍相去同身寸之六寸動脉應手足太陰脉氣所發　新校正云按甲乙經同氣穴注作手太陰刺熱注亦作手太陰　舉臂取之刺可入同身寸之七分若灸者可灸五壯驗今中誥孔穴圖經無髃骨穴有肩髃穴穴在肩端兩骨間手陽明蹻脉之會刺可入同身寸之六分留六呼若灸者可灸三壯委中在足膝後屈處膕中央約文中動脉足太陽脉之所入也刺可入同身寸之五分留七呼若灸者可灸三壯按今中誥孔穴圖經云腰俞穴一名髓空在脊中第二十一椎節下主汗不出足清不仁督脉氣所發也刺可入同身寸之二寸留七呼若灸者可灸三壯　新校正云詳腰俞刺入二寸當作二分以具前水穴注中

五藏俞傍五此十者。以寫五藏之熱也。俞傍五者謂魄戸神堂䰟門意舍志室五

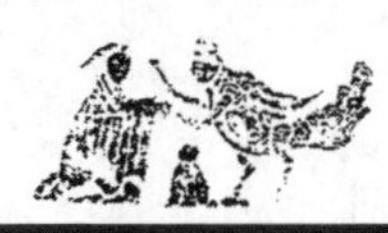

穴俠脊兩傍各相去同身寸之三寸並足太陽脉氣所發也魄戶在第三椎下兩傍正坐取之刺可入同身寸之五分若灸者可灸五壯神堂在第五椎下兩傍刺可入同身寸之三分若灸者可灸五壯魂門在第九椎下兩傍正坐取之刺可入同身寸之五分若灸者可灸三壯意舍在第十一椎下兩傍正坐取之刺可入同身寸之五分若灸者可灸三壯志室在第十四椎下兩傍正坐取之刺可入同身寸之五分若灸者可灸五壯也　凡此五十九穴者，皆熱之左右也。帝曰：人傷於寒而傳爲熱，何也？岐伯曰：夫寒盛，則生熱也。寒氣外凝陽氣內鬱腠理堅緻元府閉封緻則氣不宣通封則濕氣內結中外相薄寒盛熱生故人傷於寒轉而爲熱汗之而愈則外凝內鬱之理可知斯乃新病數日者也

重廣補注黃帝內經素問卷第十六

骨空論

膞音愽　楗音健　齧若結切

水熱穴論

菟音兔　閟音祕

溜力救切　[illegible]音奚　緻馳二切

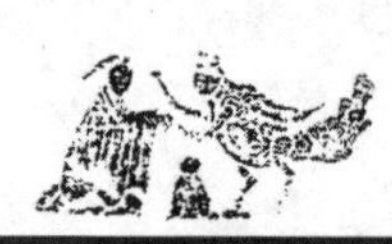

重廣補注黄帝内經素問卷第十七

啓玄子次注林億孫奇高保衡等奉 勑校正孫兆重改誤

調經論篇第六十二 新校正云按全元起本在第一卷

黄帝問曰余聞刺法言有餘寫之不足補之何謂有餘何謂不足岐伯對曰有餘有五不足亦有五帝欲何問帝曰願盡聞之岐伯曰神有餘有不足氣有餘有不足血有餘有不足形有餘有不足志有餘有不足凡此十者其氣不等也神屬心氣屬肺血屬肝形屬脾志屬腎以各有所宗故不等也帝曰人有精氣津液四支九竅五藏十六部三百六十五節乃生百病百病之生皆有虚實今夫子乃言有餘

有五。不足亦有五。何以生之乎。鍼經曰兩神相薄合而成形常先身生是謂精上焦開發宣五穀味熏膚充身澤毛若霧露之溉是謂氣腠理發泄汗出溱理是謂津液之滲於空竅留而不行者爲液也十六部者謂手足二九竅九五藏五合爲十六部也三百六十五節者非謂骨節是神氣出入之處也鍼經曰所謂節之交三百六十五會皆神氣出入遊行之所非骨節也言人身所有則多所舉則少病生之數何以論之岐伯曰。皆生於五藏也。謂五神藏也夫心藏神。肺藏氣。肝藏血。脾藏肉。腎藏志。而此成形。言所以病皆生於五藏者何哉以內藏五神而成形也志意通❶內連骨髓而成身形五藏。志意者通言五神之大凡也骨髓者通言表裏之成化也言五神通泰骨髓化成身形既立乃五藏互相爲有矣新校正云按甲乙經無五藏二字五藏之道。皆出於經隧。以行血氣。血氣不和。百病乃變化而生。是故守經隧焉。隧潛道也經脉伏行而不見故謂之經隧焉血氣者人之神邪侵之則血氣不正血氣不正故變化而百病乃生矣然經脉者所以決死生處百病調虛實故守經隧焉　新校正云按甲乙經經隧作經渠義各通帝曰。神有餘不足何如。岐伯曰。神有

【校勘】

❶通：《甲乙經》卷六《五藏六府虛實大論》「通」下有「達」字。

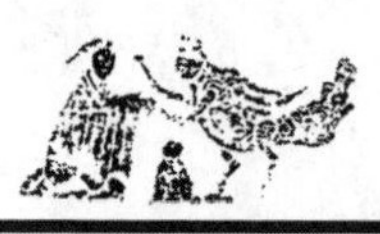

餘則笑不休。神不足則悲。心之藏也鍼經曰心藏脉脉舍神心氣虚則悲實則笑不休也悲一爲憂誤也新校正云詳王注云悲一爲憂誤也按甲乙經及太素并全元起注本並作憂皇甫士安云心虚則悲悲則憂心實則笑笑則喜夫心之與肺脾之與心互相成也故喜發於心而成於肺思發於脾而成於心一過其節則二藏俱傷楊上善云　脾之憂在心變動也肺之憂在肺之志是則肺主秋憂爲正也心主於夏變而生憂也

血氣未并。五藏安定❶。邪客於形。洒淅起於毫毛。未入於經絡也。故命曰神之微。并謂并合也未與邪合故曰未并也洒淅寒皃也始起於毫毛尚在於小絡神之微病故命曰神之微也　新校正云按甲乙經洒淅作悽厥太素作洫泝楊上善云洫毛孔也水逆流曰泝謂邪氣入於腠理如水逆流於洫

帝曰。補寫奈何。岐伯曰。神有餘則寫其小絡之血出血。勿之深斥。無中其大經。神氣乃平。邪入小絡故可寫其小絡之脉出其血勿深推鍼鍼深則傷肉也以邪居小絡故不欲令鍼中大經也絡血既出神氣自平斥推也小絡孫絡也鍼經曰經脉爲裏支而横者爲絡絡之别者爲孫絡平謂平調也　新校正云詳此注引鍼經曰與三部九候論注兩引之在彼云靈樞而此曰鍼經則王氏之意指靈樞爲鍼經也按今素問注中引鍼經者多靈樞之文

【校勘】

❶定：《太素》卷二十四《虚實補瀉》"定"下有"神不定則"四字，與文例合。可參。

但以靈樞今不全故未得盡知也　神不足者。視其虛絡。按而致之。刺而利之。無出其血。無泄其氣。以通其經。神氣乃平。但通經脈令其和利抑按虛絡令其氣致以神不足故不欲出血及泄氣也　新校正云按甲乙經按作切利作和　帝曰。刺微奈何。覆前初起於毫毛未入於經絡者　岐伯曰。按摩勿釋。著鍼勿斥。移氣於不足。神氣乃得復。按摩其病處手不釋散著鍼於病處亦不推之使其人神氣內朝於鍼移其人神氣令自充足則微病自去神氣乃得復常　新校正云按甲乙經及太素云移氣於足無不字楊上善云按摩使氣至於踵也　帝曰善。有餘不足奈何。岐伯曰。氣有餘則喘欬上氣。不足則息利少氣。肺之藏也肺藏氣息不利則喘鍼經曰肺氣虛則鼻息利少氣實則喘喝胷盈仰息也　血氣未并。五藏安定。皮膚微病。命曰白氣微泄。肺合脾其色白故皮膚微病命曰白氣微泄　帝曰。補寫奈何。岐伯曰。氣有餘則寫其經隧。無傷其經。無出其血。無泄其氣。不足則補其經隧。無出其氣。氣謂榮氣也鍼寫若傷其經則血出而榮氣泄脫故不欲出血泄氣但寫其衛氣而已鍼補則又宜謹閉穴俞然其衛氣亦不欲泄之　新校正云按楊上善云經隧者手太陰之別從手太陰走手陽明乃是手太陰向手陽明之道欲道藏府陰陽故補寫皆從正經別走之絡寫其陰經別走之路不得傷其正經也　帝曰。刺微奈何。覆前白氣微泄者　岐伯曰。按摩勿釋。出鍼視之。曰①我將深之。適②人必革。精氣自伏。邪氣散亂。無所休③息。氣泄腠理。真氣乃相得。亦謂按摩其病處也革皮也我將深之適人必革者謂其深而淺刺之也如是脇從則人懷懼色故精氣潛伏也以其調適於皮精氣潛伏邪無所據故亂散而無所休息發泄於腠理也邪氣既泄真氣乃與皮腠相得矣　新校正云按楊上善云革改也夫人聞樂至則身心忻悅聞痛及體情必改異忻悅則百體俱縱改革則情志必拒拒則邪氣消伏　帝曰。善。血有餘不足奈何。岐伯曰。血有餘則怒。不足則恐。肝之藏也鍼經曰肝藏血肝氣虛則恐實則怒　新校正云按全元起本恐作悲甲乙經及太素並同　血氣未并。五藏安定。孫絡水溢。則④經有留血。絡有邪盛則入於經故云孫絡水溢則經有留血

【校勘】

①我：《甲乙經》卷六《五藏六府虛實大論》作「故」。

②人：《太素》卷二十四《虛實補瀉》作「入」。義勝。

③休息：《太素》卷二十四《虛實補瀉》作「伏」。可參。

④經：《甲乙經》卷六《五藏六府虛實大論》作「絡」。

帝曰：補寫柰何？岐伯曰：血有餘，則寫其盛經，出其血；不足，則視❶其虛經，内鍼其脉中，久留而視，新校正云：按《甲乙經》云：久留之血至。《太素》同。脉大，疾出其鍼，無令血泄。脉盛滿則血有餘，故出之；經氣虛則血不足，故無令血泄也。久留疾出，是謂補之。《鍼解論》曰：徐而疾則實。義與此同。帝曰：刺留血柰何？岐伯曰：視其血絡，刺出其血，無令惡血得入於經，以成其疾。血絡滿者，刺按出之，則惡色之血不得入於經脉。帝曰：善。形有餘不足柰何？岐伯曰：形有餘則腹脹涇溲不利，不足則四支不用。脾之藏也。《鍼經》曰：脾氣虛則四支不用，五藏不安；實則腹脹涇溲不利。涇，大便；溲，小便也。新校正云：按楊上善云：涇作經，婦人月經也。血氣未并，五藏安定，肌肉蠕動，命曰微風。邪薄肉分，衞氣不通，陽氣内鼓，故肉蠕動。新校正云：按全元起本及《甲乙經》蠕作溢，《太素》作濡。帝曰：補寫柰何？岐伯曰：形有餘則寫其陽經，不足則補其陽絡。並胃之經絡。

【校勘】

❶視：《太素》卷二十四《虛實補瀉》作「補」。爲是。

帝曰。刺微柰何。岐伯曰。取分肉間。無中其經。無傷其絡。衛氣得復。邪氣乃索。衛氣者所以温分肉而充皮膚肥腠理而司開闔故肉蠕動即取分肉間但開肉分以出其邪故無中其經無傷其絡衛氣復舊而邪氣盡索散盡也帝曰。善。志有餘不足柰何。岐伯曰。志有餘則腹脹飧泄。不足則厥。腎之藏也藏經曰腎藏精精舍志腎氣虛則厥實則脹脹謂脹起厥謂逆行上衝也足少陰脉下行令氣不足故隨衝脉逆行而上衝也血氣未并。五藏安定。骨節有動①。腎合骨故骨有邪薄則骨節鼓動或骨節之中如有物鼓動之也帝曰。補寫柰何。岐伯曰。志有餘則寫然筋血者。新校正云按甲乙經及太素云寫然筋血者出其血楊上善云然筋當是然谷下筋再詳諸處引然谷者多云然骨之前血者疑少骨之二字前字誤作筋字不足則補其復溜。然謂然谷足少陰滎也在内踝之前大骨之下陷者中血絡盛則泄之其刺可入同身寸之三分留三呼若灸者可灸三壯復溜足少陰經也在内踝上同身寸之二寸陷者中刺可入同身寸之三分留三呼若灸者可灸五壯帝曰。刺未并柰何。岐伯曰。即取之。無中其經。

【校勘】

①動：《甲乙經》卷六《五藏六府虛實大論》作「傷」。

邪所乃能立虛。不求穴俞而直取居邪之處故去即取之新校正云按甲乙經邪所作以去其邪帝曰善。余已聞虛實之形，不知其何以生。岐伯曰：氣血以并，陰陽相傾，氣亂於衛。血逆❶於經。血氣離居，一實一虛。衛行脉外故氣亂於衛血行經內故血逆於經血氣不和故一虛一實血并於陰，氣并於陽，故爲驚狂。氣并於陽則陽氣外盛故爲驚狂血并於陽，氣并於陰，乃爲炅中。氣并於陰則陽氣內盛故爲熱中炅熱也血并於上。氣并於下。心煩惋❷善怒。血并於下，氣并於上。亂❸而喜忘。上謂鬲上下謂鬲下帝曰：血并於陰，氣并於陽，如是血氣離居，何者爲實？何者爲虛？岐伯曰：血氣者，喜溫而惡寒。寒則泣不能流，溫則消而去之。泣謂如雪在水中凝住而不行去也是故氣之所并爲血虛。血之所并爲氣虛。氣并於血則血少故血虛血并

【校勘】

❶逆：《太素》卷二十四《虛實所生》作「留」。

❷惋：《太素》卷二十四《虛實所生》作「悗」，《甲乙經》卷六《五藏六府虛實大論》作「悶」。作「悗」爲是。

❸亂：《太素》卷二十四《虛實所生》「亂」上有「氣」字。義勝。

於氣則氣少故氣虛帝曰：人之所有者，血與氣耳。今夫子乃言血并爲虛，氣并爲虛，是無實乎？岐伯曰：有者爲實，無者爲虛氣并於血則血无血并於氣則氣无，故氣并則無血，血并則無氣，今血與氣相失，故爲虛焉氣并於血則血失其氣血并於氣則氣失其血故曰血與氣相失。絡之與孫脉俱輸❶於經，血與氣并，則爲實焉。血之與氣并走於上，則爲大厥，厥則暴死，氣❷復反則生，不反則死。帝曰：實者何道從來？虛者何道從去？虛實之要，願聞其故。岐伯曰：夫陰與陽，皆有俞會，陽注於陰，陰滿之外，陰陽❸勻平，以充其形，九候若一，命曰平人平人謂平和之人。夫邪之生也，或生於陰，或生於陽。其生於陽者，得之風雨寒暑

【校勘】

❶輸：《甲乙經》卷六《五藏六府虛實大論》作「注」。

❷氣：《太素》卷二十四《虛實所生》無。

❸勻：《太素》卷二十四《虛實所生》作「旬」。

其生於陰者。得之飲食居處❶。陰陽喜怒。帝曰。風雨之傷人柰何。岐伯曰。風雨之傷人也。先客於皮膚。傳入於孫脉。孫脉滿。則傳入於絡脉。絡脉滿則❷輸於大經脉。血氣與邪并客於分腠之間。其脉堅大。故曰實。實者外堅充滿。不可按之。按之則痛。帝曰。寒濕之傷人柰何。岐伯曰。寒濕之中人也。皮膚不收新校正云：按全元起云不收不仁也。甲乙經及太素云皮膚收，無不字。肌肉堅緊❸。榮血泣。衛氣去。故曰虛。虛者聶辟氣不足。按之則氣足❹以溫之。故快然而不痛。聶謂聶皺，辟謂辟疊也。新校正云：按甲乙經作攝辟，太素作懾辟。帝曰善。陰之生實柰何。實謂邪氣盛也。岐伯曰。喜怒不節則陰氣上逆。上逆則下虛。下虛則陽氣

【校勘】

❶居處：《太素》卷二十四《虛實所生》、《甲乙經》卷六《五藏六府虛實大論》作「起居」。

❷則輸：《甲乙經》卷六《五藏六府虛實大論》作「乃注」。

❸緊：《太素》卷二十四《虛實所生》無。

❹足：《太素》卷二十四《虛實所生》「足」下有「血泣」二字。

走之故曰實矣。新校正云：按經云喜怒不節則陰氣上逆，疑剩喜字。帝曰：陰之生虛奈何？虛謂精氣奪也。岐伯曰：喜則氣下，悲則氣消，消則脈虛空❶，因寒飲食，寒氣熏滿❷，新校正云：按甲乙經作動藏。則血泣氣去，故曰虛矣。帝曰：經言陽虛則外寒，陰虛則內熱，陽盛則外熱，陰盛則內寒，余已聞之矣，不知其所由然也。經言，謂上古經言也。岐伯曰：陽受氣於上焦❸，以溫皮膚分肉之間，令寒氣❹在外，則上焦不通，上焦不通，則寒氣獨留於外，故寒慄。慄謂振慄也。帝曰：陰虛生內熱奈何？岐伯曰：有所勞倦，形氣衰少，穀氣不盛，上焦不行，下脘不通，新校正云：按甲乙經作下焦不通。胃氣熱，熱❺氣熏胷中，故內熱。甚用其力，致勞倦也。貪役不食，故穀氣不盛也。帝曰：陽盛生外熱

【校勘】

❶空：《太素》卷二十四《虛實所生》無。

❷滿：《太素》卷二十四《虛實所生》作「藏」。

❸上焦：《太素》卷二十四《虛實所生》、《甲乙經》卷六《五藏六府虛實大論》無此二字。

❹氣：《太素》卷二十四《虛實所生》、《甲乙經》卷六《五藏六府虛實大論》無。

❺熱氣：《甲乙經》卷六《五藏六府虛實大論》、《病源》卷十二《寒熱候》無「熱氣」二字。

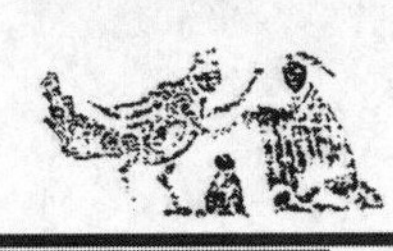

柰何。岐伯曰：上焦不通利，則皮膚緻密，腠理閉塞，玄府不通[1]，新校正云：按《甲乙經》及《太素》无「玄府」二字。衛氣不得泄越，故外熱。外傷寒毒，內薄諸陽，寒外盛則皮膚收，皮膚收則腠理密，故衛氣稸聚，无所流行矣。寒氣外薄，陽氣內爭，積火內燔，故生外熱也。帝曰：陰盛生內寒柰何。岐伯曰：厥氣上逆，寒氣積於胸中而不寫，不寫則温氣去，寒獨留，則血凝泣，凝則脉不通。新校正云：按《甲乙經》作「腠理不通」。其脉盛大以濇，故中寒。温氣謂陽氣也。陰逆內滿，則陽氣去於皮外也。帝曰：陰與陽并[2]，血氣以并，病形以成，刺之柰何。岐伯曰：刺此者取之經隧，取血於營，取氣於衛，用形哉，因四時多少高下。營主血，陰氣也；衛主氣，陽氣也。夫行鍼之道，必先知形之長短，骨之廣狹，循三備法，通計身形，以施分寸，故曰用形也。四時多少高下，具在下篇。帝曰：血氣以并，病形以成，陰陽相傾，補寫柰何。岐伯

【校勘】

❶ 玄府不通：玄府，《太素》卷二十四《虛實所生》、《甲乙經》卷六《五藏六府虛實大論》無此二字。「不通」屬上讀。

❷ 陰與陽并：《太素》卷二十四《虛實所生》作「陰之與陽」。

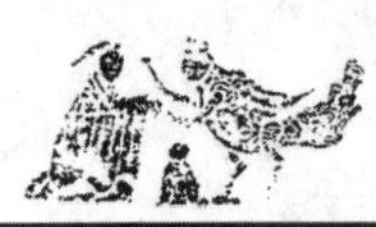

曰寫實者氣盛乃内鍼，鍼與氣俱内，以開其門，如利其戶；鍼與氣俱出，精氣不傷，邪氣乃下，外門不閉，以出其疾；摇大其道，如利其路，是謂大寫，必切而出，大氣乃屈。言欲開其穴而泄其氣也。切，謂急也，言急出其鍼也。鍼解論曰：疾而徐則虚者，疾出鍼而徐按之也。大氣，謂大邪氣也。屈，謂退屈也。帝曰：補虚奈何？岐伯曰：持鍼勿置，以定其意，候呼内鍼，氣出鍼入，鍼空四塞，精無從去，方實而疾出鍼，氣入鍼出，熱不得還，閉塞其門，邪氣布散，精氣乃得存，動氣候時❶，新校正云：按甲乙經作動無後時。近氣不失，遠氣乃來，是謂追之。言但密閉穴俞，勿令其氣散泄也。近氣，謂已至之氣。遠氣，謂未至之氣也。欲動經氣而爲補，補者皆必候水刻氣之所在而刺之，是謂得時而調之。追，言補也。鍼經曰：追而濟之，安得無實。則此謂也。帝曰：夫子言虚實者有十，生於五藏，五藏

【校勘】

❶動氣候時：《太素》卷二十四《虚實所生》作「動無候時」。

五脉❶耳。夫十二經脉皆生其病。新校正云按甲乙經云皆生百病太素同今夫子獨言五藏。夫十二經脉者。皆絡三百六十五節。節有病必被經脉。經脉之病。皆有虚實。何以合之。岐伯曰：五藏者。故得六府與爲表裏。經絡支節。各生虚實。其病所居。隨而調之。從其左右經氣支節而調之病在脉。調之血。脉者血之府脉實血實脉虚血虚由此脉病而調之血也　新校正云按全元起本及甲乙經云病在血調之脉病在血。調之絡。血病則絡脉易故調之於絡也病在氣。調之衛。衛主氣故氣病而調之衛也病在肉。調之分肉。候寒熱而取之病在筋。調之筋。適緩急而刺熨之病在骨。調之骨❷。察輕重而調之燔鍼劫刺其下及與急者。調筋法也筋急則燒鍼而劫刺之病在骨。焠鍼藥熨。調骨法也焠鍼火鍼也病不知所痛。兩蹻爲上。兩蹻謂陰陽蹻脉陰蹻之脉出於照海陽蹻之脉出於申脉申脉在足外踝下陷者

【校勘】

❶五藏五脉：五藏，《甲乙經》卷六《五藏六府虚實大論》無，「五脉」屬上讀。

❷病在骨調之骨：《太素》卷二十四《虚實所生》無此六字。

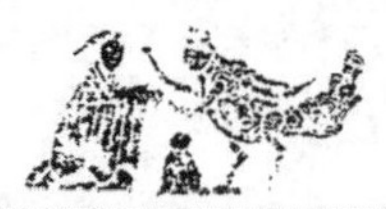

中容爪甲　新校正云按刺腰痛注云在踝下五分　刺可入同身寸之三分留六呼若灸者可灸三壯照海在足内踝下刺可入同身寸之四分留六呼若灸者可灸三壯身形有痛。九候莫病。則繆刺之。莫病謂無病也繆刺者刺絡脉左痛刺右右痛刺左痛❶在於左而右脉病者。巨刺之。巨刺者刺經脉脉左痛刺右右痛刺左必謹察其九候。鍼道備❷矣。

重廣補注黃帝内經素問卷第十七

調經論　隧音遂　飧音孫　燔音煩

【校勘】

❶痛：《太素》卷二十四《虛實所生》、《甲乙經》卷六《五藏六府虛實大論》作「病」。

❷備：《甲乙經》卷六《五藏六府虛實大論》作「畢」。

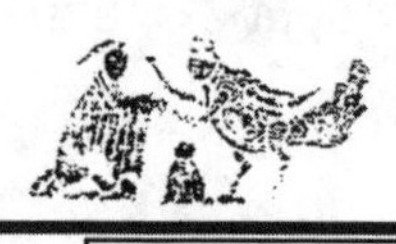

重廣補注黃帝內經素問卷第十八

啓玄子次注林億孫奇高保衡等奉敕校正孫兆重改誤

繆刺論　四時刺逆從論

標本病傳論

繆刺論篇第六十三 新校正云：按全元起本在第二卷

黃帝問曰。余聞繆刺。未得其意。何謂繆刺。繆刺，言所刺之穴，應用如紕繆綱紀也。

岐伯對曰。夫邪之客於形也。必先舍於皮毛。留而不去。入舍於孫脉❶。留而不去。入舍於絡脉。留而不去。入舍於經脉。內連五藏。散於腸胃。陰陽俱感❷。五藏乃傷。此邪之從皮毛而入。極於五藏之次也。如此則治

【校勘】

❶脉：《甲乙經》卷五《九針九變十二節五刺五邪》作「絡」。

❷俱感：《太素》卷二十三《量繆刺》作「更盛」。

其經焉。今邪客於皮毛。入舍於孫絡。留而不去。閉塞不通。不得入於經。❶流溢於大絡。而生奇病也。病在血絡，是謂奇邪。新校正云：按全元起云：大絡十五絡也。夫邪客大絡者。左注右。右注左。上下左右❷與經相干。而布於四末。其氣無常處。不入於經俞。命曰繆刺。四末謂四支也。帝曰。願聞繆刺以左取右以右取左柰何❸。其與巨刺何以別之。岐伯曰。邪客於經。左盛則右病。右盛則左病。亦有移易者。新校正云：按甲乙經作病易且移。左痛❹未已而右脉先病。如此者。必巨刺之。必中其經。非絡脉也。先病者謂彼痛未止而此先病以承之。故絡病者。其痛與經脉繆處。故命曰繆刺。絡謂正經之傍支，非正別也，亦兼公孫、飛揚等之別絡也。新校正云：按王氏云：非正別也，按本論邪客足太陰絡，令人腰痛，注引從髀合陽明上絡嗌貫舌中，乃太陰

【校勘】

❶流：《甲乙經》卷五《九針九變十二節五刺五邪》無。

❷左右：《太素》卷二十三《量繆刺》無此二字。

❸柰何：《甲乙經》卷五《九針九變十二節五刺五邪》無。

❹痛：《太素》卷二十三《量繆刺》作「病」。

之正也亦是兼脉之正安得謂之作正別也帝曰。願聞繆刺柰何取之何如。岐伯曰。邪客於足少陰之絡，令人卒心痛暴脹，胷脇支滿，以其絡支別者並正經從腎上貫肝鬲走於心包故邪客之則病如是無積者，刺然骨之前出血，如食頃而已。然骨之前然谷穴也在足內踝前起大骨下陷者中足少陰滎也刺可入同身寸之三分留三呼若灸者可灸三壯刺此多見血令人立飢欲食不已❶，左取右，右取左。言痛在左取之右痛在右取之左餘如此例病新發者，❷取五日已。素有此病而新發先刺之五日乃盡已邪客於手少陽之絡，令人喉痺舌卷，口乾心煩，臂外廉痛，手不及頭，以其脉循手表出臂外上肩入缺盆布膻中散絡心包其支者從膻中上出缺盆上項又心主其舌故病如是刺手中指❸次指爪甲上，去端如韭葉各一痏。謂關衝穴少陽之井也刺可入同身寸之一分留三呼若灸者可灸三壯左右手皆刺之故言各一痏痏瘡也　新校正云按甲乙經關衝穴出手小指次指之端今言中指者誤也壯者立已，老者有頃已，左取右，右

【校勘】

❶不已：《太素》卷二十三《量繆刺》無此二字。

❷取：《太素》卷二十三《量繆刺》、《甲乙經》卷五《九針九變十二節五刺五邪》無。

❸中指：《太素》卷二十三《量繆刺》作「小指」。

取左。此新病數日已。邪客於足厥陰之絡，令人卒疝暴痛。以其絡去内踝上同身寸之五寸，別走少陽，其支別者，循脛上睪，結於莖，故令人卒疝暴痛。睪，陰丸也。刺足大指爪甲上與肉交者各一痏。謂大敦穴，足大指之端，去爪甲角如韭葉，厥陰之井也。刺可入同身寸之三分，留十呼，若灸者可灸三壯。男子立已，女子有頃已，左取右，右取左。邪客於足太陽之絡，令人頭項❶肩痛。以其經之正者，從腦出，別下項，支別者，從髆内左右別下，又其絡自足上行，循背上頭，故項頭肩痛也。新校正云：按《甲乙經》云：其支者，從巔入絡腦，還出別下項。王氏云經之正者，正當作支。刺足小指爪甲上與肉交者各一痏，立已。謂至陰穴，太陽之井也。刺可入同身寸之一分，留五呼，若灸者可灸三壯。新校正云：按《甲乙經》云：在足小指外側，去爪甲角如韭葉。不已，刺外踝下❷三痏，左取右，右取左，如食頃已❸。謂金門穴，足太陽郄也。在外踝下，刺可入同身寸之三分，若灸者可灸三壯。邪客於手陽明之絡，令人氣滿胸中，喘息❹而支胠胸中熱。以其經自肩端入缺盆，絡肺，其支別者，從缺盆中直

【校勘】

❶ 項：《太素》卷二十三《量繆刺》、《甲乙經》卷五《九針九變十二節五刺五邪》下有「痛」字。

❷ 下：《甲乙經》卷五《九針九變十二節五刺五邪》作「上」。

❸ 如食頃已：《太素》卷二十三《量繆刺》無此四字。

❹ 息：《甲乙經》卷五《九針九變十二節五刺五邪》作「急」。

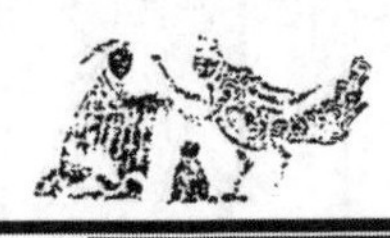

而上頸故病如是。刺手大指次指爪甲上去端如韭葉各一痏，左取右，右取左，如食頃已。謂商陽穴，手陽明之井也，刺可入同身寸之一分，留一呼，若灸者可灸一壯。新校正云：按《甲乙經》云商陽在手大指次指內側，去爪甲角如韭葉。邪客於臂掌之間，不可❶得屈，刺其踝後，新校正云：按全元起云是人手之本節踝也。先以指按之痛，乃刺之，以月死生爲數，月生一日一痏，二日二痏，十五日十五痏，十六日十四痏。隨日數也。月半已前謂之生，月半以後謂之死，虧滿而異也。邪客於足❷陽蹻之脉，令人目痛從內眥始。以其脉起於足，上行至頭而屬目內眥，故病令人目痛從內眥始也。何以明之？《八十一難經》曰：陽蹻脉者，起於跟中，循外踝上行，入風池。《鍼經》曰：陰蹻脉入鼽，屬目內眥，合於太陽陽蹻而上行。尋此則至於目內眥也。刺外踝之下半寸所各二痏，謂申脉穴，陽蹻之所生也，在外踝下陷者中，容爪甲，刺可入同身寸之三分，留六呼，若灸者可灸三壯。新校正云：詳血脉痛注去外踝下五分。左刺右，右刺左，如行十里頃而已。人有所

【校勘】

❶可：《甲乙經》卷五《九針九變十二節五刺五邪》無。

❷足：《太素》卷二十三《量繆刺》無。爲是。

嗌墜惡血留內腹中滿脹。不得前後。先飲利藥。此上傷厥陰之脈。下傷少陰之絡。刺足內踝之下。然骨之前血脈出血。此少陰之絡也　新校正云詳血脈出血脈字疑是絡字 刺足跗上動脈。謂衝陽穴胃之原也刺可入同身寸之三分留十呼若灸者可灸三壯主腹大不嗜食以腹脹滿故爾取之 不已。刺三毛上各一痏。見血立已。左刺右。右刺左。謂大敦穴厥陰之井也 善悲驚不樂。刺如右方。善悲驚不樂亦如上法刺之 邪客於手陽明之絡。令人耳聾。時不聞音。❶以其經支者從缺盆上頸貫頰又其絡支別者入耳會於宗脈故病令人耳聾時不聞聲 刺手大指次指爪甲上。去端如韭葉各一痏。立聞。亦同前商陽穴 不已。刺中指爪甲上與肉交者。立聞。謂中衝穴手心主之井也在手中指之端去爪甲如韭葉陷者中刺可入同身寸之一分留三呼若灸者可灸三壯古經脫簡無絡可尋之恐是刺小指爪甲上與肉交者也何以言之下文去手少陰絡會於耳中也若小指之端是謂少衝手少陰之井

【校勘】

❶音：《太素》卷二十三《量繆刺》無。

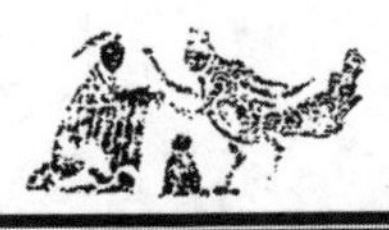

刺可入同身寸之一分留一呼若灸者可灸一壯　新校正云按王氏云恐是小指爪甲上少衝穴按甲乙經手心主之正上循喉嚨出耳後合少陽完骨之下如是則安得不刺中衝而疑爲少衝也其不時聞者不可刺也不時聞者絡氣已絕故不可刺耳中生風者亦刺之如此數左刺右右刺左凡痺往來行無常處者在分肉間痛而刺之以月死生爲數用針者隨氣盛衰以爲痏數針過其日❶數則脫氣不及日數則氣不寫左刺右右刺左病已止不已❷復刺之如法言所以約月死生爲數者何以隨氣之盛衰也月生一日一痏二日二痏漸多之十五日十五痏十六日十四痏漸少之如是刺之則無過數無不及也邪客於足陽明之經❸令人鼽衄上❹齒寒以其脉起於鼻交頞中下循鼻外入上齒中還出俠口環脣下交承漿却循頤後下廉出大迎循頰車上耳前故病令人鼽衄上齒寒也復以其脉左右交於面部故舉經脉之病以明繆處之類故下文云　新校正云按全元起本與甲

【校勘】

❶ 日：《太素》卷二十三《量繆刺》作「月」。

❷ 病已止不已：《甲乙經》卷五《九針九變十二節五刺五邪》作「病如故」。

❸ 經：《太素》卷二十三《量繆刺》作「絡」。

❹ 上：《太素》卷二十三《量繆刺》作「下」。

乙經陽明之經作陽明之絡刺足中指次指[1]爪甲上與肉交者各一痏左刺右，右刺左。中當爲大亦傳寫中大之誤也據靈樞經孔穴圖經中指次指爪甲上無穴當言刺大指次指爪甲上乃厲兌穴陽明之井不當更有次指二字也厲兌者刺可入同身寸之一分留一呼若灸者可灸一壯　新校正云按甲乙經云刺足中指爪甲上無次指二字蓋以大指次指爲中指義與王注同下文云足陽明中指爪甲上亦謂此穴也厲兌在足大指次指之端去爪甲角如韭葉

邪客於足少陽之絡，令人脇痛不得息，欬而汗出。以其脉支別者從目銳眥下大迎合手少陽於頔下加頰車下頸合缺盆以下胷中貫鬲絡肝膽循脇故令人脇痛欬而汗出刺足小指次指[1]爪甲上與肉交者各一痏。謂竅陰穴少陽之井也刺可入同身寸之一分留一呼若灸者可灸三壯　新校正云按甲乙經竅陰在足小指次指之端去爪甲角如韭葉不得息立已，汗出立止，欬者溫衣飲食，一日已。左刺右，右刺左，病立已；不已，復刺如法。

邪客於足少陰之絡，令人嗌痛，不可內食，無故善怒，氣上走賁

【校勘】

❶次指：《甲乙經》卷五《九針九變十二節五刺五邪》無此二字。

上。以其經支別者從肺出絡心注胸中又其正經從腎上貫肝鬲入肺中循喉嚨俠舌本故病令人嗌乾痛不可內食無故善怒氣上走賁上也賁謂氣奔也新校正云詳王注以賁上爲氣奔者非按難經胃爲賁門楊玄操云賁鬲也是氣上走鬲上也經旣云氣上走安得更以賁爲奔上之解邪刺足下中央之脈❶各三痏。凡六刺。立已。左刺右。右刺左。謂勇泉穴少陰之井也在足心陷者中屈足踡指宛宛中刺可入同身寸之三分留三呼若灸者可灸三壯嗌中腫不能內唾時不能出唾者。刺❷然骨之前。出血立已。左刺右。右刺左。亦足少陰之絡也以其絡並大經循喉嚨故爾刺之此二十九字本錯簡在邪客手足少陰太陰足陽明之絡前令遷於此　新校正云詳王注以其絡並大經循喉嚨差互按甲乙經足少陰之絡並經上走心包少陰之經循喉嚨今王氏之注經與絡交互當以甲乙經爲正也邪客於足太陰之絡。令人腰痛引少腹控𦙶。不可以仰息。足太陰之絡從髀合陽明上貫尻骨中與厥陰少陽結於下髎而循尻骨內入腹上絡嗌貫舌中故腰痛則引少腹控於𦙶中也𦙶謂季脇下之空軟處也受邪氣則絡拘急故不可以仰伸而喘息也刺腰痛篇中無息字　新校正云詳王注云足太陰之絡按甲乙經乃太陰之正非絡也王氏謂之絡者未詳其旨刺腰尻之

【校勘】

❶脉：《甲乙經》卷五《九針九變十二節五刺五邪》作「絡」。

❷刺：《太素》卷二十三《量繆刺》、《甲乙經》卷五《九針九變十二節五刺五邪》前有「繆」字。

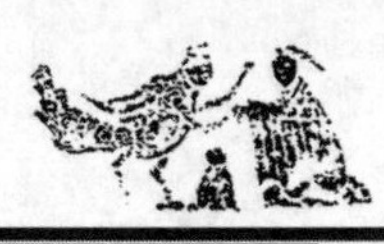

解兩胂之上是腰俞①。以月死生為痏數，發鍼立已，左刺右，右刺左。髎尻骨間曰解，當中有腰俞，刺可入同身寸之二寸。新校正云：按氣府論注作二分，刺熱論注作二分，水穴篇注作二分，熱穴篇注作二寸，甲乙經作二寸。留七呼，主與經同。中誥孔穴經云：左取右，右取左，穴當中不應兩也。次腰下俠尻有骨空各四，皆主腰痛。下髎主與經同，是足太陰厥陰少陽所結，刺可入同身寸之二寸，留十呼，若灸者可灸三壯。胂謂兩髁胂也。腰俞髁胂皆當取之也。新校正云：按此邪客足太陰之絡，并刺法一項，已見刺腰痛篇中，彼注甚詳，此特多是腰俞三字耳。別按全元起本舊無此三字，王氏頗知腰俞無左右取之理而注之，而不知全元起本舊無。

邪客於足太陰之絡，令人拘攣背急，引脇而痛②。以其經從踝內左右別下貫胂合膕中，故病令人拘攣背急，引脇而痛。新校正云：按全元起本及甲乙經引脇而痛下更云內引心而痛。刺之從項始數脊椎俠脊，疾按之應手如痛②，刺之傍三痏，立已。從項始數脊椎者，謂從大椎數之至第二椎兩傍，各同身寸之一寸五分，內循脊兩傍，按之有痛應手，則邪客之處也。隨痛應手深淺，即而刺之。邪客在脊骨兩傍，故言刺之傍也。

邪客於足少陽之絡，令人留於樞中痛，髀不可

【校勘】

①是腰俞：《太素》卷二十三《量繆刺》無此三字。

②痛：《太素》卷二十三《量繆刺》痛下有「內引心而痛」五字。

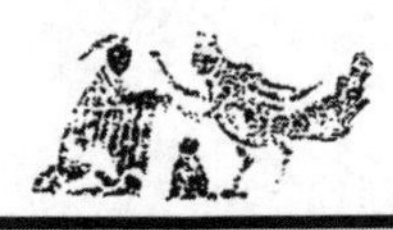

舉。以其經出氣街繞髦際橫入髀厭中故痛令人留於髀樞後痛解不可舉也樞謂髀樞也刺樞中以毫鍼寒則久留鍼。以月死生爲數①。立已。髀樞之後則環銚穴也正在髀樞後故言刺髀樞後也環銚者足少陽脉氣所發刺可入同身寸之一寸留二十呼若灸者可灸三壯毫鍼者第七鍼也新校正云按甲乙經環銚在髀樞中氣穴論云在兩髀厭分中此經云刺樞中而王氏以謂髀樞之後者誤也治諸經刺之所過者。不病②。則繆刺之。王言也經不病則邪在絡故繆刺之若經所過有病是則經病不當繆刺矣耳聾。刺手陽明。不已。刺其通脉③出耳前者。手陽明謂前手大指次指去端如韭葉者也是謂商陽據中誥孔穴圖經手陽明脉中商陽合谷陽谿徧歷四穴並主耳聾今經所指謂前商陽不謂此合谷等穴也耳前通脉手陽明脉正當聽會之分刺入同身寸之四分若灸者可灸三壯齒齲。刺手陽明④。不已。刺其脉入齒中。立已。據甲乙流注圖經手陽明脉中商陽二間三間合谷陽谿徧歷溫留七穴並主齒痛手陽明脉貫頰入下齒中足陽明脉循鼻外入上齒中也邪客於五藏之間。其病也。脉引而痛。時來時止。視其病⑤。繆刺之於手足爪甲上。各刺其井左取

【校勘】

①爲：《太素》卷二十三《量繆刺》下有「痏」字。

②病：《太素》卷二十三《量繆刺》作「痛」。

③通：《甲乙經》卷五《九針九變十二節五刺五邪》作「過」。

④明：《甲乙經》卷五《九針九變十二節五刺五邪》下有「立已」二字。

⑤病：《太素》卷二十三《量繆刺》、《甲乙經》卷五《九針九變十二節五刺五邪》下有「脉」字。

右右取左視其脈。出其血。間日一刺。一刺不已。五刺已。有血脈者則刺之如此數

繆傳[1]引上齒。齒脣寒痛[2]。視其手背脈血者去之。若病繆傳而引上齒齒脣寒痛者刺手指背陽明絡也[3]足陽明中指爪甲上一痏。手大指次指爪甲上各一痏。立已。左取右。右取左。謂第二指厲兌穴也手大指次指謂商陽穴手陽明井也鍼經曰齒痛不惡清飲取足陽明惡清飲取手陽明　新校正云詳前文邪客足陽明刺中指次指爪甲上是誤剩次指二字當如此只言中指爪甲上乃是也

邪客於手足少陰太陰足陽明之絡。此五絡皆會於耳中。上絡左角。手少陰真心脈足少陰腎脈手太陰肺脈足太陰脾脈足陽明胃脈此五絡皆會於耳中而出絡左額角也

五絡俱竭。令人身脈皆動[4]。而形無知也。其狀若尸。或曰尸厥。言其卒冒悶而如死尸身脈猶如常人而動也然陰氣盛於上則下氣熏上而邪氣逆邪氣逆則陽氣亂陽氣亂則五絡閉結而不通故其狀若尸也以是從厥而生故或曰尸厥刺其足大指內側[5]爪甲上。去端如韭葉。謂隱白穴

【校勘】

❶ 引：《太素》卷二十三《量繆刺》作「刺」。

❷ 痛：《甲乙經》卷五《九針九變十二節五刺五邪》無。

❸ 足：《甲乙經》卷五《九針九變十二節五刺五邪》上有「刺」字。

❹ 皆動：《千金要方》卷三十《風痹》作「動如故」。

❺ 側：《甲乙經》卷五《九針九變十二節五刺五邪》下有「爪甲」二字。

足太陰之井也刺可入同身寸之一分留三呼若灸者可灸三壯後刺足心。謂涌泉穴足少陰之井也刺同前取涌泉穴法後刺足中指爪甲上各一痏。謂第二指足陽明之井也刺同前取厲兌穴法後刺手大指內側，去端如韭葉。謂少商穴手太陰之井也刺可入同身寸之一分留三呼若灸者可灸三壯後刺手心主。❶謂中衝穴手心主之井也刺可入同身寸之一分留三呼若灸者可灸一壯　新校正云按甲乙經不刺手心主詳此五絡之數亦不及手心主而此刺之是有六絡未會王冰相隨注之不爲明辨之旨也少陰銳骨之端各一痏，立已。謂神門穴在掌後銳骨之端陷者中手少陰之俞也刺可入同身寸之三分留三呼若灸者可灸三壯不已，以竹管吹其兩耳。言使氣入耳中內助五絡令氣復通也當內管入耳以手密擫之勿令氣泄而極吹之氣蹷然從絡脉通也　新校正云按陶隱居云吹其左耳極三度復吹其右耳三度也鬄其左角之髮方一寸，燔治，飲以美酒一杯，不能飲者灌之，立已。左角之髮是五絡血之餘故鬄之燔治飲之以美酒也酒者所以行藥勢又炎上而內走於心心主脉故以美酒服之凡刺之數，先❷視其經脉，切而從❸之，審其虛實而調之，不

【校勘】

❶後刺手心主：手心主，《太素》卷二十三《量繆刺》無此三字，「後刺」屬下讀。

❷先：《太素》卷二十三《量繆刺》上有「必」字。

❸從：《甲乙經》卷五《九針九變十二節五刺五邪》作「循」。義勝。

調者經刺之。有痛而經不病者繆刺之。因視其皮部有血絡者盡取之。此繆刺之數也。

四時刺逆從論篇第六十四

新校正云按厥陰有餘至筋急目痛全元起本在第六卷春氣在經脈至篇末全元起本在第一卷

厥陰有餘病陰痹。痹謂痛也陰謂寒也有餘謂厥陰氣盛滿故陰發於外而爲寒痹　新校正云詳王氏以痹爲痛未通不足病生熱痹。陰不足則陽有餘故爲熱痹滑則病狐疝風。濇則病少腹積氣。厥陰脈循股陰入髦中環陰器抵少腹又其絡支別者循脛上睾結於莖故爲狐疝少腹積氣也　新校正云按楊上善云狐夜不得尿日出方得人之所病與狐同故曰狐疝一曰孤疝謂三焦孤府爲疝故曰孤疝少陰有餘病皮痹。隱軫不足病肺痹。腎水逆連於肺母故也足少陰脈從腎上貫肝鬲入肺中故有餘病皮痹隱軫不足病肺痹也滑則病肺風疝。濇則病積溲血。以其正經入肺貫腎絡膀胱故爲肺疝及積溲血也太陰有餘病肉

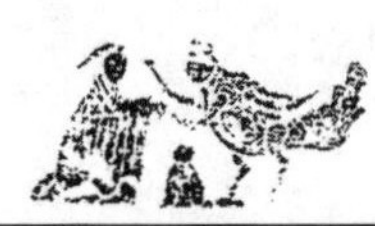

痺。寒中不足病脾痺。[脾主肉故如是]滑則病脾風疝。濇則病積心腹時滿。[太陰之脈入腹屬脾絡胃其支別者復從胃別上鬲注心中故爲脾疝心腹時滿也]陽明有餘病脈痺身時熱。不足病心痺。[胃有餘則上歸於心不足則心下痺故爲是]滑則病心風疝。濇則病積時善驚。[心主之脈起於胷中出屬心包下鬲歷絡三焦故爲心疝時善驚]太陽有餘病骨痺身重。不足病腎痺。[太陽與少陰爲表裏故有餘不足皆病歸於腎也]滑則病腎風疝。濇則病積善時巔疾。[太陽之脈交於巔上入絡腦下循膂絡腎故爲腎風及巔病也]少陽有餘病筋痺脇滿。不足病肝痺。[少陽與厥陰爲表裏故病歸於肝]滑則病肝風疝。濇則病積時筋急目痛。[肝主筋故時筋急厥陰之脈上出額與督脈會於巔其支別者從目系下頰裏故目痛]是故春氣在經脈。夏氣在孫絡。長夏氣在肌肉。秋氣在皮膚。冬氣在骨髓中。帝曰。余願聞其故。岐伯曰。春

者。天氣始開。地氣始泄。凍解冰釋。水行經通。故人氣在脉。夏者經滿氣溢。①入孫絡受血。皮膚充實。長夏者經絡皆盛。内溢肌中。秋者。天氣始收。腠理閉塞。皮膚引急。引謂牽引以縮急也 冬者蓋藏。血氣在中。内著骨髓。通於五藏。是故邪氣者。常隨四時之氣血而入客也。至其變化不可爲度。然必從其經氣。辟除其邪。除其邪則亂氣不生。得氣而調故不亂 帝曰。逆四時而生亂氣奈何。岐伯曰。春刺絡脉。血氣外溢。令人少氣。血氣溢於外則中不足故少氣 新校正云按自春刺絡脉至令人目不明與診要經終論義同文異彼注甚詳於此彼分四時此分五時然此有長夏刺肌肉之分而逐時各闕刺秋分之事疑此肌肉之分即彼秋皮膚之分也 春刺肌肉。血氣環逆。令人上氣。血逆氣上故上氣 新校正云按經闕春刺秋分 春

【校勘】

①入：疑衍。

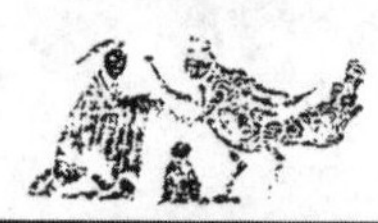

刺筋骨。血氣內著。令人腹脹。內著不散故脹夏刺經脉。血氣乃竭。令人解㑊。血氣竭少故解㑊然不可名之也解㑊謂寒不寒熱不熱壯不壯弱不弱故不可名之也夏刺肌肉。血氣內却。令人善恐。却閉也血氣內閉則陽氣不通故善恐夏刺筋骨。血氣上逆。令人善怒。血氣上逆則怒氣相應故善怒新校正云按經闕夏刺秋分秋刺經脉。血氣上逆。令人善忘。血氣上逆滿於肺中故善忘秋刺絡脉。氣不外行。新校正云按別本作血氣不行全元起本作氣不衛外太素同令人卧不欲動。以虛甚故　新校正云按經闕秋刺長夏分秋刺筋骨。血氣內散。令人寒慄。血氣內散則中氣虛故寒慄冬刺經脉。血氣皆脫。令人目不明。以血氣無所營故也冬刺絡脉。❶內氣外泄。留爲大痹。冬刺肌肉。陽氣竭絕。令人善❷忘。陽氣不壯至春而竭故善忘新校正云按經闕冬刺秋分凡此四時刺者。大逆之病。新校正云按全元起本作六經之病不可不從也。反之。則生亂

【校勘】

❶內：本書《診要經終論》作「血」。爲是。

❷善忘：本書《診要經終論》作「善渴」。爲是。

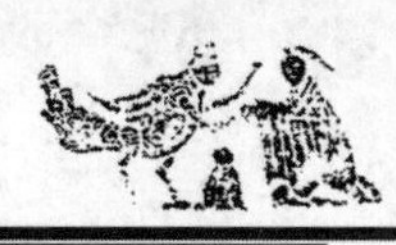

氣相淫病焉。淫不次也。不次而行，如浸淫相深而生病也。故刺不知四時之經。病之所生。以從爲逆。正氣内亂。與精相薄。必審九候。正氣不亂。精氣不轉。不轉謂不逆轉也。帝曰。善。刺五藏。中心一日死。其動爲噫。診要經終論曰中心者環死，刺禁論曰一日死，其動爲噫。中肝五日死。其動爲語。診要經終論闕而不論，刺禁論曰中肝五日死，其動爲語。新校正云：按甲乙經語作欠。中肺三日死。其動爲欬。診要經終論曰中肺五日死，刺禁論曰中肺三日死，其動爲欬。中腎六日死。新校正云：按甲乙經作三日死。其動爲嚏欠。診要經終論曰中腎七日死，刺禁論曰中腎六日死，其動爲嚏。新校正云：按甲乙經無欠字。中脾十日死。新校正云：按甲乙經作十五日。其動爲呑。診要經終論曰中脾五日死，刺禁論曰中脾十日死，其動爲呑。然此三論皆岐伯之言，而死日動變不同，傳之誤也。刺傷人五藏。必死。其動。則依其藏之所變候知其死也。變謂氣動變也。中心下至此並爲逆從重文也。

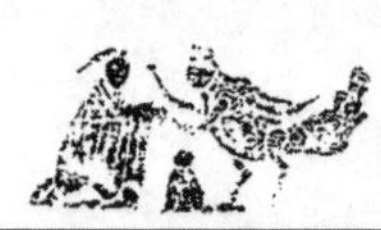

標本病傳論篇第六十五

新校正云：按全元起本在第二卷皮部論篇前

黄帝問曰。病有標本。刺有逆從。柰何。岐伯對曰。凡刺之方。必別陰陽。前後相應。逆從得施。標本相移。故曰。有其在標而求之於標。有其在本而求之於本。有其在本而求之於標。有其在標而求之於本。故治有取標而得者。有取本而得者。有逆取而得者。有從取而得者。得病之情，知治大體，則逆從皆可施，必中焉。故知逆與從。正行無問。知標本者。萬舉萬當。道不疑惑，識既深明，則無問於人，正行皆當。不知標本。是謂妄行。識猶褊淺，道未高深，舉且見違，故行多妄。夫陰陽逆從。標本之爲道也。小而大。言一而知百病之害。著之至也。言別陰陽，知逆順，法明著，見精微，觀其所舉則小，尋其所利則大，以斯明著，故言一而知百病之害。

少而多，淺而博，可以言一而知百也。言少可以貫多，舉淺可以料大者，何法之明故非聖人之道，孰能至於是耶？故學之者猶可以言一而知百病也。博，大也。以淺而知深，察近而知遠，言標與本，易而勿及。雖事極深玄，人非咫尺，略以淺近而悉貫之。然標本之道，雖易可爲言，而世人識見無能及者。治反爲逆，治得爲從。先病而後逆者治其本，先逆而後病者治其本，先寒而後生病者治其本，先病而後生寒者治其本，先熱而後生病者治其本，先熱而後生中滿者治其標，先病而後泄者治其本，先泄而後生他病者治其本，必且調之，乃治其他病。先病而後先中滿者治其標，先中滿而後煩心者治其本。人有客氣有同氣。新校正云：按全元起本同作圓。小大不利治其標，小大利治其本。本先病標

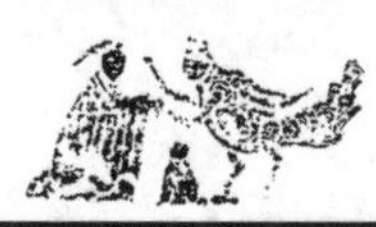

後病必謹察之　病發而有餘。本而標之。先治其本。後治其標。病發而不足。標而本之。先治其標。後治其本。本而標之謂有先病復有後病也以其有餘故先治其本後治其標也標而本之謂先發輕微緩者後發重大急者以其不足故先治其標後治其本也　謹察間甚。以意調之。間謂多也甚謂少也多謂多形證而輕易少謂少形證而重難也以意調之謂審量標本不足有餘非謂捨法而以意妄爲也　間者并行。甚者獨行。先小大不利而後生病者。治其本。并謂他脉共受邪氣而合病也獨爲一經受病而无異氣相參也并甚則相傳傳急則亦死

夫病傳者。心病先心痛。藏真通於心故心先痛　一日而欬。心火勝金傳於肺也肺在變動爲欬故爾　三日脇支痛。肺金勝木傳於肝也以其脉循脇脇故如是　五日閉塞不通。身痛體重。肝木勝土傳於脾也脾性安鎮木氣乘之故閉塞不通身痛體重　三日不已。死。以勝相伐唯弱是從五藏四傷豈其能久故爲即死　冬夜半。夏日中。謂正子午之時也或言冬夏有異非也晝夜之半事甚昭然　新校正云按靈樞經夫氣入藏病先發於心一日而之肺三日而之肝五日而之脾三日不已死冬夜半夏日

中甲乙經曰病先發於心心痛一日之肺而欬五日之肝肋支痛五日之脾閉塞不通身病躰重三日不已死冬夜半夏日中詳素問言其病靈樞言其藏甲乙經及并素問靈樞二經之文而病與藏兼舉之肺病喘而欬。藏眞高於肺而主息故喘欬也三日而脇支滿痛肺傳於肝一日身重體痛。肝傳於脾五日而脹。自傳於府十日不已死冬日入夏日出。孟冬之中日入於申之八刻三分仲冬之中日入於申之七刻三分季冬之中日入於申與孟月等孟夏之中日出於寅之八刻一分仲夏之中日出於寅十刻三分季夏之中日出於寅與孟月等也肝病頭目眩脇支滿。藏眞散於肝脉內連目脇故如是三日體重身痛。肝傳於肺五日而脹。自傳於府三日腰脊少腹痛脛痠。謂胃傳於腎以其脉起於足循腨內出膕內廉上股內後廉貫脊屬腎絡膀胱故如是也腰爲腎之府故腰痛三日不已死冬日入。新校正云按甲乙經作日中夏早食。日入早晏如冬法也早食謂早於食時則卯正之時也脾病身痛體重。藏眞濡於脾而主肌肉故爾一日而脹。自傳於府二日少腹腰脊痛脛痠。胃傳於腎三日背䏚筋痛小便閉。自傳於府及之䏚也十日不已死冬人定夏

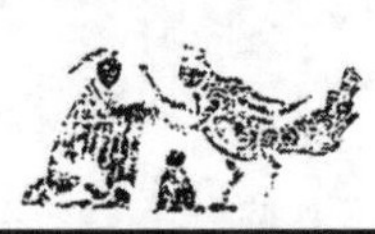

晏食。人定謂申後二十五刻晏食謂寅後二十五刻腎病少腹腰脊痛䯒痠。藏眞下於腎故如是三日背䏚筋痛小便閉。自傳於府 新校正云按靈樞經云之䏚膀胱是自傳於府及之䏚也三日腹脹。膀胱傳於小腸 新校正云按甲乙經云三日上之心心脹三日兩脇支痛。府傳於藏 新校正云按靈樞經云三日之小腸三日上之心今云兩脇支痛是小腸府傳心藏而發痛也三日不已。死冬大晨。夏晏晡。大晨謂寅後九刻大明之時也晏晡謂申後九刻向昏之時也胃病脹滿。以其脉循腹故如是五日少腹腰脊痛䯒痠。胃傳於腎三日背䏚筋痛小便閉。自傳於府及之䏚也五日身體重。膀胱水府傳於脾也 新校正云按靈樞經 及甲乙經各云五日上之心是膀胱傳心爲相勝而身體重今王氏言傳脾者誤也六日不已。死冬夜半後。夏日昳。夜半後謂子後八刻丑正時也日昳謂午後八刻未正時也膀胱病小便閉。以其爲津液之府故爾五日少腹脹腰脊痛䯒痠。自歸於藏一日腹脹。腎復傳於小腸一日身體痛。小腸傳於脾 新校正云按靈樞經云一日上

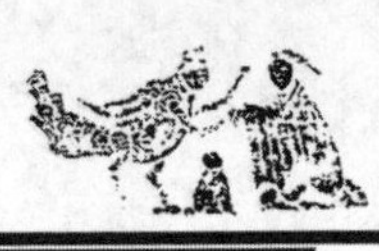

之心是府傳於藏也。甲乙經作之脾，與王注同。**二日不已，死。冬雞鳴，夏下晡。**雞鳴謂早雞鳴，丑正之分也。下晡謂日下於晡時，申之後五刻也。**諸病以次是相傳，如是者，皆有死期，不可刺。**五藏相移皆如此，有緩傳者，有急傳者。緩者或一歲二歲三歲而死，其次或三月若六月而死；急者一日二日三日四日，或五六日而死，則此類也。尋此病傳之法，皆五行之氣，考其日數，理不相應。夫以五行為紀，以不勝之數傳於所勝者，謂火傳於金，當云一日；金傳於木，當云二日；木傳於土，當云四日；土傳於水，當云三日；水傳於火，當云五日也。若以已勝之數傳於不勝者，則木三日傳於土，土五日傳於水，水一日傳於火，火二日傳於金，金四日傳於水。經之傳日，似法三陰三陽之氣。玉機真藏論曰：五藏相通，移皆有次，不治，三月若六月，若三日若六日，傳而當死。此與同也。雖爾，猶當臨病詳視日數，方悉是非爾。**間一藏止，**①新校正云：按甲乙經无止字。**及至三四藏者，乃可刺也。**間一藏止者，謂隔過前一藏而不更傳也。則謂木傳土，土傳水，水傳火，火傳金，金傳木而止，皆間隔一藏也。及至三四藏者，皆謂至前第三第四藏也。諸至三藏者，皆是其已不勝之氣也；至四藏者，皆至已所生之父母也。不勝則不能為害於彼，所生則父子無剋伐之期，氣順以行，故刺之可矣。

重廣補注黃帝內經素問卷第十八

【校勘】

①止：《靈樞·病傳》無，與新校正合。

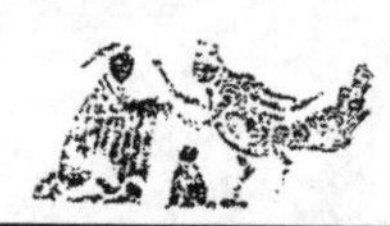

重廣補注黃帝内經素問卷第十九

啓玄子次注林億孫奇高保衡等奉敕校正孫兆重改誤

天元紀大論　五運行大論

六微旨大論

天元紀大論篇第六十六

黃帝問曰天有五行御五位以生寒暑燥濕風人有五藏化五氣以生喜怒思憂恐御謂臨御化謂生化也天真之氣無所不周器象雖殊參應一也新校正云按陰陽應象大論云喜怒悲憂恐二論不同者思者脾也四藏皆受成焉悲者勝怒也二論所以互相成也論言五運相襲而皆治之終朞之日周而復始余已知之矣願聞其與三陰三陽之候奈何合之論謂六節藏象論也運謂五行應天之五運各周三百六

十五日而爲紀者也故曰終朞之日周而復始也以六合五數未參同故問之也　鬼臾區稽首再拜對曰：昭乎哉問也。夫五運❶陰陽者。天地之道也。萬物之綱紀。變化之父母。生殺之本始。神明之府也。可不通乎。道謂化生之道綱紀謂生長化成收藏之綱紀也父母謂萬物形之先也本始謂生殺皆因而有之也夫有形稟氣而不爲五運陰陽之所攝者未之有也所以造化不極能爲萬物生化之元始者何哉以其是神明之府故也然合散不測生化無窮非神明運爲無能爾也　新校正云詳陰陽者至神明之府也與陰陽應象大論同而兩論之注頗異　故物生謂之化。物極謂之變。陰陽不測謂之神。神用無方謂之聖。所謂化變聖神之道也化施化也變散易也神無期也聖無思也氣之施化故曰生氣之散易故曰極無期禀候故曰神無思測量故曰聖由化與變故萬物無能逃五運陰陽由聖與神故衆妙無能出幽玄之理深乎妙用不可得而稱之　新校正云按六微旨大論云物之生從於化物之極由乎變變化之相薄成敗之所由也又五常政大論云氣始而生化氣散而有形氣布而蕃育氣終而象變其致一也　夫變化之爲用也。應萬化之用也　在天爲玄。玄遠也天道玄遠變化無窮傳曰天道遠人道邇　在

【校勘】

❶五運：本書《陰陽應象大論》無。義勝。

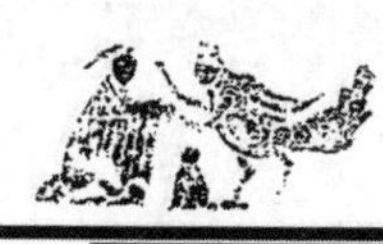

人爲道。道謂妙用之道也經術政化非道不成 在地爲化 化謂生化也生萬物者地非土氣孕育則形質不成 化生五味。金石草木根葉華實酸苦甘淡辛鹹皆化氣所生隨時而有 道生智。智通妙用唯道所生 玄生神。玄遠幽深故生神也神之爲用觸遇玄通契物化成無不應也 神在天爲風。風者教之始天之使也天之號令也 在地爲木。東方之化 在天爲熱。應火爲用 在地爲火。南方之化 在天爲濕。應土爲用 在地爲土。中央之化 在天爲燥。應金爲用 在地爲金。西方之化 在天爲寒。應水爲用 在地爲水。北方之化神之爲用如上五化木爲風所生火爲熱所熾金爲燥所發水爲寒所資土爲濕所全蓋初因而成立也雖初因之以化成卒因之以敗散爾豈五行之獨有是哉凡因所因而成立者悉因所因而散落爾 新校正云詳在天爲玄至此則與陰陽應象大論及五運行大論文重注頗異 故在天爲氣在地成形。氣謂風熱濕燥寒形謂木火土金水 形氣相感而化生萬物矣。此造化生成之大紀 然天地者萬物之上下也。天覆地載上下相臨萬物化生無遺略也由是故萬物自生自長自化自成自盈自虛自復自變也夫變者何謂生之氣極本而更始化也孔子曰曲成萬物而不遺 左右

者陰陽之道路也。天有六氣御下地有五行奉上當歲者爲上主司天承歲者爲下主司地不當歲者二氣居右北行轉之二氣居左南行轉之金木水火運北面正之常左爲右右爲左則左者南行右者北行而反也　新校正云詳上下左右之説義具五運行大論中水火者。陰陽之徵兆也。徵信也驗也兆先也以水火之寒熱彰信陰陽之先兆也金木者。生成之終始也。木主發生應春春爲生化之始金主收斂應秋秋爲成實之終終始不息其化常行故萬物生長化成收藏自久　新校正云按陰陽應象大論曰天地者萬物之上下也陰陽者血氣之男女左右者陰陽之道路水火者陰陽之徵兆陰陽者萬物之能始也與此論相出入也氣有多少。形有盛衰。上下相召。而損益彰矣。氣有多少謂天之陰陽三等多少不同秩也形有盛衰謂五運之氣有太過不及也由是少多衰盛天地相召而陰陽損益昭然彰著可見也　新校正云詳陰陽三等之義具下文注中帝曰。願聞五運之主時也何如。時四時也鬼臾區曰。五氣運行。各終朞日。非獨主時也。一運之日終三百六十五日四分度之一乃易之非主一時當其王相囚死而爲絶法也氣交之内迢然而別有之也帝曰。請聞其所謂也。鬼臾區曰。臣積考太始天元

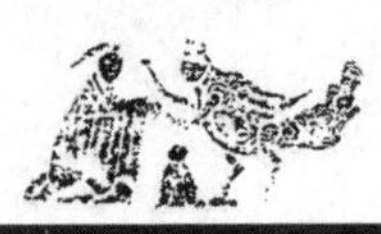

冊文曰。天元冊所以記天眞元氣運行之紀也自神農之世鬼臾區十世祖始誦而行之此太古占候靈文洎乎伏羲之時巳鐫諸玉版命曰冊文太古靈文故命曰太始天元冊也　新校正云詳今世有天元玉冊或者以謂即此太始天元冊文非是 太虛寥廓肇基化元。太虛謂空玄之境眞氣之所充神明之宮府也眞氣精微無遠不至故能爲生化之本始運氣之眞元矣肇始也基本也 萬物資始。五運終天。五運謂木火土金水運也終天謂一歲三百六十五日四分度之一也終始更代周而復始也言五運更統於太虛四時隨部而遷復六氣分居而異主萬物因之以化生非曰自然其誰能始故曰萬物資始易曰大哉乾元萬物資始乃統天雲行雨施品物流形孔子曰天何言哉四時行焉百物生焉此其義也 布氣眞靈揔統坤元。太虛眞氣無所不至也氣齊生有故禀氣含靈者抱眞氣以生焉揔統坤元言天元氣常司地氣化生之道也易曰至哉坤元萬物資生乃順承天也 九星懸朗七曜周旋。九星上古之時也上古世質人淳歸眞反朴九星懸朗五運齊宣中古道德稍衰標星藏曜故計星之見者七焉九星謂天蓬天內天衝天輔天禽天心天任天柱天英此盖從標而爲始遁甲式法今猶用焉七曜謂日月五星今外蕃具以此曆爲舉動吉凶之信也周謂周天之度旋謂左循天度而行五星之行猶各有進退高下小大矣 曰陰曰陽。曰柔曰剛。陰陽天道也柔剛地道也天以陽生陰長地以柔化剛成也易曰立天之道曰

陰與陽立地之道曰柔與剛此之謂也幽顯既位，寒暑弛張。幽顯既位言人神各得其序寒暑弛張言陰陽不失其宜也人神各守所居無相干犯陰陽不失其序物得其宜天地之道且然人神之理亦猶也　新校正云按至眞要大論云幽明何如岐伯曰兩陰交盡故曰幽兩陽合明故曰明幽明之配寒暑之異也生生化化，品物咸章。上生謂生之有情有識之類也下生謂生之無情無識之類也上化謂形容彰顯者也下化謂蔽匿形容者也有情有識彰顯形容天氣主之無情無識蔽匿形質地氣主之稟元靈氣之所化育爾易曰天地絪緼萬物化醇斯之謂歟臣斯十世，此之謂也。傳習斯文至鬼臾區十世于茲不敢失墜帝曰：善。何謂氣有多少，形有盛衰？鬼臾區曰：陰陽之氣各有多少，故曰三陰三陽也。由氣有多少故隨其升降分爲三別也　新校正云按至眞要大論云陰陽之三也何謂岐伯曰氣有多少異用王氷云太陰爲正陰太陽爲正陽次少者爲少陰次少者爲少陽又次爲陽明又次爲厥陰形有盛衰，謂五行之治，各有太過不及也。太過有餘也不及不足也氣至不足太過迎之氣至太過不足隨之天地之氣虧盈如此故云形有盛衰也故其始也，有餘而往，不足隨之；不足而往，有餘

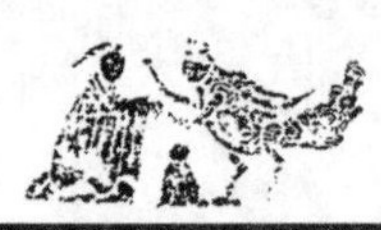

從之。知迎知隨，氣可與期。言虧盈無常，互有勝負爾。始謂甲子歲也。六微旨大論曰：天氣始於甲，地氣始於子，子甲相合，命曰歲立。此之謂也。則始甲子之歲，三百六十五日，所稟之氣亦當不足也。次而推之，終六甲也。故有餘已則不足，不足已則有餘，亦有歲運非有餘非不足者，蓋以同天地之化也。若餘已復餘，少已復少，則天地之道變常，而災害作，苛疾生矣。　新校正云：按六微旨大論云：木運臨卯，火運臨午，土運臨四季，金運臨酉，水運臨子，所謂歲會，氣之平也。又按五常政大論云：委和之紀，上角與正角同，上商與正商同，上宮與正宮同。伏明之紀，上商與正商同。卑監之紀，上宮與正宮同，上角與正角同。從革之紀，上商與正商同，上角與正角同。涸流之紀，上宮與正宮同。赫曦之紀，上羽與正徵同。堅成之紀，上徵與正商同。又六元正紀大論云：不及而加同歲會。已前諸歲並為正歲，氣之平也。今王注以同天之化為非有餘不足者，非也。應天為天符，承歲為歲直，三合為治。應天謂木運之歲，上見厥陰；火運之歲，上見少陽、少陰；土運之歲，上見太陰；金運之歲，上見陽明；水運之歲，上見太陽。此五者，天氣下降，如合符運，故曰應天為天符也。承歲謂木運之歲，歲當于卯；火運之歲，歲當于午；土運之歲，歲當辰戌丑未；金運之歲，歲當于酉；　水運之歲，歲當于子。此五者，歲之所直，故曰承歲為歲直也。三合謂火運之歲，上見少陰，年辰臨午；土運之歲，上見太陰，年辰臨丑未；金運之歲，上見陽明，年辰臨酉。此三者，天氣、運氣與年辰俱會，故云三合為治也。歲直亦曰歲位，三合亦為天符。六微旨大論曰：天符歲會，曰太一天符，謂天運與歲

俱會也　新校正云按天符歲會之詳具六微旨大論中又詳火運上少陰年辰臨午即戊午歲也土運上太陰年辰臨丑未即己丑己未歲也金運上陽明年辰臨酉即乙酉歲也

帝曰：上下相召柰何？鬼臾區曰：寒暑燥濕風火，天之陰陽也，三陰三陽上奉之。太陽爲寒少陽爲暑陽明爲燥太陰爲濕厥陰爲風少陰爲火皆其元在天故曰天之陰陽也 木火土金水火，地之陰陽也，生長化收藏下應之。木初氣也火二氣也相火三氣也土四氣也金五氣也水終氣也以其在地應天故云下應也氣在地故曰地之陰陽也　新校正云按六微旨大論曰地理之應六節氣位何如岐伯曰顯明之右君火之位退行一步相火治之復行一步土氣治之復行一步金氣治之復行一步水氣治之復行一步木氣治之此即木火土金水火地之陰陽之義也 天以陽生陰長，地以陽殺陰藏。生長者天之道藏殺者地之道天陽主生故以陽生陰長地陰主殺故以陽殺陰藏天地雖高下不同而各有陰陽之運用也　新校正云詳此經與陰陽應象大論文重注頗異 天有陰陽，地亦有陰陽。天有陰故能下降地有陽故能上騰是以各有陰陽也陰陽交泰故化變由之成也 木火土金水火，地之陰陽也，生長化收藏，故陽中有陰，

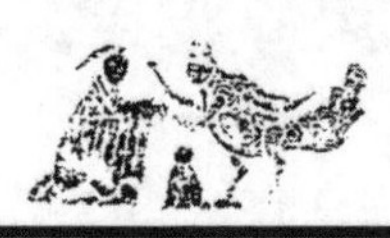

陰中有陽。（陰陽之氣極則過亢故各兼之陰陽應象大論曰寒極生熱熱極生寒又曰重陰必陽重陽必陰言氣極則變也故陽中兼陰陰中兼陽易之卦離中虛坎中實此其義象也）所以欲知天地之陰陽者。應天之氣動而不息。故五歲而右遷。應地之氣靜而守位。故六朞而環會。（天有六氣地有五位天以六氣臨地地以五位承天蓋以天氣不加君火故也以六加五則五歲而餘一氣故遷一位若以五承六則常六歲乃備盡天元之氣故六年而環會所謂周而復始也地氣左行往而不返天氣東轉常自火運數五歲已其次氣正當君火氣之上法不加臨則右遷君火氣上以臨相火之上故曰五歲而右遷也由斯動靜上下相臨而天地萬物之情變化之機可見矣）動靜相召。上下相臨。陰陽相錯。而變由生也。（天地之道變化之微其由是矣孔子曰天地設位而易行乎其中此之謂也 新校正云按五運行大論云上下相遘寒暑相臨氣相得則和不相得則病又云上者右行下者左行左右周天餘而復會）帝曰。上下周紀。其有數乎。鬼臾區曰。天以六爲節。地以五爲制。周天氣者。六朞爲一備。終地紀者。五歲爲一周。（六節謂六氣之

分五制謂五位之分位應一歲氣統一年故五歲爲一周六年爲一備備謂備歷天氣周謂周行地位所以地位六而言五者天氣不臨君火故也

君火以明相火以位

君火在相火之右但立名於君位不立歲氣故天之六氣不偶其氣以行君火之政守位而奉天之命以宣行火令爾以名奉天故曰君火以名守位禀命故云相火以位

五六相合而七百二十氣爲一紀凡三十歲千四百四十氣凡六十歲而爲一周不及太過斯皆見矣

歷法一氣十五日因而乘之積七百二十氣即三十年積千四百四十氣即六十年也經云有餘而往不足隨之不足而往有餘從之故六十年中不及太過斯皆見矣　新校正云按六節藏象論云五日謂之候三候謂之氣六氣謂之時四時謂之歲而各從其主治焉五運相襲而皆治之終朞之日周而復始時立氣布如環無端候亦同法故曰不知年之所加氣之盛衰虛實之所起不可爲工矣

帝曰夫子之言上終天氣下畢地紀可謂悉矣余願聞而藏之上以治民下以治身使百姓昭著上下和親德澤下流子孫無憂傳之後世無有終時可得聞乎

安不忘危

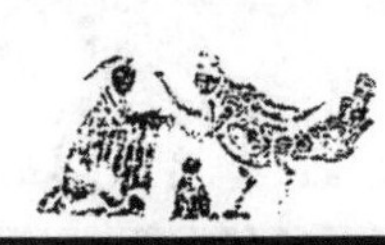

存不忘亡大聖之至教也求民之瘼恤民之隱大聖之深仁也鬼臾區曰至數之機迫迮以微其來可見其往可追敬之者昌慢之者亡無道行私必得天殃謂傳非其人授於情押及寄求名利者也謹奉天道請言眞要申誓戒於君王乃明言天道至眞之要旨也帝曰善言始者必會於終善言近者必知其遠數術明著應用不差故故遠近於言始終無謬是則至數極而道不惑所謂明矣願夫子推而次之令有條理簡而不匱久而不絕易用難忘爲之綱紀至數之要願盡聞之簡省要也匱乏也久遠也要樞紐也鬼臾區曰昭乎哉問明乎哉道如鼓之應桴響之應聲也桴鼓椎也響應聲也臣聞之甲己之歲土運統之乙庚之歲金運統之丙辛之歲水運統之丁壬之歲木運統之戊癸之歲

火運統之。太始天地初分之時陰陽析位之際天分五氣地列五行五行定位布政於四方五氣分流散支於十干當是黃氣橫於甲巳白氣橫於乙庚黑氣橫於丙辛青氣橫於丁壬赤氣橫於戊癸故甲巳應土運乙庚應金運丙辛應水運丁壬應木運戊癸應火運大古聖人望氣以書天冊賢者謹奉以紀天元下論文義備矣　新校正云詳運有太過不及平氣甲庚丙壬戊主太過乙辛丁癸巳主不及大法如此取平氣之法其說不一具如諸篇

帝曰。其於三陰三陽合之奈何。鬼臾區曰。子午之歲上見少陰。丑未之歲上見太陰。寅申之歲上見少陽。卯酉之歲上見陽明。辰戌之歲上見太陽。巳亥之歲上見厥陰。少陰所謂標也。厥陰所謂終也。標謂上首也終謂當三甲六甲之終　新校正云詳午未寅酉戌亥之歲為正化正司化令之實子丑申卯辰巳之歲為對化對司化令之虛此其大法也

厥陰之上。風氣主之。少陰之上。熱氣主之。太陰之上。濕氣主之。少陽之上。相火主之。陽明之上。燥氣主之。太陽之上。

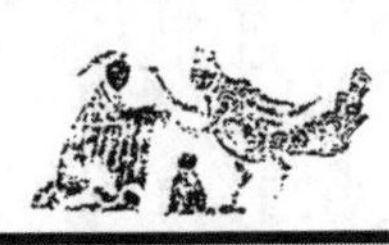

寒氣主之。所謂本也。是謂六元。三陰三陽爲標，寒暑燥濕風火爲本，故云所謂本也。天眞元氣分爲六化，以統坤元生成之用，徵其應用則六化不同，本其所生則正是眞元之一氣，故曰六元也。新校正云：按別本六元作天元也。帝曰。光乎哉道。明乎哉論。請著之玉版。藏之金匱。署曰天元紀。

五運行大論篇第六十七

黃帝坐明堂。始正天綱。臨觀八極。考建五常。明堂布政宮也。八極，八方目極之所也。考謂考校，建謂建立也。五常謂五氣行天地之中者也。端居正氣以候天和。請天師而問之曰。論言天地之動靜。神明爲之紀。陰陽之升降。寒暑彰其兆。新校正云：詳論謂陰陽應象大論及氣交變大論文，彼云陰陽之往復，寒暑彰其兆。余聞五運之數於夫子。夫子之所言。正五氣之各主歲爾。首甲定運。余因論之。鬼臾區曰。土主甲己。金主乙庚。水主丙辛。木主丁壬。火主戊癸子午之上少陰主之丑未之上太陰主之寅申之上少陽主之卯酉之上陽明主之辰戌之上太陽主之巳亥之上厥陰主之不合陰陽其故何也首甲謂六甲之初則甲子年也岐伯曰是明道也此天地之陰陽也上古聖人仰觀天象以正陰陽夫陰陽之道非不昭然而人昧宗源迷其本始則百端疑議從是而生黄帝恐至理眞宗便因誣廢愍念黎庶故啓問曰天師知道出從眞必非謬迷故對上曰是明道也此天地之陰陽也陰陽法曰甲巳合乙庚合丙辛合丁壬合戊癸合蓋取聖人仰觀天象之義不然則十干之位各在一方徵其離合事亦寥闊嗚呼遠哉百姓日用而不知爾故太上立言曰吾言甚易知甚易行天下莫能知莫能行此其類也　新校正云詳金主乙庚者乙者庚之柔庚者乙之剛大而言之陰與陽小而言之夫與婦是剛柔之事也餘並如此夫數之可數者人中之陰陽也然所合數之可得者也夫陰陽者數之可十推之可百數之可千推之可萬天地陰陽者不以數推以象

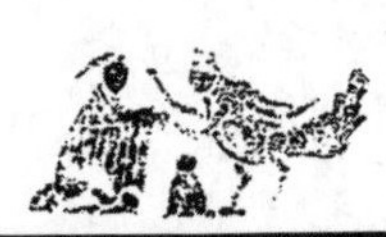

之謂也。言智識偏淺，不見原由，雖所指彌遠，其知彌近，得其元始，桴鼓非遥。帝曰：願聞其所始也。岐伯曰：昭乎哉問也！臣覽太始天元冊文，丹天之氣經于牛女戊分，黅天之氣經于心尾己分，蒼天之氣經于危室柳鬼，素天之氣經于亢氐昴畢，玄天之氣經于張翼婁胃。所謂戊己分者，奎壁角軫，則天地之門戶也。戊土屬乾，己土屬巽。遁甲經曰：六戊爲天門，六己爲地戶，晨暮占雨，以西北、東南。義取此。雨爲土用，濕氣生之，故此占焉。夫候之所始，道之所生，不可不通也。帝曰：善。論言天地者，萬物之上下，左右者，隂陽之道路，未知其所謂也。論謂天元紀及隂陽應象論也。岐伯曰：所謂上下者，歲上下見隂陽之所在也。左右者，諸上見厥隂，左少隂，右太陽；見少隂，左太隂

右厥陰。見太陰。左少陽。右少陰。見少陽。左陽明。右太陰。見陽明。左太陽。右少陽。見太陽。左厥陰。右陽明。所謂面北而命其位。言其見也。面向北而言之也上南也下北也左西也右東也 帝曰。何謂下。岐伯曰。厥陰在上則少陽在下。左陽明右太陰。少陰在上則陽明在下。左太陽右少陽。太陰在上則太陽在下。左厥陰右陽明。少陽在上則厥陰在下。左少陰右太陽。陽明在上則少陰在下。左太陰右厥陰。太陽在上則太陰在下。左少陽右少陰。所謂面南而命其位。言其見也。主歲者位在南故面北而言其左右在下者位在北故面南而言其左右也上天位也下地位也面南左東也右西也上下異而左右殊也 上下相遘。寒暑相臨。氣相得則和。不相得

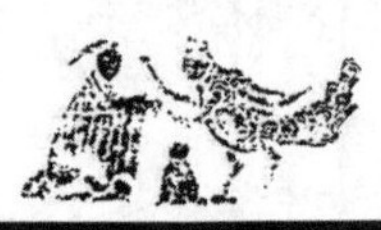

則病。木火相臨金水相臨水木相臨火土相臨土金相臨爲相得也土木相臨土水相臨水火相臨火金相臨金木相臨爲不相得也上臨下爲順下臨上爲逆逆亦鬱抑而病生土臨相火君火之類者也帝曰氣相得而病者何也岐伯曰以下臨上不當位也。六位相臨假令土臨火火臨木木臨水水臨金金臨土皆爲以下臨上不當位也父子之義子爲下父爲上以子臨父不亦逆乎帝曰動靜何如。言天地之行左右也岐伯曰上者右行下者左行左右周天餘而復會也。上天也下地也周天謂天周地五行之位也天垂六氣地布五行天順地而左迴地承天而東轉木運之後天氣常餘餘氣不加於君火却退一步加臨相火之上是以每五歲已退一位而右遷故曰左右周天餘而復會會遇也合也言天地之道常五歲畢則以餘氣遷加復與五行座位再相會合而爲歲法也周天謂天周地位非周天之六氣也帝曰余聞鬼臾區曰應地者靜今夫子乃言下者左行不知其所謂也願聞何以生之乎。詰異也　新校正云按鬼臾區言應地者靜見天元紀大論中岐伯曰天地動靜五行遷復雖鬼臾區其上候而已猶不

能徧明。不能徧明無求備也夫變化之用。天垂象。地成形。七曜緯虛。五行麗地。地者。所以載生成之形類也。虛者。所以列應天之精氣也。形精之動。猶根本之與枝葉也。仰觀其象。雖遠可知也。觀五星之東轉則地體左行之理昭然可知也麗著也有形之物未有不依據物而得全者也帝曰。地之爲下否乎。言轉不居爲下乎爲否乎岐伯曰。地爲人之下。太虛之中者也。言人之所居可謂下矣徵其至理則是太虛之中一物爾易曰坤厚載物德合無疆此之謂也帝曰。馮乎。言太虛無礙地體何馮而止住岐伯曰。大氣舉之也。大氣謂造化之氣任持太虛者也所以太虛不屈地久天長者蓋由造化之氣任持之也氣化而變不任持之則太虛之器亦敗壞矣夫落葉飛空不疾而下爲其乘氣故勢不得速焉凡之有形處地之上者皆有生化之氣任持之也然器有大小不同壞有遲速之異及至氣不任持則大小之壞一也燥以乾之。暑以蒸之。風以動之。濕以潤之。寒以堅之。火以温之。故風寒在下。燥熱在

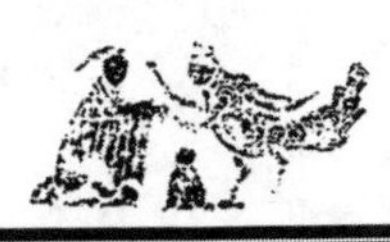

上溼氣在中，火遊行其閒，寒暑六入，故令虛而生化也。地體之中凡有六入，一曰燥，二曰暑，三曰風，四曰溼，五曰寒，六曰火。受燥故乾性生焉，受暑故蒸性生焉，受風故動性生焉，受溼故潤性生焉，受寒故堅性生焉，受火故溫性生焉。此謂天之六氣也。故燥勝則地乾，暑勝則地熱，風勝則地動，溼勝則地泥，寒勝則地裂，火勝則地固矣。六氣之用。帝曰：天地之氣，何以候之？岐伯曰：天地之氣，勝復之作，不形於診也。言平氣及勝復皆以形證觀察，不以診知也。脉法曰：天地之變，無以脉診，此之謂也。天地以氣不以位，故不當以脉知之。帝曰：閒氣何如？岐伯曰：隨氣所在，期於左右。於左右尺寸四部，分位承之，以知應與不應，過與不過。帝曰：期之柰何？岐伯曰：從其氣則和，違其氣則病。謂當沈不沈，當浮不浮，當濇不濇，當鉤不鉤，當弦不弦，當大不大之類也。新校正云：按至眞要大論云：厥陰之至其脉弦，少陰之至其脉鉤，太陰之至其脉沈，少陽之至大而浮，陽明之至短而濇，太陰之

至太而長至而和則平至而甚則病至而反則病至而不至者病未至而至者病陰陽易者危**不當其位者病**。見於他位也**迭移其位者病**。謂左見右脈右見左脈氣差錯故爾**失守其位者危**。已見於他鄉本宮見賊殺之氣故病危**尺寸反者死**。子午卯酉四歲有之反謂歲當陰在寸脈而反見於尺歲當陽在尺而脈反見於寸尺寸俱乃謂反也若尺獨然或寸獨然是不應氣非反也**陰陽交者死**。寅申巳亥丑未辰戌八年有之交謂歲當陰在右脈反見左歲當陽在左脈反見右左右交見是謂交若左獨然或右獨然是不應氣非交也**先立其年以知其氣左右應見**。**然後乃可以言死生之逆順**。經言歲氣備矣　新校正云詳此備六元正紀大論中**帝曰**。**寒暑燥濕風火在人合之柰何**。**其於萬物何以生化**。合謂中外相應生謂承化而生化謂成立衆象也**岐伯曰東方生風**。東者日之初風者教之始天之使也所以發號施令故生自東方也景霧山昏蒼埃際合崖谷若一巖岫之風也黄白昏埃晚空如堵獨見天垂川澤之風也加以黄黑白埃承下山澤之猛風也**風生木**陽升風鼓草木敷榮故曰風生木也此和氣之生化也若風氣施化則飄揚敷折其爲變極則木拔草除也運乘丁卯丁丑丁亥丁酉丁未丁巳之歲則風化

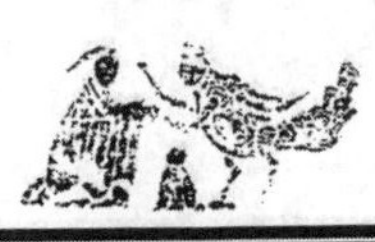

不足若乘壬申壬午壬辰壬寅壬子壬戌之歲則風化有餘於萬物也 新校正云詳王注以丁壬分運之有餘不足或者以丁卯丁亥丁巳壬申壬寅五歲爲天符同天符正歲會非有餘不足爲平木運以王注爲非是不知大統也必欲細分雖除此五歲亦未爲盡下文火土金水運等並同此 **木生酸。**萬物味酸者皆始自木氣之生化也 **酸生肝。**酸味入胃生養於肝藏 **肝生筋。**酸味入肝自肝藏布化生成於筋膜也 **筋生心。**酸氣榮養筋膜畢已自筋流化入乃於心 **其在天爲玄。**玄謂玄冥也丑之終東方白寅之初天色反黑太虛皆闇在天爲玄象可見 新校正云詳在天爲玄至化生氣七句通言六氣五行生化之大法非東方獨有之也而王注玄謂丑之終寅之初天色黑則專言在東方不兼諸方此注未通 **在人爲道。**正理之道生養之政化也 **在地爲化。**化生化也有生化而後有萬物萬物無非化氣以生成者也 **化生五味。**金玉土石草木菜果根莖枝葉花殼實核無識之類皆地化生也 **道生智。**智正知也慮遠也知正則不疑於事慮遠則不涉於危以道處之理符於智靈樞經曰因慮而處物謂之智 **玄生神。**神用無方深微莫測迹見形隱物鮮能期由是則玄冥之中神明棲據隱而不見玄生神明也 **化生氣。**飛走蚑行鱗介毛倮羽五類變化內屬神機雖爲五味所該然其生稟則異故又曰化生氣也此上七句通言六氣五行生化之大法非東方獨有之也 新校正云按陰陽應象大論及天元紀大論無化生氣一句 **神在天爲**

風。鳴紊啓拆風之化也振拉摧拔風之用也歲屬厥陰在上則風化於天厥陰在下則風行於地 在地爲木。長短曲直木之體也幹舉機發木之用也 在體爲筋。維結束絡筋之體也繻縱卷舒筋之用也 在氣爲柔。木化宣發風化所行則物體柔耎 在藏爲肝。肝有二布葉一小葉如木甲拆之象也各有支絡脉遊中以宣發陽和之氣魂之宫也爲將軍之官謀慮出焉乘丁歲則肝藏及經絡先受邪而爲病也膽府同 其性爲暄。暄溫也肝木之性也 其德爲和。敷布和氣於萬物木之德也 新校正云按氣交變大論云其德敷和 其用爲動。風摇而動無風則萬類皆靜 新校正云按木之用爲動火太過之政亦爲動蓋火木之主暴速故俱爲動 其色爲蒼。有形之類乘木之化則外色皆見薄青之色今東方之地草木之上色皆蒼遇丁歲則蒼物兼白及黃色不純也 其化爲榮。榮美色也四時之中物見華榮顏色鮮麗者皆木化之所生也 新校正云按氣交變大論云其化生榮 其蟲毛。萬物發生如毛在皮 其政爲散。發散生氣於萬物 新校正云按氣交變大論云其政舒啓詳木之政散平木之政發散木太過之政散土不及之氣散金之用散落木之災散落所以爲散之異有六而散之義惟二一謂發散之散是木之氣也二謂散落之散是金之氣所爲也 其令宣發。暘和之氣舒而散也 其變摧拉。摧拔成者也 新校正云按氣交變大論云其變振發 其眚爲隕。隕墜也大風暴

起草泯木墜　新校正云按氣交變大論云其災散落　其味爲酸。夫物之化之變而有酸味者皆木氣之所成敗也今東方之野生味多酸　其志爲怒。怒直聲也怒所以威物　怒傷肝。凡物之用極皆自傷也怒發於肝而反傷肝藏　悲勝怒。悲發而怒止勝之信也　新校正云詳五志悲當爲憂蓋憂傷意悲傷魂故云悲勝怒也　風傷肝。亦猶風之折木也風生於木而反折之用極而舒　新校正云按陰陽應象大論云風傷筋　燥勝風。風自木生燥爲金化風餘則制之以燥肝盛則治之以涼涼清所行金之氣也　酸傷筋。酸寫肝氣寫甚則傷其氣靈樞經曰酸走筋筋病無多食酸以此爾走筋謂宣行其氣速疾也氣血肉骨同　新校正云詳注云靈樞經云乃是素問宣明五氣篇　文按甲乙經以此爲素問王云靈樞經者誤也　辛勝酸。辛金味故勝木之酸酸餘則勝之以辛也　南方生熱。陽盛所生相火君火之政也太虛昏翳其若輕塵山川悉然熱之氣也大明不彰其色如丹鬱熱之氣也若行雲暴升蓊然葉積乍盈乍縮崖谷之熱也　熱生火。熱甚之氣火運盛明故曰熱生火火者盛陽之生化也熱氣施化則炎暑鬱燠其爲變極則燔灼銷融運乗癸酉癸未癸巳癸卯癸丑癸亥歲則熱化不足若乗戊辰戊寅戊子戊戌戊申戊午歲則熱化有餘火有君火相火故曰熱生火又云火也　火生苦。物之味苦者皆始自火之生化也甘物遇火體焦則苦苦從火化其可徵也　苦生心。苦物入胃化入於心故諸癸歲則苦化少諸戊歲則苦化多　心生血。苦味自心化巳

則布化生血脉 血生脾。苦味營血已自血流化生養脾也 其在天爲熱。赤神化氣也暄暑鬱蒸熱之化也炎赫沸騰熱之用也歲屬少陰少陽在上則熱化於天在下則熱行於地 在地爲火。光顯炳明火之體也燔燎焦然火之用也 在體爲脉。流行血氣脉之體也壅泄虛實脉之用也絡脉同 在氣爲息。息長也 在藏爲心。心形如未敷蓮花中有九空以導引天眞之氣神之宇也爲君主之官神明出焉乘癸歲則心與經絡受邪而爲病小腸府亦然 其性爲暑。暑熱也心之氣性也 其德爲顯。明顯見象定而可取火之德也 新校正云按氣交變大論云其德彰顯 其用爲躁。火性躁動不專定也 其色爲赤。生化之物乘火化者悉表備赭丹之色今南方之地草木之上皆兼赤色乘癸歲則赤色之物兼黑及白也 其化爲茂。茂蕃盛也 新校正云按氣交變大論云其化蕃茂 其蟲羽。參差長短象火之形 其政爲明。明曜彰見無所蔽匿火之政也 新校正云按氣交變大論云其政明曜又按火之政明水之氣明水火異而明同者火之明明于外水之明明于内明雖同而實異也 其令鬱蒸。鬱盛也蒸熱也言盛熱氣如蒸也 新校正云詳注謂鬱爲盛其義未安按王冰注五常政大論云鬱謂鬱燠不舒暢也當如此解 其變炎爍。熱甚炎赫爍石流金火之極變也 新校正云按氣交變大論云其變銷爍 其眚燔焫。燔焫山川旋及屋宇火之災也 新校正

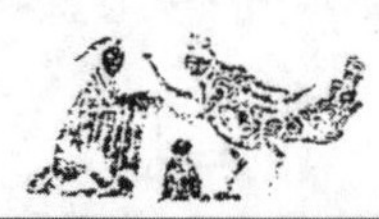

云按氣交變大論云其災燔焫**其味爲苦。**物之化之變而有苦味者皆火氣之所合散也今南方之野生物多苦**其志爲喜。**喜悅樂也悅以和志**喜傷心。**言其過也喜發於心而反傷心亦由風之折木也過則氣竭故見傷也**恐勝喜。**恐至則喜樂皆泯勝喜之理目擊道存恐則水之氣也**熱傷氣。**天熱則氣伏不見人熱則氣促喘急熱之傷氣理亦可徵此皆謂大熱也小熱之氣猶生諸氣也陰陽應象大論曰壯火散氣少火生氣此其義也**寒勝熱。**寒勝則熱退陰盛則陽衰制熱以寒是求勝也**苦傷氣。**大凡如此尒苦之傷氣以其燥也苦加以熱則傷尤甚也何以明之飲酒氣促多則喘急此其信也苦寒之物偏服歲久益火滋甚亦傷氣也暫以方治乃同少火反生氣也　新校正云詳此論所傷之旨有三東方曰風傷肝酸傷筋中央曰濕傷肉甘傷脾西方曰辛傷皮毛是自傷者也南方曰熱傷氣苦傷氣北方曰寒傷血鹹傷血是傷己所勝也西方曰熱傷皮毛是被勝傷己也凡此五方所傷之例有三若太素則俱云自傷焉**鹹勝苦。**酒得鹹而解物理昭然火苦之勝制以水鹹**中央生濕。**中央土也高山土濕泉出地中水源山隈雲生巖谷則其象也夫性內蘊動而爲用則雨降雲騰中央生濕不遠信矣故歷候記土潤溽暑於六月謂是也**濕生土。**濕氣內蘊土體乃全濕則土生乾則土死死則庶類凋喪生則萬物滋榮此濕氣之化爾濕氣施化則土宅而雲騰雨降其爲變極則驟注土崩也運乘己巳己卯己丑己亥己酉己未之歲則濕化不足乘甲子甲戌甲申甲午甲辰甲寅之歲則濕化有餘也

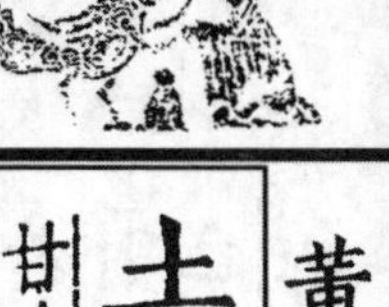

土生甘。物之味甘者皆始自土之生化也甘生脾。甘物入胃先入於脾故諸巳歲則甘少化諸甲歲甘多化脾生肉。甘味入脾自脾藏布化長生脂肉肉生肺。甘氣營肉已自肉流化乃生養肺藏也其在天爲濕。言神化也柔潤重澤濕之化也埃鬱雲雨濕之用也歲屬太陰在上則濕化於天太陰在下則濕化於地在地爲土。敦靜安鎮聚散復形群品以生土之體也含垢匿穢靜而下民爲變化母土之德也　新校正云詳注云靜而下民爲土之德下民之義恐字誤也在體爲肉。覆裹筋骨氣發其間肉之用也踈密不時中外否閉肉之動也在氣爲充。土氣施化則萬象盈在藏爲脾。形象馬蹄內包胃脘象土形也經絡之氣交歸於中以營運眞靈之氣意之舍也爲倉廩之官化物出焉乘巳歲則脾及經絡受邪而爲病　新校正云詳肝心肺腎四藏注各言府同獨此注不言胃府同者闕文也其性靜兼。兼謂兼寒熱暄涼之氣也白虎通曰脾之爲言并也謂四氣幷之也其德爲濡。津濕潤澤土之德也　新校正云按氣交變大論云其德溽蒸其用爲化。化謂兼諸四化幷巳爲五化所謂風化熱化燥化寒化周萬物而爲生長化成收藏也其色爲黃。物乘土化則表見黅黃之色今中央之地草木之上皆兼黃色乘巳歲則黃色之物兼蒼及黑其化爲盈。盈滿也土化所及則萬物盈滿　新校正云按氣交變大論云其化豐備其蟲倮。倮露皮革無毛介也其政爲謐。謐靜

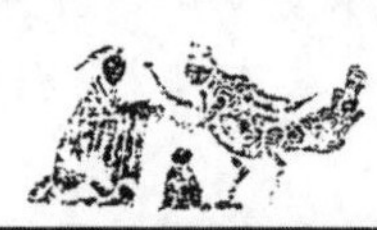

也土性安靜　新校正云按氣交變大論云其政安靜詳土之政謐水太過其政謐者蓋水太過而土下承之故其政亦謐**其令雲雨。**濕氣布化之所成**其變動注。**動反靜也地之動則土失性風搖不安注雨久下也久則垢圮復爲土矣　新校正云按氣交變大論云其變驟注**其眚淫潰。**淫久雨也潰土崩潰也　新校正云按氣交變大論云其災霖潰**其味爲甘。**物之化之變而有甘味者皆土化之所終始也今中原之地物味多甘淡**其志爲思。**思以成務　新校正云按靈樞經曰因志而存變謂之思**思傷脾**思勞於智過則傷脾**怒勝思。**怒則不思忿而忘禍則勝可知矣思甚不解以怒制之調性之道也**濕傷肉。**濕甚爲水水盈則腫水下去已形肉已消傷肉之驗近可知矣**風勝濕。**風木氣故勝土濕濕甚則制之以風**甘傷脾。**過節也　新校正云按陰陽應象大論云甘傷肉**酸勝甘。**甘餘則制之以酸所以救脾氣也**西方生燥。**陽氣已降陰氣復升氣爽風勁故生燥也夫巖谷青埃川源蒼翠煙浮草木遠望氤氳此金氣所生燥之化也夜起白朦輕如微霧遐邇一色星月皎如此萬物陰成亦金氣所生白露之氣也太虛埃昏氣鬱黃黑視不見遠無風自行從陰之陽如雲如霧此殺氣也亦金氣所生霜之氣也山谷川澤濁昏如霧氣鬱蓬勃慘然戚然咫尺不分此殺氣將用亦金氣所生運之氣也天雨大霖和氣西起雲卷陽曜太虛廓清燥生西方義可徵也若西風大起木偃雲騰是爲燥與濕爭氣不勝也故當復雨然西風雨晴天之

常氣假有東風雨止必有西風復雨因雨而乃自晴觀是之爲則氣有往復動有燥濕變化之象不同其用矣由此則天地之氣以和爲勝暴發奔驟氣所不勝則多爲復也

燥生金。氣勁風切金鳴聲遠燥生之信視聽可知此則燥化能令萬物堅定也燥之施化於物如是其爲變極則天地悽慘肅殺氣行人悉畏之草木凋落運乘乙丑乙卯乙巳乙未乙酉乙亥之歲則燥化不足乘庚子庚寅庚辰庚午庚申庚戌之歲則燥化有餘歲氣不同生化異也

金生辛。物之有辛味者皆始自金化之所成也

辛生肺。辛物入胃先入於肺故諸乙歲則辛少化諸庚歲則辛多化

肺生皮毛。辛味入肺自肺藏布化生養皮毛也

皮毛生腎。辛氣自入皮毛乃流化生氣入腎藏也

其在天爲燥。神化也霧露清勁燥之化也肅殺凋零燥之用也歲屬陽明在上則燥化於天陽明在下則燥行於地者也

在地爲金。從革堅剛金之體也鋒劒銛束金之用也　新校正云按別本銛作括

在體爲皮毛。柔韌包裹皮毛之體也滲泄津液皮毛之用也

在氣爲成。物乘金化則堅成

在藏爲肺。肺之形似人肩二布葉數小葉中有二十四空行列以分布諸藏清濁之氣主藏魄也爲相傳之官治節出焉乘乙歲則肺與經絡受邪而爲病也大腸府亦然

其性爲涼。涼清也肺之性也

其德爲清。金以清涼爲德化　新校正云按氣交變大論云其德清潔

其用爲固。固堅定也

其色爲白。物乘金化

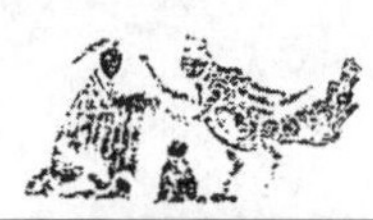

則衣彰縞素之色今西方之野草木之上色皆兼白乘乙歲則白色之物兼赤及蒼也**其化爲斂。**斂收也金化流行則物體堅斂　新校正云按氣交變大論云其化緊斂詳金之化爲斂而本不及之氣亦斂者蓋木不及而金勝之故爲斂也**其蟲介。**介甲也外被介甲金堅之象也

其政爲勁。勁前鋭也　新校正云按氣交變大論云其政勁切**其令霧露。**涼氣化生**其變肅殺。**天地慘悽人所不喜則其氣也**其眚蒼落。**青乾而凋落**其味爲辛。**夫物之化之變而有辛味者皆金氣之所離合也今西方之野草木多辛**其志爲憂。**憂深慮也思也　新校正云詳王注以憂爲思有害於義按本論思爲脾之志憂爲肺之志是憂非思明矣又靈樞經曰愁憂則閉塞而不行又云愁憂而不解則傷意若是則憂者愁也非思也**憂傷肺。**愁憂則氣閉塞而不行肺藏氣故憂傷肺

喜勝憂。神悅則喜故喜勝憂**熱傷皮毛。**火有二別故此再舉熱傷之形證也火氣薄爍則物焦乾故熱氣盛則皮毛傷也

寒勝熱。以陰消陽故寒勝熱　新校正云按太素作燥傷皮毛熱勝燥**辛傷皮毛。**過節也辛熱又甚焉**苦勝辛。**苦火味故勝金之辛

北方生寒。陽氣伏陰氣升政布而大行故寒生也太虛澄淨黑氣浮空天色黯然高空之寒氣也若氣似散麻本末皆黑微見川澤之寒氣也太虛清白空猶雪映遐邇一色山谷之寒氣也太虛白昏火明不翳如霧雨氣遐邇肅然北望色玄凝雰夜落此水氣所生寒之化也太

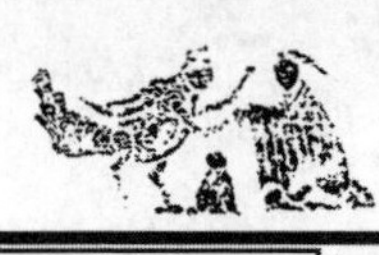

虛凝陰白埃昏翳天地一色遠視不分此寒濕凝結雪之將至也地裂水冰河渠乾涸枯澤浮鹹木斂土堅是土勝水水不得自清水所生寒之用也**寒生水**。寒資陰化水所由生此寒氣之生化爾寒氣施化則水冰雪霜其爲變極則水涸冰堅運乘丙寅丙子丙戌丙申丙午丙辰之歲則寒化大行乘辛未辛巳辛卯辛丑辛亥辛酉之歲則寒化少**水生鹹**。物之有鹹味者皆始自水化之所成結也水澤枯涸鹵鹹乃蕃滄海味鹹鹽從水化則鹹因水產其事炳然煎水味鹹近而可見**鹹生腎**。鹹物入胃先歸於腎故諸丙歲鹹物多化諸辛歲鹹物少化**腎生骨髓**。鹹味入腎自腎藏骨布化生養骨髓也**髓生肝**。鹹氣自生骨髓乃流化生氣入肝藏也**其在天爲寒**。神化也凝慘冰雪寒之化也凜冽霜雹寒之用也歲屬太陽在上則寒化於天太陽在下則寒行於地**在地爲水**。陰氣布化流於地中則爲水泉澄澈流衍水之體也漂蕩沒溺水之用也**在體爲骨**。強幹堅勁骨之體也包裹髓腦骨之用也**在氣爲堅**。柔耎之物遇寒則堅寒之化也**在藏爲腎**。腎藏有二形如豇豆相並而曲附於膂筋外有脂裹裹白表黑主藏精也爲作強之官伎巧出焉乘辛歲則腎藏及經絡受邪而爲病膀胱府同**其性爲凜**。凜寒也腎之性也**其德爲寒**。水以寒爲德化　新校正云按氣交變大論其德凄滄**其用爲**本闕**其色爲黑**。物稟水成則表被玄黑之色今比方之野草木之上色皆兼黑乘辛歲則黑色之物兼黃及赤也**其**

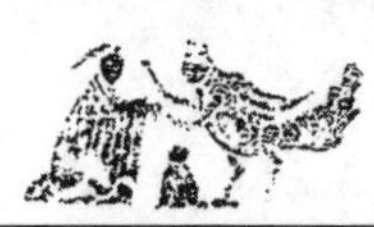

化爲肅。肅靜也　新校正云按氣交變大論云其化清謐詳水之化爲肅而金之政太過者爲肅平金之政勁肅金之變肅殺者何也蓋水之化肅者肅靜也金之政肅者肅殺也文雖同而事異者也其蟲鱗鱗謂魚蛇之族類其政爲靜。水性澄澈而清靜　新校正云按氣交變大論云其政凝肅詳水之政爲靜而平土之政安靜土太過之政亦爲靜土不及之政亦爲靜定水土異而靜同者非同也水之靜清淨也土之靜安靜也其令本闕其變凝冽。寒甚故致是　新校正云按氣交變大論云其變凜冽其眚冰雹。非時而有及暴過也　新校正云按氣交變大論云其災冰雪霜雹其味爲鹹。夫物之化之變而有鹹味者皆水化之所凝散也今北方川澤地多鹹鹵其志爲恐。恐以遠禍恐傷腎。恐甚動中則傷腎靈樞經曰恐懼而不解則傷精腎藏精故精傷而傷及於腎也思勝恐。思見禍機故無憂恐思一作憂非也寒傷血。明勝心也寒甚血凝故傷血也燥勝寒。寒化則水積燥用則物堅燥與寒兼故相勝也天地之化物理之常也鹹傷血。味過於鹹則咽乾引飲傷血之義斷可知矣甘勝鹹。渴飲甘泉咽乾自已甘爲土味故勝水鹹　新校正云詳自上歧伯曰至此與陰陽應象大論同小有增損而注頗異五氣更立各有所先。當其歲時氣乃先也非其位則邪。當其位則正。先立運然後知非位與當位者也帝曰病

生之變何如。岐伯曰。氣相得則微。不相得則甚。木居火位火居土位土居金位金居水位水居木位木居君位如是者爲相得又木居水位水居金位金居土位土居火位火居木位如是者雖爲相得終以子僭居父母之位下陵其上猶爲小逆也木居金土位火居金水位土居水木位金居火木位水居火土位如是者爲不相得故病甚也皆先立運氣及司天之氣則氣之所在相得與不相得可知矣帝曰。主歲何如。岐伯曰。氣有餘。則制己所勝而侮所不勝。其不及。則己所不勝侮而乘之。己所勝輕而侮之。木餘則制土輕忽於金以金氣不爭故木恃其餘而欺侮也又木少金勝土反侮木以木不及故土妄凌之也四氣率同侮謂而凌忽之也侮反受邪。或以己強盛或遇彼衰微不度卑弱妄行凌忽雖侮而求勝故終必受邪侮而受邪。寡於畏也。受邪各謂受己不勝之邪也然捨己宮觀適他鄉邦外強中乾邪盛眞弱寡於敬畏由是納邪故曰寡於畏也　新校正云按六節藏象論曰未至而至此謂太過則薄所不勝而乘所勝命曰氣淫至而不至此謂不及則所勝妄行而所生受病所不勝而薄之命曰氣迫即此之義也帝曰善。

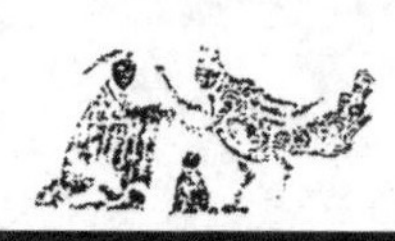

六微旨大論篇第六十八

黄帝問曰。嗚呼遠哉。天之道也。如迎浮雲。若視深淵。視深淵尚可測。迎浮雲莫知其極。深淵靜瀅而澄澈故視之可測其深淺浮雲飄泊而合散故迎之莫詣其邊涯言蒼天之象如淵可視乎鱗介運化之道猶雲莫測其去留六氣深微其於運化當知是喻矣　新校正云詳此文與疏五過論文重夫子數言謹奉天道。余聞而藏之。心私異之。不知其所謂也。願夫子溢志盡言其事。令終不滅。久而不絶。天之道可得聞乎。運化生成之道也岐伯稽首再拜對曰。明乎哉問天之道也。此因天之序。盛衰之時也。帝曰。願聞天道六六之節盛衰何也。六六之節經已荅問天師夫敷其旨故重問之岐伯曰。上下有位。左右有紀。上下謂司天地之氣二也餘左右四氣在歳之左右也故少陽之右。陽明治之。陽明之右。太陽治之。太陽之右。厥陰治之。厥陰之右。少陰治之。少陰之右。太陰治之。太陰之右。少陽治之。此所謂氣之標。蓋南面而待也。標末也。聖人南面而立。以闕氣之至也。故曰因天之序。盛衰之時。移光定位。正立而待之。此之謂也。移光謂日移光。定位謂面南觀氣。正立觀歲數。氣之至則氣可待之也。少陽之上。火氣治之。中見厥陰❶。少陽南方火。故上見火氣治之。與厥陰合。故中見厥陰也。陽明❷之上。燥氣治之。中見太陰。陽明西方金。故上燥氣治之。與太陰合。故燥氣之下中見太陰也。太陽之上。寒氣治之。中見少陰。太陽北方水。故上寒氣治之。與少陰合。故寒氣之下中見少陰也。新校正云：按六元正紀大論云：太陽所至爲寒生。中爲溫。與此義同。厥陰之上。風氣治之。中見少陽。厥陰東方木。故上風氣治之。與少陽合。故風氣之下中見少陽也。少陰之上。熱氣治之。中見太陽。少陰東南方君火。故上熱氣治之。與太陽合。故熱氣之下中見

【校勘】

❶ 厥陰：本書《至真要大論》新校正作「陽明」。

❷ 陽明：本書《至真要大論》新校正作「厥陰」。

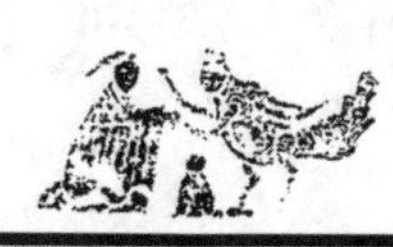

太陽也　新校正云按六元正紀大論云少陰所至爲熱生中爲寒與此義同太陰之上。濕氣治之中見陽明。太陰西南方土故上濕氣治之與陽明合故濕氣之下中見陽明也所謂本也本之下。中之見也見之下。氣之標也。本謂元氣也氣則爲主則文言著矣　新校正云詳注云文言著矣疑誤本標不同氣應異象。本者應之元標者病之始病生形用求之標方施其用求之本標本不同求之中見法萬全　新校正云按至真要大論云六氣標本不同氣有從本者有標本者有不從標本者少陽太陰從本少陰太陽從本從標陽明厥陰不從標本從乎中故從本者化生於本從標本者有標本之化從中者以中氣爲化

帝曰其有至而至。有至而不至。有至而太過。何也。皆謂天之六氣也初之氣起於立春前十五日餘二三四五終氣次至而分治六十日餘八十七刻半

岐伯曰至而至者和。至而不至。來氣不及也。未至而至。來氣有餘也。時至而氣至和平之應此則爲平歲也假令甲子歲氣有餘於癸亥歲未當至之期先時而至也乙丑歲氣不足於甲子歲當至之期後時而至也故曰來氣不及來氣有餘也言初氣之至期如此歲氣有餘六氣之至皆先時歲氣不及六氣之至皆後時先時後至後時先至各差十三日而應也

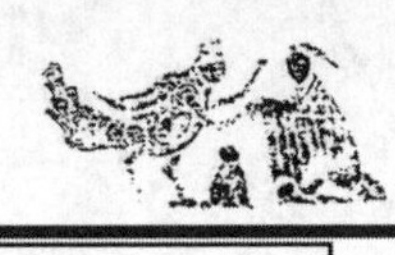

新校正云按金匱要略云有未至而至有至而不至有至而不去有至而太過冬至之後得甲子夜半少陽起少陰之時陽始生天得溫和以未得甲子天因溫和此爲未至而至也以得甲子而天未溫和此爲至而不至以得甲子而天寒不解此爲至而不去以得甲子而天溫如盛夏時此爲至而太過此亦論氣應之一端也

帝曰：至而不至，未至而至，如何？言太過不及歲當至晚至早之時應也

岐伯曰：應則順，否則逆，逆則變生，變則病。當期爲應愆時爲否天地之氣生化不息无止礙也不應有而有應有而不有是造化之氣失常失常則氣變變常則氣血紛撓而爲病也天地變而失常則萬物皆病

帝曰：善。請言其應。岐伯曰：物生其應也，氣脉其應也。物之生榮有常時脉之至有常期有餘歲早不及歲晚皆依期至也

帝曰：善。願聞地理之應六節氣位何如？岐伯曰：顯明之右，君火之位也；君火之右，退行一步，相火治之；日出謂之顯明則卯地氣分春也自春分後六十日有奇斗建卯正至于巳正君火位也自斗建巳正至未之中三之氣分相火治之所謂少陽也君火之位所謂少陰熱之分也天度至此暄淑大行居熱之分不行炎暑君之德也少陽居之爲僭逆大熱早行疫癘乃生陽明居之爲

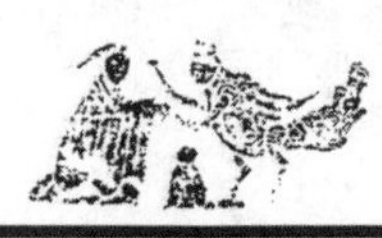

溫涼不時太陽居之爲寒雨間熱厥陰居之爲風濕雨生羽蟲少陰居之爲天下疵疫以其得位君令宣行故也太陰居之爲時雨火有二位故以君火爲六氣之始也相火則夏至日前後各三十日也少陽之分火之位也天度至此炎熱大行少陽居之爲熱暴至草萎河乾炎亢濕化晚布陽明居之爲涼氣間發大陽居之爲寒氣間至熱爭氷雹厥陰居之爲風熱大行雨生羽蟲少陰居之爲大暑炎亢太陰居之爲雲雨雷電退謂南面視之在位之右也一步凡六十日又八十七刻半餘氣同法

復行一步。土氣治之。雨之分也即秋分前六十日而有奇斗建未正至酉之中四之氣也天度至此雲雨大行濕蒸乃作少陽居之爲炎熱沸騰雲雨雷雹陽明居之爲清雨霧露太陽居之爲寒雨害物厥陰居之爲暴風雨摧拉雨生倮蟲少陰居之爲寒熱氣反用山澤浮雲暴雨溽蒸太陰居之爲大雨霪霔

復行一步。金氣治之。燥之分也即秋分後六十日而有奇自斗建酉正至亥之中五之氣也天度至此萬物皆燥少陽居之爲溫清更正萬物乃榮陽明居之爲大涼燥疾太陽居之爲早寒厥陰居之爲涼風大行雨生介蟲少陰居之爲秋濕熱病時行太陰居之爲時雨沈陰

復行一步。水氣治之。寒之分也即冬至日前後各三十日自斗建亥至丑之中六之氣也天度至此寒氣大行少陽居之爲冬溫蟄蟲不藏流水不氷陽明居之爲燥寒勁切太陽居之爲大寒凝列厥陰居之爲寒風標揚雨生鱗蟲少陰居之爲蟄蟲出見流水不冰太陰居之爲凝陰寒雪地氣濕也

復行一步。木氣治之。風之分也

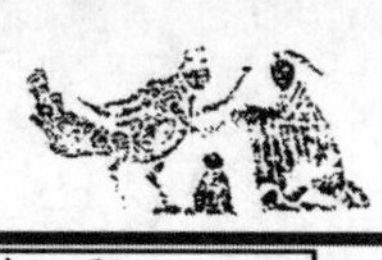

即春分前六十日而有奇也自斗建丑正至卯之中初之氣也天度至此風氣乃行天地神明號令之始也天之使也少陽居之爲温疫至陽明居之爲淸風霧露朦昧太陽居之爲寒風切冽霜雪水冰厥陰居之爲大風發榮雨生毛蟲少陰居之爲熱風傷人時氣流行太陰居之爲風雨凝陰不散 **復行一步君火治之。**熱之分也復春分始也自斗建卯正至巳之中二之氣也凡此六位終紀一年六六三百六十日六八四百八十刻六七四十二刻其餘半刻積而爲三約終三百六十五度也餘奇細分率之可也 **相火之下水氣承之。**熱盛水承條蔓柔弱湊潤衍溢水象可見 新校正云按六元正紀大論云少陽所至爲火生終爲蒸溽則水承之義可見又云少陽所至爲摽風燔燎霜凝亦下承之水氣也 **水位之下土氣承之。**寒甚物堅水冰流涸土象斯見承下明矣 新校正云按六元正紀大論云太陽所至爲寒雪冰雹白埃則土氣承之之義也 **土位之下風氣承之。**疾風之後時雨乃零是則濕爲風吹化而爲雨 新校正云按六元正紀大論云太陰所至爲濕生終爲注雨則土位之下風氣承之而爲雨也又云太陰所至爲雷霆驟注列風則風承之義也 **風位之下、金氣承之。**風動氣淸萬物皆燥金承木下其象昭然 新校正云按六元正紀大論云厥陰所至爲風生終爲肅則金承之義可見又云厥陰所至飄怒大涼亦金承之義也 **金位之下火氣承之。**鍛金生熱則火流金乘火之上理無妄也 新校正云按六元

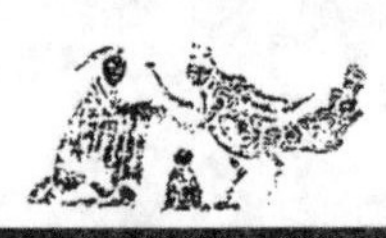

正紀大論云陽明所至爲散落溫則火乘之義也。君火之下。陰精承之。君火之位大熱不行蓋爲陰精制承其下也諸以所勝之氣乘於下者皆折其摽盛此天地造化之大體爾　新校正云按六元正紀大論云少陰所至爲熱生中爲寒則陰承之義可知又云少陰所至爲大暄寒亦其義也又按六元正紀云水發而雹雪土發而飄驟木發而毀折金發而清明火發而曛昧何氣使然曰氣有多少發有微甚微者當其氣甚者兼其下徵其下氣而見可知也所謂徵其下者即此六承氣也

帝曰。何也。岐伯曰。亢則害。承迺制。制則生化外列盛衰。害則敗亂生化大病。亢過極也物惡其極

帝曰。盛衰何如。岐伯曰。非其位則邪。當其位則正。邪則變甚。正則微。帝曰。何謂當位。岐伯曰。木運臨卯。火運臨午。土運臨四季。金運臨酉。水運臨子。所謂歲會。氣之平也。非太過非不及是謂平運主歲也平歲之氣物生脉應皆必合期無先後也　新校正云詳木運臨卯丁卯歲也火運臨午戊午歲也土運臨四季甲辰甲戌己丑己未歲也金運臨酉乙酉歲也水運臨子丙子歲也內戊午己丑己未乙酉又爲太一天符

帝曰。非位何

如。歧伯曰。歲不與會也。不與本辰相逢會也帝曰。土運之歲上見太陰。火運之歲上見少陽少陰。少陰少陽皆火氣金運之歲上見陽明。木運之歲上見厥陰。水運之歲上見太陽。柰何。歧伯曰。天之與會也。天氣與運氣相逢會也　新校正云詳土運之歲上見太陰己丑己未也火運之歲上見少陽戊寅戊申也上見少陰戊子戊午也金運之歲上見陽明乙卯乙酉也木運之歲上見厥陰丁巳丁亥也水運之歲上見太陽丙辰丙戌内己丑己未戊午乙酉又爲太一天符按六元正紀大論云太過而同天化者三不及而同天化者亦三戊子戊午太徵上臨少陰戊寅戊申太徵上臨少陽丙辰丙戌太羽上臨太陽如是者三丁巳丁亥少角上臨厥陰乙卯乙酉少商上臨陽明己丑己未少宮上臨太陰如是者三臨者太過不及皆曰天符故天元冊曰天符。天符歲會何如。歧伯曰。太一天符之會也。是謂三合一者天會二者歲會三者運會也天元紀大論曰三合爲治此之謂也　新校正云按太一天符之詳其天元紀大論注中帝曰。其貴賤何如。歧伯曰。天符爲執法。歲會爲行令。太一天符爲貴人。執法猶相

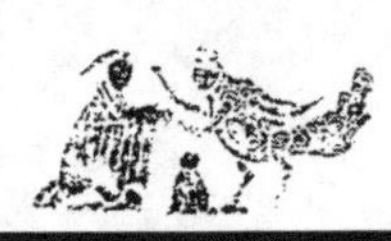

輔行令猶方伯貴人猶君主　帝曰：邪之中也柰何？岐伯曰：中執法者，其病速而危；執法官人之繩準，自為邪僻，故病速而危。中行令者，其病徐而持；方伯无執法之權，故無速害，病但執持而已。中貴人者，其病暴而死。義无凌犯，故病則暴而死。帝曰：位之易也何如？岐伯曰：君位臣則順，臣位君則逆。逆則其病近，其害速；順則其病遠，其害微。所謂二火也。相火居君火，是臣居君位，故逆也。君火居相火，是君居臣位，君臨臣位，故順也。遠謂里遠，近謂里近也。帝曰：善。願聞其步何如？岐伯曰：所謂步者，六十度而有奇，奇謂八十七刻又十分刻之五也。故二十四步積盈百刻而成日也。此言天度之餘也。夫言周天之度者，三百六十五度四分度之一也。二十四步正四歲也。四分度之一，二十五刻也。四歲氣乘積已盈百刻，故成一日。度一日也。帝曰：六氣應五行之變何如？岐伯曰：位有終始，氣有初中，上下不同，求之亦異也。

位地位也氣天氣也氣與位互有差移故氣之初天用事氣之中地主之地主則氣流于地天用則氣騰於天初與中皆分天步而率刻爾初中各三十日餘四十三刻四分刻之三也帝曰求之柰何岐伯曰天氣始於甲地氣始於子子甲相合命曰歲立謹候其時氣可與期子甲相合命曰歲立則甲子歲也謹候水刻早晏則六氣悉可與期爾帝曰願聞其歲六氣始終早晏何如岐伯曰明乎哉問也甲子之歲初之氣天數始於水下一刻常起於平明寅初一刻艮中之南也新校正云按戊辰壬申丙子庚辰甲申戊子壬辰丙申庚子甲辰戊申壬子丙辰庚申歲同此所謂辰申子歲氣會同陰陽法以是爲三合終於八十七刻半子正之中夜之半也外十二刻半入二氣之初諸餘刻同入也二之氣始於八十七刻六分子中之左也終於七十五刻戌之後四刻也外二十五刻入次三氣之初率三之氣始於七十六刻亥初之一刻終於六十二刻半酉正之中也外三十七刻半差入後四之氣始於六十二刻六分酉中之北終於五十刻

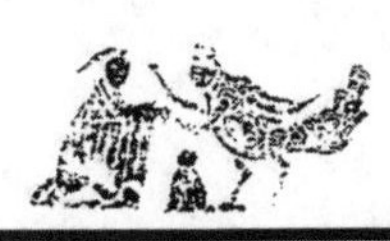

未後之四刻也外五十刻差入後五之氣始於五十一刻。申初之一刻終於三十七刻半午正之中晝之半也外六十二刻半差入後六之氣始於三十七刻六分。午中之酉終於二十五刻辰正之後四刻外七十五刻差入後所謂初六天之數也。天地之數二十四氣乃大會而同故命此曰初六天數也乙丑歲。初之氣天數始於二十六刻巳初之一刻　新校正云按己巳癸酉丁丑辛巳乙酉己丑癸巳丁酉辛丑乙巳己酉癸丑丁巳辛酉歲同所謂巳酉丑歲氣會同也終於一十二刻半。卯正之中二之氣始於一十二刻六分。卯中之南終於水下百刻。丑後之四刻三之氣始於一刻。又寅初之一刻終於八十七刻半。子正之中四之氣始於八十七刻六分。子中正東終於七十五刻。戌後之四刻五之氣始於七十六刻。亥初之一刻終於六十二刻半。酉正之中六之氣始於六十二刻六分。酉中之北終於五十刻。未後之四刻所謂六二。天之數也。一六爲初六二六爲六二名次

也丙寅歲初之氣天數始於五十一刻申初之一刻　新校正云按庚午甲戌戊寅壬午丙戌庚寅甲午戊戌壬寅丙午庚戌甲寅戊午壬戌歲同此所謂寅午戌歲氣會同終於三十七刻半午正之中二之氣始於三十七刻六分午中之西終於二十五刻辰後之四刻三之氣始於二十六刻巳初之一刻終於一十二刻半卯正之中四之氣始於一十二刻六分卯中之南終於水下百刻丑後之四刻五之氣始於一刻寅初之一刻終於八十七刻半子正之中六之氣始於八十七刻六分子中之左終於七十五刻戌後之四刻所謂六三天之數也丁卯歲初之氣天數始於七十六刻亥初之一刻　新校正云按辛未乙亥己卯癸未丁亥辛卯乙未己亥癸卯丁未辛亥乙卯己未癸亥歲同此所謂卯未亥歲氣會同終於六十二刻半酉正之中二之氣始於六十二刻六分酉中之北終於五十刻未後之四刻三之氣始

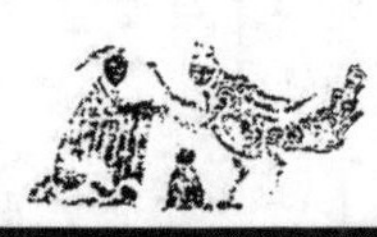

於五十一刻。申初之二刻　終於三十七刻半。午正之中　四之氣始於三十七刻六分。午中之西　終於二十五刻。辰後之四刻　五之氣始於二十六刻。巳初之一刻　終於一十二刻半。卯正之中　六之氣始於一十二刻六分。卯中之南　終於水下百刻。丑後之四刻　所謂六四天之數也。次戊辰歲初之氣復始於一刻。常如是無已。周而復始。始自甲子年終於癸亥歲常以四歲爲一小周一十五周爲一大周以辰命歲則氣可與期　帝曰。願聞其歲候何如。岐伯曰。悉乎哉問也。日行一周。天氣始於一刻。甲子歲也　日行再周。天氣始於二十六刻。乙丑歲也　日行三周。天氣始於五十一刻。丙寅歲也　日行四周。天氣始於七十六刻。丁卯歲也　日行五周。天氣復始於一刻。戊辰歲也餘五十五歲循環周而復始矣　所謂一紀也。法以四年爲一紀循環不已餘三歲一會同故

有三合也是故寅午戌歲氣會同。卯未亥歲氣會同。辰申子歲氣會同。巳酉丑歲氣會同。終而復始。陰陽法以是爲三合者緣其氣會同也不爾則各在一方義無由合帝曰。願聞其用也。歧伯曰。言天者求之本。言地者求之位。言人者求之氣交。本謂天六氣寒暑燥濕風火也三陰三陽由是生化故云本所謂六元者也位謂金木火土水君火也天地之氣上下相交人之所處者也帝曰。何謂氣交。歧伯曰。上下之位。氣交之中。人之居也。自天之下地之上則二氣交合之分也人居地上故氣交合之中人之居也是以化生變易皆在氣交之中也故曰。天樞之上。天氣主之。天樞之下。地氣主之。氣交之分。人氣從之。萬物由之。此之謂也。天樞當齊之兩傍也所謂身半矣伸臂指天則天樞正當身之半也三分折之上分應天下分應地中分應氣交天地之氣交合之際所遇寒暑燥濕風火勝復之變之化故人氣從之萬物生化悉由而合散也帝曰。何謂初中。歧伯曰。初凡三十度而有奇。

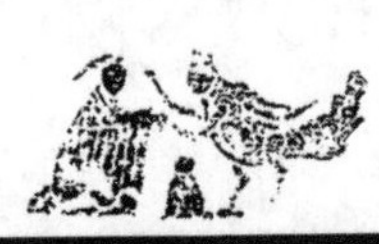

中氣同法。奇謂三十日餘四十三刻又四十分刻之三十也初中相合則六十日餘八十七刻半也以各餘四十分刻之三十故云中氣同法也

帝曰。初中何也。岐伯曰。所以分天地也。以是知氣高下生人病主之也

帝曰。願卒聞之。岐伯曰。初者地氣也。中者天氣也。氣之初天用事天用事則地氣上騰於太虛之內氣之中地氣主之地氣主則天氣下降於有質之中

帝曰。其升降何如。岐伯曰。氣之升降。天地之更用也。升謂上升降謂下降升極則降降極則升升降不已故彰天地之更用也

帝曰。願聞其用何如。岐伯曰。升已而降。降者謂天。降已而升。升者謂地。氣之初地氣升氣之中天氣降升已而降以下彰天氣之下流降已而升以上表地氣之上應天氣下降地氣上騰天地交合泰之象也易曰天地交泰是以天地之氣升降常以三十日半下上下上不已故萬物生化無有休息而各得其所也

天氣下降。氣流于地。地氣上升。氣騰于天。故高下相召。升降相因。而變作矣。氣有勝復故變生也　新校正云按六元正紀大論云天地之氣盈虛何如曰天氣不足地氣隨之地氣不足

天氣從之運居其中而常先也惡所不勝歸所和同隨運歸從而生其病也故上勝則天氣降而下下勝則地氣遷而上多少而差其分微者小差甚者大差甚則位易氣交易則大變生而病作矣

帝曰：善。寒濕相遘，燥熱相臨，風火相值，其有間乎。岐伯曰：氣有勝復，勝復之作，有德有化，有用有變，變則邪氣居之。

夫撫掌成聲沃火生沸物之交合象出其間萬類交合亦由是矣天地交合則八風鼓拆六氣交馳於其間故氣不能正者反成邪氣

帝曰：何謂邪乎。

邪者不正之目也天地勝復則寒暑燥濕風火六氣互爲邪也

岐伯曰：夫物之生從於化，物之極由乎變，變化之相薄，成敗之所由也。

夫氣之有生化也不見其形不知其情莫測其所起莫究其所止而萬物自生自化近成無極是謂天和見其象彰其動震烈剛暴飄泊驟卒拉堅摧殘摺拆鼓慄是謂邪氣故物之生也靜而化成其毀也躁而變革是以生從於化極由乎變變化不息則成敗之由常在生有涯分者言有終始爾　新校正云按天元紀大論云物生謂之化物極謂之變也

故氣有往復，用有遲速，四者之有，而化而變，風之來也。

天地易位寒暑移方水火易處當動用時氣之遲速往復故不

常在雖不可究識意端然微甚之用而爲化爲變風所由來也人氣不勝因而感之故病生焉風匪求勝於人也**帝曰：遲速往復，風所由生，而化而變，故因盛衰之變耳。成敗倚伏遊乎中，何也？**夫倚伏者禍福之萌也有禍者福之所倚也有福者禍之所伏也由是故禍福互爲倚伏物盛則衰樂極則哀是福之極故爲禍所倚否極之泰未濟之濟是禍之極故爲福所伏然吉凶成敗目擊道存不可以終自然之理故無尤也**岐伯曰：成敗倚伏生乎動，動而不已，則變作矣。**動靜之理氣有常運其微也爲物之化其甚也爲物之變化流於物故物得之以生變行於物故物得之以死由是成敗倚伏生於動之微甚遲速爾豈唯氣獨有是哉人在氣中養生之道進退之用當皆然也 新校正云按至眞要大論云陰陽之氣清靜則化生治動則苛疾起此之謂也**帝曰：有期乎？岐伯曰：不生不化，靜之期也。**人之期可見者二也天地之期不可見也夫二可見者一曰生之終也其二曰變易與上同體然後捨小生化歸於大化以死後猶化變未已故可見者二也天地終極人壽有分長短不相及故人見之者鮮矣**帝曰：不生化乎？**言亦有不生不化者乎**岐伯曰：出入廢則神機化滅，升降息則氣立孤危。**出入謂喘息也升降謂化氣也夫毛羽倮鱗介及飛走蚑行皆生氣根於身中以神爲動靜之主故曰神機也然金玉土石鎔埏草木皆生氣根於外假氣以成立主持故曰氣立也五常政大論曰根于中者命曰神機神去則機息根于外者命曰氣立氣止則化絶此之謂也故無是四者則神機與氣立者生死皆絶　新校正云按易云本乎天者親上本乎地者親下周禮大宗伯有天産地産大司徒云動物植物即此神機氣立之謂也　**故非出入則無以生長壯老已。非升降則無以生長化收藏。**夫自東自西自南自北者假出入息以爲化主因物以全質者陰陽升降之氣以作生源若非此道則無能致是十者也　**是以升降出入無器不有。**包藏生氣者皆謂生化之器觸物然矣夫竅横者皆有出入去來之氣竅堅者皆有陰陽升降之氣往復於中何以明之則壁窗戶牖兩面伺之皆承來氣衝擊於人是則出入氣也夫陽升則井寒陰升則水煖以物投井及葉墜空中翩翩不疾皆升氣所礙也虛管溉滿捻上懸之水固不泄爲無升氣而不能降也空瓶小口頓溉不入爲氣不出而不能入也由是觀之升無所不降降無所不升無出則不入無入則不出夫群品之中皆出入升降不失常守而云非化者未之有也有識無識有情無情去出入已升降而云存者未之有也故曰升降出入無器不有　**故器者生化之宇。器散則分之生化息矣。**器謂天地及諸身也宇謂屋宇也以其身形包藏府藏受納神靈與天地同故皆名器也諸身

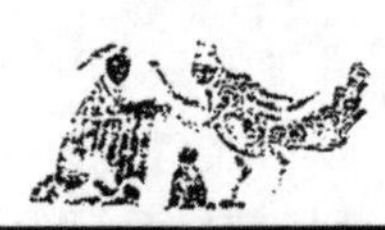

者小生化之器宇太虛者廣生化之器宇也生化之器自有小大無不散也夫小大器皆生有涯分散有遠近也**故無不出入無不升降**。眞生假立形器者無不有此二者**化有小大期有近遠**。近者不見遠謂遠者無涯遠者無常見近而嘆有其涯矣既近遠不同期合散殊時節即有無交競異見常乖及至分散之時則近遠同歸於一變**四者之有而貴常守**。四者謂出入升降也有出入升降則爲常守有出無入有入無出有升無降有降無升則非生之氣也若非胎息道成居常而生則未之有屛出入息泯升降氣而能存其生化者故貴當守**反常則災害至矣**。出入升降生化之元生故不可無之反常之道則神去其室生之微絕非災害而何哉**故曰無形無患此之謂也**。夫喜於遂悅於色畏於難懼於禍外惡風寒暑濕內繁飢飽愛欲皆以形無所隱故常嬰患累於人間也若便想慕滋蔓嗜慾無厭外附權門內豐情僞則動以牢網坐招燔焫欲思釋縛其可得乎是以身爲患階爾老子曰吾所以有大患者爲吾有身及吾無身吾有何患此之謂也夫身形與太虛釋然消散復未知生化之氣爲有而聚耶爲無而滅乎**帝曰善。有不生不化乎**。言人有逃陰陽免生化而不生不化無始無終同太虛自然者乎**岐伯曰悉乎哉問也與道合同惟眞人也**。眞人之身隱見莫測出入天地內外順道至眞以生其爲小也入於無間其爲

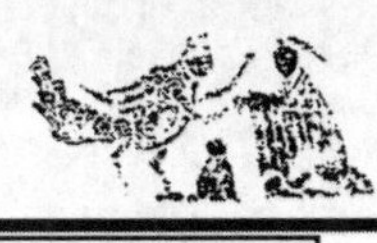

大也過虚空界不與道如一其孰能爾乎帝曰善。

重廣補注黄帝内經素問卷第十九

天元紀大論鐫子泉切五運行大論凴扶氷切礙音艾倮音畫眚所景切蓰音揔甃慈濫切潯音脣黅音今銛音括疢音敕六微旨大論霪音淫霔音注涸胡各切蚑音祁埏式連切

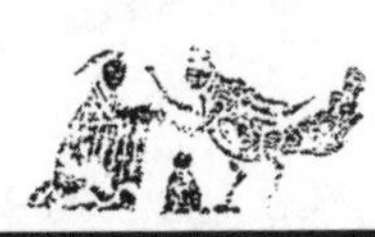

重廣補注黃帝內經素問卷第二十

啟玄子次注林億孫奇高保衡等奉敕校正孫兆重改誤

氣交變大論　　五常政大論

氣交變大論篇第六十九

新校正云詳此論專明氣交之變乃五運太過不及德化政令災變勝復為病之事

黃帝問曰。五運更治。上應天朞。陰陽往復。寒暑迎隨。真邪相薄。內外分離。六經波蕩。五氣傾移。太過不及。專勝兼并。願言其始。而有常名。可得聞乎。朞三百六十五日四分日之一也專勝謂五運主歲太過也兼并謂主歲之不及也常名謂布化於太虛人身參應病之形診也　新校正云按天元紀大論云五運相襲而皆治之終朞之日周而復始又云五氣運行各終朞日太始天元冊文曰萬物資始五運終天即五運更治上應天朞之義也　岐伯稽首再拜對曰。昭乎哉問也。是明道也。此上帝所貴。先師傳之。

臣雖不敏往聞其旨言非己心之生知備聞先人往古受傳之遺旨也帝曰余聞得其人不教是謂失道傳非其人慢泄天寶余誠菲德未足以受至道然而衆子哀其不終願夫子保於無窮流於無極余司其事則而行之柰何至道者非傳之難非知之艱行之難聖人愍念蒼生同居永壽故屈身降志請受於天師太上貴德故後己先人苟非其人則道無虛授黄帝欲仁慈惠遠博愛流行尊道下身拯乎黎庶乃曰余司其事則而行之也岐伯曰請遂言之也上經曰夫道者上知天文下知地理中知人事可以長久此之謂也夫道者大無不包細無不入故天文地理人事咸通 新校正云詳夫道者一節與著至教論文重帝曰何謂也岐伯曰本氣位也位天者天文也位地者地理也通於人氣之變化者人事也故太過者先天不及者後天所謂治化而人應

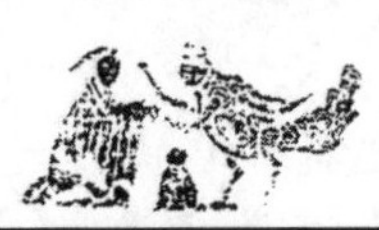

之也三陰三陽司天司地以表定陰陽生化之紀是謂位天位地也五運居中司人氣之變化故曰通於人氣也先天後天謂生化氣之變化所主時也太過歲化先時至不及歲化後時至

帝曰：五運之化，太過何如？太過謂歲氣有餘也　新校正云詳太過五化具五常政大論中

岐伯曰：歲木太過，風氣流行，脾土受邪。木餘故土氣卑屈民病飧泄食減，體重煩冤，腸鳴腹支滿，上應歲星。飧泄謂食不化而下出也脾虛故食減體重煩冤腸鳴腹支滿也歲木氣太盛歲星光明逆守星屬分皆災也　新校正云按藏氣法時論云脾虛則腹滿腸鳴飧泄食不化

甚則忽忽善怒，眩冒巔疾。凌犯太甚則遇於金故自病　新校正云按玉機真藏論云肝脈太過則令人喜怒忽忽眩冒巔疾爲肝實而然則此病不獨木太過遇金自病肝實亦自病也

化氣不政，生氣獨治，雲物飛動，草木不寧，甚而摇落，反脇痛而吐甚，衝陽絶者，死不治，上應太白星。諸壬歲也木餘土抑故不能布政於萬物也生氣木氣也太過故獨治而生化也風不務德非分而動則太虛之中雲物飛動草木不寧動而不止金則勝之故甚則草木摇落也脇反痛木乘土也衝陽胃脈也木氣勝而土氣乃絶故死也金復而太白

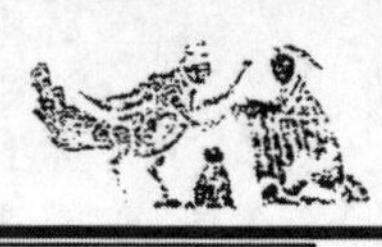

逆守屬星者危也其災之發害於東方人之内應則先害於脾後傷肝也書曰滿招損此其類也　新校正云詳此太過五化言星之例有三木與土運先言歲鎮後言勝已之星火與金運先言熒惑太白次言勝已之星後再言熒惑太白水運先言辰星次言鎮星後再言辰星兼見已勝之星也

歲火太過。炎暑流行。金肺受邪。火不以德則邪害於金若以德行則政和平也民病瘧少氣欬喘。血溢血泄注下。嗌燥耳聾中熱肩背熱。上應熒惑星。少氣謂氣少不足以息也血泄謂血利便血也血溢謂血上出於七竅也注下謂水利也中熱謂胷心之中也背謂胷中之府肩接近之故胷心中及肩背熱也火氣太盛則熒惑光芒逆臨宿屬分皆災也　新校正云詳火盛而剋金寒熱交爭故爲瘧按藏氣法時論云肺病者欬喘肺虛者少氣不能報息耳聾嗌乾甚則胷中痛脅支滿脅痛膺背肩胛間痛。兩臂内痛。新校正云按藏氣法時論云心病者胷中痛脅支滿脅下痛膺背肩甲間痛兩臂内痛身熱骨痛而爲浸淫。火無德令縱熱害金水爲復讎故火自病　新校正云按玉機真藏論云心脉太過則令人身熱而膚痛爲浸淫此云骨痛者誤也收氣不行。長氣獨明。雨水霜寒。今詳水字當作冰上應辰星。金氣退避火氣獨行水氣

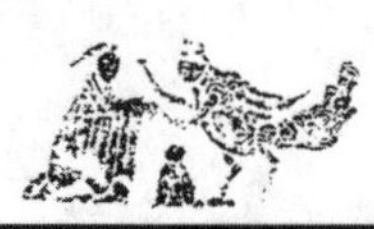

折之故雨零冰雹及徧降霜寒而殺物也水復於火天象應之辰星逆凌乃寒災於物也占辰星者常在日之前後三十度其災發之當至南方在人之應則内先傷肺後反傷心　新校正云按五常政大論雨水霜寒作雨冰霜雹**上臨少陰少陽火燔焫冰泉涸物焦槁。**新校正云按五常政大論云赫曦之紀上徵而收氣後又六元正紀大論云戊子戊午太徵上臨少陰戊寅戊申太徵上臨少陽臨者太過不及皆曰天符**病反譫妄狂越欬喘息鳴下甚血溢泄不已太淵絶者死不治上應熒惑星。**諸戊歲也戊午戊子歲少陰上臨戊寅戊申歲少陽上臨是謂天符之歲也太淵肺脉也火勝而金絶故死火既太過又火熱上臨兩火相合故形斯候熒惑逆犯宿屬皆危　新校正云詳戊辰戊戌歲上見太陽是謂天刑運故當盛而不得盛則火化減半非太過又非不及也

歲土太過雨濕流行腎水受邪。土無德乃爾**民病腹痛清厥意不樂體重煩寃上應鎮星。**腹痛謂大腹小腹痛也清厥謂足逆冷也意不樂如有隱憂也土來刑水象應之鎮星逆犯宿屬則災　新校正云按藏氣法時論云腎病者身重腎虚者大腹小腹痛清厥意不樂**甚則肌肉萎足痿不收行善瘈脚下痛飲發中**

滿食減四支不舉。脾主肌肉外應四支又其脉起於足中指之端循核骨內側斜出絡跗故病如是　新校正云按藏氣法時論云脾病者身重善飢肉痿足不收行善瘛脚下痛又玉機真藏論云脾太過則令人四支不舉　變生得位。新校正云詳太過五化獨此言變生得位者舉一而四氣可知也又以土王時月難知故此詳言之也　藏氣伏化氣獨治之泉涌河衍涸澤生魚風雨大至土崩潰鱗見于陸病腹滿溏泄腸鳴反下甚而太谿絶者死不治上應歲星。諸甲歲也得位謂季月也藏水氣也化土氣也化太過故水藏伏匿而化氣獨治土勝木復故風雨大至水泉涌河渠溢乾澤生魚濕既甚矣風又鼓之故土崩潰土崩潰謂垣頹岸仆山落地入也河溢泉涌枯澤水滋鱗物豐盛故見于陸地也太谿腎脉也土勝而水絶故死木來折土天象逆臨加其宿屬正可憂也　新校正云按藏氣法時論云脾虛則腹滿腸鳴飧泄食不化也　歲金太過燥氣流行肝木受邪。金暴虐乃兩民病兩脇下少腹痛目赤痛眥瘍耳無所聞。兩脇謂兩乳之下脅之下也少腹謂齊下兩傍髎骨內也目赤謂白睛色赤也痛謂滲痛也眥謂四際瞼睫之本也　肅殺而甚則體重煩冤。

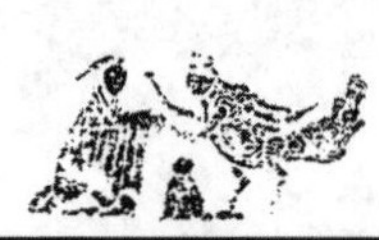

胃痛引背兩脇滿且痛引少腹上應太白星。金氣已過肅殺又甚木氣内畏感而病生金盛應天太白明大加臨宿屬心受災害　新校正云按藏氣法時論云肝病者兩脇下痛引少腹肝虛則目䀮䀮無所見耳無所聞又玉機真藏論云肝脉不及則令人胷痛引背下則兩脇胠滿也甚則喘欬逆氣肩背痛尻陰股膝髀腨䯒足皆病上應熒惑星。火氣復之自生病也天象示應在熒惑逆加守宿屬則可憂也　新校正云按藏氣法時論云肺病者喘欬逆氣肩背痛汗出尻陰股膝髀腨䯒足皆痛收氣峻生氣下草木斂蒼乾凋隕病反暴痛胠脇不可反側。新校正云詳此云反暴痛不言何所痛者按至真要大論云心脇暴痛不可反側則此乃心脇暴痛也欬逆甚而血溢太衝絶者死不治上應太白星。諸庚歲也金氣峻虐木氣被刑火未來復則如是也斂謂已生枝葉斂附其身也太衝肝脉也金勝而木絶故死當是之候太白應之逆守星屬病皆危也　新校正云按庚子庚午庚寅庚申歲上見少陰少陽司天是謂天刑運金化減半故當盛而不得盛非太過又非不及也歲水太過。寒氣流行。邪害心火。水不務德暴虐乃然民病身熱煩心躁悸。陰

厥上下中寒。譫妄心痛。寒氣早至。上應辰星。悸心跳動也譫亂語也妄妄見聞也天氣水盛辰星瑩明加其宿屬災乃至新校正云按陰厥在後金不及復則陰厥有注甚則腹大脛腫。喘欬寑汗出憎風。新校正云按藏氣法時論云腎病者腹大脛腫喘欬身重寑汗出憎風再詳太過五化木言化氣不政生氣獨治火言收氣不行長氣獨明土言藏氣伏長氣獨治金言收氣峻生氣下水當言藏氣乃盛長氣失政今獨亡者闕文也大雨至埃霧朦鬱。上應鎮星。水盛不已爲土所乘故彰斯候埃霧朦鬱土之氣腎之脉從足下上行入腹從腎上貫肝鬲入肺中循喉嚨故生是病腎爲陰故寑則汗出而憎風也卧寑汗出即其病也夫土氣勝折水之強故鎮星明盛昭其應也上臨太陽雨冰雪霜不時降。濕氣變物。新校正云按五常政大論云流衍之紀上羽而長氣不化又六元正紀大論云丙辰丙戌太羽上臨太陽臨者太過不及皆曰天符病反腹滿腸鳴溏泄。食不化。新校正云按藏氣法時論云脾虛則腹滿腸鳴飧泄食不化渴而妄冒。神門絶者。死不治。上應熒惑辰星。諸丙歲也丙辰丙戌歲太陽上臨是謂天符之歲也寒氣太甚故雨化爲冰雪雨冰則雹也霜不時降彰其寒也土復其水則大雨霖霪濕氣內深故物皆濕變神門心

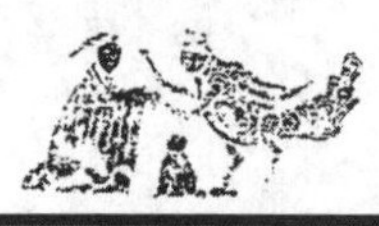

脉也水勝而火絶故死水盛大甚則熒惑滅曜辰星明瑩加以逆守宿屬則危亡也 新校正云詳太過五獨記火水之上臨者火臨火水臨水爲天符故也火臨水爲逆水臨木爲順火臨土爲順水臨土爲運勝天火臨金爲天刑運水臨金爲逆更不詳出也又此獨言土應熒惑辰星舉此一例餘從而可知也

帝曰善其不及何如。謂政化少也新校正云詳不及五化具五常政大論中岐伯曰悉乎哉問也歲木不及燥迺大行。清冷時至加之薄寒是謂燥氣燥金氣也生氣失應草木晚榮。後時之謂失應也肅殺而甚則剛木辟著悉萎蒼乾上應太白星。天地淒滄日見朦昧謂雨非雨謂晴非晴人意慘然氣象凝斂是爲肅殺甚也剛勁硬也辟著謂辟著枝莖乾而不落也柔耎也蒼青也柔木之葉青色不變而乾卷也木氣不及金氣乘之太白之明光芒而照其空也民病中清胠脇痛少腹痛。腸鳴溏泄涼雨時至上應太白星。新校正云按不及五化民病證中上應之星皆言運星失色畏星加臨宿屬爲災此獨言畏星不言運星者經文闕也當云上應太白星歲星其穀蒼。金氣乘木肝之病也乘此氣者腸中自鳴而溏泄者即無胠脇少腹之痛疾也微者善之甚者止之遇夏之氣亦自止也遇秋之氣而復有之涼雨時至謂應時而至也金土齊化故涼雨俱行火氣來復則夏雨少金氣勝木太白臨之加其宿屬分皆災也金勝畢歲火氣不復則蒼色之穀不成實也　新校正云詳中清胠脇痛少腹痛爲金乘木肝病之狀腸鳴溏泄乃脾病之證蓋以木少脾土無畏侮反受邪之故也

上臨陽明。生氣失政。草木再榮。化氣迺急。上應太白鎮星。其主蒼早。諸丁歲也丁卯丁酉歲陽明上臨是謂天刑之歲也金氣承天下勝於木故生氣失政草木再榮生氣失政故木華晚啓金氣抑木故秋夏始榮結實成熟以化氣急速故晚結成就也金氣勝木天應同之故太白之見光芒明盛木氣既少土氣無制故化氣生長急速木少金勝天氣應之故鎮星太白潤而明也蒼色之物又早凋落木少金乘故也　新校正云按不及五化獨紀木上臨陽明土上臨厥陰水上臨太陰不紀木上臨厥陰土上臨太陰金上臨陽明者經之旨各記其甚者也故於太過運中只言火臨火水臨水此不及運中只言木臨金土臨木水臨土故不言厥陰臨木太陰臨土陽明臨金也

復則炎暑流火。濕性燥。柔脆草木焦槁。下體再生。華實齊化。病寒熱瘡瘍疿胗癰痤。上應熒惑太白。其穀白堅。火氣復金夏生大熱故萬物濕性時變爲燥流火爍物故柔脆草木及蔓延之類皆上乾死而下體再生若辛熱之草死不再生也小熱者死少大熱者死多火大復巳土氣間至則涼雨降其酸苦甘鹹性寒之物乃再發

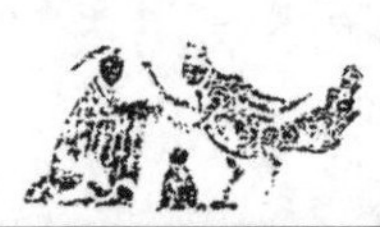

生新開之與先結者齊承化而成熟火復其金太白減曜熒惑上應則益光芒加其宿屬則皆災也以火反復故曰白堅之穀秀而不實白露早降。收殺氣行。寒雨害物。蟲食甘黃。脾土受邪。赤氣後化。心氣晚治。上勝肺金。白氣迺屈。其穀不成。欬而鼽。上應熒惑太白星。陽明上臨金自用事故白露早降寒涼大至則收殺氣行以太陽居土濕之位寒濕相合故寒雨害物少於成實金行伐木假途於土子居母內蟲之象也故甘物黃物蟲蠹食之清氣先勝熱氣後復復已乃勝故火赤之氣後生化也赤後化謂草木赤華及赤實者皆後時而再榮秀也其五藏則心氣晚王勝於肺心勝於肺則金之白氣乃屈退也金穀稻也鼽鼻中水出也金爲火勝天象應同故太白芒減熒惑益明

歲火不及。寒迺大行。長政不用。物榮而下。凝慘而甚。則陽氣不化。迺折榮美。上應辰星。火少水勝故寒迺大行長政不用則物容卑下火氣既少水氣洪盛天象出見辰星益明民病胷中痛。脇支滿。兩脇痛。膺背肩胛間及兩臂內痛。新校正云詳此證與火太過甚則反病之狀同傍見藏氣法時論鬱冒朦昧。心痛

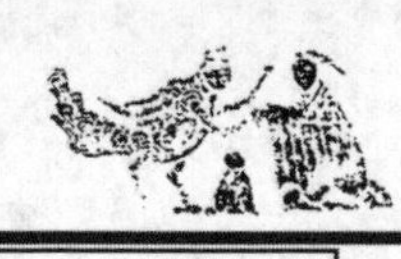

暴瘖。胷腹大脇下與要背相引而痛。新校正云：按藏氣法時論云：心虛則胷腹大，脇下與腰背相引而痛。甚則屈不能伸。髖髀如別，上應熒惑辰星。其穀丹。諸癸歲也。患以其脉行於是也。火氣不行，寒氣禁固，髖髀如別，屈不得伸。水行乘火，故熒惑芒減，丹穀不成，辰星臨其宿屬之分，則皆災也。復則埃鬱，大雨且至。黑氣迺辱，病鶩溏腹滿，食飲不下。寒中腸鳴，泄注腹痛，暴攣痿痺，足不任身，上應鎮星辰星，玄穀不成。埃鬱雲雨，土之用也。復寒之氣，必以濕，濕氣內淫則生腹疾身重，故如是也。黑氣，水氣也。辱，屈辱也。鶩，鴨也。土復於水，故鎮星明潤，臨犯宿屬，則民受病災矣。歲土不及，風迺大行，化氣不令。草木茂榮。飄揚而甚，秀而不實，上應歲星。木无德也。木氣專行，故化氣不令，生氣獨擅，故草木茂榮，飄揚而甚，是木不以德。土氣薄少，故物實不成。不實，謂粃惡也。土不及，木乘之，故歲星之見潤而明也。民病飧泄霍亂，體重腹痛，筋骨繇復，肌肉瞤酸，善怒。藏氣舉事，蟄

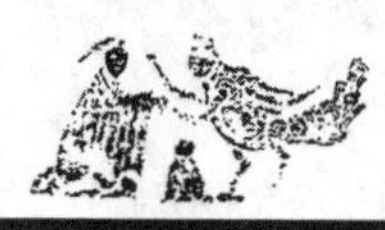

蟲早附。咸病寒中。上應歲星鎮星，其穀黅。諸巳歲也屬客於胃故病如是土氣不及水與齊化故藏氣舉事蟄蟲早附於陽氣之所人皆病中寒之疾也縣搖也筋骨搖動已復常則已縣復也土抑不伸若歲星臨宿屬則皆災也新校正云詳此文云筋骨繇復王氏雖注義不可解按至真要大論云筋骨繇併疑此復字併字之誤也復則收政嚴峻，名木蒼凋，胷脇暴痛，下引少腹，善大息。蟲食甘黃，氣客於脾，黅穀廼減，民食少失味，蒼穀廼損。金氣復木故名木蒼凋金入於土母懷子也故甘物黃物蟲食其中金入土中故氣客於脾金氣大來與土仇復故黅減實穀不成也上應太白歲星。太白芒盛歲減明也一經少此六字鈌文耳上臨厥陰，流水不冰，蟄蟲來見，藏氣不用，白廼不復，上應歲星，民廼康。巳亥巳巳歲厥陰上臨其歲少陽在泉火司于地故蟄蟲來見流水不冰也金不得復故歲星之象如常民康不病　新校正云詳木不及上臨陽明水不及上臨太陰俱後言復此先言復而後舉上臨之候者蓋白廼不復嫌於此年有復也歲金不及，炎火廼行，生氣廼用，長氣專勝，庶物以

茂燥爍以行。上應熒惑星。火不務德而襲金危炎火既流則夏生大熱生氣舉用故庶物蕃茂燥爍氣至物不勝之爍勝之爍石流金涸泉焦草山澤燔燎爍雨乃不降炎火大盛天象應之熒惑之見而大明也 民病肩背瞀重鼽嚏血便注下。收氣迺後。上應太白星。其穀堅芒。諸乙歲也瞀謂悶也受熱邪故生是病收金氣也火先勝故收氣後火氣勝金金不能盛若熒惑逆守宿屬之分皆受病 新校正云詳其穀堅芒白色可見故不云其穀白也經云上應太白以前後例相照經脫熒惑二字及詳王注言熒惑逆守之事益知經中之闕也 復則寒雨暴至。迺零冰雹霜雪殺物。陰厥且格。陽反上行。頭腦戶痛。延及囟頂發熱。上應辰星。新校正云詳不及之運剋我者行勝我者之子來復當來復之後勝星減曜復星明大此只言上應辰星而不言熒惑者闕文也當云上應辰星熒惑 丹穀不成。民病口瘡。甚則心痛。寒氣折火則見冰雹霜雪冰雹先傷而霜雪後損皆寒氣之常也其災害迺傷於赤化也諸不及而爲勝所犯子氣復之者皆歸其方也陰厥謂寒逆也格至也亦拒也水行折火以救困金天象應之辰星明瑩赤色之穀爲霜雹損之 歲水不及。濕迺大行。長氣反用。

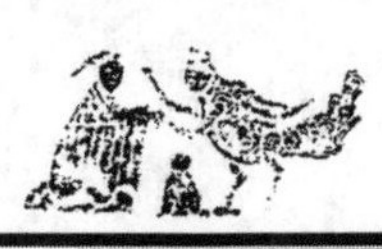

其化廼速。暑雨數至。上應鎮星。濕大行謂數雨也化速謂物早成也火濕齊化故暑雨數至乘水不及而土勝之鎮星之象增益光明逆凌留犯其又甚矣 民病腹滿身重。濡泄寒瘍流水。腰股痛發。膕腨股膝不便。煩冤足痿清厥。脚下痛。甚則跗腫。藏氣不政。腎氣不衡。上應辰星。其穀秬。藏氣不能申其政令故腎氣不能内致和平衡平也辰星之應當減其明或遇鎮星臨屬宿者乃災 新校正云詳經云上應辰星注言鎮星以前後例相校此經闕鎮星二字 上臨太陰。則大寒數舉。蟄蟲早藏。地積堅冰。陽光不治。民病寒疾於下。甚則腹滿浮腫。上應鎮星。新校正云詳木不及上臨陽明上應太白鎮星此獨言鎮星而不言熒惑者文闕也蓋水不及而又上臨太陰則鎮星明盛以應土氣專盛水既益弱則熒惑無畏而明大 其主黅穀。諸辛歲也辛丑辛未歲上臨太陰太陽在泉故大寒數舉也土氣專盛故鎮星益明黅穀應天歲成也 復則大風暴發。草偃木零。生長不鮮。面色時變。筋骨并辟。肉

腨痠，目視䀮䀮，物踈璺，肌肉胗發，氣并鬲中，痛於心腹，黃氣迺損，其穀不登，上應歲星。木復其土，故黃氣反損而黔不登也。謂實不成，無以登祭器也。木氣暴復，歲星下臨，宿屬分者災。新校正云：詳此當云上應歲星、鎭星爾。帝曰：善。願聞其時也。岐伯曰：悉哉問也！木不及，春有鳴條律暢之化，則秋有霧露清涼之政；春有慘淒殘賊之勝，則夏有炎暑燔爍之復。其眚東，化，和氣也。勝，金氣也。復，火氣也。火復於金，悉因其木，故災眚之作，皆在東方。餘眚同。新校正云：按木火不及，先言春夏之化，秋冬之政者，先言木火之政化，次言勝復之變也。其藏肝，其病內舍胠脅，外在關節。東方用之主也。火不及，夏有炳明光顯之化，則冬有嚴肅霜寒之政；夏有慘淒凝冽之勝，則不時有埃昏大雨之復。其眚南，化，火德也。勝，水虐也。復，土變也。南方，火也。其藏心，其病內舍膺脅，外

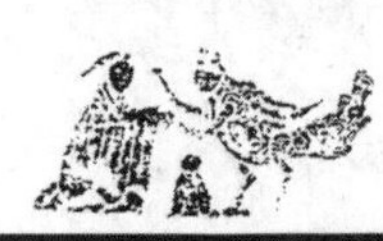

在經絡。南方心之主也土不及。四維有埃雲潤澤之化。則春有鳴條鼓拆之政。四維發振拉飄騰之變。則秋有肅殺霖霪之復。其眚四維。東南東北西南西北方也維隅也謂日在四隅月也 新校正云詳土不及亦先言政化次言勝復其藏脾。其病內舍心腹。外在肌肉四支。四維中央脾之主也金不及。夏有光顯鬱蒸之令。則冬有嚴凝整肅之應。夏有炎爍燔燎之變。則秋有冰雹霜雪之復。其眚西。其藏肺。其病內舍膺脇肩背。外在皮毛。西方肺之主也水不及。四維有湍潤埃雲之化。則不時有和風生發之應。四維發埃昏驟注之變。則不時有飄蕩振拉之復。其眚北。飄蕩振拉大風所作 新校正云詳金水不及先言火土之化令與應故不當秋冬而言也次言者火土勝復之變也與木火土之例不同者互文也其藏腎。其

病内舍腰脊骨髓，外在谿谷踹膝。肉之大會爲谷，肉之小會爲谿。肉分之間，谿谷之會，以行榮衛，以會大氣。夫五運之政，猶權衡也，高者抑之，下者舉之，化者應之，變者復之，此生長化成收藏之理，氣之常也，失常則天地四塞矣。失常之理，則天地四時之氣閉塞而無所運行，故動必有靜，勝必有復，乃天地陰陽之道。故曰：天地之動靜，神明爲之紀，陰陽之往復，寒暑彰其兆，此之謂也。新校正云：按故曰已下與五運行大論同，上兩句又與陰陽應象大論文重，彼去陰陽之升降，寒暑彰其兆也。帝曰：夫子之言五氣之變，四時之應，可謂悉矣。夫氣之動亂，觸遇而作，發無常會，卒然災合，何以期之？岐伯曰：夫氣之動變，固不常在，而德化政令災變，不同其候也。帝曰：何謂也？岐伯曰：東方生風，風生木，其德敷和，

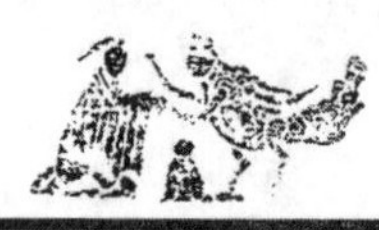

其化生榮。其政舒啓。其令風。其變振發。其災散落。敷布和也和氣也榮滋榮也舒展也啓開也振怒也發出也散謂物飄零而散落也　新校正云按五運行大論云其德爲和其化爲榮其政爲散其令宣發其變摧拉其眚爲隕義與此通　南方生熱。熱生火。其德彰顯。其化蕃茂。其政明曜。其令熱。其變銷爍。其災燔焫。新校正云詳五運行大論云其德爲顯其化爲茂其政爲明其令鬱蒸其變炎爍其眚燔焫　中央生濕。濕生土。其德溽蒸。其化豐備。其政安靜。其令濕。其變驟注。其災霖潰。溽濕也蒸熱也驟注急雨也霖久雨也潰爛泥也　新校正云按五運行大論云其德爲濡其化爲盈其政爲謐其令雲雨其變動注其眚淫潰　西方生燥。燥生金。其德清潔。其化緊斂。其政勁切。其令燥。其變肅殺。其災蒼隕。緊縮也斂收也勁銳也切急也燥乾也肅殺謂風動草樹聲若乾也殺氣太甚則木青乾而落也　新校正云按五運行大論云其德爲清其化爲斂其政爲勁其令霧露其變肅殺其眚蒼落　北方生寒。寒生水。其德淒滄。其化

清謐其政凝肅其令寒其變溧冽其災冰雪霜雹凄滄薄寒也謐靜也肅中列嚴整也溧冽甚寒也冰雪霜雹寒氣凝結所成水復火則非時而有也　新校正云按五運行大論云其德爲寒其化爲肅其政爲靜其變凝列其眚冰雹是以察其動也有德有化有政有令有變有災而物由之而人應之也夫德化政令和氣也其動靜勝復施於萬物皆悉生成變易災殺氣也其出暴速其動驟急其行損傷雖皆天地自爲動靜之用然物有不勝其動者且損且病且死焉帝曰夫子之言歲候不及其太過而上應五星今夫德化政令災眚變易非常而有也卒然而動其亦爲之變乎岐伯曰承天而行之故無妄動無不應也卒然而動者氣之交變也其不應焉故曰應常不應卒此之謂也德化政令氣之常也災眚變易氣卒交會而有勝負者也常謂歲四時之氣不差晷刻者不常不久也帝曰其應奈何岐伯曰各從其氣化

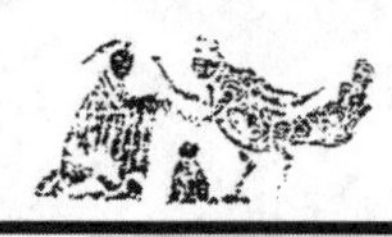

也。（歲星之化以風應之熒惑之化以熱應之鎮星之化以濕應之太白之化以燥應之辰星之化以寒應之氣變則應故各從其氣化也上文言復勝皆上應之令經言應常不應卒所謂無大變易而不應然其勝復當色有枯燥潤澤之異無見小大以應之）帝曰：其行之徐疾逆順何如。岐伯曰：以道留久，逆守而小，是謂省下。（以道謂順行留久謂過應留之日數也省下謂察天下人君之有德有過者也）以道而去，去而速來，曲而過之，是謂省遺過也。（順行已去已去輒逆行而速委曲而經過是謂遺其過而輒省察之也行急行緩往多往少蓋謂罪之有大有小按其遺而斷之）久留而環，或離或附，是謂議災與其德也。（環謂如環之遣盤迴而不去也火議罪金議殺土木水議德也）應近則小，應遠則大。（近謂犯星常在遠謂犯星去久大小謂喜慶及罰罪事）芒而大倍常之一，其化甚；大常之二，其眚即也。（甚謂政令大行也發謂起也即至也金火有之）小常之一，其化減；小常之二，是謂臨視，省下之過與其德也。（省謂省察萬國人吏侯王有德有過者也故侯王人吏安可不深思誠慎邪）德者福之，過者

伐之。有德則天降福以應之有過者天降禍以淫之則知禍福無門惟人所召爾 是以象之見也。高而遠則小。下而近則大。見物之理也 故大則喜怒邇。小則禍福遠。象見高而小既未即禍亦未即福象見下而大福既不遠禍亦未遥但當脩德省過以俟厥終苟未能慎禍而務求福祐豈有是者哉 歲運太過則運星北越。火運火星木運木星之類也北越謂北而行也 運氣相得則各行以道。無剋伐之嫌故守常而各行於中道 故歲運太過。畏星失色而兼其母。木失色而兼火火失色而兼蒼土失色而兼赤金失色而兼黃水失色而兼白是謂兼其母也 不及則色兼其所不勝。木兼白色火兼玄色土兼蒼色金兼赤色水兼黃色是謂兼不勝也 肖者瞿瞿。莫知其妙。閔閔之當。孰者爲良。新校正云詳肖者至爲良與蘭靈祕典論重彼有注 妄行無徵。示畏侯王。不識天意心私度之妄言災咎卒無徵驗適足以示畏之兆於侯王熒惑於庶民矣 帝曰。其災應何如。岐伯曰。亦各從其化也。故時至有盛衰。淩犯有逆順。留守有多少。形

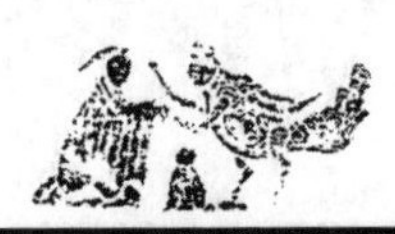

見有善惡宿屬有勝負徵應有吉凶矣五星之至相王爲用盛囚死爲衰東行淩犯爲順災輕西行淩犯爲逆災重留守日多則災深留守日少則災淺星喜潤則爲見善星怒操憂喪則爲見惡宿屬謂所生月之屬二十八宿及十二辰相分所屬之位也命勝星不災不害不勝星爲災小重命與星相得雖災無害災者獄訟疾病之謂也雖五星淩犯之事時遇星之囚死時月雖災不成然火犯留守逆臨則有誣譖獄訟之憂金犯則有刑殺氣鬱之憂木犯則有震驚風鼓之憂土犯則有中滿下利胕腫之憂水犯則有寒氣衝稸之憂故曰徵應有吉凶也帝曰其善惡何謂也岐伯曰有喜有怒有憂有喪有澤有燥此象之常也必謹察之夫五星之見也從夜深見之人見之喜星之喜也見之畏星之怒也光色微曜乍明乍暗星之憂也光色迴然不彰不瑩不與衆同星之喪也光色圓明不盈不縮怡然瑩然星之喜也光色勃然臨人芒彩滿溢其象懍然星之怒也澤洪潤也燥乾枯也帝曰六者高下異乎岐伯曰象見高下其應一也故人亦應之觀象覩色則中外之應人天咸一矣帝曰善其德化政令之動靜損益皆何如岐伯曰夫德化政令災變不能相

加也。天地動靜陰陽往復以德報德以化報化政令災眚及動復亦然故曰不能相加也勝復盛衰。不能相多也。勝盛復盛勝微復微不應以盛報微以化報變故曰不能相多也往來小大。不能相過也。勝復日數多少皆同故曰不能相過也用之升降。不能相無也。木之勝金必報火土金水皆然未有勝而無報者故氣不能相使無也各從其動而復之耳。動必有復察動以言復也易曰吉凶悔吝者生乎動此之謂歟天雖高不可度地雖廣不可量以氣動復言之其猶視其掌矣帝曰。其病生何如。岐伯曰。德化者氣之祥。政令者氣之章。變易者復之紀。災眚者傷之始。氣相勝者和。不相勝者病。重感於邪則甚也。祥善應也章程也式也復紀謂報復之綱紀也重感謂年氣已不及天氣又見尅殺之氣是爲重感重謂重累也帝曰。善。所謂精光之論。大聖之業。宣明大道。通於無窮。究於無極也。余聞之。善言天者。必應於人。善言古者。必驗於今。善言氣者。必彰

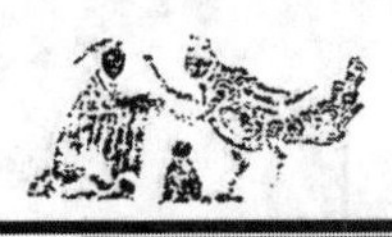

於物。善言應者。同天地之化。善言化言變者。通神明之理。非夫子。孰能言至道歟。太過不及歲化無窮氣交遷變流於無極然天垂象聖人則之以知吉凶何者歲太過而星大或明瑩歲不及而星小或失色故吉凶可指而見也吉凶者何謂物稟五常之氣以生成莫不上參應之有否有宜故曰吉凶斯至矣故曰善言天者必應於人也言古之道而今必應之故曰善言古者必驗於今也化氣生成萬物皆稟故言氣應者以物明之故曰善言應者必彰於物也彰明也氣化之應如四時行萬物備故善言應者必同天地之造化也物生謂之化物極謂之變言萬物化變終始必契於神明運爲故言化變者通於神明之理聖人智周萬物無所不通故言必有發動無不應之也廼擇良兆而藏之靈室每旦讀之命曰氣交變。非齋戒不敢發。慎傳也。靈室謂靈蘭室黃帝之書府也　新校正云詳此文與六元正紀大論末同

五常政大論篇第七十

新校正云詳此篇統論五運有平氣不及太過之事次言地理有四方高下陰陽之異又言歲有不病而藏氣不應爲天氣制之而氣有所從之說仍言六氣五類相制勝而歲有胎孕不育之理而後明在泉六化五味有薄厚之異而以治法終之此篇

之大槩如此而專名五常政大論者舉其所先者言也

黃帝問曰。太虛寥廓。五運迴薄。衰盛不同。損益相從。願聞平氣何如而名。何如而紀也。岐伯對曰。昭乎哉問也。木曰敷和。（敷布和氣物以生榮）火曰升明。（火氣高明）土曰備化。（廣被化氣於群品）金曰審平。（金氣清審平而定）水曰靜順。（水體清靜順於物也）帝曰。其不及奈何。岐伯曰。木曰委和。（陽和之氣委屈而少用也）火曰伏明。（明曜之氣屈伏不申）土曰卑監。（土雖卑少猶監萬物之生化也）金曰從革。（從順革易堅成萬物）水曰涸流。（水少故流注乾涸）帝曰。太過何謂。岐伯曰。木曰發生。（宣發生氣萬物以榮）火曰赫曦。（盛明也）土曰敦阜。（敦厚也。阜高也。土餘故高而厚）金曰堅成。（氣爽風勁堅成庶物）水曰流衍。（衍泮衍也。溢也）帝曰。三氣之紀。願聞其候。岐伯曰。悉乎哉問也。（新校正云。按此論與五運行大論及陰陽應象

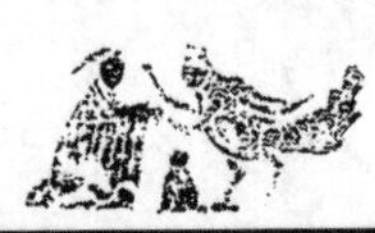

大論金匱眞言論相通敷和之紀。木德周行。陽舒陰布。五化宣平。自當其位不與物爭故五氣之化各布政令於四方无相干犯　新校正云按王注大過不及各紀年辰此平木運注不紀年辰者平氣之歲不可以定紀也或者欲補注云謂丁巳丁亥壬寅壬申歲者是未達也其氣端。端直也麗也其性隨。順於物化其用曲直。曲直材幹皆應用也其化生榮。木化宣行則物生榮而美其類草木。木體堅高草形卑下然各有堅脆剛柔蔓結條屈者其政發散。春氣發散物稟以生木之化也其候溫和。和春之氣也其令風。木之令行以和風其藏肝。五藏之氣與肝同肝其畏清。清金令也木性暄故畏清五運行大論曰木其性暄又曰燥勝風其主目。陽升明見目與同也其穀麻。色蒼也　新校正云按金匱眞言論云其穀麦與此不同其果李。味酸也其實核。中有堅核者其應春。四時之中春化同其蟲毛。木化宣行則毛蟲生其畜犬。如草木之生无所避也　新校正云按金匱眞言論云其畜雞其色蒼。木化宣行則物浮蒼翠其養筋。酸入筋其病裏急支滿。木氣所生新校正云按金匱眞言論云是以知病之在筋也其味酸。木化敷和則物酸味厚其音角。調而直也其物中堅。

象土中之有木也 其數八。成數也 升明之紀，正陽而治，德施周普，五化均衡。均等也衡平也 其氣高，火炎上 其性速，火性躁疾 其用燔灼，灼燒也燔之與灼皆火之用 其化蕃茂，長氣盛故物火 其類火，與火類同 其政明曜，德合高明火之政也 其候炎暑，氣之至也以是候之 其令熱，熱至乃令行 其藏心，心氣應之 心其畏寒，寒水令也心性暑熱故畏寒。五運行大論曰心其性暑，又曰寒勝熱 其主舌，火以燭幽舌申明也 其穀麥，色赤也 新校正云按金匱眞言論云其穀黍又藏氣法時論云麥也 其果杏，味苦也 其實絡，中有支絡者 其應夏，四時之氣夏氣同 其蟲羽，羽火象也火化宜行則羽蟲生 其畜馬，健決躁速火類同 新校正云按金匱眞言論云其畜羊 其色赤，色同又明 其養血，其病瞤瘛，火之性動也 新校正云按金匱眞言論云是以知病之在脈也 其味苦，升明氣化則物苦味純 其音徵，和而美 其物脉，中多支脉火之化也 其數七，成數也 備化之紀，氣協天休，德流四政，五化齊脩，土之德靜分助四方贊成金木水火之政土之氣厚應天休和之氣以生長收

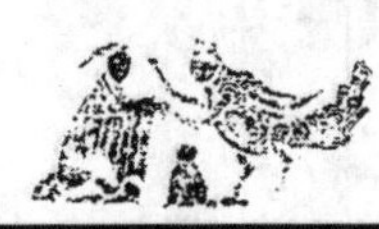

藏終而復始故五化齊脩其氣平。土之生也平而正其性順。應順群品悉化成也其用高下。田土高下皆應用也其化豐滿。豐滿萬物非土化不可也其類土。五行之化土類同其政安靜。土體厚土德靜故政化亦然其候溽蒸。溽濕也蒸熱也其令濕。濕化不絕竭則土令延長其藏脾。脾氣同脾其畏風。風木令也脾性雖四氣兼并然其所主猶畏木也五運行大論云脾其性靜兼又曰風勝濕其主口。上體包容口主受納其穀稷。色黃也　新校正云按金匱眞言論作稷藏氣法時論作粳其果棗。味甘也其實肉。中有肌肉者其應長夏。長夏謂長養之夏　新校正云按王注藏氣法時論云夏爲土母土長于中以長而治故云長夏又注六節藏象論云所謂長夏者六月也土生於火長在夏中既長而王故云長夏其蟲倮。無毛羽鱗甲土形同其畜牛。成彼稼穡土之用也牛之應用其緩而和其色黃。土同也其養肉。所養者厚而靜其病否。土性擁礙　新校正云按金匱眞言論云病在舌本是以知病之在肉也其味甘。備化氣豐則物味甘厚其音宮。大而重其物膚。物稟備化之氣則多肌肉其數五。生數也正土不虛加故也審平之紀，收而不爭，殺而無犯，五化宣明。

犯謂刑犯於物也收而不爭殺而無犯匪審平之德何以能爲是哉 其氣潔。金氣以潔白瑩明爲事 其性剛。性剛故摧缺於物 其用散落。金用則萬物散落 其化堅斂。收斂堅強金之化也 其類金。審平之化金類同 其政勁肅。化急速而整肅也勁銳也 其候清切。清大涼也切急也風聲也 其令燥。燥乾也 其藏肺。肺氣之用同金化也 肺其畏熱。熱火令也肺性涼故畏火熱五運行大論曰肺其性涼 其主鼻。肺藏氣鼻通息也 其穀稻。色白也 新校正云按金匱真言論作稻藏氣法時論作黃黍 其果桃。味辛也 其實殼。外有堅殼者 其應秋。四時之化秋氣同 其蟲介。外被堅甲者 其畜雞。性善鬬傷象金用也 新校正云按金匱真言論云其畜馬 其色白。色同也 其養皮毛。堅同也 其病欬。有聲之病金之應也 新校正云按金匱真言論云病在背是以知病之在皮毛也 其味辛。審平化治則物辛味正 其音商。和利而揚 其物外堅。金化宣行則物體外堅 其數九。成數也 靜順之紀藏而勿害治而善下五化咸整。治化也水之性下所以德全江海所以能爲百谷主者以其善下之也 其氣明。清淨明昭水氣所主 其性下。歸流於下 其用沃

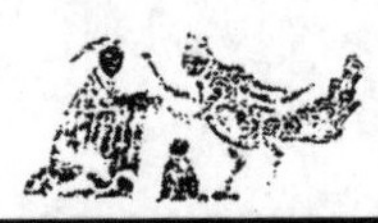

衍。用非淨事故沫生而流溢沃沫也衍溢也其化凝堅。藏氣布化則水物凝堅其類水。淨順之化水同類其政流演。井泉不竭河流不息則流演之義也其候凝肅。凝寒也肅靜也寒來之氣候其令寒。水令宣行則寒司物化其藏腎。腎藏之用同水化也腎其畏濕。濕土氣也腎性凜故畏土濕五運行大論曰腎其性凜其主二陰。流注應同　新校正云按金匱眞言論曰北方黑色入通於腎開竅於二陰其穀豆。色黑也　新校正云按金匱眞言論及藏氣法時論同其果栗。味鹹也其實濡。中有津液也其應冬。四時之化冬氣同其蟲鱗。鱗水化生其畜彘。善下也彘豕也其色黑。色同也其養骨髓。氣入也其病厥。厥氣逆也凌上也倒行不順也　新校正云按金匱眞言論云病在谿是以知病之在骨也其味鹹。味同也其音羽。深而和也其物濡。水化豐洽庶物濡潤其數六。成數也故生而勿殺長而勿罰化而勿制收而勿害藏而勿抑是謂平氣。生氣主歲收氣不能縱其殺長氣主歲藏氣不能縱其罰化氣主歲生氣不能縱其制收氣主歲長氣不能縱其害藏氣主歲化氣不能縱其抑夫如是者皆天氣平地氣正五化之氣不以勝剋爲用故謂曰平和氣也委和之紀。

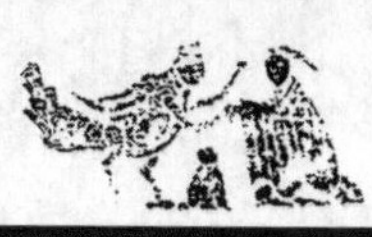

是謂勝生。丁卯丁丑丁亥丁酉丁未丁巳之歲 生氣不政，化氣迺揚。木少故生氣不政土寬故化氣迺揚 長氣自平，收令迺早。火无忤犯故長氣自平木氣既少故收令迺早 涼雨時降，風雲並興。涼金化也雨濕氣也風木化也雲濕氣也 草木晚榮，蒼乾凋落。金氣有餘木不能勝故也 新校正云詳委和之紀木不及而金氣乘之故蒼乾凋落非金氣有餘木不能勝也蓋木不足而金勝之也 物秀而實，膚肉內充。歲生雖晚成者滿實土化氣速故如是也 其氣斂。收斂兼金氣故 其用聚。不布散也 其動緛戾拘緩。緛縮短也戾了戾也拘拘急也緩不收也 其發驚駭。大屈卒伸驚駭象也 其藏肝。內應肝 其果棗李。棗土李木實也 新校正云詳李木實也按火土金水不及之果李當作桃王注亦非 其實核殼。核木殼金主 其穀稷稻。金土穀也 其味酸辛。味酸之物孰兼辛也 其色白蒼。蒼色之物孰兼白也 其畜犬雞。木從金畜 其蟲毛介。毛從介 其主霧露淒滄。金之化也 其聲角商。角從商 其病搖動注恐。木受邪也 從金化也。木不自攻故化從金 少角與判商同。少角木不及故半與商金化同

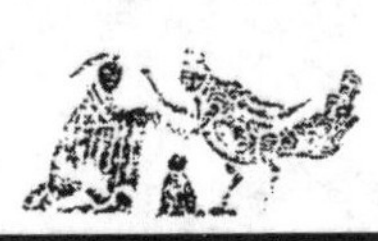

判半也　新校正云按火土金水之文判作少則此當云少角與少商同不云少商者蓋少角之運共有六年而丁巳丁亥上角與正角同丁卯丁酉上商與正商同丁未丁丑上宮與正宮同是六年者各有所同與火土金水之少運不同故不云同少商只大約而言半從商化也　**上角與正角同。**上見厥陰與敷和歲化同謂丁亥丁巳歲上之所見者也　**上商與正商同。**上見陽明則與平金歲化同丁卯丁酉歲上見陽明　**其病支廢癰腫瘡瘍。**金刑木也　**其甘蟲。**子在母中　**邪傷肝也。**雖化悉與金同然其所傷則歸於肝木也　**上宮與正宮同。**土蓋其木與未出等也木未出土與無木同土自用事故與正土運歲化同也上見太陰是謂上宮丁丑丁未歲上見太陰司天化之也　**蕭飋肅殺則炎赫沸騰。**蕭飋肅殺金無德也炎赫沸騰火之復也　**眚於三。**火爲木復故其眚在東三東方也此言金之物勝也　新校正云按六元正紀大論云災三宮也　**所謂復也。**復報復也　**其主飛蠹蛆雉。**飛羽蟲也蠹蟲內生蟲也蛆蠅之生者此則物內自化爾雉鳥耗也　**邇爲雷霆。**雷謂大聲生於太虛雲暝之中也霆謂迅雷卒如火之爆者即霹靂也

伏明之紀是謂勝長。藏氣勝長也謂癸酉癸未癸巳癸卯癸丑癸亥之歲也　**長氣不宣藏氣反布。**火之長氣不能施化故水之藏氣反布於時　**收氣自政化令**

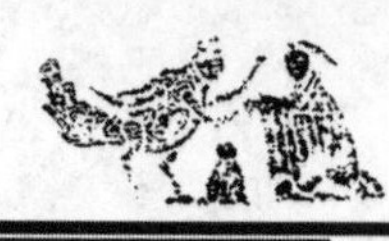

迺衡。金土之義與歲氣素無干犯故金自行其政土自平其氣也寒清數舉暑令迺薄。火氣不用故承化物生生而不長。火令不振故承化生之物皆不長也成實而稚遇化已老物實成孰苗尚稚短及遇化氣未長極而氣已老矣陽氣屈伏蟄蟲早藏。陽不用而陰勝也若上臨癸卯癸酉歲則蟄反不藏　新校正云詳癸巳癸亥之歲蟄亦不藏其氣鬱。鬱燠不舒暢其用暴。速也其動彰伏變易。彰明也伏隱也變易謂不常其象見也其發痛。痛由心所生其藏心。歲運之氣通於心其果栗桃。栗水桃金果也其實絡濡。絡支脉也濡有汁也其穀豆稻。豆水稻金穀也其味苦鹹。苦兼鹹也其色玄丹。色丹之物熟兼玄也其畜馬彘。火從水畜其蟲羽鱗。羽從鱗其主冰雪霜寒水之氣也其聲徵羽。徵從羽其病昏惑悲忘。火之躁動不拘常律陰冒陽火故昏惑不治心氣不足故喜悲善忘也從水化也。火弱水強故伏明之紀半從水之政化少徵與少羽同。火少故半同水化　新校正云詳少徵運六年內癸卯癸酉同正商癸巳癸亥同歲會外癸未癸丑二年少徵與少羽同故不云判羽也上商與正商同。歲上見陽明則與平金歲化同也癸

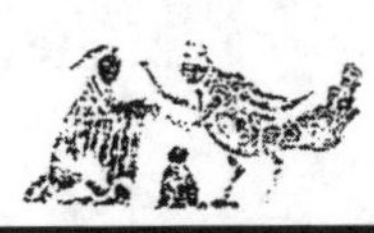

卯及癸酉歲上見陽明　新校正云詳此不言上宮上角者蓋宮角於火無大尅罰故經不備云邪傷心也受病者心凝慘凓冽則暴雨霖霪凝慘凓冽水無德也暴雨霖霪土之復也眚於九九南方也　新校正云按六元正紀大論云災九宮其主驟注雷霆震驚天地氣爭而生是變氣交之內害及粢盛及傷鱗類沈霒淫雨沈陰淫雨濕變所生也霒音陰卑監之紀是謂減化謂化氣減少己巳己卯己丑己亥己酉己未之歲也化氣不令生政獨彰土少而木專其用長氣整雨迺愆收氣平不相干犯則平整化氣減故雨愆期風寒並興草木榮美風木也寒水也土少故寒氣得行生氣獨彰故草木敷榮而端美秀而不實成而粃也榮秀而美氣生於木化氣不滿故物實中空是以粃惡其氣散氣不安靜水且乘之從木之風故施散也其用靜定雖不能專政於時物然或舉用則終歸土德而靜定其動瘍涌分潰癰腫瘍瘡也涌嘔吐也分裂也潰爛也癰腫膿瘡也其發濡滯土性也濡濕也其藏脾主藏病其果李栗李木栗水果也其實濡核濡中有汁者核中堅者　新校正云詳前後濡實主水此濡字當作肉王注亦非其穀豆麻豆水麻木穀也其

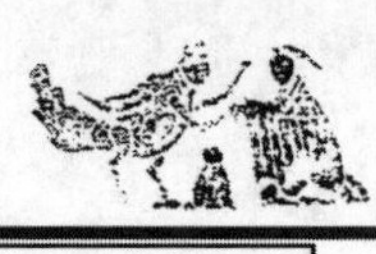

味酸甘。甘味之物熟兼酸也其色蒼黄。色黄之物外兼蒼也其畜牛犬土從木畜其蟲倮毛倮從毛其主飄怒振發木之氣用也其聲宫角宫從角其病留滿否塞土氣擁礙故從木化也。不勝故從佗化少宫與少角同。土少故半從木化也新校正云詳少宫之運六年内除己丑己未與正宫同己巳己亥與正角同外有己卯己酉二年少宫與少角同故不云判角也上宫與正宫同。上見太陰則與平土運生化同也己丑己未其歳見也上角與正角同。上見厥陰則悉是敷和之紀也己亥己巳其歳見也其病飧泄。風之勝也邪傷脾也。縱諸氣金病即自傷脾新校正云詳此不言上商者土與金無相剋罰故經不紀之也又注云縱諸氣金病即自傷脾也金字疑誤振拉飄揚則蒼乾散落。振拉飄揚木無德也蒼乾散落金之復也其眚四維東南西南東北西北土之位也新校正云按六元正紀大論云災五宫其主敗折虎狼虎狼猴狖豹鹿馬獐麂兕諸四足之獸害於粢盛及生命也清氣迺用。生政迺辱。金氣行則木氣屈從革之紀。是謂折收。火折金收之氣也謂乙丑乙亥乙酉乙未乙巳乙卯之歳也收氣迺後。生氣迺揚。後不及時也收氣不能以時而

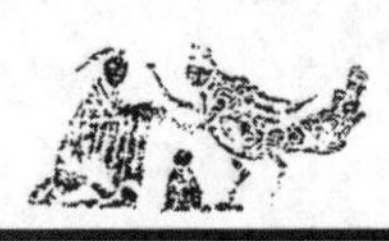

行則生氣自應布揚而用之也長化合德。火政迺宣。庶類以蕃。火土之氣同生化也宣行也其氣揚。順火也其用躁切。少雖後用用則切急隨火躁也其動鏗禁瞀厥。鏗欬聲也禁謂二陰禁止也瞀悶也厥謂氣上逆也其發欬喘。喘肺藏氣也其藏肺。主藏病其果李杏。李木杏火果也其實殼絡。外有殼内有支絡之實也其穀麻麥。麻木麥火穀也麥色赤也其味苦辛。苦味勝辛辛兼苦也其色白丹。赤加白也其畜雞羊。金從火土之兼化　新校正云詳火畜馬土畜牛今言羊故王注云從火土之兼化爲羊也或者當去注中之土字甚非其蟲介羽。介從羽其主明曜炎爍。火之勝也其聲商徵。商從徵其病嚏欬鼽衄。金之病也從火化也。火氣來勝故屈巳以從之少商與少徵同。金少故半同火化也　新校正云詳少商運六年内除乙卯乙酉同正商乙巳乙亥同正角外乙未乙丑二年爲少商同少徵故不云判徵也上商與正商同。上見陽明則與平金運生化同乙卯乙酉其歲止見也上角與正角同。上見厥陰則與平木運生化同乙巳乙亥其歲上見也　新校正云詳金土無相勝剋故經不言上宮與正宮同也邪傷肺也。有邪之勝

則歸肺炎光赫烈則冰雪霜雹。炎光赫烈火無德也冰雪霜雹水之復也水復之作雹形如半珠　新校正云詳注云雹形如半珠半字疑誤眚於七。七西方也　新校正云按六元正紀大論云災七宮其主鱗伏彘鼠。突戾潛伏歲主縱之以傷赤實及羽類也歲氣早至迺生大寒。水之化也涸流之紀是謂反陽。陰氣不及反爲陽氣代之謂辛未辛巳辛卯辛酉辛亥辛丑之歲也藏令不舉化氣迺昌。少水而土盛長氣宣布蟄蟲不藏。太陽在泉經文背也厥陰陽明司天乃如經謂也土潤水泉減草木條茂。榮秀滿盛。長化之氣豐而厚也其氣滯。從土也其用滲泄。不能流也其動堅止。謂便寫也水少不濡則乾而堅止藏氣不能固則注下而奔速其發燥槁。陰少而陽盛故爾其藏腎。主藏病也其果棗杏。棗土杏火果也其實濡肉。濡水肉土化也其穀黍稷。黍火稷土穀也　新校正云　按本論上文麥爲火之穀今言黍者疑麥字誤爲黍也雖金匱眞言論作黍然本論作麥當從本篇之文也其味甘鹹。甘入於鹹鹹味甘美也其色黅玄。黃加黑也其畜彘牛。水從土畜其蟲鱗倮。鱗從倮其主埃鬱昬翳。土之勝也其

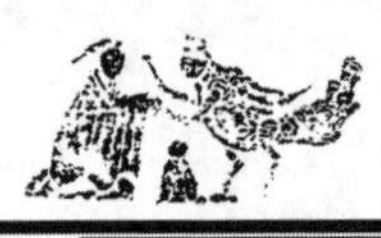

聲羽宮。羽從宮 其病瘻厥堅下。水土參并故如是 從土化也。不勝於土故從他化 少羽與少宮同。水土各半化也 新校正云詳少羽之運六年内除辛丑辛未與正宮同外辛卯辛酉辛巳辛亥四歲爲同少宮故不言判宮也 上宮與正宮同。上見太陰則與平土運生化同辛丑辛未歲上見之 新校正云詳此不言上角上商者蓋水於金木無相剋罰故也 其病癃閟。癃小便不通閟大便乾澀不利也 邪傷腎也。邪勝則歸腎 埃昏驟雨則振拉摧拔。埃昏驟雨土之虐也振拉摧拔木之復也 眚於一。一北方也諸謂方者國郡州縣境之方也 新校正云按六元正紀大論云災一宮 其主毛顯狐狢變化不藏。毛顯謂毛蟲麋鹿麞麅猯兔虎狼顯見傷於黃實兼害倮蟲之長也變化謂爲魅狐狸當之不藏謂害柔盛鼠猯兔狸狢當之所謂毛顯不藏也 故乘危而行不速而至暴虐無德災反及之微者復微甚者復甚氣之常也。通言五行氣少而有勝復之大凡也乘彼孤危恃乎強盛不召而往專肆威刑怨禍自招又誰咎也假令木弱金氣來乘暴虐蒼卒是無德也木被金害火必讎之金受火燔則災及也夫如是者刑甚則復甚刑微則復微氣動之常固其宜也五行之理咸迭然乎 新校正云按五運不及之詳具氣交變大論中 發生

之紀。是謂啓敷。物乘木氣以發生而啓陳其容質也是謂壬申壬午壬辰壬寅壬子壬戌之六歲化也敷古陳字土踈泄。蒼氣達。生氣上發故土體踈泄木之專政故蒼氣上達達通也出也行也陽和布化。陰氣迺隨。少陽先生發於萬物之表厥陰次隨營運於萬象之中也生氣淳化。萬物以榮。歲木有餘金不來勝生令布化故物以舒榮其化生。其氣美。木化宣行則物容端美其政散。布散生榮無所不至其令條舒。條直也理也舒啓也端直舒啓萬物隨之發生之化無非順理者也其動掉眩巔疾。掉搖動也眩旋轉也巔上首也疾病氣也　新校正云詳王不解其動之義按後敦阜之紀其動濡積幷稸　王注云動謂變動又堅成之紀其動暴折瘍疰王注云動以生病蓋謂氣既變因動以生病也則木火土金水之動義皆同也又按王注脉要精微論云巔疾上巔疾也又注奇病論云巔謂上巔則頭首也此注云巔上首也疾病氣也氣字爲衍其德鳴靡啓坼。風氣所生　新校正云按六元正紀大論云其化鳴紊啓拆其變振拉摧拔。振謂振怒拉謂中折摧謂仆落拔謂出本　新校正云按六元正紀大論同其穀麻稻。木化齊金其畜雞犬。齊雞孕也其果李桃。李齊桃實也其色青黃白。青加於黃白自正也其味酸甘辛。酸入於甘辛齊化也其象春。如春之氣布散陽和

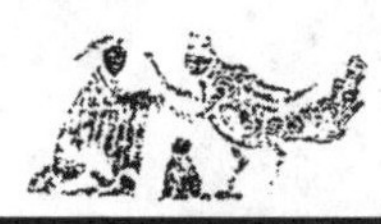

其經足厥陰少陽。(厥陰肝脉少陽膽脉)其藏肝脾。(肝勝脾)其蟲毛介。(木餘故毛齊介育)其物中堅外堅。(中堅有核之物齊等於皮殼之類也)其病怒。(木餘故)太角與上商同。(太過之木氣與金化齊等 新校正云按太過五運獨太角言與上商同餘四運並不言者疑此文為衍)上徵則其氣逆其病吐利。(上見少陰少陽則其氣逆行壬子壬午歲上見少陰壬寅壬申歲上見少陽木餘遇火故氣不順 新校正云按五運行大論云氣相得而病者以下臨上不當位也不云上羽者水臨木為相得故也)不務其德則收氣復。秋氣勁切。甚則肅殺。清氣大至。草木凋零。邪迺傷肝。(恃己太過淩犯於土土氣屯極金為復讎金行殺令故邪傷肝木也)

赫曦之紀。是謂蕃茂。(物遇太陽則蕃而茂是謂戊辰戊寅戊子戊戌戊申戊午之歲也 新校正云按或者云注中太陽當作太徵詳木土金水之太過注俱不言角宮商羽等運而水太過注云陰氣大行此火太過是物遇太陽也安得謂之太徵乎)陰氣內化。陽氣外榮。(陰陽之氣得其序也)炎暑施化。物得以昌。(長氣多故爾)其化長。其氣高。(長化行則物容大高氣達則物色明)其政動。(革易其象不常也)其令鳴顯。(火之用而有聲火之燔而有焰象無所隱則其信也顯露也其動炎灼妄擾。妄謬也擾撓也其德暄暑鬱蒸。熱化所生長於物也　新校正云按六元正紀大論云其化暄囂鬱燠又作暄曜其變炎烈沸騰。勝復之有極於是也其穀麥豆。火齊水化也其畜羊彘。齊孕育也　新校正云按本論上文馬爲火之畜今言羊者疑馬字誤爲羊金匱真言論及藏氣法時論俱作羊然本論作馬當從本論之文也其果杏栗。等實也其色赤白玄。赤色加白黑自正也其味苦辛鹹。辛物兼苦與鹹化齊成也其象夏。如夏氣之熱也其經手少陰太陽。少陰心脉太陽小腸脉手厥陰少陽。厥陰心包脉少陽三焦脉其藏心肺。心勝肺其蟲羽鱗。火餘故鱗羽齊化其物脉濡。脉火物濡水物水火齊也　新校正云詳脉即絡也文雖殊而義同其病笑瘧瘡瘍血流狂妄目赤。火盛故上羽與正徵同。其收齊其病痓。上見太陽則天氣且制故太過之火反與平火運生化同也戊辰戊戌歲上見之若平火運同則五常之氣無相凌犯故金收之氣生化同等上徵而收氣後也。上見少陰少陽則其生化自政金氣不能與之齊化戊子戊午歲上見少陰戊寅戊申歲上見少陽火盛故收氣後化　新校正云按氣交變大論云歲火太

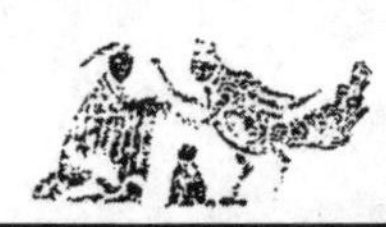

過上臨少陰少陽火燔焫水泉涸物焦槁暴烈其政。藏氣乃復時見凝慘。甚則雨水霜雹切寒邪傷心也。不務其德輕侮致之也　新校正云按氣交變大論云雨冰霜寒與此互文也敦阜之紀。是謂廣化。土餘故化氣廣被於物也是謂甲子甲戌甲申甲午甲辰甲寅之歲也厚德清靜。順長以盈。土性順用無與物爭故德厚而不躁順火之長育使萬物化氣盈滿也至陰內實。物化充成。至陰土精氣也夫萬物所以化成者皆以至陰之靈氣生化於中也煙埃朦鬱。見於厚土。厚土山也煙埃土氣也大雨時行。濕氣乃用。燥政乃辟。濕氣用則燥政辟自然之理爾其化圓。其氣豐。化氣豐圓以其清靜故也其政靜。靜而能久故政常存其令周備。氣緩故周備其動濡積并稸。動謂變動其德柔潤重淖。靜而柔潤故厚德常存　新校正云按六元正紀大論云其化柔潤重澤其變震驚飄驟崩潰。震驚雷霆之作也飄驟暴風雨至也大雨暴注則山崩土潰隨水流注其穀稷麻。土木齊化其畜牛犬。齊孕育也其果棗李。土齊木化其色黅玄蒼。黃色加黑蒼自正也其味甘鹹

酸。甘入於鹹酸齊化也 其象長夏。六月之氣生化同 其經足太陰陽明。太陰脾脉陽明胃脉 其藏脾腎。脾勝腎 其蟲倮毛。土餘故毛倮齊化 其物肌核。肌土核木化也 其病腹滿四支不舉。土性靜故病如是 新校正云詳此不云上羽上徵者徵羽不能虧盈於土故無他候也 大風迅至邪傷脾也。木盛怒故土脾傷

堅成之紀是謂收引。引斂也陽氣收陰氣用故萬物收斂謂庚午庚辰庚寅庚子庚戌庚申之歲也 天氣潔地氣明。秋氣高潔金氣同 陽氣隨陰治化。陽順陰而生化 燥行其政物以司成。燥氣行化萬物專司其成熟無遺略也 收氣繁布化洽不終。收殺氣早土之化不得終其用也 新校正云詳繁字疑誤 其化成其氣削。減削也 其政肅。肅清也靜也 其令銳切。氣用不亟勁而急 其動暴折瘍疰。動以病生 其德霧露蕭飋。燥之化也蕭飋風聲也靜爲霧露用則風生 新校正云按六元正紀大論德作化 其變肅殺凋零。隕墜於物 其穀稻黍。金火齊化也 新校正云按本論上文麥爲火之穀當言其穀稻麥 其畜雞馬。齊孕育也 其果桃杏。金火齊實 其色白青丹。白加於青丹自

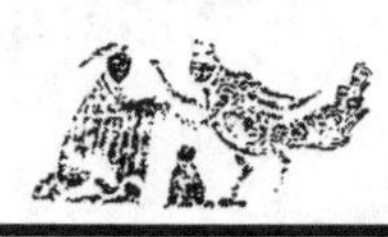

正也其味辛酸苦。辛入酸苦齊化其象秋。氣爽清潔如秋之化其經手太陰陽明。太陰肺脈陽明大腸脈其藏肺肝。肺勝肝其蟲介羽。金餘故介羽齊育其物殼絡。殼金絡火化也其病喘喝胸憑仰息。金氣餘故上徵與正商同。其生齊。其病欬。上見少陰少陽則天氣見抑故其生化與平金歲同庚子庚午歲上見少陰庚寅庚申歲上見少陽上火制金故生氣與之齊化火乘金肺故病欬　新校正云詳此不言上羽者水與金非相勝剋故也政暴變則名木不榮柔脆焦首長氣斯救大火流炎爍且至蔓將槁邪傷肺也。變謂太甚也政太甚則生氣抑故木不榮草首焦死政暴不已則火氣發怒故火流炎爍至柔條蔓草脆之類皆乾死也火乘金氣故肺傷也流衍之紀是謂封藏。陰氣大行則天地封藏之化也謂丙寅丙子丙戌丙申丙午丙辰之歲寒司物化天地嚴凝。陰之氣也藏政以布。長令不揚。藏氣用則長化止故令不發揚其化凜。其氣堅。寒氣及物則堅定其政謐。謐靜也其令流注。水之象也其動漂泄沃涌。沃沫也涌溢也其德

凝慘寒雰。寒之化也　新校正云：按六元正紀大論作其化凝慘慄冽。其變冰雪霜雹。非時而有。其穀豆稷。水齊土化。其畜彘牛。齊孕育也。其果栗棗。水土齊實。其色黑丹䵍。黑加於丹黃自正也。其味鹹苦甘。鹹入於苦甘化齊焉。其象冬。氣序凝肅似冬之化。其經足少陰太陽。少陰腎脈太陽膀胱脈也。其藏腎心。腎勝心。其蟲鱗倮。水餘故鱗倮齊育。其物濡滿。濡水滿土化也　新校正云：按土不及作肉土太過作肌此作滿互相成也。其病脹。水餘也。上羽而長氣不化也。上見太陽則火不能布化以長養也丙辰丙戌之歲上見天符水運也　新校正云：按氣交變大論云上臨太陽則雨冰雪霜不時降濕氣變物不云上徵者運所勝也。政過則化氣大舉而埃昏氣交大雨時降邪傷腎也。暴寒數舉是謂政過火被水凌土來仇復故天地昏翳土水氣交大雨斯降而邪傷腎也。故曰不恒其德則所勝來復。政恒其理則所勝同化。此之謂也。不恒謂恃已有餘凌犯不勝恒謂守常之化不肆威刑如是則剋已之氣歲同治化也　新校正云：詳五運太過之說具氣交變大論中。帝曰：天不足西北

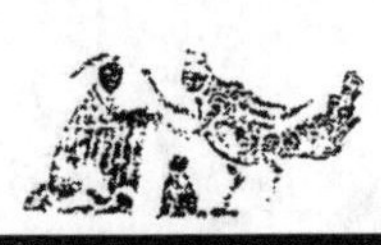

左寒而右涼地不滿東南右熱而左温其故何也面巽言也岐伯曰陰陽之氣高下之理太少之異也高下謂地形太少謂陰陽之氣盛衰之異今中原地形西北方高東南方下西方涼北方寒東方温南方熱氣化猶然矣東南方陽也陽者其精降於下故右熱而左温陽精下降故地以温而知之於下矣陽氣生於東而盛於南故東方温而南方熱氣之多少明矣西北方陰也陰者其精奉於上故左寒而右涼陰精奉上故地以寒而知之於上矣陰氣生於西而盛於北故西方涼北方寒君面巽而言臣面乾而對也　新校正云詳天地不足陰陽之說亦具陰陽氣象大論中是以地有高下氣有温涼高者氣寒下者氣熱新校正云按六元正紀大論云至高之地冬氣常在至下之地春氣常在故適寒涼者脹之温熱者瘡下之則脹已汗之則瘡已此湊理開閉之常太少之異耳西北東南言其大也夫以氣候驗之中原地形所居者悉以居高則寒處下則熱嘗試觀之高山多雪平川多雨高山多寒平川多熱則高下寒熱可徵見矣中華之地凡有高下之大者東

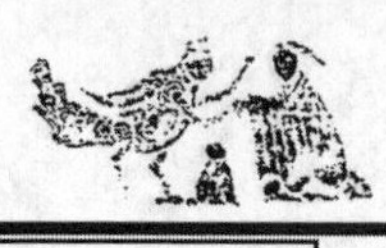

西南北各三分也其一者自漢蜀江南至海也二者自漢江北至平遥縣也三者自平遥北山北至蕃界北海也故南分大熱中分寒熱兼半北分大寒南北分外寒熱尤極大熱之分其寒微大寒之分其熱微然其登涉極高山頂則南面北面寒熱懸殊榮枯倍異也又東西高下之别亦三矣其一者自汧源縣西至沙州二者自開封縣西至汧源縣三者自開封縣東至滄海也故東分大温中分温涼兼半西分大涼大温之分其寒五分之二大涼之分其熱五分之二温涼分外温涼尤極變爲大暄大寒也約其大凡如此然九分之地寒極於東北熱極於西南九分之地其中有高下不同地高處則濕下處則燥此一方之中小異也若大而言之是則高下之有一也何者中原地形西高北高東下南下今百川滿湊東之滄海則東南西北高下可知一爲地形高下故寒熱不同二則陰陽之氣有少有多故表温涼之異爾今以氣候驗之乃春氣西行秋氣東行冬氣南行夏氣北行以中分校之自開封至汧源氣候正與曆候同以東行校之自開封至滄海每一百里秋氣至晚一日春氣發早一日西行校之自汧源縣西至蕃界磧石其以南向及西北東南者每四十里春氣發晚一日秋氣至早一日北向及東北西南者每一十五里春氣發晚一日秋氣至早一日南行校之川形有北向及東北西南者每五百里 新校正云按别本作十五里 陽氣行晚一日陰氣行早一日南向及東南西北川每一十五里熱氣至早一日寒氣至晚一日廣平之地則每五十里陽氣發早一日寒氣至晚一日北行校之川形有南向及東南西北者每二十五里陽氣行晚一日陰氣行早一日北向及東北西南川每一十五里寒氣至早一日熱氣至晚一日廣平之地則

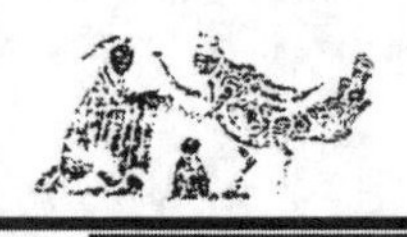

每二十里熱氣行晚一日寒氣至早一日大率如此然高處峻處冬氣常在平處下處夏氣常在觀其雪零草茂則可知矣然地土固有弓形川蛇行川月形川地勢不同生殺榮枯地同而天異凡此之類有离向丙向巽向乙向震向處則春氣早至秋氣晚至早晚校十五日有丁向坤向庚向兌向辛向乾向坎向艮向處則秋氣早至春氣晚至早晚亦校二十日是所謂帶山之地也審觀向背氣候可知寒涼之地湊理開少而閉多閉多則陽氣不散故適寒涼腹必脹也濕熱之地湊理開多而閉少開多則陽發散故往溫熱皮必瘡也下之則中氣不餘故脹已汗之則陽氣外泄故瘡愈

帝曰其於壽夭何如。言土地居人之壽夭 岐伯曰陰精所奉其人壽。陽精所降其人夭。陰精所奉高之地也陽精所降下之地也陰方之地陽不妄泄寒氣外持邪不數中而正氣堅守故壽延陽方之地陽氣耗散發泄無度風濕數中真氣傾竭故夭折即事驗之今中原之境西北方衆人壽東南方衆人夭其中猶各有微甚爾此壽夭之大異也方者審之乎

帝曰善。其病也治之奈何。岐伯曰。西北之氣散而寒之東南之氣收而溫之所謂同病異治也。西方北方人皮膚腠理密人皆食熱故宜散宜寒東方南方人皮膚疎腠理開人皆食冷故宜收宜溫散謂溫浴使中外條達收謂溫中不解表也今土俗皆反之依而療之則反甚矣 新校正云詳分方爲治亦具異法方宜論中

故

曰。氣寒氣涼。治以寒涼。行水漬之。氣温氣熱。治以温熱。強其内守。必同其氣。可使平也。假者反之。寒方以寒熱方以熱温方以温涼方以涼是正法也是同氣也行水漬之是湯漫漬也平謂平調也若西方北方有冷病假熱方温方以除之東方南方有熱疾須涼方寒方以療者則反上正法以取之

帝曰。善。一州之氣。生化壽夭不同。其故何也。岐伯曰。高下之理。地勢使然也。崇高則陰氣治之。汚下則陽氣治之。陽勝者先天。陰勝者後天。先天謂先天時也後天謂後天時也悉言土地生榮枯落之先後也物既有之人亦如然此地理之常。生化之道也。

帝曰。其有壽夭乎。岐伯曰。高者其氣壽。下者其氣夭。地之小大異也。小者小異。大者大異。大謂東南西北相遠萬里許也小謂居所高下相近二十三十里或百里許也地形高下懸倍不相計者以近爲小則十里二十里高下平慢氣相接者以遠爲小則三百里二百里地氣不同乃異也故治病者。必

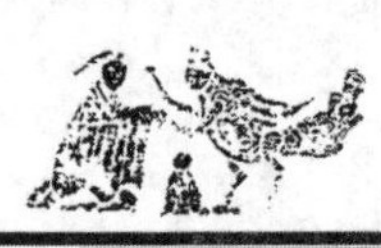

明天道地理陰陽更勝氣之先後人之壽夭生化之期乃可以知人之形氣矣不明天地之氣又昧陰陽之候則以壽爲夭以夭爲壽雖盡上聖救生之道畢經脉藥石之妙猶未免世中之誣斥也帝曰善其歲有不病而藏氣不應不用者何也岐伯曰天氣制之氣有所從也從謂從事於彼不及營於私應用之帝曰願卒聞之岐伯曰少陽司天火氣下臨肺氣上從白起金用草木青火見燔焫革金且耗大暑以行欬嚏鼽衄鼻窒曰瘍寒熱胕腫寅申之歲候也臨謂御於下從謂從事於上起謂價高於市用謂用行刑罰也臨從起用同之革謂皮革亦謂革易也金謂器屬也耗謂費用也火氣燔灼故曰生瘡瘡身瘡也瘍頭瘡也寒熱謂先寒而後熱則瘧疾也肺爲熱害水且救之水守肺中故爲胕腫胕腫謂腫滿按之不起此天氣之所生也　新校正云詳注云故曰生瘡瘡身瘡也瘍頭瘡也今經只言曰瘍疑經脱一瘡字别本曰字作口風行于地塵沙飛揚心痛胃脘痛厥逆鬲不通其

主暴速。厥陰在泉故風行于地風淫所勝故是病生焉少陽厥陰其化急速故病氣起發疾速而爲故云其主暴速此也氣不順而生是也　新校正云詳厥陰與少陽在泉言其主暴速其發機速故不言甚則某病也

陽明司天，燥氣下臨，肝氣上從，蒼起木用而立，土迺眚，凄滄數至，木伐草萎，脅痛目赤，掉振鼓慄，筋痿不能久立。卯酉之歲候也木用亦謂木功也凄滄大涼也此亦之起天氣生焉

暴熱至土迺暑，陽氣鬱發，小便變，寒熱如瘧，甚則心痛，火行于稿，流水不冰，蟄蟲迺見。少陰在泉熱監于地而爲是也病之所有地氣生焉

太陽司天，寒氣下臨，心氣上從，而火且明，新校正云詳火且明三字當作火用二字 丹起，金迺眚，寒清時舉，勝則水冰，火氣高明，心熱煩，嗌乾善渴，鼽嚏，喜悲數欠，熱氣妄行，寒迺復，霜不時降，善忘，甚則心痛。辰戌之歲候也寒清時舉太陽之令也火氣高明謂燔焫於物也不時謂太早及偏害不循時

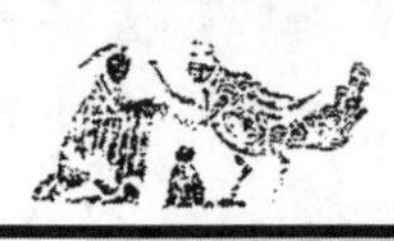

令不普及於物也病之所起天氣生焉土廼潤，水豐衍，寒客至，沈陰化，濕氣變物，水飲內稸，中滿不食，皮𤷂肉苛，筋脉不利，甚則胕腫身後癰。太陰在泉，濕監于地，而爲是也。病之源始，地氣生焉。新校正云：詳身後癰當作身後難。厥陰司天，風氣下臨，脾氣上從，而土且隆，黃起，水廼眚，土用革，體重肌肉萎，食減口爽，風行太虛，雲物搖動，目轉耳鳴。巳亥之歲候也。土隆，土用革，謂土氣有用而革易其體，亦謂土功土也。云物搖動，是謂風高。此病所生，天之氣也。火縱其暴，地廼暑，大熱消爍，赤沃下，蟄蟲數見，流水不冰。少陽在泉，火監于地，而爲是也。病之宗兆，地氣生焉。其發機速。少陽厥陰之氣，變化卒急，其爲疾病，速若發機，故曰其發機速。少陰司天，熱氣下臨，肺氣上從，白起金用，草木眚，喘嘔寒熱，嚏鼽衄鼻窒，大暑流行。子午之歲候也。熱司天氣，故是病生，天氣之作也。甚則瘡瘍燔灼，金爍石流。

大之交也地迺燥清。淒滄數至。脅痛善太息。肅殺行。草木變。變謂變易容質也脅痛太息地氣生也太陰司天。濕氣下臨。腎氣上從。黑起水變。新校正云詳前後文此少火迺眚三字埃冒雲雨。胷中不利。陰痿氣大衰而不起不用。新校正云詳不用二字當作水用當其時反腰脽痛。動轉不便也。丑未之歲候也水變謂甘泉變鹹也埃土霧也冒不分遠也雲雨土化也脽謂臀肉也病之有者天氣生焉厥逆。新校正云詳厥逆二字疑當連上文地迺藏陰。大寒且至。蟄蟲早附。心下否痛。地裂冰堅。少腹痛。時害於食。乘金則止水增。味迺鹹。行水減也。止水井泉也行水河渠流注者也止水雖長迺變常甘美而爲鹹味也病之有者地氣生焉　新校正云詳太陰司天之化不言甚則病某而云當其時又云乘金則云云者與前條互相發明也帝曰。歲有胎孕不育。治之不全。何氣使然。岐伯曰。六氣五類。有相勝制也。同者盛之。異者衰之。

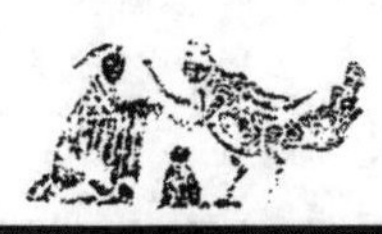

此天地之道生化之常也。故厥陰司天，毛蟲靜，羽蟲育，介蟲不成。謂乙巳丁巳己巳辛巳癸巳乙亥丁亥己亥辛亥癸亥之歲也。靜，無聲也，亦謂靜退不先用事也。羽爲火蟲，氣同地也。火制金化，故介蟲不成，謂白色有甲之蟲少孕育也。在泉，毛蟲育，倮蟲耗，羽蟲不育。地氣制土，黃倮耗損，歲乘木運，其又甚也。羽蟲不育，少陽自抑之，是則五寅五申歲也。凡稱不育不成，皆謂少，非悉無也。少陰司天，羽蟲靜，介蟲育，毛蟲不成。謂甲子丙子戊子庚子壬子甲午丙午戊午庚午壬午之歲也。靜謂胡越燕百舌鳥之類也。是歲黑色毛蟲孕育少成。在泉，羽蟲育，介蟲耗不育。地氣制金，白介蟲不育，歲乘火運，斯復甚焉，是則五卯五酉歲也。新校正云：詳介蟲耗，以少陰在泉，火剋金也；介蟲不育，以陽明在天自抑之也。太陰司天，倮蟲靜，鱗蟲育，羽蟲不成。謂乙丑丁丑己丑辛丑癸丑乙未丁未己未辛未癸未之歲也。倮蟲謂人及蝦蟇之類也。羽蟲謂青緑色者，則鸚鵡鸍鳥翠碧鳥之類，諸青緑色之有羽者也。歲乘金運，其復甚焉。在泉，倮蟲育，鱗蟲新校正云：詳此少一耗字。不成。地氣制水，黑鱗不育，歲乘土運，而又甚乎，是則五辰五戌歲也。少陽司天，羽蟲靜，毛蟲育，倮蟲不成。謂甲寅丙寅戊

寅庚寅壬寅甲申丙申戊申庚申壬申之歲也倮蟲謂青緑色者也羽蟲謂黑色諸有羽翼者則越鷰百舌鳥之類是也在泉。羽蟲育。介蟲耗。毛蟲不育。地氣制金白介耗損歲乘火運其又甚也毛蟲不育天氣制之是則五巳五亥歲也陽明司天。介蟲靜。羽蟲育。介蟲不成。謂乙卯丁卯己卯辛卯癸卯乙酉丁酉己酉辛酉癸酉歲也羽爲火蟲故蕃育也介蟲諸有赤色甲殼者也赤介不育天氣制之也在泉。介蟲育。毛蟲耗。羽蟲不成。地氣制木黑毛蟲耗歲乘金運損復甚焉是則五子五午歲也羽蟲不就以上見少陰也太陽司天。鱗蟲靜。倮蟲育。謂甲辰丙辰戊辰庚辰壬辰甲戌丙戌戊戌庚戌壬戌之歲也倮蟲育地氣同也鱗蟲靜謂黃鱗不用也是歲雷霆少舉以天氣抑之也　新校正云詳此當云鱗蟲不成在泉。鱗蟲耗。倮蟲不育。天氣制勝黃黑鱗耗是則五丑五未歲也　新校正云詳此當爲鱗蟲育羽蟲耗倮蟲不育注中鱗字亦當作羽諸乘所不成之運。則甚也。乘水之運倮蟲不成乘火之運介蟲不成乘土之運鱗蟲不成乘金之運毛蟲不成乘水之運羽蟲不成當是歲者與上文同悉少能孕育也斯並運與氣同者運乘其勝復遇天符及歲會者十孕不全一二也故氣主有所制。歲立有所生。地氣制己勝。天氣制

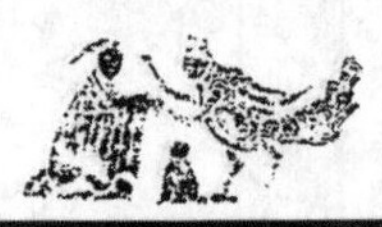

勝已。天制色，地制形。天氣隨已不勝者制之，謂制其色也；地氣隨已所勝者制之，謂制其形也。故又曰天制色，地制形焉。是以天地之間，五類生化，互有所勝，互有所化，互有所生，互有所制矣。五類衰盛，各隨其氣之所宜也。宜則蕃息。故有胎孕不育，治之不全，此氣之常也。天地之間，有生之物，凡此五類也。五謂毛羽倮鱗介也。故曰毛蟲三百六十，麟爲之長；羽蟲三百六十，鳳爲之長；倮蟲三百六十，人爲之長；鱗蟲三百六十，龍爲之長；介蟲三百六十，龜爲之長。凡諸有形，跂行飛走，喘息胎息，大小高下，青黃赤白黑，身被毛羽鱗介者，通而言之，皆謂之蟲矣。不具是四者，皆爲倮蟲。凡此五物，皆有胎生、卵生、濕生、化生也。因人致問，言及五類也。所謂中根也。生氣之根本，發自身形之中，中根也。非是五類，則生氣根系悉因外物以成立，去之則生氣絶矣。根于外者亦五。謂五味五色類也。然木火土金水之形類，悉假外物色藏乃能生化，外物既去則生氣離絶，故皆是根于外也。新校正云：詳注中色藏二字當作已成。故生化之別，有五氣、五味、五色、五類、五宜也。然是二十五者，根中根外悉有之。五氣謂臊焦香腥腐也，五味謂酸苦辛鹹甘也，五色謂青黄赤白黑也，五類有二矣，其一者謂毛羽倮鱗介，其二者謂燥濕液堅耎也。夫如是等，於萬物之中互有所宜。帝曰：何謂也？岐伯曰：根于

中者命曰神機，神去則機息。根于外者命曰氣立，氣止則化絶。諸有形之類根於中者，生源繫天，其所動靜皆神氣爲機發之主，故其所爲也物莫之知，是以神捨去則機發動用之道息矣。根于外者，生源繫地，故其所生長化成收藏，皆爲造化之氣所成立，故其所出也亦物莫之知，是以氣止息則生化結成之道絶滅矣。其木火土金水燥濕液堅柔，雖常性不易，及乎外物去，生氣離，根化絶止，則其常體性顏色皆必小變移其舊也。新校正云：按六元微旨大論云：出入廢則神機化滅，升降息則氣立孤危。故非出入則無以生長壯老已，非升降則無以生長化收藏。故各有制，各有勝，各有生，各有成。根中根外悉如是。故曰：不知年之所加，氣之同異，不足以言生化。此之謂也。新校正云：按六節藏象論云：不知年之所加，氣之盛衰，虛實之所起，不可以爲工矣。

帝曰：氣始而生化，氣散而有形，氣布而蕃育，氣終而象變，其致一也。始謂始發動，散謂流散於物中，布謂布化於結成之形，所終亟於收藏之用也。故始動而生化，流散而有形，布化而成結，終極而萬象皆變也。即事驗之，天地之間，有形之類，其生也柔弱，其死也堅強，凡如此類，皆謂變易生死之時形質，是謂氣之終極。新校正云：按天元紀大論云：物生謂之化，物極謂之變

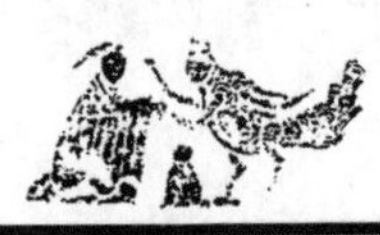

又六微旨大論云物之生從於化物之極由乎變變化相薄成敗之所由也然而五味所資生化有薄厚成熟有少多終始不同其故何也岐伯曰地氣制之也非天不生地不長也天地雖無情於生化而生化之氣自有異同爾何者以地體之中有六入故也氣有同異故有生有化有不生有不化有少生少化有廣生廣化矣故天地之間無必生必化必不生必不化必少生少化也必廣生廣化各隨其氣分所好所惡所異所同也帝曰願聞其道岐伯曰寒熱燥濕不同其化也舉寒熱燥濕四氣不同則溫清異化可知之矣故少陽在泉寒毒不生其味辛其治苦酸其穀蒼丹巳亥歲氣化也夫毒者皆五行標盛暴烈之氣所爲也今火在地中其氣正熱寒毒之物氣與地殊生死不同故生少也火制金氣故味辛者不化也少陽之氣上奉厥陰故其歲化苦與酸也六氣主歲唯此歲通和木火相承故無間氣也苦丹地氣所化酸蒼天氣所生矣餘所生化悉有上下勝剋故皆有間氣矣陽明在泉濕毒不生其味酸其氣濕新校正云詳在泉云唯陽明與太陰在泉之歲云其氣濕其氣熱蓋以濕燥未見寒溫之氣故再云其氣也其治辛苦甘其穀丹

素。子午歲氣化也。燥在地中，其氣涼清，故濕溫毒藥少生化也。金木相制，故味酸者少化也。陽明之氣上奉少陰，故其歲化辛與苦也。辛素地氣也，苦丹天氣也，甘間氣也，所以間金火之勝剋，故兼治甘。太陽在泉。熱毒不生。其味苦。其治淡鹹。其穀黅秬。丑未歲氣化也。寒在地中，與熱殊化，故其歲物熱毒不生。木勝火味，故當苦也。太陽之氣上奉太陰，故其歲化生淡鹹也。大陰土氣上生於天，氣遠而高，故甘之化薄而爲淡也。味以淡亦屬甘，甘之類也。淡黅天化也，鹹秬地化也。黅，黃也。新校正云：詳注云味故當苦，當作故味苦者不化，傳寫誤也。厥陰在泉。清毒不生。其味甘。其治酸苦。其穀蒼赤。寅申歲氣化也。溫在地中，與清殊性，故其歲物清毒不生。木勝其土，故味甘少化也。厥陰之氣上合少陽，所合之氣既無乖忤，故其治化酸與苦也。酸蒼地化也，苦赤天化也。氣無勝剋，故不間氣以甘化也。其氣專。其味正。厥陰少陽在泉之歲，皆氣化專一，其味純正。然餘歲悉上下有勝剋之氣，故皆有間氣間味矣。少陰在泉。寒毒不生。其味辛。其治辛苦甘。其穀白丹。卯酉歲氣化也。熱在地中，與寒殊化，故其歲藥寒毒甚微。火氣爍金，故味辛少化也。故少陰陽明主天主地，故其所治苦與辛焉。苦丹爲地氣所育，辛白爲天氣所生，甘間氣也，所以間止剋伐也。太陰在泉。燥毒不生。其味鹹。其

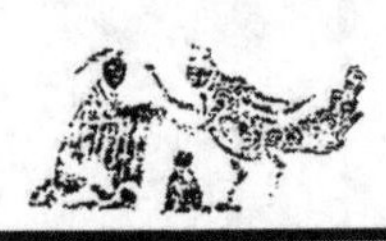

其氣熱。其治甘鹹。其穀黅秬。辰戌歲氣化也地中有濕與燥不同故乾毒之物不生化也土制於木故味鹹少化也太陰之氣上承太陽故其歲化甘與鹹也甘黅地化也鹹秬天化也寒濕不爲大忤故間氣同而氣熱者應之化淳則鹹守。氣專則辛化而俱治。淳和也化淳謂少陽在泉之歲也火來居水而反能化育是水鹹自守不與火爭化也氣專謂厥陰在泉之氣也木居于水而復下化金不受害故辛復生化與鹹俱王也唯此兩歲上下之氣無剋伐之嫌故辛得與鹹同應王而生化也餘歲皆上下有勝剋之變故其中間甘味兼化以緩其制抑餘苦鹹酸三味不同其生化也故天地之間藥物辛甘者多也故曰補上下者從之治上下者逆之以所在寒熱盛衰而調之。上謂司天下謂在泉也司天地氣太過則逆其味以治之司天地氣不及則順其味以和之從順也故曰上取下取內取外取。以求其過能毒者以厚藥。不勝毒者以薄藥。此之謂也。上取謂以藥制有過之氣也制而不順則吐之下取謂以迅疾之藥除下病攻之不去則下之內取謂食及以藥內之審其寒熱而調之外取謂藥熨令所病氣調適也當寒反熱以冷調之當熱反寒以溫和之上盛不已吐而脫之下盛不已下而奪之謂求得氣過之道也藥厚薄謂氣味厚薄者也

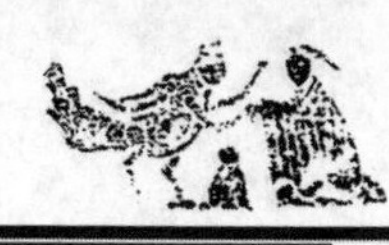

新校正云按甲乙經云胃厚色黑大骨肉肥者皆勝毒其瘦而薄胃者皆不勝毒又按異法方宜論云西方之民陵居而多風水土剛強不衣而褐薦華食而脂肥故邪不能傷其形體其病生於內其治宜毒藥

氣反者，病在上，取之下；病在下，取之上；病在中，傍取之。下取謂寒逆於下而熱攻於上不利於下氣盈於上則溫下以調之上取謂寒積於下溫之不去陽藏不足則補其陽也傍取謂氣并於左則藥熨其右氣并於右則熨其左以和之必隨寒熱為適凡是七者皆病無所逃動而必中斯為妙用矣

治熱以寒，溫而行之；治寒以熱，涼而行之；治溫以清，冷而行之；治清以溫，熱而行之。氣性有剛柔形證有輕重方用有大小調制有寒溫盛大則順氣性以取之小耎則逆氣性以伐之氣殊則主必不容力倍則攻之必勝是則謂湯飲調氣之制也　新校正云按至眞要大論云熱因寒用寒因熱用熱必代其所主而先其所因其始則同其終則異可使破積可使潰堅可使氣和可使必已者也

故消之削之，吐之下之，補之寫之，久新同法。量氣盛虛而行其法病之新久無異道也

帝曰：病在中而不實不堅，且聚且散，柰何？岐伯曰：悉乎哉問也！無積者求其

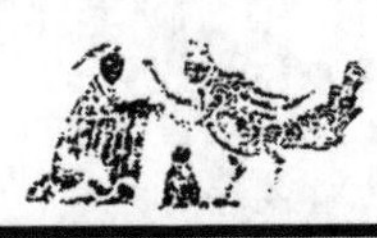

藏。虛則補之。隨病所在命其藏以補之藥以祛之。食以隨之。食以無毒之藥隨湯丸以迫逐之使其盡也行水漬之。和其中外。可使畢已。中外通和氣無流礙則釋然消散真氣自平帝曰：有毒無毒。服有約乎。岐伯曰：病有久新。方有大小。有毒無毒。固宜常制矣。大毒治病十去其六。下品藥毒毒之大也常毒治病十去其七。中品藥毒次於下也小毒治病十去其八。上品藥毒毒之小也無毒治病十去其九。上品中品下品無毒藥悉謂之平穀肉果菜食養盡之無使過之傷其正也。大毒之性烈其爲傷也多少毒之性和其爲傷也少常毒之性減大毒之性一等加小毒之性一等所傷可知也故至約必止之以待來證爾然無毒之藥性雖平和久而多之則氣有偏勝則有偏絶久攻之則藏氣偏弱既弱且困不可長也故十去其九而止服至約已則以五穀五肉五果五菜隨五藏宜者食之已盡其餘病藥食兼行亦通也　新校正云：按藏氣法時論云：毒藥攻邪五穀爲養五果爲助五畜爲益五菜爲充不盡。行復如法。法謂前四約也餘病不盡然再行之毒之大小至約而止必無過也必先

歲氣無代天和。歲有六氣分主有南面北面之政先知此六氣所在人脉至尺寸應之太陰所在其脉沈少陰所在其脉鉤厥陰所在其脉弦太陽所在其脉大而長陽明所在其脉短而濇少陽所在其脉大而浮如是六脉則謂天和不識不知呼爲寒熱攻寒令熱脉不變而熱疾已生制熱令寒脉如故而寒病又起欲求其適安可得乎夭枉之來率由於此 無盛盛。無虛虛。而遺人天殃。不察虛實但思攻擊而盛者轉盛虛者轉虛萬端之病從兹而甚真氣日消病勢日侵殃咎之來苦夭之興難可逃也悲夫 無致邪。無失正。絶人長命。所謂代天和也攻虛謂實是則致邪不識藏之虛斯爲失正氣既失則爲死之由矣 帝曰。其久病者。有氣從不康。病去而瘠。奈何。從謂順也 岐伯曰。昭乎哉聖人之問也。化不可代。時不可違。化謂造化也代大匠斲猶傷其手況造化之氣人能以力代之乎夫生長收藏各應四時之化雖巧智者亦無能先時而致之明非人力所及由是觀之則物之生長收藏化必待其時也物之成敗理亂亦待其時也物既有之人亦宜然或言力必可致而能代造化違四時者妄也 夫經絡以通。血氣以從。復其不足。與衆齊同。養之和之。靜以待時。謹守其氣。無使傾

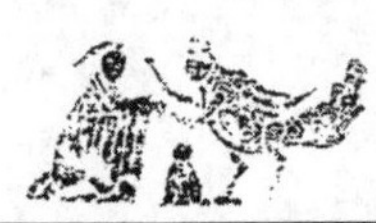

移。其形。迺彰。生氣以長。命曰聖王。故大要曰。無代化無違時。必養必和。待其來復。此之謂也。帝曰善。大要上古經法也引古之要旨以明時化之不可違不可以力代也

重廣補注黄帝内經素問卷第二十

氣交變大論槁芒老切瞼音撿睫音接蠹音妬鶩音木壆音問謐音蜜

五常政大論瞤如勻切凊妻迡切飈音瑟黔音令麂音几鏗音坑脊

音冒拉音蠟猯他端切磧妻力切鵽音列

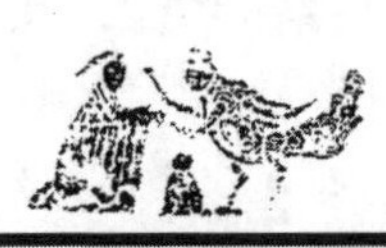

重廣補注黃帝內經素問卷第二十一

啓玄子次注林億孫奇高保衡等奉敕校正孫兆重改誤

六元正紀大論篇第七十一　刺法論篇第七十二亡

本病論篇第七十三亡　新校正云詳此二篇亡在王注之前按病能論篇末王冰注云世本既闕第七二篇謂此二篇也而今世有素問亡篇及昭明隱旨論以謂此三篇仍託名王冰爲注辭理鄙陋无足取者舊本此篇名在六元正紀篇後列之爲後人移於此若以尚書亡篇之名皆在前篇之末則舊本爲得

六元正紀大論篇第七十一

黃帝問曰。六化六變。勝復淫治。甘苦辛鹹酸淡先後。余知之矣。夫五運之化。或從五氣。新校正云詳五氣疑作天氣則與下文相協　或逆天氣。或從天氣而逆地氣。或從地氣而逆天氣。或相得或不相得。余未能明其事。欲通天之紀。從地之理。和其運。調其化。使上下合德。無相奪倫。天地升降。不失其宜。五運宣行。勿乖其政。調之正味。從逆奈何。氣同謂之從氣異謂之逆勝制爲不相得相生爲相得司天地之氣更淫勝復各有主治法則欲令平調氣性不違忤天地之氣以致清靜和平也岐伯稽首再拜對曰。昭乎哉問也。此天地之綱紀。變化之淵源。非聖帝孰能窮其至理歟。臣雖不敏。請陳其道。令終不滅。久而不易。氣主循環同於天地太過不及氣序常然不言永定之制則久而更易去聖遼遠何以明之帝曰。願夫子推而次之。從其類序。分其部主。別其宗司。昭其氣數。明其正化。可得聞乎。部主謂分六氣所部主者也宗司謂配五氣運行之位也氣數謂天地五運氣更用之正數也正化謂歳直氣味所宜酸苦甘辛鹹寒温冷熱也岐伯曰。先立其年。以明其

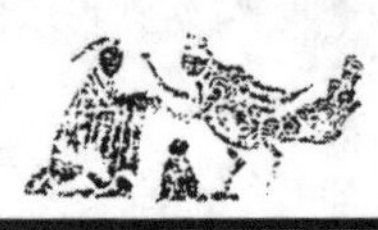

氣。金木水火土運行之數，寒暑燥濕風火臨御之化，則天道可見，民氣可調，陰陽卷舒，近而無惑，數之可數者，請遂言之。遂，盡也。帝曰：太陽之政奈何？岐伯曰：辰戌之紀也。

太陽　太角　太陰　壬辰　壬戌　其運風。其化鳴紊啓拆。新校正云：按《五常政大論》云：其德鳴靡啓拆。其變振拉摧拔。新校正云：詳此其運、其化、其變，從太角等運起。其病眩掉目瞑。新校正云：詳此病證，以運加同天地爲言。

太角初正　少徵　太宮　少商　太羽終

太陽　太徵　太陰　戊辰　戊戌同正徵。新校正云：按《五常政大論》云：赫曦之紀，上羽與正徵同。其運熱。其化暄暑鬱燠。新校正云：按《五常政大論》燠作蒸。

其變炎烈沸騰。其病熱鬱。

太徵　少宫　太商　少羽終　少角初

太陽　太宫　太陰。甲辰歲會。同天符　甲戌歲會。同天符　新校正云：按天元紀大論云：承歲爲歲直。又六微旨大論云：木運臨卯，火運臨午，土運臨四季，金運臨酉，水運臨子，所謂歲會，氣之平也。王冰云：歲直亦曰歲會。此甲爲太宫，辰戌爲四季，故曰歲會。又云同天符者，按本論下文云：太過而加同天符。是此歲一爲歲會，又爲同天符也。

其運陰埃。新校正云：詳太宫三運，兩曰陰雨，獨此曰陰埃，埃疑作雨。　其化柔潤重澤。新校正云：按五常政大論澤作淖。　其變震驚飄驟。其病濕下重。

太宫　少商　太羽終　太角初　少徵

太陽　太商　太陰　庚辰　庚戌　其運涼。

其化霧露蕭飋。其變肅殺凋零。其病燥背瞀胷滿。

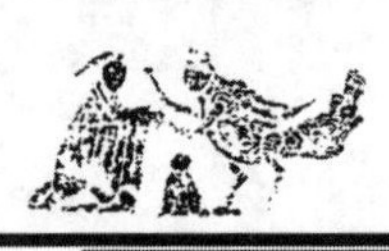

太商　少羽終　少角初　太徵　少宮

太陽　太羽新校正云按五常政大論云上羽而長氣不化　太陰。丙辰天符。丙戌天符。新校正云按天元紀大論云應天爲天符又六微旨大論云土運之歲上見太陰火運之歲上見少陽少陰金運之歲上見陽明木運之歲上見厥陰水運之歲上見太陽曰天與之會故曰天符又本論下文云五運同行天化者命曰天符又云臨者太過不及皆曰天符　其運寒。新校正云詳太羽三運此爲上羽少陽少陰司天爲太徵而少陽司天運言寒肅此與少陰司天運言其運寒者疑此太陽司天運合太羽當言其運寒肅少陽少陰司天運當云其運寒也　其化凝慘凓冽。新校正云按五常政大論作凝慘寒雰　其變冰雪霜雹。其病大寒留於谿谷。

太羽終　太角初　少徵　太宮　少商

凡此太陽司天之政。氣化運行先天。六步之氣生長化成收藏皆先天時而應至也餘歲先天同之也　天氣肅。地氣靜。寒臨太虛。陽氣不令。水土合德。上應辰星鎮星。明而大也 其穀玄黅。天地正氣之所生長化成也黅黃也 其政肅。其令徐。寒政大舉。澤無陽燄。則火發待時。寒甚則火鬱待四氣乃發暴爲炎熱也 少陽中治。時雨迺涯。止極雨散。還於太陰。雲朝北極。濕化迺布。北極雨府也 澤流萬物。寒敷于上。雷動于下。寒濕之氣。持於氣交。歲氣之大體也 民病寒濕。發肌肉萎。足痿不收。濡寫血溢。新校正云詳血溢者火發待時所爲之病也 初之氣。地氣遷。氣迺大溫。畏火致之 草迺早榮。民迺厲。溫病迺作。身熱頭痛嘔吐。肌腠瘡瘍。赤班也是爲膚腠中瘡在皮内也 二之氣。大涼反❶至。民迺慘。草迺遇寒。火氣遂抑。民病氣鬱中滿。寒迺始。因涼而又之於寒氣故寒氣始來近人也 三之氣。天政布。寒氣行。雨迺降。民病寒。反熱中。癰疽注下。

【校勘】

❶反：《聖濟總録》卷一引無。

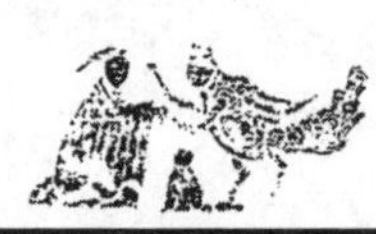

心熱瞀悶。不治者死。當寒反熱是反天常熱起於心則神之危亟不急扶救神必消亡故治者則生不治則死四之氣。風濕交爭。風化為雨。廼長廼化廼成。民病大熱少氣。肌肉萎足痿。注下赤白。五之氣。陽復化。草廼長。廼化廼成。民廼舒。大火臨御故萬物舒榮終之氣。地氣正。濕令行。陰凝太虛。埃昏郊野。民廼慘悽。寒風以至。反者孕廼死。故歲宜苦以燥之溫之。新校正云詳故歲宜若以燥之溫之九字當在避虛邪以安其正下錯簡在此必折其鬱氣。先資其化源。化源謂九月迎而取之以補心火新校正云詳水將勝也先於九月迎取其化源先寫腎之源也蓋以水王十月故先於九月迎而取之瀉水所以補火也抑其運氣。扶其不勝。太角歲脾不勝太徵歲肺不勝太宮歲腎不勝太商歲肝不勝太羽歲心不勝歲之宜也如此然太陽司天五歲之氣通宜先助心後扶腎氣無使暴過而生其疾。食歲穀以全其真。避虛邪以安其正。木過則脾病生

火過則肺病生土過則腎病生金過則肝病生水過則心病生天地之氣過亦然也歲穀謂黃色黑色虛邪謂從衝後來之風也 適氣同異多少制之。同寒濕者燥熱化。異寒濕者燥濕化。太宮太商太羽歲同寒濕宜治以燥熱化太角太徵歲異寒濕宜治以燥濕化也 故同者多之。異者少之。多謂燥熱少謂燥濕氣用少多隨其歲也 用寒遠寒。用涼遠涼。用溫遠溫。用熱遠熱。食宜同法。有假者反常。反是者病。所謂時也。時謂春夏秋冬及間氣所在同則遠之即雖其時若六氣臨御假寒熱溫涼以除疾病者則勿遠之如太陽司天寒為病者假熱以療則熱用不遠夏餘氣例同故曰有假反常也食同藥法爾若無假反法則為病之媒非方制養生之道 新校正云按用寒遠寒及有假者反常等事下文備矣 帝曰。善。陽明之政奈何。岐伯曰。卯酉之紀也。

陽明　少角　少陰。清熱勝復同。同正商。清勝少角熱復清氣故曰清熱勝復同也餘少運皆同也同正商者上見陽明上商與正商同言歲木不及也餘準此 新校正云按五常政大論云委和之紀上商與正商同 丁卯歲會　丁酉。

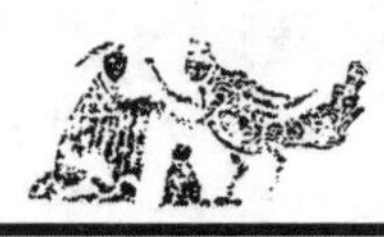

其運風清熱。不及之運常兼勝復之氣言之風運氣也清勝氣也熱復氣也餘少運悉同

少角初正　太徵　少宮　太商　少羽終

陽明　少徵　少陰。寒雨勝復同同正商。新校正云按伏明之紀上商與正商同　癸卯同歲會　癸酉同歲會　新校正云按本論下文云不及而加同歲會此運少徵爲不及下加少陰故云同歲會　其運熱寒雨。

少徵　太宮　少商　太羽終　太角初

陽明　少宮　少陰。風涼勝復同。己卯　己酉。其運雨風涼。

少宮　太商　少羽終　少角初　太徵

陽明　少商　少陰。熱寒勝復同同正商。新校正云按五常政大論云從革之紀上商與正商同　乙卯天符。乙酉歲會。太一天符。新校正云按天元紀大論云三合爲治又六微旨大論云天符歲會曰太一天符王冰云是謂三合一者天會二者歲會三者運會或云此歲三合曰太一天符不當更曰歲會者甚不然也乙酉本爲歲會又爲太一天符歲會之名不可去也或云巳丑巳未戊午何以不連言歲會而單言太一天符曰舉一隅不以三隅反舉一則三者可知去之則亦太一天符不爲歲會故曰不可去也 其運涼熱寒。

少商 太羽終 太角初 少徵 太宮

陽明 少羽 少陰。雨風勝復同。辛卯少宮同。新校正云按五常政大論云五運不及除同正角正商正宮外癸丑癸未當云少徵與少羽同巳卯乙酉少宮與少角同乙丑乙未少商與少徵同辛卯辛酉辛巳辛亥少羽與少宮同合有十年今此論獨於此言少宮同者蓋以癸丑癸未丑未爲土故不更同少羽巳卯巳酉爲金故不更同少角辛巳辛亥爲太徵不更同少宮乙丑乙未下見太陽爲水故不更同少徵又除此八年外只有辛卯辛酉二年爲少羽同少宮也

辛酉 辛卯 其運寒雨風。

少羽終 少角初 太徵 太宮 太商

凡此陽明司天之政。氣化運行後天。六步之氣生長化成庶務動靜皆後天時而應餘少歲同

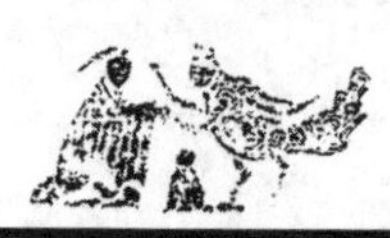

天氣急，地氣明，陽專其令，炎暑大行，物燥以堅，淳風迺治，風燥橫運，流於氣交，多陽少陰，雲趨雨府，濕化迺敷，雨府，太陰之所在也。燥極而澤，燥氣欲終，則化爲雨澤，是謂三氣之分也。其穀白丹，天地正氣所化生也。間穀命太者，命太者，謂前文太角商等氣之化者，間氣化生，故云間穀也。新校正云：按玄珠云：歲穀與間穀者何？即在泉爲歲穀，及在泉之左右間者，皆爲歲穀。其司天及運間而化者，名間穀。又別有一名間穀者，是化不及，即反有所勝而生者，故名間穀，即邪氣之化，又名並化之穀也，亦名間穀。與王注頗異。其耗白甲品羽，白色甲蟲，多品羽類，有羽翼者，耗散粢盛，蟲鳥甲兵，歲爲災以耗竭物類。金火合德，上應太白熒惑，見大而明。其政切，其令暴，蟄蟲迺見，流水不冰，民病欬嗌塞，寒熱發，暴振溧癃閟，清先而勁，毛蟲迺死，熱後而暴，介蟲迺殃，其發躁，勝復之作，擾而大亂，金先勝，木已承害，故毛蟲死；火後勝，金不勝，故介蟲復殃。勝而行殺，羽者已亡，復者後來，強者又死，非大亂氣，其何謂也。清熱之

氣持於氣交。初之氣，地氣遷，陰始凝，氣始肅，水迺冰，寒雨化。其病中熱脹，面目浮腫，善眠，鼽衄，嚏欠，嘔，小便黄赤，甚則淋。太陰之化。新校正云：詳氣肅水冰凝，非太陰之化。二之氣，陽迺布，民迺舒，物迺生榮，厲大至，民善暴死。臣位君，故爾。三之氣，天政布，涼迺行，燥熱交合，燥極而澤，民病寒熱。寒熱，瘧也。四之氣，寒雨降，病暴仆，振慄譫妄，少氣，嗌乾引飲，及為心痛，癰腫瘡瘍，瘧寒之疾，骨痿血便。骨痿，無力。五之氣，春令反行，草迺生榮，民氣和。終之氣，陽氣布，候反溫，蟄蟲來見，流水不冰，民迺康平，其病溫。君之化也。故食歲穀以安其氣，食間穀以去其邪，歲宜以鹹以苦以辛，汗之清之散之，

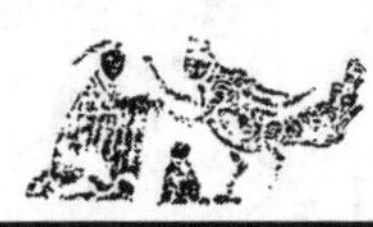

安其運氣。無使受邪。折其鬱氣。資其化源。（化源謂六月迎而取之也。新校正云：按金王七月，故逆於六月寫金氣。）以寒熱輕重少多其制。同熱者多天化。同淸者多地化。（少角少徵歲同熱，用方多以天淸之化治之；少宮少商少羽歲同淸，用方多以地熱之化治之。火在地，故同淸者多地化；金在天，故同熱者多天化。）用涼遠涼。用熱遠熱。用寒遠寒。用溫遠溫。食宜同法。有假者反之。此其道也。反是者。亂天地之經。擾陰陽之紀也。帝曰：善。少陽之政奈何？岐伯曰：寅申之紀也。

少陽 太角（新校正云：按五常政大論云：上徵則其氣逆。）厥陰。壬寅（同天符）壬申（同天符）其運風鼓。（新校正云：詳風火合勢，故其運風鼓。少陰司天太角運亦同。）其化鳴紊啓坼。（新校正云：按五常政大論云：其德鳴靡啓坼。）其變振拉摧拔。其病掉眩支脇驚駭。

太角初正　少徵　太宮　少商　太羽終

少陽　太徵新校正云按五常政大論云上徵而收氣後　厥陰　戊寅天符　戊申天符

其運暑。其化暄囂鬱燠。新校正云按五常政大論作暄暑鬱燠此變暑爲囂者以上臨少陽故也

其變炎烈沸騰。其病上熱鬱血溢血泄心痛

太徵　少宮　太商　少羽終　少角初

少陽　太宮　厥陰。甲寅　甲申。其運陰雨。

其化柔潤重澤。其變震驚飄驟。其病體重胕腫痞飲。

太宮　少商　太羽終　太角初　少徵

少陽　太商　厥陰。庚寅　庚申　同正商。新校正云按五常政大論云堅成之紀上徵與正商同

其運涼。其化霧露清切。新校正云按五常政大論云霧露蕭飋又大商三運兩言蕭飋獨此言清切詳

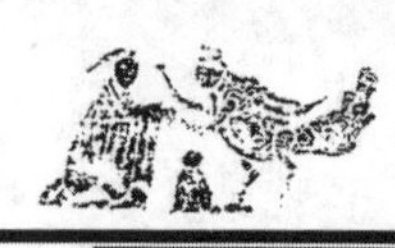

此下如厥陰當此肅颷其變肅殺凋零。其病肩背胷中。

太商　少羽終　少角初　太徵　少宮

少陽　太羽　厥陰。丙寅　丙申。其運寒肅。新校正云詳此運不當言寒肅以注太陽司天太羽運中其化凝慘凓冽。新校正云按五常政大論云作凝慘寒雰其變冰雪霜雹。其病寒浮腫。

太羽終　太角初　少徵　太宮　少商

凡此少陽司天之政。氣化運行先天。天氣正。新校正云詳少陽司天太陰司地正得天地之正又厥陰少陽司地各云得其正者以地主生榮爲言也本或作天氣止者少陽火之性用動躁云止義不通也地氣擾。風迺暴舉。木偃沙飛。炎火迺流。陰行陽化。雨迺時應。火木同德。上應熒惑歲星。見明而大　新校正云詳六氣惟少陽厥陰司天司地爲上下通和無相勝剋故言火木同德餘氣皆有勝剋故言合德其穀丹蒼。其政嚴。其令擾。故風熱參布。雲物沸騰。太陰横流。寒迺時至。涼雨並起。民病寒中。外發瘡瘍。内爲泄滿。故聖人遇之。和而不爭。往復之作。民病寒熱瘧泄聾瞑嘔吐上怫腫色變。初之氣。地氣遷。風勝迺搖。寒迺去。候迺大温。草木早榮。寒來不殺。温病迺起。其病氣怫於上。血溢目赤。欬逆頭痛血⿱山明[1]。今詳⿱山明字當作崩脇滿膚腠中瘡。少陰之化二之氣。火反鬱。太陰分故爾白埃四起。雲趨雨府。風不勝濕。雨迺零。民迺康。其病熱鬱於上。欬逆嘔吐。瘡發於中。胷嗌不利。頭痛身熱。昏憒膿瘡。三之氣。天政布。炎暑至。少陽臨上。雨迺涯。民病

【校勘】

[1] 崩：《聖濟總録》卷一引作「傷」。

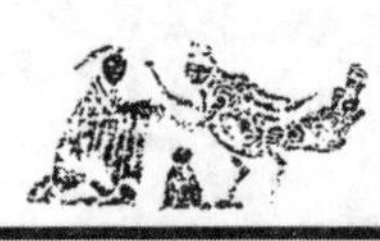

熱中。聾瞑血溢膿瘡欬嘔。鼽衄渴❶嚏欠喉痺目赤善暴死。四之氣涼迺至炎暑閒化白露降民氣和平其病滿身重。五之氣陽迺去寒迺來雨迺降氣門迺閉新校正云按王注生氣通天論氣門玄府也所以發泄經脉榮衞之氣故謂之氣門剛木早凋民避寒邪君子❷周密。終之氣地氣正風迺至萬物反生霿霧以行其病關閉不禁。心痛陽氣不藏而欬。抑其運氣贊所不勝。必折其鬱氣先取化源。化源年之前十二月迎而取之　新校正云詳王注資取化源俱注云取其意有四等太陽司天取九月陽明司天取六月是二者先取在天之氣也少陽司天取年前十二月太陰司天取九月是二者乃先時取在地之氣也少陰司天取年前十二月厥陰司天取四月義不可解按玄珠之說則不然太陽陽明之月與王注合少陽少陰俱取三月太陰取五月厥陰取年前十二月玄珠之義可解王注之月疑有誤也暴過不生苛疾不起。苛重也　新校正云詳此不言食歲穀閒穀者盖此歲天地氣正上下通和故

【校勘】

❶渴：《聖濟總録》卷一引無。

❷周：疑作「固」之誤。本書《熱論》王冰注：「君子固密，不傷於寒」。可參。

不言也　故歲宜鹹辛宜酸。滲之泄之漬之發之。觀氣寒溫以調其過。同風熱者多寒化。異風熱者少寒化。太角太徵歲同　風熱以寒化多之。太宮太商太羽歲異風熱以涼調其過也　用熱遠熱。用溫遠溫。用寒遠寒。用涼遠涼。食宜同法。此其道也。有假者反之。反是者病之階也。帝曰。善。太陰之政奈何。岐伯曰。丑未之紀也。

太陰　少角　太陽　清熱勝復同。　同正宮。新校正云。按五常政大論云。委和之紀。太宮與正宮同　丁丑　丁未　其運風清熱。

少角初正　太徵　少宮　太商　少羽終

太陰　少徵　太陽　寒雨勝復同。　癸丑　癸未　其運熱寒雨。

少徵　太宮　少商　太羽終　太角

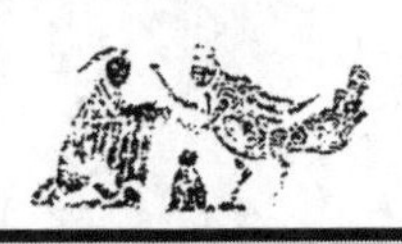

太陰　少宮　太陽。風清勝復同。同正宮。新校正云按五常政大論云卑監之紀上宮與正宮同

己丑太一天符。己未太一天符。其運雨風清。

少宮　太商　少羽終　少角初　太徵

太陰　少商　太陽　熱寒勝復同。乙丑　乙未。其運涼熱寒。

少商　太羽終　太角初　少徵　太宮

太陰　少羽　太陽。雨風勝復同。同正宮。新校正云按五常政大論云涸流之紀上宮與正宮同或以此二歲爲同歲會爲平水運欲去同正宮三字者非也蓋此歲有二義而輒去其一甚不可也

辛丑同歲會　辛未同歲會。其運寒雨風。

少羽終　少角初　太徵　少宮　太商

凡此太陰司天之政。氣化運行後天。萬物生長化成皆後天時而生成也　陰

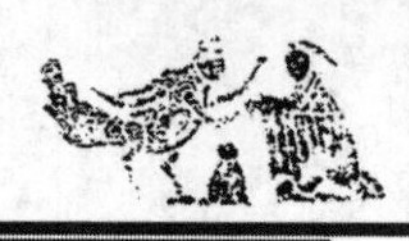

專其政。陽氣退辟。大風時起。新校正云：詳此太陰之政，但以言大風時起，蓋厥陰爲初氣，居木位，春氣正風迺來，故言大風時起。天氣下降。地氣上騰。原野昬霿。白埃四起。雲奔南極。寒雨數至。物成於差夏。南極，雨府也。差夏，謂立秋之後一十日也。民病寒濕。腹滿。身䐜憤。胕腫。痞逆。寒厥。拘急。濕寒合德。黃黑埃昬。流行氣交。上應鎮星辰星。見而大明。其政肅。其令寂。其穀黅玄。正氣所生成也。故陰凝於上。寒積於下。寒水勝火。則爲冰雹。陽光不治。殺氣迺行。黃黑昬埃，是謂殺氣，自北及西，流行於東及南也。故有餘宜高。不及宜下。有餘宜晚。不及宜早。土之利。氣之化也。民氣亦從之。間穀命其太也。以間氣之大者，言其穀也。初之氣。地氣遷。寒迺去。春氣正。風迺來。生布萬物以榮。民氣條舒。風濕

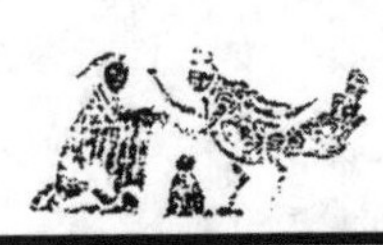

相薄。雨迺後。民病血溢。筋絡拘強。關節不利。身重筋痿。二之氣。大火正。物承化。民迺和。其病溫厲大行。遠近咸若。濕蒸相薄。雨迺時降。應順天常。不愆時候。謂之時雨。新校正云：詳此以少陰居君火之位，故言大火正也。三之氣。天政布。濕氣降。地氣騰。雨迺時降。寒迺隨之。感於寒濕。則民病身重胕腫。胸腹滿。四之氣。畏火臨。溽蒸化。地氣騰。天氣否隔。寒風曉暮。蒸熱相薄。草木凝煙。濕化不流。則白露陰布。以成秋令。萬物得之以成。民病腠理熱。血暴溢。瘧。心腹滿熱。臚脹。甚則胕腫。五之氣。慘令已行。寒露下。霜迺早降。草木黃落。寒氣及體。君子周密。民病皮腠。終之氣。寒大舉。濕大化。霜迺積

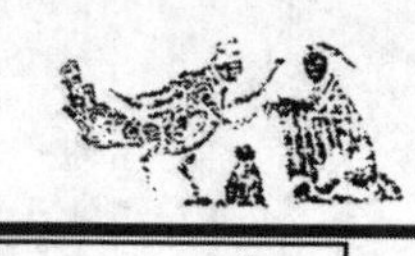

陰迺凝水堅冰陽光不治感於寒則病人關節禁固腰脽痛寒濕推於氣交而爲疾也必折其鬱氣而取化源九月化源迎而取之以補益也益其歲氣無使邪勝食歲穀以全其眞食間穀以保其精故歲宜以苦燥之溫之甚者發之泄之不發不泄則濕氣外溢肉潰皮拆而水血交流必贊其陽火令禦甚寒冬之分其用五步量氣用之也從氣異同少多其判也通言歲運之同異也同寒者以熱化同濕者以燥化少宮少商少羽歲同寒少宮歲又同濕濕過故宜燥寒過故宜熱少角少徵歲平和處之也異者少之同者多之用涼遠涼用寒遠寒用溫遠溫用熱遠熱食宜同法假者反之此其道也反是者病也帝曰善少陰之政奈何岐伯

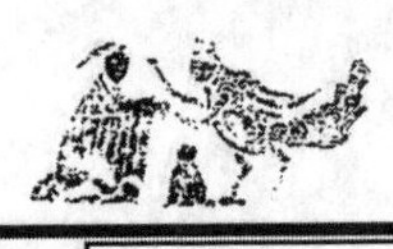

曰：子午之紀也。

少陰　太角新校正云：按五常政大論云：上徵則其氣逆。　陽明　壬子　壬午。

其運風鼓。其化鳴紊啓拆。新校正云：按五常政大論云：其德鳴靡啓拆。

其變振拉摧拔。其病支滿。

太角初正　少徵　太宫　少商　太羽終

少陰　太徵新校正云：按五常政大論云：上徵而收氣後。　陽明　戊子　天符。戊午

太一天符。其運炎暑。新校正云：詳太徵運太陽司天曰熱，少陽司天曰暑，少陰司天曰炎暑，兼司天之氣而言運也。

其化暄曜鬱燠。新校正云：按五常政大論作暄暑鬱燠，此變暑爲曜者，以上臨少陰故也。

其變炎烈沸騰。其病上熱血溢。

太徵　少宫　太商　少羽終　少角初

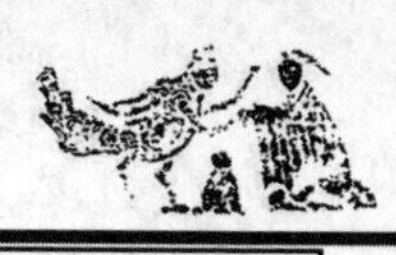

少陰 太宮 陽明 甲子 甲午 其運陰雨。其化柔潤時雨。新校正云按五常政大論云柔潤重淖又太宮三運雨作柔潤重澤此時雨二字疑誤其變震驚飄驟。其病中滿身重。

太宮 少商 太羽終 太角初 少徵

少陰 太商 陽明 庚子同天符 庚午同天符 同正商。新校正云按五常政大論云堅成之紀上徵與正商同其運涼勁。新校正云詳此以運合在泉故云涼勁其化霧露蕭飋。其變肅殺凋零。其病下清。

太商 少羽終 少角初 太徵 少宮

少陰 太羽 陽明 丙子歲會 丙午 其運寒。其化凝慘凓冽。新校正云按五常政大論作凝慘寒雰

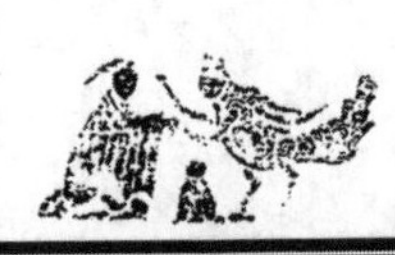

其變冰雪霜雹。其病寒下。

太羽終　太角初　少徵　太宮　少商

凡此少陰司天之政。氣化運行先天。地氣肅。天氣明。寒交暑。熱加燥。新校正云：詳此云寒交暑者，謂前歲終之氣少陽，今歲初之氣太陽，太陽寒交前歲少陽之暑也。熱加燥者，少陰在上而陽明在下也。雲馳雨府。濕化迺行。時雨迺降。金火合德。上應熒惑太白。見而明大。其政明。其令切。其穀丹白。水火寒熱持於氣交而爲病始也。熱病生於上。清病生於下。寒熱凌犯而爭於中。民病欬喘。血溢血泄鼽嚏。目赤眥瘍。寒厥入胃。心痛腰痛。腹大嗌乾腫上。初之氣。地氣遷。燥將去。新校正云：按陽明在泉之前歲爲少陽，少陽者暑，暑往而陽明在地。太陽初之氣，故上文寒交暑，是暑去而寒始也。此燥字乃

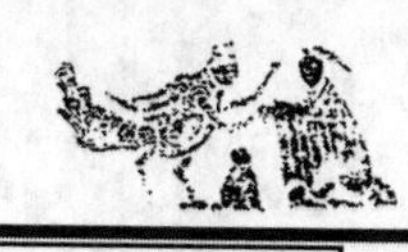

是暑字之誤也寒迺始。蟄復藏。水迺冰。霜復降。風迺至。新校正云按王注六微旨大論云太陽居木位爲寒風切列此風迺至當作風迺列陽氣鬱。民反周密。關節禁固。腰脽痛。炎暑將起。中外瘡瘍。二之氣。陽氣布。風迺行。春氣以正。萬物應榮。寒氣時至。民迺和。其病淋。目瞑目赤。氣鬱於上而熱。三之氣。天政布。大火行。庶類蕃鮮。寒氣時至。民病氣厥心痛。寒熱更作。欬喘目赤。四之氣。溽暑至。大雨時行。寒熱互至。民病寒熱。嗌乾黃癉。鼽衄飲發。五之氣。畏火臨。暑反至。陽迺化。萬物迺生迺長榮。民迺康。其病温。終之氣。燥令行。餘火内格。腫於上。欬喘。甚則血溢。寒氣數舉。則霿霧翳。病生皮腠。内

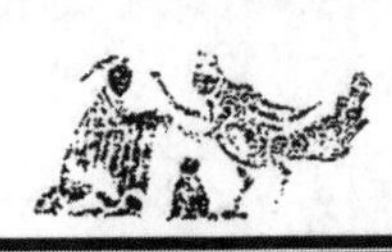

舍於脇下，連少腹而作寒中，地將易也。氣終則遷，何可長也。必抑其運氣，資其歲勝，折其鬱發，先取化源，先於年前十二月迎而取之。無使暴過而生其病也。食歲穀以全真氣，食間穀以辟虛邪。歲宜鹹以耎之，而調其上，甚則以苦發之，以酸收之，而安其下，甚則以苦泄之。適氣同異而多少之，同天氣者以寒清化，同地氣者以溫熱化。太角、太徵歲同天氣，宜以寒清治之。太宮、太商、太羽歲同地氣，宜以溫熱治之。化，治也。用熱遠熱，用涼遠涼，用溫遠溫，用寒遠寒，食宜同法。有假則反，此其道也。反是者病作矣。帝曰：善。厥陰之政柰何？岐伯曰：巳亥之紀也。

厥陰　少角　少陽　清熱勝復同　同正角新校正云：按五常政大論云委和之紀上

角與正角同　丁巳天符。丁亥天符。其運風清熱。

少角初正　太徵　少宮　太商　少羽終

厥隂　少徵　少陽。寒雨勝復同。癸巳同歲會　癸亥同歲會

其運熱寒雨。

少徵　太宮　少商　太羽終　太角初

厥隂　少宮　少陽。風清勝復同。同正角。新校正云按五常政大論云卑監之紀上角與正角同　己巳　己亥。其運雨風清。

少宮　太商　少羽終　少角初　太徵

厥隂　少商　少陽。熱寒勝復同。同正角。新校正云按五常政大論云從革之紀上角與正角同　乙巳　乙亥。其運涼熱寒。

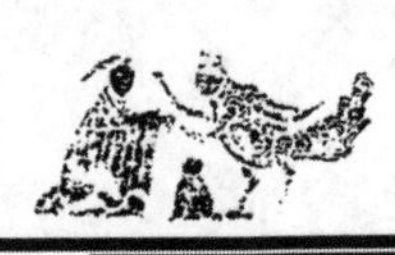

少商 太羽終 太角初 少徵 太宮

厥陰 少羽 少陽 雨風勝復同 辛巳 辛亥 其運寒雨風

少羽終 少角初 太徵 少宮 太商

凡此厥陰司天之政，氣化運行後天，諸同正歲，氣化運行同天，太過歲運化氣行先天時，不及歲化生成後天時，同正歲化生成與天二十四氣遲速同，無先後也。新校正云：詳此注云同正歲與二十四氣同，疑非，恐是與大寒日交同氣候同。天氣擾，地氣正，風生高遠，炎熱從之，雲趨雨府，濕化迺行，風火同德，上應歲星熒惑。其政撓，其令速，其穀蒼丹，間穀言太者，其耗文角品羽。風燥火熱，勝復更作，蟄蟲來見，流水不冰，熱病行於下，風病行於上，風燥勝復形於中。初之氣，寒始肅，殺氣方至民病寒於右之下。二之氣，寒不去，華雪水冰，殺氣施化，霜迺降，名草上焦，寒雨數至，陽復化，民病熱於中。三之氣，天政布，風迺時舉，民病泣出耳鳴掉眩。四之氣，溽暑濕熱相薄，爭於左之上，民病黃癉而爲胕腫。五之氣，燥濕更勝，沉陰迺布，寒氣及體，風雨迺行。終之氣，畏火司令，陽迺大化，蟄蟲出見，流水不冰，地氣大發，草迺生，人迺舒，其病温厲。必折其鬱氣，資其化源，化源四月也，迎而取之。贊其運氣，無使邪勝，歲宜以辛調上，以鹹調下，畏火之氣，無妄犯之。新校正云：詳此運何以不言適氣同異少多之制者，蓋厥陰之政與少陽之政同，六氣分政，惟厥陰與少陽之政，上下無剋罰之異，治化惟一，故不再言同風熱者多寒化，異風熱者少寒化也。用温遠温

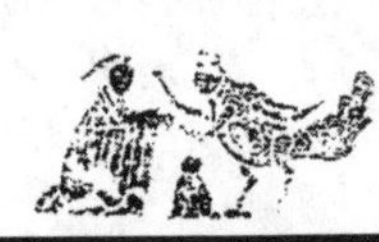

用熱遠熱用涼遠涼用寒遠寒食宜同法有假反常此之道也反是者病帝曰善夫子言可謂悉矣然何以明其應乎岐伯曰昭乎哉問也夫六氣者行有次止有位故常以正月朔日平旦視之覩其位而知其所在矣（陰之所在天應以雲陽之所在天應以清淨自然分布象見不差）運有餘其至先運不及其至後（先後皆寅時之先後也先則丑後後則卯初）此天之道氣之常也（天道昭然當期必應見無差失是氣之常）運非有餘非不足是謂正歲其至當其時也（當時謂當寅之正也）帝曰勝復之氣其常在也災眚時至候也柰何岐伯曰非氣化者是謂災也（十二變備矣）帝曰天地之數終始柰何岐伯曰悉乎哉問也是明道也數之始起於上而

終於下。歲半之前天氣主之。歲半之後地氣主之。歲半謂立秋之日也　新校正云詳初氣交司在前歲大寒日歲半當在立秋前一氣十五日不得云立秋日也上下交互氣交主之。歲紀畢矣。交互互體也上體下體之中有二互體也故曰位明氣月可知乎所謂氣也。大凡一氣主六十日而有奇以立位數之位同一氣則月之節氣中氣可知也故言天地氣者以上下體言勝復者以氣交言橫運者以上下互皆以節氣準之候之災眚變復可期矣帝曰。余司其事則而行之。不合其數何也。岐伯曰。氣用有多少。化洽有盛衰。衰盛多少同其化也。帝曰。願聞同化何如。岐伯曰。風溫春化同。熱曛昏火夏化同。勝與復同。燥清煙露秋化同。雲雨昏暝埃長夏化同。寒氣霜雪冰冬化同。此天地五運六氣之化。更用盛衰之常也。帝曰。五運行同天化者。命曰

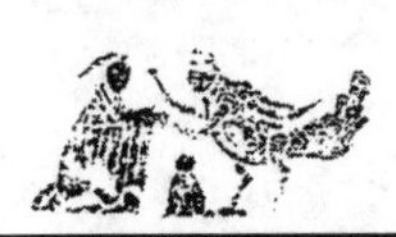

天符。余知之矣。願聞同地化者何謂也。岐伯曰。太過而同天化者三。不及而同天化者亦三。太過而同地化者三。不及而同地化者亦三。此凡二十四歲也。六十年中同天地之化者凡二十四歲餘悉隨已多少帝曰。願聞其所謂也。岐伯曰。甲辰甲戌太宮。下加太陰。壬寅壬申太角。下加厥陰。庚子庚午太商。下加陽明。如是者三。癸巳癸亥少徵。下加少陽。辛丑辛未少羽。下加太陽。癸卯癸酉少徵。下加少陰。如是者三。戊子戊午太徵。上臨少陰。戊寅戊申太徵。上臨少陽。丙辰丙戌太羽。上臨太陽。如是者三。丁巳丁亥少角。上臨厥陰。乙卯乙酉少商。上臨陽明。巳

丑巳未少宫上臨太陰。如是者三。除此二十四歲則不加不臨也。帝曰。加者何謂。岐伯曰。太過而加同天符。不及而加同歲會也。帝曰。臨者何謂。岐伯曰。太過不及。皆曰天符。而變行有多少。病形有微甚。生死有早晏耳。帝曰。夫子言用寒遠寒。用熱遠熱。余未知其然也。願聞何謂遠。岐伯曰。熱無犯熱。寒無犯寒。從者和。逆者病。不可不敬畏而遠之。所謂時與六位也。四時氣王之月藥及食衣寒熱温涼同者皆宜避之差四時同犯則以水濟水以火助火病必生也帝曰。温涼何如。温涼減於寒熱可輕犯之乎岐伯曰。司氣以熱。用熱無犯。司氣以寒。用寒無犯。司氣以涼。用涼無犯。司氣以温。用温無犯。間氣同其主

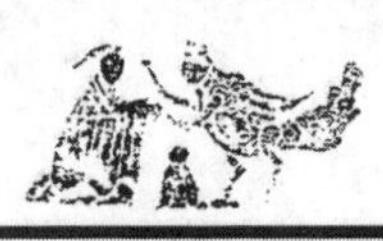

無犯異其主則小犯之是謂四畏必謹察之帝曰善其犯者何如須犯者岐伯曰天氣反時則可依則反甚爲病則可依時及勝其主則可犯夏熱甚則可以熱犯熱寒氣不甚則不可犯之以平爲期而不可過氣平則止過則病生過而病生與犯同也是謂邪氣反勝者氣動有勝是謂邪客勝於主不可不禦也六步之氣於六位中應寒反熱應熱反寒應溫反涼應涼反溫是謂六步之邪勝也差冬反溫差夏反冷差秋反熱差春反涼是謂四時之邪勝也勝則反其氣以平之故曰無失天信無逆氣宜無翼其勝無贊其復是謂至治天信謂至時必定翼贊皆佐之謹守天信是謂至真妙理也帝曰善五運氣行主歲之紀其有常數乎岐伯曰請次之

甲子　甲午歲

上少陰火　中太宮土運　下陽明金　熱化二新校正云詳對化從標成

數正化從本生數甲子之年熱化七燥化九甲午之年熱化二燥化四雨化五。新校正云按本論正文云太過不及其數何始太過者其數成不及者其數生土常以生也甲年太宮土運太過故言雨化五五土數也燥化四。所謂正化日也。正氣化也其化上鹹寒。中苦熱。下酸熱。所謂藥食宜也。新校正云按玄珠云下苦熱又按至真要大論云熱淫所勝平以鹹寒燥淫于內治以苦溫此云下酸熱疑誤也

乙丑　乙未歲。

上太陰土。中少商金運。下太陽水。熱化寒化勝復同。所謂邪氣化日也。災七宮。新校正云詳七宮西室兌位天柱司也災之方以運之當方言濕化五。新校正云詳太陰正司於未對司於丑其化皆五以生數也不以成數者土王四季不得正方又天有九宮不可至十清化四。新校正云按本論下文云不及者其數生乙年少商金運不及故言清化四四金生數也寒化六。新校正云詳乙丑寒化六乙未寒化一所謂正化日也。其化上苦熱。中酸和。下甘熱。

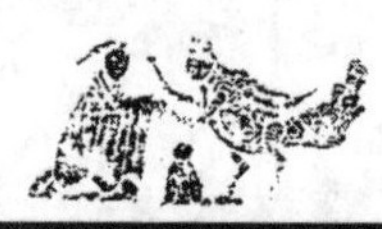

所謂藥食宜也。新校正云：按玄珠云上酸平下甘溫，又按至真要大論云濕淫所勝平以苦熱，寒淫于內治以甘熱。

丙寅　丙申歲　新校正云：詳丙申之歲，申金生水，水化之令轉盛，司天相火爲病減半。

上少陽相火，中太羽水運，下厥陰木。火化二，新校正云：詳丙寅火化二，丙申火化七。寒化六，風化三，新校正云：詳丙寅風化八，丙申風化三。所謂正化日也。其化上鹹寒，中鹹溫，下辛溫，所謂藥食宜也。新校正云：按玄珠云下辛涼，又按至真要大論云火淫所勝平以鹹冷，風淫于內治以辛涼。

丁卯歲會　丁酉歲　新校正云：詳丁年正月壬寅爲干德符，便爲平氣，勝復不至，運同正角，金不勝木，木亦不災土。又丁卯年得卯木佐之，即上陽明不能災之。

上陽明金，中少角木運，下少陰火。清化熱化勝復同，所謂邪氣化日也。災三宫，新校正云：詳三宫東室震位天衝司。燥化九，新校正云：詳丁

卯燥化九丁酉燥化四　風化三　熱化七　新校正云詳丁卯熱化二丁酉熱化七　所謂正化日也

其化上苦小温中辛和下鹹寒所謂藥食宜也　新校正云按至眞要大論云燥淫所勝平以苦温熱淫于内治以鹹寒又玄珠云上苦熱也

戊辰　戊戌歲

上太陽水中太徵火運　新校正云詳此上見太陽火化減半　下太陰土　寒化六　新校正云詳戊辰寒化六戊戌寒化一　熱化七　濕化五　所謂正化日也

其化上苦温中甘和下甘温所謂藥食宜也　新校正云按至眞要大論云寒淫所勝平以辛熱濕淫于内治以苦熱又玄珠云上甘温不酸平

己巳　己亥歲

上厥陰木中少宮土運　新校正云詳至九月甲戌月已得甲戌方還正宫　下少陽相火

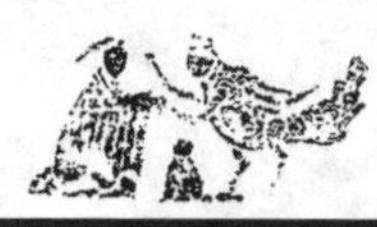

風化清化勝復同。所謂邪氣化日也。災五宮新校正云按五常政大論云其眚四維又按天元玉冊云中室天禽司非維宮同正宮寄位二宮坤位風化三。新校正云詳巳巳風化八巳亥風化三濕化五。火化七。新校正云詳巳巳熱化七巳亥熱化二所謂正化日也。其化上辛涼。中甘和。下鹹寒。所謂藥食宜也。新校正云按至眞要大論云風淫所勝平以辛涼火淫于內治以鹹冷

庚午同天符庚子歲。同天符

上少陰火。中太商金運。新校正云詳庚午年金令減半以上見少陰君火年午亦爲火故也庚子年子是水金氣相得與庚午年又異下陽明金。熱化七。新校正云詳庚午年熱化二燥化四庚子年熱化七燥化九清化九。燥化九。所謂正化日也。其化上鹹寒。中辛溫。下酸溫。所謂藥食宜也。新校正云按玄珠云

下苦熱又按至眞要大論云燥淫于内治以苦熱

辛未同歲會　辛丑歲同歲會

上太陰土。中少羽水運。新校正云詳此至七月丙申月水還正羽下太陽水。雨化風化勝復同。所謂邪氣化日也。災一宫。新校正云詳一宫北室坎位天玄司雨化五。寒化一。新校正云詳此以運與在泉俱水故只言寒化一寒化一者少羽之化氣也若太陽在泉之化則辛未寒化一辛五寒化六所謂正化日也。其化上苦熱。中苦和。下苦熱。所謂藥食宜也。新校正云按玄珠云上酸和下甘温又按至眞要大論云濕淫所勝平以苦熱寒淫于内治以甘熱

壬申同天符　壬寅歲同天符

上少陽相火。中太角木運。下厥陰木。火化二。新校正云詳壬申熱化七壬寅熱化二

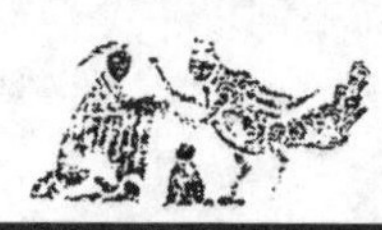

風化八新校正云詳此以運與在泉俱木故只言風化八風化八乃太角之運化也若厥陰在泉之化則壬申風化三壬寅風化八所謂正化日也其化上鹹寒中酸和下辛涼所謂藥食宜也

癸酉同歲會　癸卯歲同歲會

上陽明金　中少徵火運新校正云詳此五月遇戊午月火還正徵　下少陰火

寒化雨化勝復同　所謂邪氣化日也　災九宮新校正云詳九宮离位南室天英司也　燥化九新校正云詳癸酉燥化四癸卯燥化九　熱化二新校正云詳此以運與在泉俱火故只言熱化二熱化二者少徵之運化也若少陰在泉之化癸酉熱化七癸卯熱化二　所謂正化日也

其化上苦小溫中鹹溫下鹹寒所謂藥食宜也新校正云按玄珠云上苦熱

甲戌歲會同天符　甲辰歲歲會同天符

上太陽水　中太宮土運　下太陰土　寒化六新校正云詳甲戌寒化一甲辰寒化

六濕化五。新校正云：詳此以運與在泉俱土，故只言濕化五。正化日也。其化上苦熱，中苦溫，下苦溫，藥食宜也。新校正云：按《玄珠》云上甘溫，下酸平。又按《至真要大論》云：寒淫所勝，平以辛熱；濕淫于內，治以苦熱。

乙亥　乙巳歲。

上厥陰木，中少商金運，新校正云：詳乙亥年三月得庚辰月，早見干德符，即氣還正商，火未得王而先平，火不勝則水不復，又亥是水得力年，故火不勝也。乙巳歲火來小勝，巳爲火佐於勝也，即於二月中氣君火時化日，火來行勝，不待水復，遇三月庚辰月，乙見庚而氣自全，金還正商。下少陽相火。熱化寒化勝復同，邪氣化日也。災七宮。風化八，新校正云：詳乙亥風化三，乙巳風化八。清化四。火化二，新校正云：詳乙亥熱化二，乙巳熱化七。正化度也。度謂日也。其化上辛涼，中酸和，下鹹寒，藥食宜也。

丙子歲會　丙午歲。

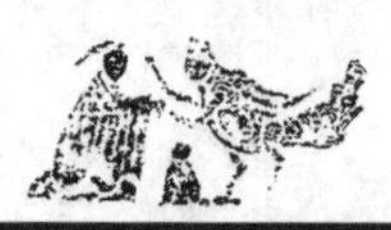

上少陰火。中太羽水運。下陽明金。熱化二。新校正云：詳丙子歲熱化七，金之災得其半，以運水太過勝於天令，天令減半。丙午熱化二，午爲火，少陰君火司天，運雖水，一水不能勝二火，故異於丙子歲。寒化六。清化四。新校正云：詳丙子燥化九，丙午燥化四。正化度也。其化上鹹寒，中鹹熱，下酸溫，藥食宜也。新校正云：按玄珠云：下苦熱。又按至眞要大論云：燥淫于內，治以酸溫。

丁丑　丁未歲。

上太陰土。新校正云：詳此木運平氣，上刑天令減半。中少角木運。新校正云：詳丁年正月壬寅爲干德符，爲正角。下太陽水。清化熱化勝復同。邪氣化度也。災三宮。雨化五。風化三。寒化一。新校正云：詳丁丑寒化六，丁未寒化一。正化度也。其化上苦溫，中辛溫，下甘熱，藥食宜也。新校正云：按玄珠云：上酸平，下甘溫。又按至眞要大論云：濕淫所勝，平以苦熱；寒淫于內，治以甘熱。

戊寅　戊申歲。天符　新校正云詳戊申年與戊寅年小異申爲金佐於肺肺受火刑其氣稍實民病得半

上少陽相火。中太徵火運。下厥陰木。

火化七。新校正云詳天符司天與運合故只言火化七火化七者太徵之運氣也若少陽司天之氣則戊寅火化二戊申火化七　風化三。新校正云詳戊寅風化八戊申風化三　正化度也。

其化上鹹寒。中甘和。下辛涼。藥食宜也。

己卯　新校正云詳己卯金與運土相得子臨父位爲逆　己酉歲。

上陽明金。中少宮土運。新校正云詳復罷土氣未正後九月甲戌月土還正宮己酉之年木勝火微　下少陰火。風化清化勝復同。邪氣化度也。災五宮。清化九。新校正云詳己卯燥化九己酉燥化四　雨化五。熱化七。新校正云詳己卯熱化二己酉熱化七　正化度也。

其化上苦小温。中甘和。下鹹寒。藥食宜也。

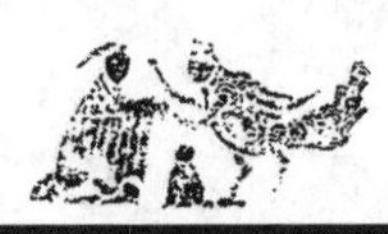

庚辰　庚戌歲

上太陽水中太商金運下太陰土

寒化一新校正云詳庚辰寒化六庚戌寒化一清化九雨化五正化度也

其化上苦熱。中辛温。下甘熱。藥食宜也。新校正云按玄珠云上甘温下酸平又按至眞要大論云寒淫所勝平以辛熱濕淫于内治以苦熱

辛巳　辛亥歲。

上厥陰木。中少羽水運。新校正云詳辛巳年木復土罷至七月丙申月木還正羽辛亥年爲水平氣以亥爲木相佐爲正羽與辛巳年小異下少陽相火。雨化風化勝復同。

邪氣化度也。災一宫。風化三。新校正云詳辛巳風化八辛亥風化三

寒化一。火化七。新校正云詳辛巳熱化七辛亥熱化二正化度也

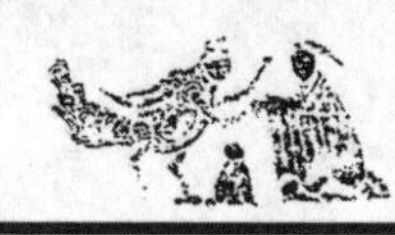

其化上辛涼。中苦和。下鹹寒。藥食宜也。

壬午 壬子歲。

上少陰火。中太角木運。下陽明金。熱化二。（新校正云：詳壬午熱化二，壬子熱化七。）風化八。清化四。（新校正云：詳壬午燥化四，壬子燥化九。）正化度也。

其化上鹹寒。中酸涼。下酸溫。藥食宜也。（新校正云：按玄珠云下苦熱。又按至真要大論云燥淫于內，治以苦熱。）

癸未 癸丑歲。

上太陰土。中少徵火運。（新校正云：詳癸未癸丑左右二火爲間相佐，又五月戊午干德符癸，見戊而氣全，水未行勝，爲正徵。）下太陽水。寒化雨化勝復同。邪氣化度也。災九宮。

雨化五。火化二。寒化一。（新校正云：詳癸未寒化一，癸丑寒化六。）正化度也。

其化上苦溫。中鹹溫。下甘熱。藥食宜也。（新校正云：按玄珠云上酸和，下甘溫。又按

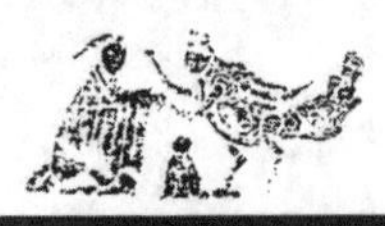

至眞要大論云溼淫所勝平以苦熱寒淫于內治以甘熱

甲申　甲寅歲。

上少陽相火中太宮土運。新校正云詳甲寅之歲小異於甲申以寅木可刑土氣之平也下厥陰木火化二。新校正云詳甲申火化七甲寅火化二雨化五風化八。新校正云詳甲申風化三甲寅風化八正化度也。其化上鹹寒中鹹和下辛涼藥食宜也。

乙酉太一天符　乙卯歲。天符

上陽明金中少商金運。新校正云按乙酉爲正商以酉金相佐故得平氣乙卯之年二之氣君火分中火來行勝水未行復其氣以平以三月庚辰乙得庚合金運正商其氣乃平下少陰火熱化寒化勝復同。邪氣化度也。災七宮。燥化四。新校正云詳乙酉燥化四乙卯燥化九清化四。熱化二。新校正云詳乙酉熱化七乙卯熱化二正化度也。

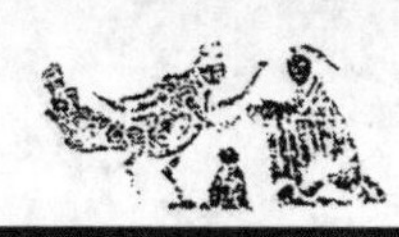

其化上苦小温。中苦和。下鹹寒。藥食宜也。

丙戌天符　丙辰歲天符

上太陽水。中太羽水運。下太陰土。

寒化六。新校正云詳此以運與司天俱水運故只言寒化六寒化六者太羽之運化也若太陽司天之化則丙戌寒化一丙辰寒化六雨化五。正化度也。其化上苦熱。中鹹温。下甘熱。藥食宜也。新校正云按玄珠云上甘温下酸平又按至真要大論云寒淫所勝平以辛熱濕淫于內治以苦熱

丁亥天符　丁巳歲天符

上厥陰木。中少角木運。新校正云詳丁年正月壬寅丁得壬合為干德符為正角平氣下少陽相火。淸化熱化勝復同。邪氣化度也。災三宮。風化三。新校正云詳此運與司天俱木故只言風化三風化三者少角之運化也若厥陰司天之化則丁亥風化三丁巳風化八火化七。新校正云詳丁亥熱化二丁巳熱化七正化度也。

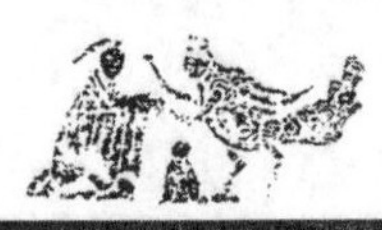

其化上辛涼。中辛和。下鹹寒。藥食宜也。

戊子天符 戊午歲。太一天符

上少陰火。中太徵火運。下陽明金。熱化七。新校正云詳此運與司天俱火故只言熱化七 熱化七者太徵之運化也若少陰司天之化則戊子熱化七戊午熱化二 清化九。新校正云詳戊子清化九戊午清化四 正化度也。其化上鹹寒。中甘寒。下酸溫。藥食宜也。新校正云按玄珠云下苦熱又按至真要大論云燥淫于內治以苦溫

己丑太一天符 己未歲。太一天符

上太陰土。中少宮土運。新校正云詳是歲木得初氣而來勝脾乃病久土至危金乃來復至九月甲戌月已得甲合土還正宮 下太陽水。風化清化勝復同。邪氣化度也。災五宮。雨化五。新校正云詳此運與司天俱土故只言雨化五 寒化一。

新校正云：詳巳丑寒化六，巳未寒化一。正化度也。其化上苦熱，中甘和，下甘熱，藥食宜也。新校正云：按玄珠云上酸平。又按至眞要大論云：濕淫所勝，平以苦熱。

庚寅　庚申歲。

上少陽相火。中太商金運。新校正云：詳庚寅歲爲正商，得平氣，以上見少陽相火，下剋於金運，不能太過。庚申之歲，申金佐之，乃爲太商。下厥陰木。火化七。新校正云：詳庚寅熱化二，庚申熱化七。清化九。風化三。新校正云：詳庚寅風化八，庚申風化三。正化度也。其化上鹹寒，中辛溫，下辛涼，藥食宜也。

辛卯　辛酉歲。

上陽明金。中少羽水運。新校正云：詳此歲七月丙申，水還正羽。下少陰火。雨化風化勝復同。邪氣化度也。災一宫。清化九。新校正云：詳辛

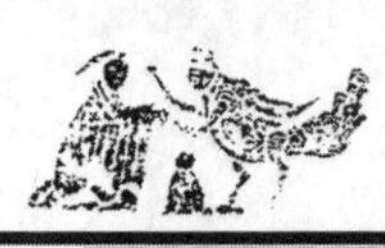

卯燥化九辛酉燥化四寒化一。熱化七。新校正云詳辛卯熱化二辛酉熱化七正化度也。

其化上苦小溫。中苦和。下鹹寒。藥食宜也。

壬辰　壬戌歲。

上太陽水。中太角木運。下太陰土。寒化六。新校正云詳壬辰寒化六壬戌寒化一風化八。雨化五。正化度也。其化上苦溫。中酸和。下甘溫。藥食宜也。新校正云按玄珠云上甘溫下酸平又按至真要大論云寒淫所勝平以辛熱濕淫于內治以苦熱

癸巳同歲會　癸亥同歲會

上厥陰木。中少徵火運。新校正云詳癸巳正徵火氣平一謂巳爲火亦名歲會二謂水未得化三謂五月戊午月癸得戊合故得平氣癸亥之歲亥爲水水得年力便來行勝至五月戊午火還正徵其氣始平下少陽相火。寒化雨化。勝復同。邪氣化度也。災九宮。

風化八。新校正云：詳癸巳風化八，癸亥風化三。火化二，新校正云：詳此運與在泉俱火，故只言火化二。火化二者，少徵火運之化也。若少陽在泉之化，則癸巳熱化七，癸亥熱化二。正化度也。其化上辛涼，中鹹和，下鹹寒，藥食宜也。凡此定期之紀，勝復正化，皆有常數，不可不察。故知其要者，一言而終，不知其要，流散無窮，此之謂也。帝曰：善。五運之氣，亦復歲乎？復，報也。先有勝制，則後必復也。岐伯曰：鬱極迺發，待時而作也。待，謂五及差分位也。大溫發於辰巳，大熱發於申未，大涼發於戌亥，大寒發於丑寅，上件所勝臨之，亦待間氣而發，故曰待時也。新校正云：詳注「及」字疑作「氣」。帝曰：請問其所謂也？岐伯曰：五常之氣，太過不及，其發異也。歲太過，其發早；歲不及，其發晚。帝曰：願卒聞之。岐伯曰：太過者暴，不及者徐，暴者爲病甚，徐者爲病持。持，謂相執持也。

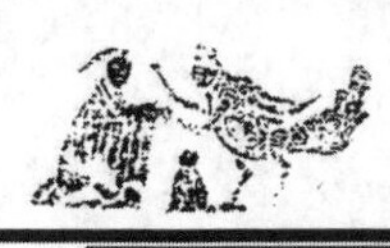

帝曰：太過不及，其數何如？岐伯曰：太過者其數成，不及者其數生，土常以生也。數謂五常化行之數也。水數一，火數二，木數三，金數四，土數五。成數謂水數六，火數七，木數八，金數九，土數五也。故曰土常以生也。數生者，各取其生數多少以占，故政令德化勝復之休作日及尺寸分毫，並以準之。此蓋都明諸用者也。

帝曰：其發也何如？岐伯曰：土鬱之發，巖谷震驚，雷殷氣交，埃昏黃黑，化爲白氣，飄驟高深，鬱謂鬱抑天氣之甚也。故雖天氣亦有涯也，分終則衰，故雖鬱者怒發也。土化不行，炎亢無雨，木盛過極，故鬱怒發焉。土性靜定，至動也。雷雨大作，而木土相持之氣乃休解也。易曰：雷雨作解。此之謂也。土雖獨怒，木尚制之，故但震驚於氣交之中，而聲尚不能高遠也。故曰雷殷氣交。氣交謂土之上盡山之高也。詩云：殷其雷也。所謂雷雨生於山中者，土既鬱抑，天木制之，平川土薄，氣常乾燥，故不能先發也。山原土厚，濕化豐深，土厚氣深，故先怒發也。擊石飛空，洪水迺從，川流漫衍，田牧土駒。疾氣驟雨，岸落山化，大水橫流，石迸勢急，高山空谷，擊石先飛，而洪水隨至也。洪，大也。巨川衍溢，流漫平陸，漂蕩瘞沒於粢盛，大水去已，石土危然，若羣駒散牧於田野。凡言土者，沙石同也。化氣迺敷，善爲時雨。

始生始長始化始成。（化土化也。土被制化氣不敷，否極則泰，屈極則伸，處佛之時，化氣因之，乃能敷布於庶類，以時而雨，滋澤草木而成也。善調應時也。化氣既少，長氣已過，故萬物始生始長始化始成。言是四始者，明萬物化成之晚也。）故民病心腹脹，腸鳴而爲數後，甚則心痛脇䐜，嘔吐霍亂，飲發注下。胕腫身重。（脾熱之生。）雲奔雨府，霞擁朝陽，山澤埃昏，其迺發也，以其四氣。（雨府，太陰之所在也。埃，白氣似雲而薄也。埃固有微甚，微者如紗縠之騰，甚者如薄雲霧也。甚者發近，微者發遠。四氣謂夏至後三十一日起，盡至秋分日也。）雲橫天山，浮游生滅，怫之先兆。（天際雲橫，山猶冠帶，巖谷叢薄，乍滅乍生，有土之見，怫兆已彰，皆平明占之，浮游以午前候望也。）金鬱之發，天潔地明，風清氣切，大涼迺舉，草樹浮煙，燥氣以行，霿霧數起，殺氣來至，草木蒼乾，金迺有聲。（大涼，次寒也。舉，用事也。浮煙，燥氣也。殺氣，霜氛。正殺氣者，以丑時至，長者亦卯時辰時也。其氣之來，色黃赤黑雜而至也。物不勝殺，故草木蒼乾。蒼，薄青色也。）故民病欬逆，心脇滿引少

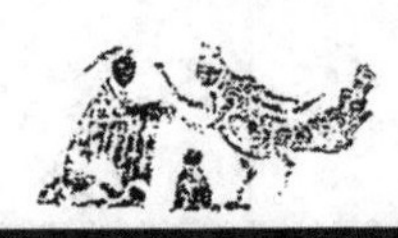

腹善暴痛。不可反側。嗌乾面塵色惡。金勝而木病也山澤焦枯。土凝霜鹵。怫廼發也。其氣五。夏火炎亢時雨既愆故山澤焦枯土上凝白鹹鹵狀如霜也五氣謂秋分後至立冬後十五日內也夜零白露。林莽聲悽。怫之兆也。夜濡白露曉聽風悽有是乃為金發徵也水鬱之發。陽氣廼辟。隂氣暴舉。大寒廼至。川澤嚴凝。寒雰結為霜雪。雰音紛寒雰白氣也其狀如霧而不流行墜地如霜雪得日晞也甚則黃黑昏翳。流行氣交。廼為霜殺。水廼見祥。黃黑亦濁惡氣水氣也祥妖祥亦謂泉出平地故民病寒客心痛。腰脽痛。大關節不利。屈伸不便。善厥逆。痞堅腹滿。隂勝陽故陽光不治。空積沈隂。白埃昏暝。而廼發也。其氣二火前後。隂精與水皆上承火故其發也在君相二火之前後亦猶辰星迎隨日也太虛深玄。氣猶麻散。微見而隱。色黑微黃。怫之先兆也。深玄言高遠而黯黑也氣似散

麻薄微可見之也寅後卯時候之夏月兼辰前之時亦可候也木鬱之發，太虛埃昏，雲物以擾，大風迺至，屋發折木，木有變。屋發謂發鴟吻，折木謂大樹摧拔揺落，懸辛中拉也。變謂土生異木奇狀也故民病胃脘當心而痛，上支兩脇，鬲咽不通，食飲不下，甚則耳鳴眩轉，目不識人，善暴僵仆。筋骨強直而不用，卒倒而無所知也太虛蒼埃，天山一色，或氣濁色，黃黑鬱若，橫雲不起雨，而迺發也，其氣無常。氣如塵如雲，或黃黑鬱然，猶在太虛之間而特異於常，乃其候也長川草偃，柔葉呈陰，松吟高山，虎嘯巖岫，怫之先兆也。草偃謂無風而自低，柔葉謂白楊葉也，無風而葉皆背見，是謂呈陰。如是皆通微甚，甚者發速，微者發徐也。山行之候，則以松虎期之；原行亦以麻黃爲候；秋冬則以梧桐蟬葉候之

火鬱之發，太虛腫翳，大明不彰，腫翳謂赤氣也。大明，日也。新校正云：詳經注中腫字疑誤炎火行，大暑至，山澤燔燎，材木流津，廣厦騰煙，土浮霜

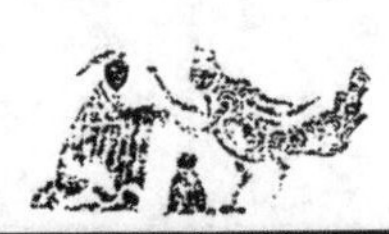

鹵。止水迺減。蔓草焦黃。風行惑言。濕化迺後。太陰太陽在上，寒濕流於太虛，心火應天，鬱抑而莫能彰顯。寒濕盛已，火迺與行，陽氣火光，故曰澤燔燎。井水減少，妄作訛言，雨已愆期也。濕化迺後，謂陽元至時，氣不爭長，故先旱而後雨也。故民病少氣。瘡瘍癰腫。脇腹胷背。面首四支。䐜憤臚脹。瘍疿嘔逆。瘛瘲骨痛。節迺有動。注下溫瘧。腹中暴痛。血溢流注。精液迺少。目赤心熱。甚則瞀悶懊憹。善暴死。火鬱而怒，爲土水相持，客主皆然，悉無深犯，則無咎也。但熱已勝寒，則爲摧敵，而熱從心起，是神氣孤危，不速救之，天真將竭，故死。火之用速，故善暴死。刻終大溫。汗濡玄府。其迺發也。其氣四。刻終，謂晝夜水刻之終盡時也。大溫，次熱也。玄府，汗空也。汗濡玄府，謂早行而身蒸熱也。刻盡之時，陰盛於此，反無涼氣，是陰不勝陽，熱既已萌，故當怒發也。新校正云：詳二火俱發四氣者何？蓋火有二位，爲木發之所，又大熱發於申未，故火鬱之發在四氣也。動復則靜。陽極反陰。濕令迺化迺成。火怒爍金，陽極過亢，畏火求救，土中土救，熱金發爲飄驟，繼爲時雨，氣迺和平，故萬物由是迺生長化成。壯極則反，盛亦何長

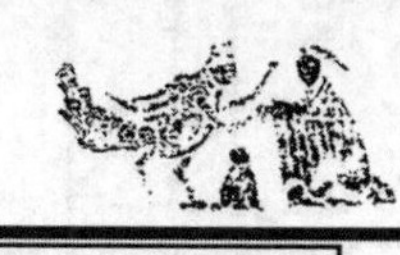

也華發水凝山川冰雪焰陽午澤怫之先兆也（謂君火王時有寒至也故歲君火發亦待時也）有怫之應而後報也皆觀其極而乃發也木發無時水隨火也（應爲先兆發必後至故先有應而後發也物不可以終壯觀其壯極則怫氣作焉有鬱則發氣之常）謹候其時病可與期失時反歲五氣不行生化收藏政無恒也（人失其時則候無期準也）帝曰水發而雹雪土發而飄驟木發而毁折金發而清明火發而曛昧何氣使然歧伯曰氣有多少發有微甚微者當其氣甚者兼其下徵其下氣而見可知也（六氣之下各有承氣也則如火位之下水氣承之水位之下土氣承之土位之下木氣承之木位之下金氣承之金位之下火氣承之君位之下陰清承之各徵其下則象可見矣故發兼其下則與本氣殊異）帝曰善五氣之發不當位者何也（言不當其正月也）歧伯曰命其差（謂差四時之正月位也　新校正云按至真要大論云勝復之作動不當位或

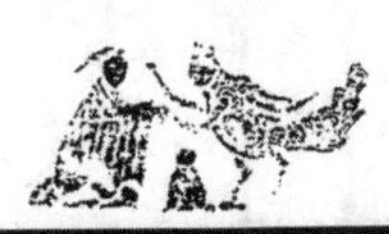

後時而至其故何也岐伯曰夫氣之生化與其衰盛異也寒暑溫涼盛衰之用其在四維故陽之動始於溫盛於暑陰之動始於清盛於寒春夏秋冬各差其分故大要曰彼春之暖爲夏之暑彼秋之忿爲冬之怒謹按四維斥候皆歸其終可見其始可知彼論勝復之不當位此論五氣之發不當位所論勝復五發之事則異而命其差之義則同也帝曰差有數乎言日數也岐伯曰後皆三十度而有奇也後謂四時之後也差三十日餘八十七刻半氣猶來去而甚盛也度曰也四時之後今常爾　新校正云詳注云八十七刻半當作四十三刻又四十分刻之三十帝曰氣至而先後者何謂未應至而至太早應至而至反太遲之類也正謂氣至在期前後岐伯曰運太過則其至先運不及則其至後此候之常也帝曰當時而至者何也岐伯曰非太過非不及則至當時非是者眚也當時謂應日刻之期也非應先後至而有先後至者皆爲災眚火也帝曰善氣有非時而化者何也岐伯曰太過者當其時不及者歸其已勝也冬雨春涼秋熱冬寒之類皆爲歸已勝也帝曰四時之氣

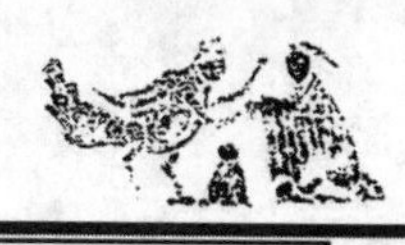

至有早晏高下左右其候何如岐伯曰行有逆順至有遲速故太過者化先天不及者化後天(氣有餘故化先氣不足故化後)帝曰願聞其行何謂也岐伯曰春氣西行夏氣北行秋氣東行冬氣南行(觀萬物生長收藏如斯言)故春氣始於下秋氣始於上夏氣始於中冬氣始於標春氣始於左秋氣始於右冬氣始於後夏氣始於前此四時正化之常(察物以明之可知也)故至高之地冬氣常在至下之地春氣常在(高山之巔盛夏冰雪汚下川澤嚴冬草生長在之義足明矣新校正云按五常政大論云地有高下氣有温涼高者氣寒下者氣暑)必謹察之帝曰善(天地陰陽視而可見何必思諸冥昧演法推求智極心勞而無所得邪)黃帝問曰五運六氣之應見六化之正六變之紀何如岐伯對曰夫六氣

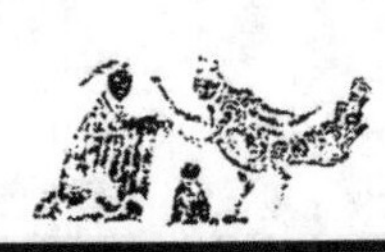

正紀。有化有變。有勝有復。有用有病。不同其候。帝欲何乎。帝曰。願盡聞之。歧伯曰。請遂言之。遂盡也夫氣之所至也。厥陰所至爲和平。初之氣木之化少陰所至爲暄。二之氣君火也太陰所至爲埃溽。四之氣土之化少陽所至爲炎暑。三之氣相火也陽明所至爲清勁。五之氣金之化太陽所至爲寒雰。終之氣水之化時化之常也。四時氣正化之常候厥陰所至爲風府。爲璺啓。璺微裂也啓開坼也少陰所至爲火府。爲舒榮。太陰所至爲雨府。爲員盈。物承土化質員盈滿又雨界地緑文見如環爲員化明矣少陽所至爲熱府。爲行出。藏熱者出行也陽明所至爲司殺府。爲庚蒼。庚更也更代也易也太陽所至爲寒府。爲歸藏。物寒故歸藏也司化之常也。厥陰所至爲生。爲風摇。木之化也少陰所至爲榮。爲

形見。火之化也太陰所至爲化爲雲雨。土之化也少陽所至爲長爲蕃鮮。火之化也陽明所至爲收爲霧露。金之化也太陽所至爲藏爲周密。水之化也氣化之常也。厥陰所至爲風生終爲肅。風化以生則風生也肅靜也　新校正云按六微旨大論云風位之下金氣承之故厥陰爲風生而終爲肅也少陰所至爲熱生中爲寒。熱化以生則熱生也陰精承上故中爲寒也　新校正云按六微旨大論云少陰之上熱氣治之中見太陽故爲熱生而中爲寒也又云君位之下陰精承之亦爲寒之義也太陰所至爲濕生終爲注雨。濕化以生則濕生也太陰在上故終爲注雨　新校正云按六微旨大論云土位之下風氣承之王注云疾風之後雨乃零濕爲風吹化而爲雨故太陰爲濕生而終爲注雨也矣少陽所至爲火生終爲蒸溽。火化以生則火生也陽在上故終爲蒸溽　新校正云按六微旨大論云相火之下水氣承之故少陽爲火生而終爲蒸溽也矣陽明所至爲燥生終爲涼。燥化以生則燥生也陰在上故終爲涼　新校正云詳此六氣俱先言本化次言所反之氣而獨陽明之化言燥生終爲涼未見所反之氣再尋上下文義當云陽明所至爲涼生終爲燥方與諸氣之義同

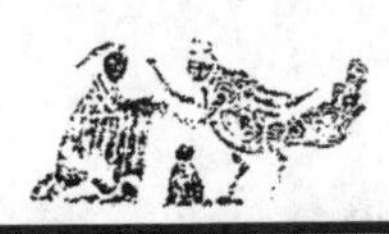

貫蓋以金位之下火氣承之故陽明爲清生而終爲燥也太陽所至爲寒生。中爲温。寒化以生則寒生也陽在内故中爲温　新校正云按五運行大論云太陽之上寒氣治之中見少陰故爲寒生而中爲温德化之常也。風生毛形熱生翮形濕生倮形火生羽形燥生介形寒生鱗形六化皆爲主歲及間氣所在而各化生常無替也非德化則無能化生也厥陰所至爲毛化。形之有毛者少陰所至爲羽化。有羽翼飛行之類也太陰所至爲倮化。無毛羽鱗甲之類也少陽所至爲羽化。薄明羽翼蜂蟬之類非翎羽之羽也陽明所至爲介化。有甲之類太陽所至爲鱗化。身有鱗也德化之常也。厥陰所至爲生化。温化也少陰所至爲榮化。暄化也太陰所至爲濡化。濕化也少陽所至爲茂化。熱化也陽明所至爲堅化。凉化也太陽所至爲藏化。寒化也布政之常也。厥陰所至爲飄怒太凉。飄怒木也大凉下承之金氣也少陰所至爲大暄寒。大暄君火也寒下承之陰精也太陰所至爲雷霆驟注烈

風。雷霆驟注土也烈風下承之水氣也少陽所至爲飄風燔燎霜凝。飄風旋轉風也霜凝下承之水氣也陽明所至爲散落温。散落金也温下承之火氣也太陽所至爲寒雪冰雹白埃。霜雪冰雹水也白埃下承之土氣也氣變之常也。變謂變常平之氣而爲甚用也用甚不已則下承之氣兼行故皆非本氣也厥陰所至爲撓動爲迎隨。風之性也少陰所至爲高明焰爲曛。焰陽焰也曛赤黃色也太陰所至爲沈陰爲白埃爲晦暝。暗蔽不明也少陽所至爲光顯爲彤雲爲曛。光顯電也流光也明也彤赤色也少陰氣同陽明所至爲煙埃爲霜爲勁切爲悽鳴。殺氣也太陽所至爲剛固爲堅芒爲立。寒化也令行之常也。令行則庶物無違厥陰所至爲裏急。筋緩縮故急少陰所至爲瘍胗身熱。火氣生也太陰所至爲積飲否隔。土礙也少陽所至爲嚏嘔爲瘡瘍。火氣生也陽明所至爲浮虚。

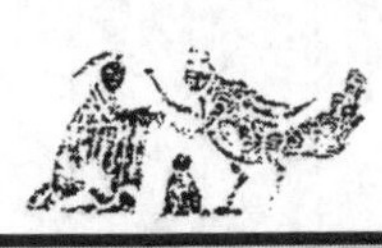

（浮虛薄腫按之復起也）太陽所至爲屈伸不利。病之常也。厥陰所至爲支痛。（支柱妨也）少陰所至爲驚惑惡寒戰慄譫妄。（譫亂言也今詳慄字當作慓字）太陰所至爲稸滿。少陽所至爲驚躁瞀昧暴病。陽明所至爲鼽尻陰股膝髀腨䯒足病。太陽所至爲腰痛。病之常也。厥陰所至爲緛戾。少陰所至爲悲妄衄衊。（衊汚血亦脂也）太陰所至爲中滿霍亂吐下。少陽所至爲喉痺耳鳴嘔涌。（涌謂溢食不下也）陽明所至皴揭。（身皮麬象）太陽所至爲寢汗痙。（寢汗謂睡中汗發於胷嗌頸掖之閒也俗誤呼爲盜汗）病之常也。厥陰所至爲脇痛嘔泄。（泄謂利也）少陰所至爲語笑。太陰所至爲重胕腫。（胕腫謂肉泥按之不起也）少陽所至爲暴注瞤瘛暴死。陽明所至爲鼽嚏。太陽

所至爲流泄禁止病之常也。凡此十二變者，報德以德，報化以化，報政以政，報令以令，氣高則高，氣下則下，氣後則後，氣前則前，氣中則中，氣外則外，位之常也。氣報德報化謂天地氣也高下前後中外謂生病所也手之陰陽其氣高足之陰陽其氣下足太陽氣在身後足陽明氣在身前足太陰少陰厥陰氣在身中足少陽氣在身側各隨所在言之氣變生病象也故風勝則動，動不寧也　新校正云詳風勝則動至濕勝則濡泄五句與陰陽應象大論文重而兩注不同熱勝則腫，熱勝氣則爲丹熛勝血則爲癰膿勝骨肉則爲胕腫按之不起燥勝則乾，乾於外則皮膚皴拆乾於內則精血枯涸乾於氣及津液則肉乾而皮著於骨寒勝則浮，浮謂浮起按之處見也濕勝則濡泄，甚則水閉胕腫，濡泄水利也胕腫肉泥按之陷而不起也水閉則逸於皮中也隨氣所在，以言其變耳。帝曰：願聞其用也。岐伯曰：夫六氣之用，各歸不勝而爲化，用謂施其化氣故太陰雨化，施於太陽；太陽

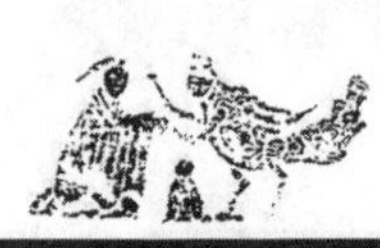

寒化施於少陰。新校正云詳此當云少陰少陽少陰熱化施於陽明。陽明燥化施於厥陰。厥陰風化施於太陰。各命其所在以徵之也。帝曰。自得其位何如。岐伯曰。自得其位常化也。帝曰。願聞所在也。岐伯曰。命其位而方月可知也。隨氣所在以定其方六分占之則日及地分无差矣帝曰。六位之氣盈虛何如。岐伯曰。太少異也。太者之至徐而常。少者暴而亡。力強而作不能久長故暴而无也亡無也帝曰。天地之氣盈虛何如。岐伯曰。天氣不足。地氣隨之。地氣不足。天氣從之。運居其中而常先也。運謂木火土金水各主歲者也地氣勝則歲運上升天氣勝則歲氣下降上升下降運氣常先迁降也惡所不勝。歸所同和。隨運歸從而生其病也。非其位則變生變生則病作故上勝則天氣降而

下。下勝則地氣遷而上。勝謂多也上多則自降下多則自遷多少相移氣之常也　新校正云按六微旨大論云升已而降降者謂天降已而升升者謂地天氣下降氣流于地地氣上升氣騰于天故高下相召升降相因而變作矣此亦升降之義也矣　多少而差其分。多則遷降多少則遷降少多少之應有微有甚異之也　微者小差。甚者大差。甚則位易氣交易。則大變生而病作矣。大要曰。甚紀五分。微紀七分。其差可見。此之謂也。以其五分七分之所以知天地陰陽過差矣　帝曰。善。論言熱無犯熱。寒無犯寒。余欲不遠寒。不遠熱柰何。岐伯曰。悉乎哉問也。發表不遠熱。攻裏不遠寒。汗泄故用熱不遠熱下利故用寒不遠寒皆以其不住於中也如是則夏可用熱冬可用寒不發不泄而無畏忌是謂妄遠法所禁也皆謂不獲已而用之也秋冬亦同　新校正云按至眞要大論云發不遠熱無犯溫涼　帝曰。不發不攻而犯寒犯熱。何如。岐伯曰。寒熱內賊。其病益甚。以水濟水以火濟火適足以更生病豈唯本病之益甚乎　帝

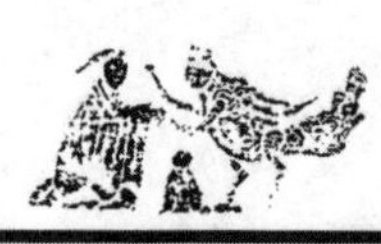

曰願聞無病者何如岐伯曰無者生之有者甚之無病者犯禁猶能生病況有病者而未輕減不亦難乎帝曰生者何如岐伯曰不遠熱則熱至不遠寒則寒至寒至則堅否腹滿痛急下利之病生矣食已不飢吐利腥穢亦寒之疾也熱至則身熱吐下霍亂癰疽瘡瘍瞀鬱注下瞤瘛腫脹嘔鼽衄頭痛骨節變肉痛血溢血泄淋閟之病生矣暴瘖冒昧目不識人躁擾狂越妄見妄聞罵詈驚癎亦熱之病帝曰治之柰何岐伯曰時必順之犯者治以勝也春宜涼夏宜寒秋宜溫冬宜熱此時之宜不可不順然犯熱治以寒犯寒治以熱犯春宜用涼犯秋宜用溫是以勝也犯熱治以鹹寒犯寒治以甘熱犯涼治以苦溫犯溫治以辛涼亦勝之道也

黄帝問曰婦人重身毒之何如岐伯曰有故無殞亦無殞也故謂有大堅癥瘕痛甚不堪則治以破積愈癥之藥是謂不救必迺盡死救之蓋存其大也雖服毒不死也上無殞言母必全亦无殞言

子亦不死也帝曰。願聞其故何謂也。岐伯曰。大積大聚。其可犯也。衰其太半而止。過者死。衰其太半不足以害生故衰太半則止其藥若過禁待盡毒氣內餘无病可攻以當毒藥毒攻不已則敗損中和故過則死　新校正云詳此婦人身重一節與上下文義不接疑他卷脫簡於此帝曰。善。鬱之甚者治之奈何。天地五行應運有鬱抑不申甚者也岐伯曰。木鬱達之。火鬱發之。土鬱奪之。金鬱泄之。水鬱折之。然調其氣。達謂吐之令其條達也發謂汗之令其疎散也奪謂下之令无擁礙也泄謂滲泄之解表利小便也折謂抑之制其衝逆也通是五法乃氣可平調後乃觀其虛盛而調理之也過者折之。以其畏也。所謂寫之。過太過也太過者以其味寫之以鹹寫腎酸寫肝辛寫肺甘寫脾苦寫心過者畏寫故謂寫爲畏也帝曰。假者何如。岐伯曰。有假其氣。則無禁也。正氣不足臨氣勝之假寒熱溫涼以資四正之氣則可以熱犯熱以寒犯寒以溫犯溫以涼犯涼也所謂主氣不足客氣勝也。客氣謂六氣更臨之氣主氣謂五藏應四時正王春夏秋冬也帝曰。至哉聖人之道。

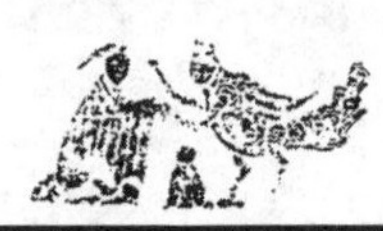

天地大化運行之節。臨御之紀。陰陽之政。寒暑之令。非夫子孰能通之。請藏之靈蘭之室。署曰六元正紀。非齋戒不敢示。慎傳也。新校正云：詳此與氣交變大論末文同

重廣補注黄帝内經素問卷第二十一

六元正紀大論　憒音會　矇音蒙　憹奴董切　融胡華切　痙巨郢切

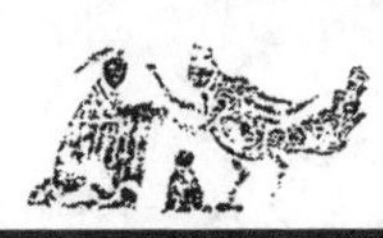

重廣補注黃帝内經素問卷第二十二

啓玄子次注林億孫竒高保衡等奉敕校正孫兆重改誤

至眞要大論篇第七十四

黃帝問曰。五氣交合。盈虛更作。余知之矣。六氣分治。司天地者。其至何如。（五行主歲。歲有少多。故曰盈虛更作也。天元紀大論曰。其始也。有餘而往。不足隨之。不足而往。有餘從之。則其義也。天分六氣。散生太虛。三之氣司天。終之氣監地。天地生化。是爲大紀。故言司天地者。餘四可知矣。）岐伯再拜對曰。明乎哉問也。天地之大紀。人神之通應也。（天地變化。人神運爲。中外雖殊。然其通應則一也。）帝曰。願聞上合昭昭。下合冥冥奈何。岐伯曰。此道之所主。工之所疑也。（不知其要。流散無窮。）帝曰。願聞其道也。岐伯曰。厥陰司天。其化以風。（飛揚鼓拆。和氣發生。萬物榮枯。皆因而化。變成敗也。）少陰司天。

其化以熱。炎蒸鬱燠故庶類蕃茂太陰司天。其化以濕。雲雨潤澤津液生成少陽司天。其化以火。炎熾赫烈以爍寒災陽明司天。其化以燥。乾化以行物無濕敗太陽司天。其化以寒。對陽之化也新校正云詳注云對陽之化陽字疑誤以所臨藏位。命其病者也。肝木位東方心火位南方脾土位西南方及四維肺金位西方腎水位北方是五藏定位然六氣御五運所至氣不相得則病相得則和故先以六氣所臨後言五藏之病也帝曰。地化奈何。岐伯曰。司天同候。間氣皆然。六氣之本自有常性故雖位易而化治皆同帝曰。間氣何謂。岐伯曰。司左右者。是謂間氣也。六氣分化常以二氣司天地爲上下吉凶勝復客主之事歲中悔吝從而明之餘四氣散居左右也故陰陽應象大論曰天地者萬物之上下左右者陰陽之道路此之謂也帝曰。何以異之。岐伯曰。主歲者紀歲。間氣者紀步也。歲三百六十五日四分日之一步六十日餘八十七刻半也積步之日而成歲也帝曰。善。歲主奈何。岐伯曰。厥陰司天爲風化。巳亥之歲風高氣遠雲飛

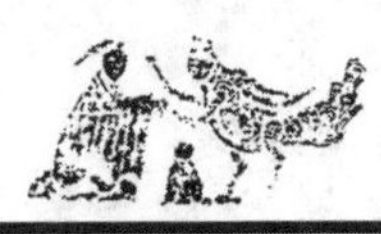

物揚風之化也**在泉爲酸化**寅申之歲木司地氣故物化從酸**司氣爲蒼化**木運之氣丁壬之歲化蒼青也**間氣爲動化**偏主六十日餘八十七刻半也　新校正云詳丑未之歲厥陰爲初之氣子午之歲爲二之氣辰戌之歲爲四之氣卯酉之歲爲五之氣**少陰司天爲熱化**子午之歲陽光熠耀暄暑流行熱之化也**在泉爲苦化**卯酉之歲火司地氣故物以苦生**不司氣化**君不主運　新校正云按天元紀大論云君火以名相火以位謂君火不主運也**居氣爲灼化**六十日餘八十七刻半也居本位君火爲居不當間之也　新校正云詳少陰不曰間氣而云居氣者蓋尊君火無所不居不當間之也王注云居本位爲居不當間之則居他位不爲居而可間也寅申之歲爲初之氣丑未之歲爲二之氣巳亥之歲爲四之氣辰戌之歲爲五之氣也**太陰司天爲濕化**丑未之歲埃鬱曚昧雲雨潤濕之化也**在泉爲甘化**辰戌之歲也土司地氣故甘化先焉**司氣爲黅化**土運之氣甲己之歲黅黄也**間氣爲柔化**濕化行則庶物柔耎　新校正云詳太陰卯酉之歲爲初之氣寅申之歲爲二之氣子午之歲爲四之氣巳亥之歲爲五之氣**少陽司天爲火化**寅申之歲也炎光赫烈燔灼焦然火之化也**在泉爲苦化**巳亥之歲也火司地氣故苦化先焉**司氣爲丹化**火運之氣戊癸歲也**間氣爲**

明化。明炳明也亦謂霞燒　新校正云詳少陽辰戌之歲爲初之氣卯酉之歲爲二之氣寅申之歲爲四之氣丑未之歲爲五之氣陽明司天爲燥化。卯酉之歲清切高明霧露蕭瑟燥之化也在泉爲辛化。子午之歲也金司地氣故辛化先焉司氣爲素化。金運之氣乙庚歲也間氣爲清化。風生高勁草木清冷清之化也　新校正云詳陽明巳亥之歲爲初之氣辰戌之歲爲二之氣寅申之歲爲四之氣丑未之歲爲五之氣太陽司天爲寒化。辰戌之歲嚴肅峻整慘慄凝堅寒之化也在泉爲鹹化。丑未之歲水司地氣故化從鹹司氣爲玄化。水運之氣丙辛歲也間氣爲藏化。陰凝而冷庶物斂容歲之化也　新校正云詳子午之歲太陽爲初之氣巳亥之歲爲二之氣卯酉之歲爲四之氣寅申之歲爲五之氣也故治病者。必明六化。分治。五味五色所生。五藏所宜。迺可以言盈虛病生之緒也。學不厭備習也帝曰。厥陰在泉而酸化。先余知之矣。風化之行也何如。岐伯曰。風行于地。所謂本也。餘氣同法。厥陰在泉風行于地少陰在泉熱行于地太陰在泉濕行于地少陽在泉火行于地陽明

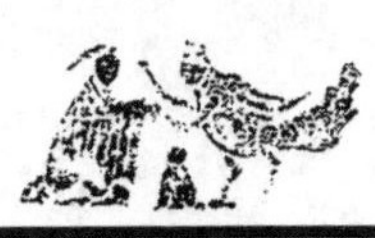

在泉燥行于地太陽在泉寒行于地故曰餘氣同法也本謂六氣之上元氣也本乎天者天之氣也本乎地者地之氣也化於天者爲天氣化於地者爲地氣　新校正云按易曰本乎天者親上本乎地者親下此之謂也天地合氣六節分而萬物化生矣萬物居天地之間悉爲六氣所生化陰陽之用未嘗有逃生化出陰陽也故曰謹候氣宜無失病機此之謂也病機下文具矣帝曰其主病何如言采藥之歲也岐伯曰司歲備物則無遺主矣謹候司天地所生化者則其味正當其歲也故彼藥工專司歲氣所收藥物則一歲二歲其所主用無遺略也　今詳前字當作則帝曰先歲物何也岐伯曰天地之專精也專精之氣藥物肥膿又於使用當其正氣味也　新校正云詳先歲疑作司歲帝曰司氣者何如司運氣也岐伯曰司氣者主歲同然有餘不足也五運主歲者有餘不足比之歲物恐有薄有餘之歲藥專精也帝曰非司歲物何謂也岐伯曰散也非專精則散氣散則物不純也故質同而異等也形質雖同力用則異故不尚之氣

味有薄厚。性用有躁靜。治保有多少。力化有淺深。此之謂也。物與歲不同者何以此爾帝曰。歲主藏害何謂。岐伯曰。以所不勝命之。則其要也。木不勝金金不勝火之類是也帝曰。治之柰何。岐伯曰。上淫于下。所勝平之。外淫于内。所勝治之。淫謂行所不勝己者也上淫于下天之氣也外淫于内地之氣也隨所制勝而以平治之也制勝謂五味寒熱温涼隨勝用之下文備矣　新校正云詳天氣生歲雖有淫勝但當平調之故不曰治而曰平也帝曰。善。平氣何如。平謂診平和之氣岐伯曰。謹察陰陽所在而調之。以平爲期。正者正治。反者反治。知陰陽所在則知尺寸應與不應不知陰陽所在則以得爲失以逆爲從故謹察之也陰病陽不病陽病陰不病是爲正病則正治之謂以寒治熱以熱治寒也陰位已見陽脉陽位又見陰脉是謂反病則反治之謂以寒治寒以熱治熱也諸方之制咸悉不然故曰反者反治也帝曰。夫子言察陰陽所在而調之。論言人迎與寸口相應。若引繩小大齊等。命曰

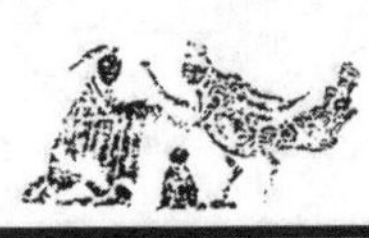

平。新校正云詳論言至曰平本靈樞經之文今出甲乙經云寸口主中人迎主外兩者相應俱往俱來若引繩小大齊等春夏人迎微大秋冬寸口微大者故名曰平也陰之所在寸口何如。陰之所在脉沈不應引繩齊等其候頗乖故問以明之岐伯曰視歲南北可知之矣。帝曰願卒聞之。岐伯曰北政之歲少陰在泉則寸口不應。木火金水運面北受氣凡氣之在泉者脉悉不見唯其左右之氣脉可見之在泉之氣善則不見惡者可見病以氣及客主淫勝名之在天之氣其亦然矣厥陰在泉則右不應。少陰在右故太陰在泉則左不應。少陰在左故南政之歲少陰司天則寸口不應。土運之歲面南行令故少陰司天則二手寸口不應也厥陰司天則右不應。太陰司天則左不應。亦左右義也諸不應者反其診則見矣。不應皆爲脉沈脉沈下者仰手而沈覆其手則沈爲浮細爲大也帝曰尺候何如。岐伯曰北政之歲三陰在下則寸不應。三陰在上則尺不應。司天曰上在泉曰下南政之歲三陰在

天則寸不應。三陰在泉則尺不應。左右同。天不應寸左右悉與寸不應義同故曰知其要者。一言而終。不知其要。流散無窮。此之謂也。要謂知陰陽所在也知則用之不惑不知則尺寸之氣沉浮小大常三歲一差欲求其意猶遶樹問枝雖白首區區尚未知所詣況其旬月而可知乎

帝曰。善。天地之氣。内淫而病何如。岐伯曰。歲厥陰在泉。風淫所勝。則地氣不明。平野昧。草迺早秀。民病洒洒振寒。善伸數欠。心痛支滿。兩脇裏急。飲食不下。鬲咽不通。食則嘔。腹脹善噫。得後與氣則快然如衰。身體皆重。謂甲寅丙寅戊寅庚寅壬寅甲申丙申戊申庚申壬申歲也氣不明謂天圍之際氣色昏暗風行地上故平野皆然昧謂暗也脅謂兩乳之下及胠外也伸謂以欲伸努筋骨也　新校正云按甲乙經洒洒振寒善伸數欠爲胃病食則嘔腹脹善噫得後與氣則快然如衰身體皆重爲脾病飲食不下鬲咽不通邪在胃脘也蓋厥陰在泉之歲木王而剋脾胃故病如是又按脉解云所謂食則嘔者物盛滿而上溢故嘔也所謂得後與氣則快

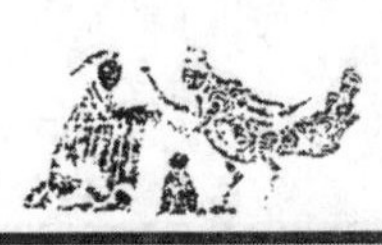

然如衰者十二月陰氣下衰而陽氣且出故曰得後與氣則快然如衰也歲少陰在泉熱淫所勝則焰浮川澤陰處反明民病腹中常鳴氣上衝胷喘不能久立寒熱皮膚痛目瞑齒痛䪼腫惡寒發熱如瘧少腹中痛腹大蟄蟲不藏謂乙卯丁卯己卯辛卯癸卯乙酉丁酉己酉辛酉癸酉歲也陰處北方也不能久立足無力也腹大謂心氣不足也金火相薄而爲是也　新校正云按甲乙經齒痛䪼腫爲大腸病腹中雷鳴氣常衝胷喘不能久立邪在大腸也蓋少陰在泉之歲火剋金故大腸病也歲太陰在泉草乃早榮新校正云詳此四字疑衍濕淫所勝則埃昬巖谷黃反見黑至陰之交民病飲積心痛耳聾渾渾焞焞嗌腫喉痺陰病血見少腹痛腫不得小便病衝頭痛目似脫項似拔腰似折髀不可以回膕如結腨如別謂甲辰丙辰戊辰庚辰壬辰甲戌丙戌戊戌庚戌壬戌歲也太陰爲土色見應黃於天中而反見於北方黑處也水土同見故曰至陰之

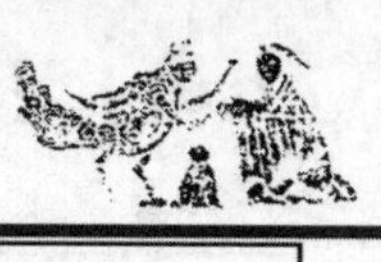

交合其氣色也衝頭痛謂腦後眉間痛也膕謂膝後曲脚之中也腨䠗後軟肉處也　新校正云按甲乙經耳聾渾渾焞焞嗌腫喉痹爲三焦病衝頭痛目似脫項似拔腰似折髀不可以回膕如結腨如列爲膀胱足太陽病又少腹腫痛不得小便邪在三焦蓋太陰在泉之歲土正尅太陽故病如是也

歲少陽在泉。火淫所勝。則焰明郊野。寒熱更至。民病注泄赤白。少腹痛溺赤。甚則血便。少陰同候。謂乙巳丁巳己巳辛巳癸巳乙亥丁亥己亥辛亥癸亥歲也處寒之時熱更其氣熱氣既往寒氣後來故云更至也餘候與少陰在泉正同

歲陽明在泉。燥淫所勝。則霿霧清暝。民病喜嘔。嘔有苦。善大息。心脅痛。不能反側。甚則嗌乾面塵。身無膏澤。足外反熱。謂甲子丙子戊子庚子壬子甲午丙午戊午庚午壬午歲也霿霧謂霧暗不分似霧也清薄寒也言霧起霿暗不辨物形而薄寒也心脅痛謂心之傍脇中痛也面塵謂面上如有觸冒塵土之色也　新校正云按甲乙經病喜嘔嘔有苦善大息心脅痛不能反側甚則面塵身無膏澤足外反熱爲膽病嗌乾面塵爲肝病蓋陽明在泉之歲金王尅木故病如是又按脉解云少陽所謂心脅痛者言少陽盛也盛者心之所表也九月陽氣盡而陰氣盛故心脅痛所謂不可反側者陰氣

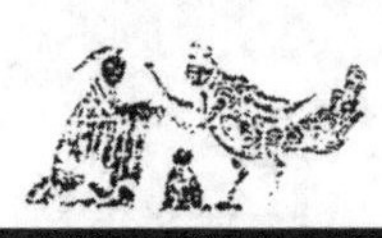

藏物也物藏則不動故不可反側也。歲太陽在泉，寒淫所勝，則凝肅慘慄，民病少腹控睾，引腰脊，上衝心痛，血見，嗌痛頷腫。謂乙丑、丁丑、己丑、辛丑、癸丑、乙未、丁未、己未、辛未、癸未歲也。凝肅，謂寒氣靄空，凝而不動，萬物靜肅其儀形也。慘慄，寒甚也。控，引也。睾，陰丸也。頷，頰車前牙之下也。新校正云：按甲乙經嗌痛頷腫爲小腸病，又少腹控睾引腰脊上衝心肺，邪在小腸也。蓋太陽在泉之歲，水剋火，故病如是。帝曰：善。治之奈何？岐伯曰：諸氣在泉，風淫于內，治以辛涼，佐以苦，以甘緩之，以辛散之。風性喜溫而惡清，故治之涼，是以勝氣治之也。佐以苦，隨其所利也。木苦急，則以甘緩之；苦抑，則以辛散之。藏氣法時論曰：肝苦急，急食甘以緩之；肝欲散，急食辛以散之。此之謂也。食亦音飼，已曰食，他曰飼也。大法正味如此，諸爲方者不必盡用之，但一佐二佐，病已則止，餘氣皆然。熱淫于內，治以鹹寒，佐以甘苦，以酸收之，以苦發之。熱性惡寒，故治以寒也。熱之大盛，甚於表者，以苦發之；不盡，復寒制之；寒制不盡，復苦發之，以酸收之。甚者再方，微者一方，可使必已。時發時止，亦以酸收之。濕淫于內，治以苦熱，佐以酸淡，以苦燥之，以淡

泄之。濕與燥反故治以苦熱佐以酸淡也燥除濕故以苦燥其濕也淡利竅故以淡滲泄也藏氣法時論曰脾苦濕急食苦以燥之靈樞經曰淡利竅也生氣通天論曰味過於苦脾氣不濡胃氣乃厚明苦燥也　新校正云按天元正紀大論曰下太陰其化下甘溫火淫于內治以鹹冷佐以苦辛以酸收之以苦發之。火氣大行心腹心怒之所生也鹹性柔耎故以治之以酸收之大法候其須汗者以辛佐之不必要資苦味令其汗也欲柔耎者以鹹治之藏氣法時論曰心欲耎急食鹹以耎之心苦緩急食酸以收之此之謂也燥淫于內治以苦溫佐以甘辛以苦下之。溫利涼性故以苦治之下謂利之使不得也　新校正云按藏氣法時論曰肺苦氣上逆急食苦以泄之用辛寫之酸補之又按下文司天燥淫所勝佐以酸辛此云甘辛者甘字疑當作酸天元正紀大論云下酸熱與苦溫之治。又異又云以酸收之而安其下甚則以苦泄之也寒淫于內治以甘熱佐以苦辛。以鹹寫之。以辛潤之。以苦堅之。以熱治寒是爲摧勝折其氣用令不滋繁也苦辛之佐通事行之　新校正云按藏氣法時論曰腎苦燥急食辛以潤之腎欲堅急食苦以堅之用苦補之鹹寫之舊注引此在濕淫于內之下無義今移於此矣帝曰。善。天氣之變何如。岐伯曰。厥陰司天。風

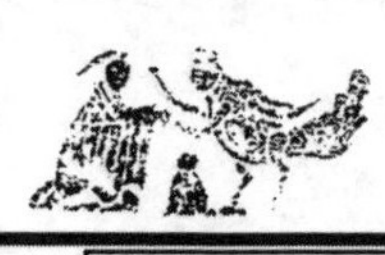

淫所勝，則太虛埃昏，雲物以擾，寒生春氣，流水不冰，民病胃脘當心而痛，上支兩脅，鬲咽不通，飲食不下，舌本強，食則嘔，冷泄腹脹，溏泄瘕水閉，蟄蟲不去，病本于脾。謂乙巳、丁巳、己巳、辛巳、癸巳、乙亥、丁亥、己亥、辛亥、癸亥歲也。是歲民病集於中也。風自天行，故太虛埃起。風動飄蕩，故雲物擾也。埃，青塵也。不分遠物，是爲埃昏。土之爲病，其善泄利。若病水，則小便閉而不下。若大泄利，則經水亦多閉絶也。　新校正云：按《甲乙經》舌本強，食則嘔，腹脹溏泄，瘕水閉，爲脾病。又胃病者，腹脾脹，胃脘當心而痛，上支兩脇，鬲咽不通，食飲不下。蓋厥陰司天之歲，木勝土，故病如是也。衝陽絶，死不治。衝陽在足跗上，動脈應手，胃之氣也。衝陽脈微，則食飲減少；絶則藥食不入，亦下嗌還出也。攻之不入，養之不生，邪氣日強，真氣內絶，故其必死，不可復也。

少陰司天，熱淫所勝，怫熱至，火行其政，民病胷中煩熱，嗌乾，右胠滿，皮膚痛，寒熱欬喘，大雨且至，唾血血泄，鼽衄嚏嘔，溺色變，甚則瘡瘍胕腫，肩背臂臑及缺盆中痛。心痛肺䐜。腹大滿膨膨而喘欬。病本于肺。謂甲子丙子戊子庚子壬子甲午丙午戊午庚午壬午歲也。佛熱至是火行其政乃爾。是歲民病集於右。盖以小腸通心故也。病自肺生。故曰病本于肺也。新校正云：按甲乙經溺色變。肩背臂臑及缺盆中痛。肺脹滿膨脝而喘欬。爲肺病。鼽衄爲大腸病。盖少陰司天之歲。火剋金。故病如是。又王注民病集於右以小腸通心故。按甲乙經小腸附脊左環。回腸附脊在環。所說不應。得非火勝剋金而大腸病歟。尺澤絶。死不治。尺澤在肘內廉。手肺之氣也。火爍於金。承天之命。金氣內絶。故必危亡。尺澤不至。肺氣已絶。榮衛之氣宜行無主。真氣內竭。生之何有哉。太陰司天。濕淫所勝。則沈陰且布。雨變枯槁。胕腫骨痛陰痹。陰痹者按之不得。腰脊頭項痛。時眩。大便難。陰氣不用。飢不欲食。欬唾則有血。心如懸。病本于腎。謂乙丑丁丑己丑辛丑癸丑乙未丁未己未辛未癸未歲也。沈。久也。腎氣受邪。水無能潤。下焦枯涸。故大便難也。新校正云：按甲乙經飢不用食。欬唾則有血。心懸如飢狀。爲腎病。又邪在腎。則骨痛陰痹。陰痹者按之而不得。腹脹腰痛。大便難。肩背頸項強痛。時眩。盖太陰司天之歲。土剋水。故病如是矣。太谿絶。死不治。太谿在足

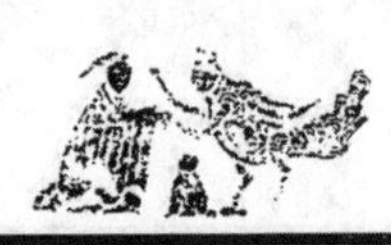

内踝後跟骨上動脉應手腎之氣也土邪勝水而腎氣内絶邪甚正微故方無所用矣少陽司天，火淫所勝，則温氣流行，金政不平，民病頭痛，發熱惡寒而瘧，熱上皮膚痛，色變黄赤，傳而為水，身面胕腫，腹滿仰息，泄注赤白，瘡瘍欬唾血，煩心胷中熱，甚則鼽衄，病本于肺。謂甲寅丙寅戊寅庚寅壬寅甲申丙申戊申庚申壬申歲也火來用事則金氣受邪故曰金政不平也火炎於上金肺受邪客熱内燔水無能救故化生諸病也制火之客則已矣　新校正云按甲乙經邪在肺則皮膚痛發寒熱蓋少陽司天之歲火尅金故病如是也天府絶，死不治。天府在肘後彼側上掖下同身寸之三寸動脉應手肺之氣也火勝而金脉絶故死

陽明司天，燥淫所勝，則木廼晚榮，草廼晚生，筋骨内變，民病左胠脇痛，寒清于中，感而瘧，大涼革候，欬，腹中鳴，注泄鶩溏，名木斂生，菀于下，草焦上首，心脅暴痛，不可反側，嗌乾面塵，腰

痛。丈夫㿗疝。婦人少腹痛。目眛眥瘍。瘡痤癰。蟄蟲來見。病本于肝。謂乙卯丁卯巳卯辛卯癸卯乙酉丁酉巳酉辛酉癸酉歲也金勝故草木晚生榮也配於人身則筋骨內應而不用也大涼之氣變易時候則人寒清發於中內感寒氣則為痎瘧也大腸居右肺氣通之今肺氣內淫肝居于左故左胠脇痛如刺割也其歲民自注泄則無淫勝之疾也大涼次寒也大涼且甚陽氣不行故木容收斂草榮悉晚生氣已升陽不布令故閉積生氣而稸於下也在人之應則少腹之內痛氣居之發疾於仲夏瘡瘍之疾猶及秋中瘡痤之類生於上癰腫之患生於下瘡色雖赤中心正白物氣之常也　新校正云按甲乙經腰痛不可以俛仰丈夫㿗疝婦人少腹腫甚則嗌乾面塵為肝病又胷滿洞泄為肝病又心脅痛不能反側目銳眥痛缺盆中腫痛掖下腫馬刀挾癭汗出振寒瘧為膽病蓋陽明司天之歲金剋木故病如是又按脉解云厥陰所謂㿗疝婦人少腹腫者厥陰者辰也三月陽中之陰邪在中故曰㿗疝少腹腫也　太衝絕死不治。太衝在足大指本節後二寸脉動應手肝之氣也金來伐木肝氣內絕真不勝邪死其宜也

太陽司天寒淫所勝。則寒氣反至水且冰血變于中。發為癰瘍民病厥心痛嘔血血泄鼽衄善悲時眩仆。運火炎烈雨暴迺雹

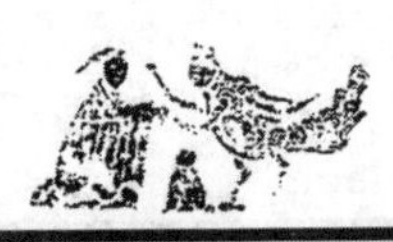

胷腹滿手熱肘攣掖衝❶心澹澹大動胷脇胃脘不安。面赤目黄善噫嗌乾甚則色炲渴而欲飲病本于心。謂甲辰丙辰戊辰庚辰壬辰甲戌丙戌戊戌庚戌壬戌歲也太陽司天寒氣布化故水且氷而血凝皮膚之間衛氣結聚故爲癰也若乗火運而火熱炎烈與水交戰故暴雨半珠形雹也心氣爲噫故善噫是歲民病集於心脅之中也陽氣内鬱濕氣下蒸故心厥痛而嘔血血泄鼽衂面赤目黄善噫手熱肘攣掖腫嗌乾甚則寒氣勝陽水行凌火火氣内鬱故渴而欲飲也病始心生爲陰凌犯故云病本于心也　新校正云按甲乙經手熱肘攣掖腫甚則胷脇支滿心澹澹大動面赤目黄爲手心主病又邪在心則病心痛善悲時眩仆蓋太陽司天之歲水剋火故病如是 神門絶死不治。神門在手之掌後鋭骨之端動脉應手眞心氣也水行乗火而心氣内結神氣已亡不死何待善知其診故不治也 所謂動氣知其藏也。所以診視而知死者何以皆是藏之經脉動氣知神藏之存亡爾 帝曰善治之柰何。謂可攻治者 岐伯曰司天之氣風淫所勝平以辛凉佐以苦甘以甘緩之以酸寫之。厥陰之氣未爲盛熱故曰凉藥平之夫氣之用也積凉爲寒積温爲熱以熱少之其則温也以寒少之其則凉也以温多之其則熱也以

【校勘】

❶衝：胡本作「腫」。本書《至真要大論》王冰注同。爲是。

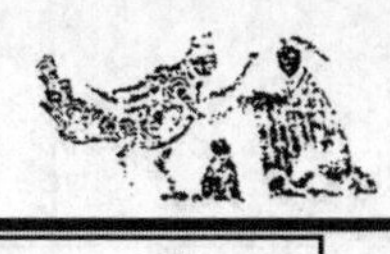

涼多之其則寒也各當其分則寒寒也温温也熱熱也涼涼也方書之用可不務乎故寒熱温涼商降多少善爲方者意必精通餘氣皆然從其制也 新校正云按本論上文云上淫于下所勝平之外淫于內所勝治之故在泉曰治司天曰平也

熱淫所勝。平以鹹寒。佐以苦甘。以酸收之。熱氣已退時發動者是爲心虛氣散不斂以酸收之雖以酸收亦兼寒助乃能殄除其源本矣熱見太甚則以苦發之汗已便涼是邪氣盡勿寒水之汗已猶熱是邪氣未盡則以酸收之已又熱則復汗之已汗復熱是藏虛也則補其心可矣法則合爾諸治熱者亦未必得再三發三治況四變而反覆者乎

濕淫所勝。平以苦熱。佐以酸辛。以苦燥之。以淡泄之。濕氣所淫皆爲腫滿但除其濕腫滿自衰因濕生病不腫不滿者亦爾治之濕氣在上以苦吐之濕氣在下以苦泄之以淡滲之則皆燥也泄謂滲泄以利水道下小便爲法然酸雖熱亦用利小便去伏水也治濕之病不下小便非其法也 新校正云按濕淫于內佐以酸淡此云酸辛者辛疑當作淡

濕上甚而熱。治以苦温。佐以甘辛。以汗爲故而止。身半以上濕氣餘火氣復鬱鬱濕相薄則以苦温甘辛之藥解表流汗而袪之故云以汗爲除病之故而已也

火淫所勝。平以酸冷。佐以苦甘。以酸收之。以苦發之。以酸復之。

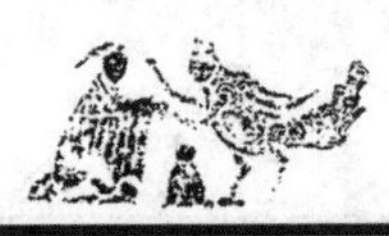

熱淫同。同熱淫義熱亦如此法以酸復其本氣也不復其氣則淫氣空虛招其損燥淫所勝。平以苦濕。佐以酸辛。以苦下之。制燥之勝必以苦濕是以火之氣味也宜下必以苦宜補必以酸宜寫必以辛淸甚生寒留而不去則以苦濕下之氣有餘則以辛寫之諸氣同　新校正云按上文燥淫于內治以苦溫此云苦濕者濕當爲溫文注中濕字三並當作溫又按天元正紀大論亦作苦小溫寒淫所勝。平以辛熱。佐以甘苦。以鹹寫之。淫散止之不可過也　新校正云按上文寒淫于內治以甘熱佐以苦辛此云平以辛熱佐以甘苦者此文爲誤又按天元正紀大論云太陽之政歲宜苦以燥之也帝曰。善。邪氣反勝。治之奈何。岐伯曰。風司于地。淸反勝之。治以酸溫。佐以苦甘。以辛平之。厥陰在泉則風司于地謂五寅歲五申歲邪氣勝盛故先以酸寫佐以苦甘邪氣退則正氣虛故以辛補養而平之熱司于地。寒反勝之。治以甘熱。佐以苦辛。以鹹平之。少陰在泉則熱司于地謂五卯五酉之歲也先寫其邪而後平其正氣也濕司于地。熱反勝之。治以苦冷。佐以鹹甘。以苦平

之。太陰在泉則濕司于地謂五辰五戌歲也補寫之義餘氣皆同火司于地寒反勝之治以甘熱佐以苦辛以鹹平之。少陽在泉則火司于地謂五巳五亥歲也燥司于地熱反勝之治以平寒佐以苦甘以酸平之以和為利。陽明在泉則燥司于地謂五子五午歲也燥之性惡熱亦畏寒故以冷熱和平為方制也寒司于地熱反勝之治以鹹冷佐以甘辛以苦平之。太陽在泉則寒司于地謂五丑五未歲也此六氣方治與前淫勝法殊貫云治者寫客邪之勝氣也云佐者皆所利所宜也云平者補已弱之正氣也帝曰其司天邪勝何如。岐伯曰風化於天清反勝之治以酸溫佐以甘苦。巳亥歲也熱化於天寒反勝之治以甘溫佐以苦酸辛。子午歲也濕化於天熱反勝之治以苦寒佐以苦酸。丑未歲也火化於天寒反勝之治以甘熱佐以苦辛。寅申歲也燥化於天熱反勝之治以辛寒佐以

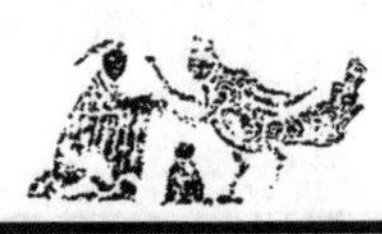

苦甘。卯酉歲也寒化於天。熱反勝之。治以鹹冷。佐以苦辛。辰戌歲也

帝曰。六氣相勝柰何。先舉其用爲勝岐伯曰。厥陰之勝。耳鳴頭眩。憒憒欲吐。胃鬲如寒。大風數舉。倮蟲不滋。胠脇氣并。化而爲熱。小便黄赤。胃脘當心而痛。上支兩脇。腸鳴飧泄。少腹痛。注下赤白。甚則嘔吐。鬲咽不通。五巳五亥歲也心下齊上胃之分。胃鬲謂胃脘之上及大鬲之下。風寒氣生也。氣并謂偏著一邊。鬲咽謂食飲入而復出也。新校正云。按甲乙經胃病者胃脘當心而痛上支兩脇鬲咽不通也少陰之勝。心下熱善飢。齊下反動。氣遊三焦。炎暑至。木廼津。草廼萎。嘔逆躁煩。腹滿痛。溏泄。傳爲赤沃。五子五午歲也沃沫也太陰之勝。火氣内鬱。瘡瘍於中。流散於外。病在胠脇。甚則心痛熱格。頭痛喉痹項强。獨勝則濕

氣內鬱寒迫下焦痛留頂互引眉間胃滿雨數至燥化迺見少腹滿腰脽重強內不便善注泄足下溫頭重足脛胕腫飲發於中胕腫於上五丑五未歲也濕勝於上則火氣內鬱勝於中則寒迫下焦水溢河渠則鱗蟲離水也脽謂臀肉也不便謂腰重內強直屈伸不利也獨勝謂不兼鬱火也胕腫於上謂首面也足脛腫是火鬱所生也　新校正云詳注云水溢河渠則鱗蟲離水也王作此注於經文無所解又按太陰之復云大雨時行鱗見於陸則此文於雨數至下脫少鱗見於陸四字不然則王注無因為解也少陽之勝熱客於胃煩心心痛目赤欲嘔嘔酸善飢耳痛溺赤善驚譫妄暴熱消爍草萎水涸介蟲迺屈少腹痛下沃赤白五寅五申歲也熱暴甚故草萎水涸陰氣消爍介蟲金化也火氣大勝故介蟲屈伏酸醋水也陽明之勝清發於中左胠脇痛溏泄內為嗌塞外發癩疝大涼肅殺華英改容毛蟲迺殃胸中不便嗌塞

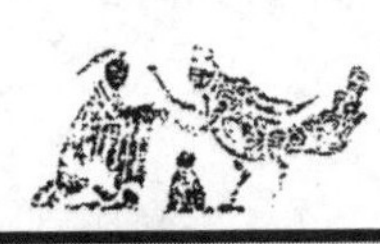

而欬。五卯五酉歲也大涼肅殺金氣勝木故草木華英爲殺氣損削改易形容而焦其上首也毛蟲木化氣不宜金故金政大行而毛蟲死耗也肝木之氣下主於陰故大涼行而癲疝發也胷中不便謂呼吸回轉或痛或緩急而不利便也氣太盛故嗌塞而欬也嗌謂喉之下接連胷中肺兩葉之間者也

太陽之勝。凝慄且至。非時水冰。羽迺後化。痔瘧發。寒厥入胃。則内生心痛。陰中迺瘍。隱曲不利。互引陰股。筋肉拘苛。血脉凝泣。絡滿色變。或爲血泄。皮膚否腫。腹滿食減。熱反上行。頭項囟頂腦戸中痛。目如脱。寒入下焦。傳爲濡寫。五辰五戌歲也寒氣凌逼陽不勝之故非寒時而止水冰結也水氣大勝陽火不行故諸羽蟲生化而後也拘急也苛重也絡絡脉也太陽之氣標在於巔故熱反上行於頭也以其脉起於目内眥上額交巔上入絡腦還出别下項故囟頂及腦戸中痛目如欲脱也濡謂水利也　新校正云按甲乙經痔瘧頭項囟頂腦戸中痛目如脱爲太陽經病

帝曰。治之奈何。岐伯曰。厥陰之勝。治以甘清。佐以苦辛。以酸寫之。少陰之勝

治以辛寒，佐以苦鹹，以甘寫之。太陰之勝，治以鹹熱，佐以辛甘，以苦寫之。少陽之勝，治以辛寒，佐以甘鹹，以甘寫之。陽明之勝，治以酸温，佐以辛甘，以苦泄之。太陽之勝，治以甘熱，佐以辛酸，以鹹寫之。六勝之至皆先歸其不勝已者之故不勝者當先寫之以通其道次寫所勝之氣令其退釋也治諸勝而不寫遣之則勝氣浸盛而內生諸病也　新校正云詳此爲治皆先寫其不勝而後寫其來勝獨太陽之勝治以甘熱爲異疑甘字苦之誤也若云治以苦熱則六勝之治皆一貫也

帝曰：六氣之復何如？復謂報復報其勝也凡先有勝後必有復　新校正云按玄珠云六氣分正化對化厥陰正司於亥對化於巳少陰正司於午對化於子太陰正司於未對化於丑少陽正司於寅對化於申陽明正司於酉對化於卯太陽正司於戌對化於辰正司化令之實對司化令之虛對化勝而有復正化勝而不復此注云凡先有勝後必有復似未然

岐伯曰：悉乎哉問也！厥陰之復，少腹堅滿，裏急暴痛，偃木飛沙，倮蟲不榮，厥心痛，汗發嘔吐，飲

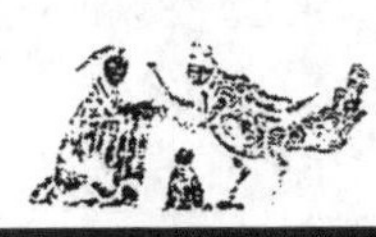

食不入。入而復出。筋骨掉眩清厥，甚則入脾，食痺而吐。裏腹脇之內也木偃沙飛風之大也風爲木勝故土不榮氣厥謂氣衝胃脇而凌及心也胃受逆氣而上攻心痛也痛甚則汗發泄掉謂肉中動也清厥手足冷也食痺謂食已心下痛陰陰然不可名也不可忍也吐出乃止此爲胃氣逆而不下流也食飲不入入而復出肝乘脾胃故令爾也 衝陽絶。死不治。衝陽胃脉氣也 少陰之復。燠熱內作。煩躁鼽嚏。少腹絞痛。火見燔焫，嗌燥。分注時止，氣動於左。上行於右。欬。皮膚痛，暴瘖，心痛，鬱冒不知人。廼洒淅惡寒，振慄，譫妄。寒已而熱。渴而欲飲。少氣骨痿。隔腸不便。外爲浮腫，噦噫。赤氣後化，流水不冰。熱氣大行。介蟲不復，病疿胗瘡瘍，癰疽痤痔。甚則入肺。欬而鼻淵。火熱之氣自小腸從齊下之左入大腸上行至左脇甚則上行於右而入肺故動於左上行於右皮膚痛也分注謂大小俱下也骨痿言骨弱而無力也隔腸謂腸如隔絶而不便

也寫也寒熱甚則然陽明先勝故赤氣後化流水不冰少陰之本司於地也在人之應則冬脉不凝若高山窮谷已是至高之處水亦當冰平下川流則如經矣火氣内蒸金氣外拒陽熱内鬱故爲痱胗瘡瘍胗甚亦爲瘡也熱少則外生痱胗熱多則内結癰痤小腸有熱則中外爲痔其復熱之變皆病於身後及外側也瘡瘍痱胗生於上癰疽痤痔生於下反其處者皆爲逆也**天府絶死不治。**天府肺脉氣也　新校正云按上文少陰司天熱淫所勝尺澤絶死不治少陽司天火淫所勝天府絶死不治此云少陰之復天府絶死不治下文少陽之復尺澤絶死不治文如相反者蓋尺澤天府俱手太陰脉之所發動故此互文也**太陰之復。濕變迺舉。體重中滿。食飲不化。陰氣上厥。胷中不便。飲發於中。欬喘有聲。大雨時行。鱗見於陸。頭頂痛重。而掉瘛尤甚。嘔而密默。唾吐清液。甚則入腎。竅寫無度。**濕氣内逆寒氣不行太陽上流故爲是病頭頂痛重則腦中掉瘛尤甚腸胃寒濕熱無所行重灼胷府故胷中不便食飲不化嘔而密默欲靜密也喉中惡冷故唾吐冷水也寒氣易位上入肺喉則息道不利故欬喘而喉中有聲也水居平澤則魚遊於市頭頂囟痛女人亦兼痛於眉間也　新校正云按上文太陰在泉頭痛項似拔又太陰司天云頭項痛此云頭頂痛頂疑當作項**太谿絶。死不**

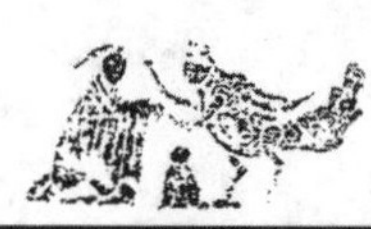

治。大谿腎脈氣也少陽之復。大熱將至。枯燥燔爇。介蟲迺耗。驚瘛欬衄。心熱煩躁。便數憎風。厥氣上行。面如浮埃。目乃瞤瘛。火氣內發。上爲口糜。嘔逆。血溢血泄。發而爲瘧。惡寒鼓慄。寒極反熱。嗌絡焦槁。渴引水漿。色變黃赤。少氣脈萎。化而爲水。傳爲胕腫。甚則入肺。欬而血泄。火氣專暴枯燥草木燔焫自生故燔爇也爇音焫火內熾故驚瘛欬衄心熱煩躁便數憎風也火炎於上則庶物失色故如塵埃浮於面而目瞤動也火爍於內則口舌糜爛嘔逆及爲血溢血泄風火相薄則爲溫瘧氣蒸熱化則爲水病傳爲胕腫胕謂皮肉俱腫按之陷下泥而不起也如是之證皆火氣所生也尺澤絕。死不治。尺澤肺脈氣也陽明之復。淸氣大舉。森木蒼乾。毛蟲迺厲。病生胠脅。氣歸於左。善太息。甚則心痛否滿。腹脹而泄。嘔苦欬噦煩心。病在鬲中。頭痛。甚則入

肝。驚駭筋攣。（殺氣大舉木不勝之故蒼清之葉不及黄而乾燥也厲謂疵厲疾疫死也清甚於内熱鬱於外故也）太衝絶。死不治。（太衝肝脉氣也）太陽之復。厥氣上行。水凝雨冰。羽蟲迺死。心胃生寒。胷膈不利。心痛否滿。頭痛善悲。時眩仆。食減。腰脽反痛。屈伸不便。地裂冰堅。陽光不治。少腹控睾。引腰脊。上衝心。唾出清水。及爲噦噫。甚則入心。善忘善悲。（雨冰謂雹也寒而遇雹死亦其宜寒化於地其上復土故地體分裂水積冰堅久而不釋是陽光之氣不治寒凝之物也太陽之復與不相持上濕下寒火無所往心氣内鬱熱由是生火熱内燔故生斯病　新校正云詳注云與不相持不字疑作土）神門絶死不治。（神門真心脉氣）帝曰。善。治之奈何。（復氣倍勝故先問以治之）岐伯曰。厥陰之復。治以酸寒。佐以甘辛。以酸寫之。以甘緩之。（不太緩之夏猶不已復重於勝故治以辛寒也　新校正云按别本治以酸寒作治以辛寒也）少陰之復。治以鹹寒。佐以苦辛。

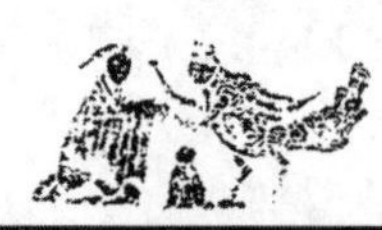

以甘寫之。以酸收之。辛苦發之。以鹹耎之。不大發汗以寒攻之持至仲秋熱內伏結而爲心熱少氣少力而不能起矣熱伏不散歸於骨矣太陰之復治以苦熱佐以酸辛。以苦寫之。燥之泄之。不燥泄之久而爲身腫腹滿關節不利腨及伏兔怫滿內作膝腰脛內側胕腫病少陽之復治以鹹冷佐以苦辛。以鹹耎之。以酸收之。辛苦發之。發不遠熱無犯溫涼少陰同法。不發汗以奪盛陽則熱內淫於四支而爲解㑊不可名也謂熱不甚謂寒不甚謂強不甚謂弱不甚不可以名言故謂之解㑊粗醫呼爲鬼氣惡病也久久不已則骨熱髓涸齒乾乃爲骨熱病也發汗奪陽故無留熱故發汗者雖熱生病夏月及差亦用熱藥以發之當春秋時縱火熱勝亦不得以熱藥發汗汗不發而藥熱內甚助病爲瘧逆伐神靈故曰無犯溫涼少陰氣熱爲療則同故云與少陰同法也數奪其汗則津竭涸故以酸收以鹹潤也　新校正云按天元正紀大論云發表不遠熱陽明之復治以辛溫佐以苦甘。以苦泄之。以苦下之。以酸補之。泄謂滲泄汗及小便湯浴皆是也秋分前後則亦發之春有勝則依勝法或不已亦湯漬和其中外也怒復之後其氣皆虛故補之

（以安全其氣餘復治同）太陽之復。治以鹹熱。佐以甘辛。以苦堅之。（不堅則寒氣內變止而復發發而復止綿歷年歲生大寒疾）治諸勝復。寒者熱之。熱者寒之。溫者清之。清者溫之。散者收之。抑者散之。燥者潤之。急者緩之。堅者耎之。脆者堅之。衰者補之。強者寫之。各安其氣。必清必靜。則病氣衰去。歸其所宗。此治之大體也。（太陽氣寒少陰少陽氣熱厥陰氣溫陽明氣清太陰氣濕有勝復則各倍其氣以調之故可使平也宗屬也調不失理則餘之氣自歸其所屬少之氣自安其所居勝復衰已則各補養而平定之必清必靜無妄撓之則六氣循環五神安泰若運氣之寒熱治之平之亦各歸司天地氣也）帝曰。善。氣之上下。何謂也。岐伯曰。身半以上。其氣三矣。天之分也。天氣主之。身半以下。其氣三矣。地之分也。地氣主之。以名命氣。以氣命處。而言其病。半。所謂天樞也。

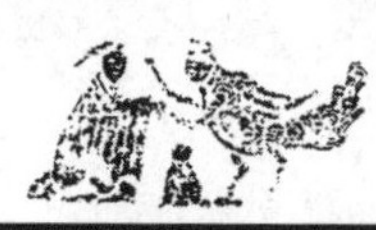

身之半正謂臍中也或以腰爲身半是以居中爲義過天中也中原之人悉如此矣當伸臂指天舒足指地以繩量之中正當臍也故又曰半所謂天樞也天樞正當臍兩傍同身寸之二寸也其氣三者假如少陰司天則上有熱中有太陽兼之三也六氣皆然司天者其氣三司地者其氣三故身半以上三氣身半以下三氣也以名言其氣以氣言其處以氣處寒熱而言其病之形證也則如足厥陰氣居足及股脛之内側上行於少腹循脅足陽明氣在足之上䯒之外股之前上行腹臍之傍循胷乳上面足太陽氣起於目上額絡頭下項背過腰横過髀樞股後下行入膕貫腨出外踝之後足小指外側足太陰氣循足及股脛之内側上行腹脇之前足少陰同之足少陽氣循脛外側上行腹脇之側循頰耳至目鋭眥在首之側此足六氣之部主也手厥陰少陰太陰氣從心胷横出循臂内側至中指小指大指之端手陽明少陽太陽氣並起手表循臂外側上肩及甲上頭此手六氣之部主也欲知病診當隨氣所在以言之當陰之分冷病歸之當陽之分熱病歸之故勝復之作先言病生寒熱者必依此物理也新校正云按六微旨大論云天樞之上天氣主之天樞之下地氣主之氣交之分人氣從之也

故上勝而下俱病者。以地名之。下勝而上俱病者。以天名之。彼氣既勝此未能復抑鬱不暢而無所行進則困於讎嫌退則窮於怫塞故上勝至則下與俱病下勝至則上與俱病上勝下病地氣鬱也故從地鬱以名地病下勝上病天氣塞也故從天塞以名天病夫以天名者方順天氣爲制逆地氣而攻之以地名者方從天氣爲制則可假如陽明司天少陰在泉上勝而下俱病者是怫於下而生也天氣正勝天可逆之故順天之氣方同清也少陰等司天上下勝同法　新校正云按六元正紀大論云上勝則天氣降而下下勝則地氣遷而上此之謂也所謂勝至報氣屈伏而未發也復至則不以天地異名皆如復氣爲法也勝至未復而病生以天地異名爲式復氣以發則所生無問上勝下勝悉皆依復氣爲病寒熱之主也帝曰勝復之動時有常乎氣有必乎岐伯曰時有常位而氣無必也雖位有常而發動有無不必定之也帝曰願聞其道也岐伯曰初氣終三氣天氣主之勝之常也四氣盡終氣地氣主之復之常也有勝則復無勝則否帝曰善復已而勝何如岐伯曰勝至則復無常數也衰迺止耳勝微則復微故復已而又勝勝甚則復甚故復已則少有再勝者也假有勝者亦隨微甚而復之爾然勝復之道雖無常數至其衰謝則勝復皆自止也復已而勝不復則害此傷生也有勝無復是復

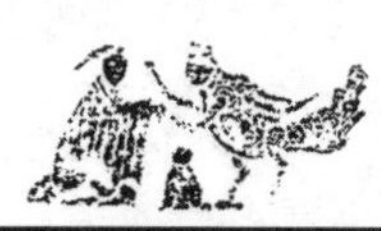

氣已衰衰不能復是天真之氣已傷敗甚而生意盡

帝曰。復而反病何也。岐伯曰。居非其位。不相得也。大復其勝則主勝之。故反病也。捨已宮觀適於他邦已力已衰主不相得怨隨其後唯便是求故力極而復主反襲之反自病者也所謂火燥熱也。少陽火也陽明燥也少陰熱也少陰少陽在泉爲火居水位陽明司天爲金居火位金復其勝則火主勝之火復其勝則水主勝之餘氣勝復則無主勝之病氣也故又曰所謂火燥熱也

帝曰。治之何如。岐伯曰。夫氣之勝也。微者隨之。甚者制之。氣之復也。和者平之。暴者奪之。皆隨勝氣。安其屈伏。無問其數。以平爲期。此其道也。隨謂隨之安謂順勝氣以和之也制謂制止平謂平調奪謂奪其盛氣也治此者不以數之多少但以氣平和爲準度爾

帝曰。善。客主之勝復奈何。客謂天之六氣主謂五行之位也氣有宜否故各有勝復之者

岐伯曰。客主之氣。勝而無復也。客主自有多少以其爲勝與常勝殊

帝曰。其逆從何如。岐伯曰。主勝逆。客勝從。天

之道也。客承天命部統其方主爲之下固宜祗奉天命不順而勝則天命不行故爲逆也客勝於主承天而行理之道故爲順也帝曰。其生病何如。岐伯曰。厥陰司天。客勝則耳鳴掉眩。甚則欬。主勝則胷脅痛。舌難以言。五巳五亥歲也少陰司天。客勝則鼽嚏。頸項強。肩背瞀熱。頭痛少氣。發熱耳聾目瞑。甚則胕腫血溢。瘡瘍欬喘。主勝則心熱煩躁。甚則脅痛支滿。五子五午歲也太陰司天。客勝則首面胕腫。呼吸氣喘。主勝則胷腹滿。食已而瞀。五丑五未歲也少陽司天。客勝則丹胗外發。及爲丹熛瘡瘍。嘔逆喉痺。頭痛嗌腫。耳聾血溢。內爲瘛瘲。主勝則胷滿欬仰息。甚而有血手熱。五寅五申歲也陽明司天。清復內餘。則欬衄嗌塞。心鬲中熱。欬不止

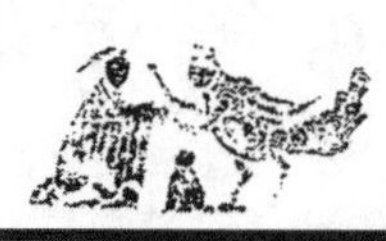

而白血出者死。復謂復舊居也白血謂欬出淺紅色血似肉似肺者五卯五酉歲也　新校正云詳此不言客勝主勝者以金居火位無客勝之理故不言也太陽司天客勝則胷中不利。出清涕。感寒則欬。主勝則喉嗌中鳴。五辰五戌歲也厥陰在泉客勝則大關節不利。內爲痙強拘瘛。外爲不便。主勝則筋骨繇併腰腹時痛。五寅五申歲也大關節腰膝也少陰在泉客勝則腰痛。尻股膝髀腨䯒足病。瞀熱以酸。胕腫不能久立。溲便變。主勝則厥氣上行。心痛發熱。鬲中衆痺皆作。發於胠脇。魄汗不藏。四逆而起。五卯五酉歲也太陰在泉客勝則足痿下重。便溲不時。濕客下焦。發而濡寫。及爲腫隱曲之疾。主勝則寒氣逆滿。食飲不下。甚則爲疝。五辰五戌歲也隱曲之疾謂隱蔽委曲之處病

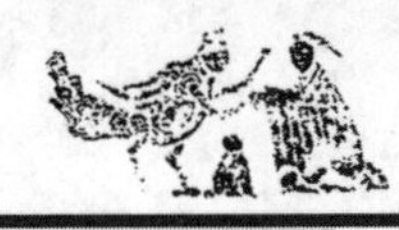

世

少陽在泉，客勝則腰腹痛而反惡寒，甚則下白溺白。主勝則熱反上行而客於心，心痛發熱，格中而嘔。少陰同候。五巳五亥歲也 陽明在泉，客勝則清氣動下，少腹堅滿而數便寫。主勝則腰重腹痛，少腹生寒，下爲鶩溏，則寒厥於腸，上衝胷中，甚則喘不能久立。五子五午歲也。鶩，鴨也。言如鴨之後也 太陽在泉，寒復內餘，則腰尻痛，屈伸不利，股脛足膝中痛。五丑五未歲也。新校正云：詳此不言客主勝者，蓋太陽以水居水位，故不言也 帝曰：善。治之柰何？岐伯曰：高者抑之，下者舉之，有餘折之，不足補之，佐以所利，和以所宜，必安其主客，適其寒溫，同者逆之，異者從之。高者抑之，制其勝也。下者舉之，濟其弱也。有餘折之，屈其銳也。不足補之，全其氣也。雖制勝扶弱，而客主須安，一氣失所，則矛

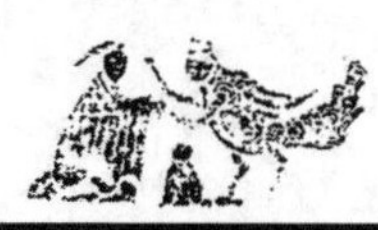

循更作榛棘互興各伺其便不相得志內淫外併而危敗之由作矣同謂寒熱温清氣相比和者異謂水火金木土不比和者氣相得者則逆所勝之氣以治之不相得者則順所不勝氣亦治之治火勝負欲益者以其味欲寫者亦以其味勝與不勝皆折其氣也何者以其性躁動也治熱亦然

帝曰。治寒以熱。治熱以寒。氣相得者逆之。不相得者從之。余以知之矣。其於正味何如。岐伯曰。木位之主。其寫以酸。其補以辛。木位春分前六十一日初之氣也 火位之主。其寫以甘。其補以鹹。君火之位春分之後六十一日二之氣也相火之位夏至前後各三十日三之氣也二火之氣則殊然其氣用則一矣 土位之主。其寫以苦。其補以甘。土之位秋分前六十一日四之氣也 金位之主。其寫以辛。其補以酸。金之位秋分後六十一日五之氣也 水位之主。其寫以鹹。其補以苦。水之位冬至前後各三十日終之氣也 厥陰之客。以辛補之。以酸寫之。以甘緩之。少陰之客。以鹹補之。以甘寫之。以鹹收之。新校正云按藏氣法時論云心苦緩急食酸以收之心欲耎急食鹹以耎之此云以鹹收之者誤也太陰之客以甘補之以苦寫之以甘緩之少陽之客以鹹補之以甘寫之以鹹耎之陽明之客以酸補之以辛寫之以苦泄之太陽之客以苦補之以鹹寫之以苦堅之以辛潤之開發腠理致津液通氣也客之部主各六十一日居無常所隨歲遷移客勝則寫客而補主主勝則寫主而補客應隨當緩當急以治之帝曰善願聞陰陽之三也何謂岐伯曰氣有多少異用也太陰爲正陰太陽爲正陽次少者爲少陰次少者爲少陽又次爲陽明又次爲厥陰厥陰爲盡義具靈樞繫日月論中　新校正云按天元紀大論云何謂氣有多少鬼臾區曰陰陽之氣各有多少故曰三陰三陽也帝曰陽明何謂也岐伯曰兩陽合明也靈樞繫日月論曰辰者三月主左足之陽明巳者四月主右足之陽明兩陽合於前故曰陽明也帝曰厥陰何也岐伯曰兩陰交盡也靈樞繫日月論曰戌者九月主右足之厥陰亥者十月主左足之厥陰兩陰交盡故曰厥

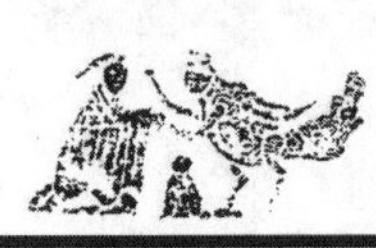

陰也。帝曰。氣有多少。病有盛衰。新校正云按天元紀大論曰形有盛衰治有緩急。方有大小。願聞其約。奈何。岐伯曰。氣有高下。病有遠近。證有中外。治有輕重。適其至所爲故也。藏位有高下府氣有遠近病證有表裏藥用有輕重調其多少和其緊慢令藥氣至病所爲故勿太過與不及也大要曰。君一臣二。奇之制也。君二臣四。偶之制也。君二臣三。奇之制也。君二臣六。偶之制也。奇謂古之單方偶謂古之複方也單複一制皆有小大故奇方云君一臣二君二臣三偶方云君二臣四君二臣六也病有小大氣有遠近治有輕重所宜故云之制也故曰。近者奇之。遠者偶之。汗者不以奇。下者不以偶。補上治上制以緩。補下治下制以急。急則氣味厚。緩則氣味薄。適其至所。此之謂也。汗藥不以偶方氣不足以外發泄下藥不以奇制藥毒攻而致過治上補上方迅急則止不住而迫下治下補下方緩慢則滋道路而力又微制急方而氣味薄則力與緩等制緩方而

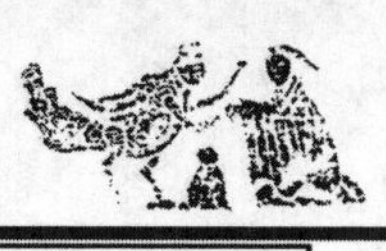

氣味厚則勢與急同如是爲緩不能緩急不能急厚而不厚薄而不薄則大小非制輕重無度則虛實寒熱藏府紛撓無由致理豈神靈而可望安哉

病所遠而中道氣味之者，食而過之，無越其制度也。假如病在腎而心之氣味飼而冷足仍急過之不飼以氣味腎藥凌心心復益衰餘上下遠近例同

是故平氣之道，近而奇偶，制小其服也；遠而奇偶，制大其服也。大則數少，小則數多。多則九之，少則二之。湯丸多少凡如此也近遠謂府藏之位也心肺爲近腎肝爲遠脾胃居中三陽胞䐈膽亦有遠近身三分之上爲近下爲遠也或識見高遠權以合宜方奇而分兩偶方偶而分兩奇如是者近而偶制多數服之遠而奇制少數服之則肺服九心服七脾服五肝服三腎服二爲常制矣故曰小則數多大則數少　新校正云詳注云三陽胞䐈膽一本作三陽胞䐈膽再詳三陽無義三腸亦未爲得腸有大小并䐈腸爲三今已云胞䐈則不得去三腸三當作二

奇之不去則偶之，是謂重方。偶之不去，則反佐以取之，所謂寒熱溫涼，反從其病也。方與其重也寧輕與其毒也寧善與其大也寧小是以奇方不去偶方主之偶方病在則反一佐以同病之氣而取之也夫熱與寒背寒與熱

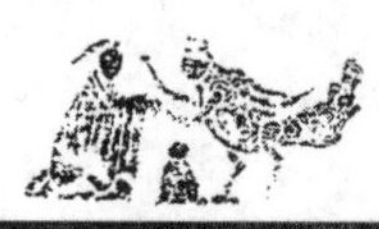

違微小之熱爲寒所折微小之冷爲熱所消甚大寒熱則必能與違性者爭雄能與異氣者相格聲不同不相應氣不同不相合如是則且憚而不敢攻之攻之則病氣與聲氣抗行而自爲寒熱以開閉固守矣是以聖人反其佐以同其氣令聲氣應合復令寒熱參合使其終異始同燥潤而敗堅剛必折柔脆自消爾

帝曰：善。病生於本，余知之矣。生於標者，治之柰何？岐伯曰：病反其本，得標之病，治反其本，得標之方。言少陰太陽之二氣餘四氣標本同

帝曰：善。六氣之勝，何以候之？岐伯曰：乘其至也。清氣大來，燥之勝也，風木受邪，肝病生焉。流於膽也熱氣大來，火之勝也，金燥受邪，肺病生焉。流於迴腸大腸新校正云詳注云迴腸大腸按甲乙經迴腸即大腸寒氣大來，水之勝也，火熱受邪，心病生焉。流於三焦小腸濕氣大來，土之勝也，寒水受邪，腎病生焉。流於膀胱風氣大來，木之勝也，土濕受邪，脾病生焉。流於胃所謂感邪

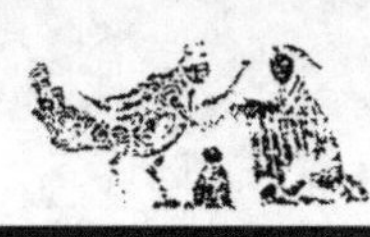

而生病也。外有其氣而内惡之中外不喜因而遂病是謂感也乘年之虚則邪甚也。年木不足外有清邪年火不足外有寒邪年土不足外有風邪年金不足外有熱邪年水不足外有濕邪是年之虚也歲氣不足外邪湊甚失時之和。亦邪甚也六氣臨統與位氣相剋感之而病亦隨所不勝而與内藏相應邪復甚也遇月之空亦邪甚也。謂上弦前下弦後月輪中空也重感於邪則病危矣。年已不足邪氣大至是一感也年已不足天氣剋之此時感邪是重感也内氣召邪天氣不祐病不危可乎有勝之氣其必來復也。天地之氣不能相無故有勝之氣其必來復也帝曰其脉至何如。岐伯曰厥陰之至其脉弦。耎虚而滑端直以長是謂弦實而強則病不實而微亦病不端直長亦病不當其位亦病位不能弦亦病少陰之至其脉鈎。來盛去衰如偃帶鈎是謂鈎來不盛去反盛則病來盛去盛亦病來不盛去不盛亦病不偃帶鈎亦病不當其位亦病位不能鈎亦病太陰之至其脉沉。沉下也按之乃得下諸位脉也沉甚則病不沉亦病不當其位亦病位不能沉亦病少陽之至大而浮。浮高也大謂稍大諸位脉也大浮甚則病浮而不大亦病大而不浮亦病不大不浮亦病不當其位亦病位不能大浮亦病陽明之至短而

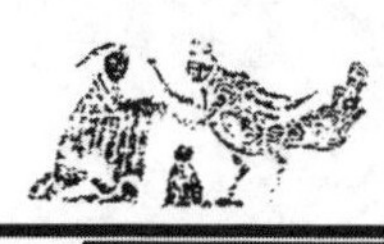

濇。往來不利是謂濇也往來不遠是謂短也短甚則病濇甚則病不短不濇亦病不當其位亦病位不能短濇亦病太陽之至大而長。往來遠是謂長大甚則病長甚則病長而不大亦病大而不長亦病不當其位亦病位不能長大亦病至而和則平。去太甚則爲平調不弱不強是爲和也至而甚則病。弦似張弓弦滑如連珠沈而附骨浮高於皮濇而止住短如麻黍大如帽簪長如引繩皆謂至而太甚也至而反者病。應弦反濇應大反細應沈反浮應浮反沈應短濇反長滑應耎虛反強實應細反大是皆爲氣反常平之候有病乃如此見也至而不至者病。氣位已至而脉氣不應也未至而至者病。按曆占之凡得節氣當年六位之分當如南北之歲脉象改易而應之氣序未移而脉先變易是先天而至故病陰陽易者危。不應天常氣見交錯失其恒位更易見之陰位見陽脉陽位見陰脉是易位而見也二氣之亂故氣危　新校正云按六微旨大論云帝曰其有至而至有至而不至有至而太過何也岐伯曰至而至者和至而不至來氣不及也未至而至來氣有餘也帝曰至而不至未至而至何如岐伯曰應則順否則逆逆則變生變生則病帝曰請言其應岐伯曰物生其應也氣脉其應也所謂脉應即此脉應也帝曰。六氣標本所從不同柰何。岐伯曰。氣有從本者。有從標本者。有不從標本者也。帝

曰。願卒聞之。岐伯曰。少陽太陰從本。少陰太陽從本從標。陽明厥陰。不從標本從乎中也。少陽之本火，太陰之本濕，本末同，故從本也。少陰之本熱，其標陰，太陽之本寒，其標陽，本末異，故從本從標。陽明之中太陰，厥陰之中少陽，本末與中不同，故不從標本從乎中也。從本從標從中，皆以其爲化主之用也 故從本者。化生於本。從標本者。有標本之化。從中者。以中氣爲化也。化謂氣化之元主也。有病以元主氣用寒熱治之。新校正云：按六微旨大論云：少陽之上，火氣治之，中見厥陰。陽明之上，燥氣治之，中見太陰。太陽之上，寒氣治之，中見少陰。厥陰之上，風氣治之，中見少陽。少陰之上，熱氣治之，中見太陽。太陰之上，濕氣治之，中見陽明。所謂本也。本之下，中之見也。見之下，氣之標也。本標不同，氣應異象。此之謂也 帝曰。脉從而病反者。其診何如。岐伯曰。脉至而從。按之不鼓。諸陽皆然。言病熱而脉數，按之不動，乃寒盛格陽而致之，非熱也 帝曰。諸陰之反。其脉何如。岐伯曰。脉至而從。按之鼓甚而盛也。形證是寒，按之而脉氣鼓擊於手下盛者，此爲熱盛拒陰而生病，非寒也 是

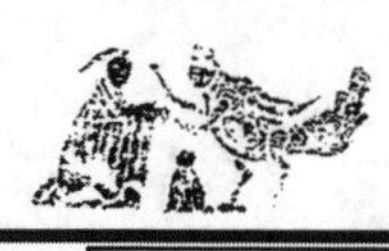

故百病之起，有生於本者，有生於標者，有生於中氣者。有取本而得者，有取標而得者，有取中氣而得者，有取標本而得者，有逆取而得者，有從取而得者。反佐取之，是爲逆取；奇偶取之，是爲從取。寒病治以寒，熱病治以熱，是爲逆取，從順也。逆，正順也；若順，逆也。寒盛格陽，治熱以熱；熱盛拒陰，治寒以寒，之類皆時謂之逆。外雖用逆，中乃順也，此逆乃正順也。若寒格陽而治以寒，熱拒寒而治以熱，外則雖順，中氣乃逆，故方若順，是逆也。故曰：知標與本，用之不殆，明知逆順，正行無問。此之謂也。不知是者，不足以言診，足以亂經。故大要曰：粗工嘻嘻，以爲可知，言熱未已，寒病復始，同氣異形，迷診亂經，此之謂也。嘻嘻，悅也。言心意怡悅，以爲知道終盡也。六氣之用，粗之與工得其半也。厥陰之化，粗以爲寒，其乃是溫；太陽之化，粗以爲熱，其乃是寒。由此差互，用失其道，故其學問識用不達工之道半矣。夫太陽少陰各有寒化熱量，其標本應用則正反矣，何以言之？太陽本

爲寒標爲熱少陰本爲熱標爲寒方之用亦如是也厥陰陽明中氣亦爾厥陰之中氣爲熱陽明之中氣爲濕此二氣亦反其類太陽少陰也然太陽與少陰有標本用與諸氣不同故曰同氣異形也夫一經之標本寒熱既殊言本當究其標論標合尋其本言氣不窮其標本論病未辨其陰陽雖同一氣而生且阻寒溫之候故心迷正理治益亂經呼曰粗工允膺其稱爾**夫標本之道，要而博，小而大，可以言一而知百病之害。言標與本，易而勿損，察本與標，氣可令調，明知勝復，爲萬民式，天之道畢矣。**天地變化尚可盡知況一人之診而云冥昧得經之要持法之宗爲天下師尚畢其道萬民之式豈曰大哉　新校正云按標本病傳論云有其在標而求之於標有其在本而求之於本有其在本而求之於標有其在標而求之於本故治有取標而得者有取本而得者有逆取而得者有從取而得者故知逆與從正行無問知標本者萬舉萬當不知標本是爲妄行夫陰陽逆從標本之爲道也小而大言一而知百病之害少而多淺而博可以言一而知百也以淺而知深察近而知遠言標與本易而勿及治反爲逆治得爲從先病而後逆者治其本先逆而後病者治其本先寒而後生病者治其本先熱而後生病者治其本先熱而後生中滿者治其標先病而後泄者治其本先泄而後生他病者治其本必且調之乃治其他病先病而後生中滿者治其標先中滿而後煩心者治其本人有客氣有同氣小

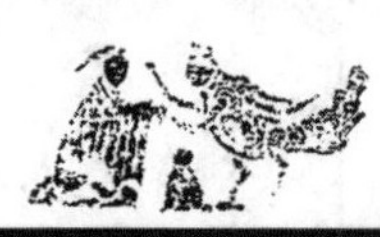

大不利治其標小大利治其本病發而有餘本而標之先治其本後治其標病發而不足標而本之先治其標後治其本謹察閒甚以意調之閒者并行甚者獨行先小大不利而後生病者治其本此經論標本尤詳帝曰：勝復之變，早晏何如？岐伯曰：夫所勝者，勝至已病，病已慍慍，而復已萌也。復心之慍不遠而有夫所復者，勝盡而起，得位而甚，勝有微甚，復有少多，勝和而和，勝虛而虛，天之常也。帝曰：勝復之作，動不當位，或後時而至，其故何也？言陽盛於夏陰盛於冬清盛於秋溫盛於春天之常候然其勝復氣用四序不同其何由哉岐伯曰：夫氣之生，與其化衰盛異也。寒暑溫涼盛衰之用，其在四維。故陽之動，始於溫，盛於暑；陰之動，始於清，盛於寒。春夏秋冬，各差其分。言春夏秋冬四正之氣在於四維之分也即事驗之春之溫正在辰巳之月夏之暑正在午未之月秋之涼正在戌亥之月冬之寒正在寅丑之月春始於仲春夏始於仲夏秋始於仲秋冬始於仲冬

故丑之月陰結層冰於厚地未之月陽焰電掣於天垂戌之月霜清肅殺而庶物堅辰之月風扇和舒而陳柯榮秀此則氣差其分昭然而不可蔽也然陰陽之氣生發收藏與常法相會徵其氣化及在人之應則四時每差其日數與常法相違從差法乃正當之也

故大要曰彼春之暖為夏之暑彼秋之忿為冬之怒謹按四維斥候皆歸其終可見其始可知此之謂也

言氣之少壯也陽之少為暖其壯也為暑陰之少為忿其壯也為怒此悉謂少壯之異氣證用之盛衰但立盛衰於四維之位則陰陽終始應用皆可知矣

帝曰差有數乎岐伯曰又凡三十度也

度者日也　新校正云按六元正紀大論曰差有數乎曰後皆三十度而有奇也此云三十度也者此文為略

帝曰其脉應皆何如岐伯曰差同正法待時而去也

脉亦差以隨氣應也待差日足應王氣至而乃去也

脉要曰春不沉夏不弦冬不濇秋不數是謂四塞

天地四時之氣閉塞而無所運行也

沉甚曰病弦甚曰病濇甚曰病數甚曰病

但應天和氣是則為平形見太甚則為力致以力而致安能久乎故甚皆病

參

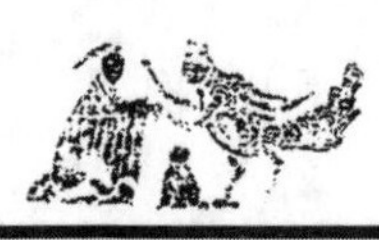

見曰病。復見曰病。未去而去曰病。去而不去曰病。參謂參和諸氣來見復見謂再見已衰已死之氣也去謂王已而去者也日行之度未出於差是爲天氣未出日度過差是謂天氣已去而脉尚在既非得應故曰病也反者死。夏見沉秋見數冬見緩春見濇是謂反也犯違天命生其能久乎　新校正云詳上文秋不數是謂四塞此注云秋見數是謂反蓋以脉差只在仲月差之度盡而數不去謂秋之季月而脉尚數則爲反也故曰氣之相守司也。如權衡之不得相失也。權衡秤也天地之氣寒暑相對温清相望如持秤也高者否下者否兩者齊等無相奪倫則清靜而生化各得其分也夫陰陽之氣清靜則生化治。動則苛疾起。此之謂也。動謂變動常平之候而爲災眚也苛重也　新校正云按六微旨大論云成敗倚伏生乎動動而不已則變作矣帝曰幽明何如。岐伯曰兩陰交盡故曰幽。兩陽合明故曰明。幽明之配。寒暑之異也。兩陰交盡於戌亥兩陽合明於辰巳靈樞繫日月論云亥十月左足之厥陰戌九月右足之厥陰此兩陰交盡故曰厥陰辰三月左足之陽明巳四月右足之陽明此兩陽合於前故曰陽明然陰交則幽陽合則明幽明之象當由是也寒暑位西南東北幽明位西

北東南幽明之配寒暑之位誠斯異也　新校正云按太始天元冊文去幽明既位寒暑弛張

帝曰。分至何如。岐伯曰。氣至之謂至。氣分之謂分。至則氣同。分則氣異。所謂天地之正紀也。

因幽明之問而形斯義也言冬夏二至是天地氣主歲至其所在也春秋二分是間氣初二四五四氣各分其政於主歲左右也故曰至則氣同分則氣異也所言二至二分之氣配者此所謂是天地氣之正紀也

帝曰。夫子言春秋氣始于前。冬夏氣始于後。余已知之矣。然六氣往復。主歲不常也。其補寫柰何。

以分至明六氣分位則初氣四氣始於立春立秋前各一十五日爲紀法三氣六氣始於立夏立冬後各一十五日爲紀法由是四氣前後之紀則三氣六氣之中正當二至日也故曰春秋氣始于前冬夏氣始于後也然以三百六十五日易一氣一歲已往氣則改新新氣既來舊氣復去所宜之味天地不同補寫之方應知先後故復以問之也

岐伯曰。上下所主。隨其攸利。正其味。則其要也。左右同法。大要曰。少陽之主。先甘後鹹。陽明之主。先辛後酸。太陽之主。先

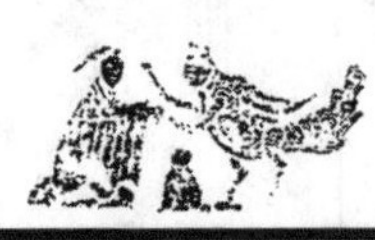

鹹後苦。厥陰之主。先酸後辛。少陰之主。先甘後鹹。太陰之主。先苦後甘。佐以所利。資以所生。是謂得氣。（主謂主歲得謂得其性用也得其性用則舒卷由人不得性用則動生乖忤豈袪邪之可望乎適足以伐天眞之妙氣爾如是先後之味皆謂有病先寫之而後補之也）帝曰。善。夫百病之生也。皆生於風寒暑濕燥火。以之化之變也。（風寒暑濕燥火天之六氣也靜而順者爲化動而變者爲變故曰之化之變也）經言盛者寫之。虛者補之。余錫以方士。而方士用之。尚未能十全。余欲令要道必行。桴鼓相應。猶拔刺雪汙。工巧神聖。可得聞乎。（鍼曰工巧藥曰神聖　新校正云按難經云望而知之謂之神聞而知之謂之聖問而知之謂之工切脈而知之謂之巧以外知之曰聖以內知之曰神）岐伯曰。審察病機。無失氣宜。此之謂也。（得其機要則動小而功大用淺而功深也）帝曰。願聞病機何如。岐伯曰。諸風掉眩。皆屬於

肝。風性動木氣同之諸寒收引。皆屬於腎。收謂斂也引謂急也寒物收縮水氣同也諸氣膹鬱。皆屬於肺。高秋氣涼霧氣煙集涼至則氣熱復甚則氣殫徵其物象屬可知也膹謂膹滿鬱謂奔迫也氣之爲用金氣同之諸濕腫滿。皆屬於脾。土薄則水淺土厚則水深土平則乾土高則濕濕氣之有土氣同之諸熱瞀瘛。皆屬於火。火象徵諸痛痒瘡。皆屬於心。心寂則痛微心躁則痛甚百端之起皆自心生痛痒瘡瘍生於心也諸厥固泄。皆屬於下。下謂下焦肝腎氣也夫守司於下腎之氣也門戶束要肝之氣也故厥固泄皆屬下也厥謂氣逆也固謂禁固也諸有氣逆上行及固不禁出入無度燥濕不恒皆由下焦之主守也諸痿喘嘔。皆屬於上。上謂上焦心肺氣也炎熱薄爍心之氣也承熱分化肺之氣也熱鬱化上故病屬上焦　新校正云詳痿之爲病似非上病王注不解所以屬上之由使後人疑議今按痿論云五藏使人痿者因肺熱葉焦發爲痿躄故云屬於上也痿又謂肺痿也諸禁鼓慄。如喪神守。皆屬於火。熱之內作諸痙項強。皆屬於濕。太陽傷濕諸逆衝上。皆屬於火。炎上之性用也諸脹腹大。皆屬於熱。熱鬱於內肺脹所生諸躁狂越。皆屬於火。熱盛於胃及四末也

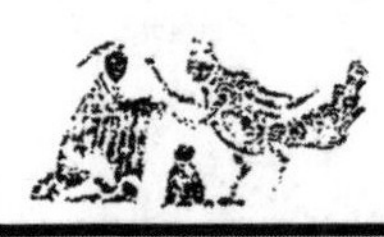

諸暴強直，皆屬於風。陽内鬱而陰行於外 諸病有聲，鼓之如鼓，皆屬於熱。謂有聲也 諸病胕腫，疼酸驚駭，皆屬於火。熱氣多也 諸轉反戾，水液渾濁，皆屬於熱。反戾筋轉也 水液小便也 諸病水液，澄澈清冷，皆屬於寒。上下所出及吐出溺出也 諸嘔吐酸，暴注下迫，皆屬於熱。酸酸水及味也

故大要曰：謹守病機，各司其屬，有者求之，無者求之，盛者責之，虛者責之，必先五勝，踈其血氣，令其調達，而致和平，此之謂也。深乎聖人之言理宜然也有無求之虛盛責之言悉由也夫如大寒而甚熱之不熱是無火也熱來復去晝見夜伏夜發晝止時節而動是無火也當助其心又如大熱而甚寒之不寒是無水也熱動復止倏忽往來時動時止是無水也當助其腎内格嘔逆食不得入是有火也病嘔而吐食久反出是無火也暴速注下食不及化是無水也溏泄而久止發無恒是無水也故心盛則生熱腎盛則生寒腎虛則寒動於中心虛則熱收於内又熱不得寒是無火也寒不得熱是無水也夫寒之不寒責其無水熱之不熱責其無火熱之不久責心之虛寒之不久責腎之

少有者寫之無者補之虛者補之盛者寫之居其中間踈者壅塞令上下無礙氣血通調則寒熱自和陰陽調達矣是以方有治熱以寒寒之而水食不入攻寒以熱熱之而昏躁以生此則氣不踈通壅而爲是也紀於水火餘氣可知故曰有者求之無者求之盛者責之虛者責之令氣通調妙之道也五勝謂五行更勝也先以五行寒暑溫涼濕燥酸鹹甘辛苦相勝爲法也

帝曰善。五味陰陽之用何如。岐伯曰辛甘發散爲陽。酸苦涌泄爲陰。鹹味涌泄爲陰。淡味滲泄爲陽。六者或收或散。或緩或急。或燥或潤。或耎或堅。以所利而行之。調其氣使其平也。涌吐也泄利也滲泄小便也言水液自迴腸泌別汁滲入膀胱之中自胞氣化之而爲溺以泄出也　新校正云按藏氣法時論云辛散酸收甘緩苦堅鹹耎又云辛酸甘苦鹹各有所利或散或收或緩或急或堅或耎四時五藏病隨五味所宜也

帝曰非調氣而得者。治之奈何。有毒無毒。何先何後。願聞其道。夫病生之類其有四焉一者始因氣動而內有所成二者不因氣動而外有所成三者始因氣動而病生於內四者不因氣動而病生於外夫因氣動而內成者謂積聚癥瘕瘤氣癭起結核癲癇之類也外成者謂癰腫瘡瘍痂疥疽

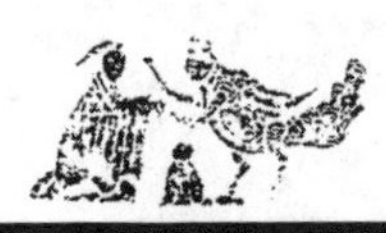

痔痔瘻浮腫目赤瘰胗胕腫痛癢之類也不因氣動而病生於內者謂留飲澼食飢飽勞損宿食霍亂悲恐喜怒想慕憂結之類也生於外者謂瘴氣賊魅蟲蛇蠱毒蜚尸鬼擊衝薄墜墮風寒暑濕斫射刺割棰朴之類也如是四類有獨治內而愈者有兼治內而愈者有獨治外而愈者有兼治外而愈者有先治內後治外而愈者有先治外後治內而愈者有須齊毒而攻擊者有須無毒而調引者凡此之類方法所施或重或輕或緩或急或收或散或潤或燥或耎或堅方士之用見解不同各擅己心好丹非素故復問之者也

岐伯曰。有毒無毒。所治爲主。適大小爲制也。言但能破積愈疾解急脫死則爲良方非必要言以先毒爲是後毒爲非無毒爲非有毒爲是必量病輕重大小制之者也

帝曰。請言其制。岐伯曰。君一臣二。制之小也。君一臣三佐五。制之中也。君一臣三佐九。制之大也。寒者熱之。熱者寒之。微者逆之。甚者從之。夫病之微小者猶水火也遇草而焫得水而燔可以濕伏可以水滅故逆其性氣以折之攻之病之大甚者猶龍火也得濕而焰遇水而燔不知其性以水濕折之適足以光焰詣天物窮方止矣識其性者反常之理以火逐之則燔灼自消焰光撲滅然逆之謂以寒攻熱以熱攻寒從之謂攻以寒熱雖從其性用不必皆同是以下文曰逆者正治從者反治從少從多

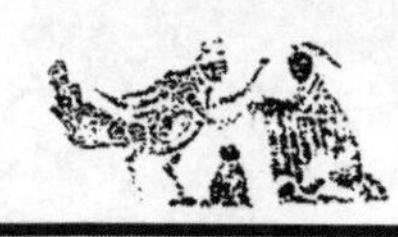

觀其事也此之謂平　新校正云按神農云藥有君臣佐使以相宣攝合和宜用一君二臣三佐五使又可一君二臣九佐使也

堅者削之。客者除之。勞者溫之。結者散之。留者攻之。燥者濡之。急者緩之。散者收之。損者溫之。逸者行之。驚者平之。上之下之。摩之浴之。薄之劫之。開之發之。適事爲故。量病證候適事用之

帝曰。何謂逆從。岐伯曰。逆者正治。從者反治。從少從多。觀其事也。言逆者正治也從者反治也逆病氣而正治則以寒攻熱以熱攻寒雖從順病氣乃反治法也從少謂一同而二異從多謂二同而三異也言盡同者是奇制也

帝曰。反治何謂。岐伯曰。熱因寒用。寒因熱用。塞因塞用。通因通用。必伏其所主。而先其所因。其始則同。其終則異。可使破積。可使潰堅。可使氣和。可使必已。夫大寒內結稸聚疝瘕以熱攻除除寒格熱反縱反縱之則痛發尤甚攻之則熱不得前方以蜜

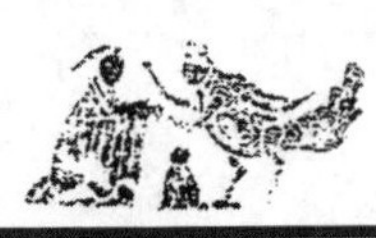

前烏頭佐之以熱蜜多其藥服已便消是則張公從此而以熱因寒用也有火氣動服冷已過熱爲寒格而身冷嘔噦嗌乾口苦惡熱好寒衆議攸同咸呼爲熱冷治則甚其如之何逆其好則拒治順其心則加病若調寒熱逆冷熱必行則熱物冷服下嗌之後冷體既消熱性便發由是病氣隨愈嘔噦皆除情且不違而致大益醇酒冷飲則其類矣是則以熱因寒用也所謂惡熱者凡諸食餘氣主於生者　新校正云詳王字疑悞上見之巳嘔也又病熱者寒攻不入惡其寒勝熱乃消除從其氣則熱增寒攻之則不入以豉豆諸冷藥酒漬或煴而服之酒熱氣同固無違忤酒熱既盡寒藥已行從其服食熱便隨散此則寒因熱用也或以諸冷物熱齊和之服之食之熱復圍解是亦寒因熱用也又熱食猪肉及粉葵乳以椒薑橘熱齊和之亦其類也又熱在下焦治亦然假如下氣虛乏中焦氣擁胠脇滿甚食已轉增粗工之見無能斷也欲散滿則恐虛其下補下則滿甚於中散氣則下焦轉虛補虛則中滿滋甚醫病參議言意皆同不救其虛且攻其滿藥入則減藥過依然故中滿下虛其病常在乃不知疎啓其中峻補於下少服則資壅多服則宣通由是而療中滿自除下虛斯實此則塞因塞用也又大熱內結注泄不止熱宜寒療結復須除以寒下之結散利止此則通因通用也又大熱凝內久利溏泄愈而復發綿歷歲年以熱下之寒去利止亦其類也投寒以熱涼而行之投熱以寒溫而行之始同終異斯之謂也諸如此等其徒寔繁略舉宗兆猶是反治之道斯其類也　新校正云按五常政大論云治熱以寒溫而行之治寒以熱涼而行之亦熱因寒用寒因熱用之義也

帝曰。善。氣調而得者何如。

岐伯曰：逆之從之，逆而從之，從而逆之，踈氣令調，則其道也。逆謂逆病氣以正治，從謂從病氣而反療，逆其氣以正治，使其從順，從其病以反取，令彼和調，故曰逆從也。不踈其氣，令道路開通，則氣感寒熱而爲變始生化多端也。帝曰：善。病之中外何如？岐伯曰：從内之外者，調其内；從外之内者，治其外；各絶其源。從内之外而盛於外者，先調其内而後治其外；從外之内而盛於内者，先治其外而後調其内；皆謂先除其根屬，後削其枝條也。中外不相及，則治主病。中外不相及，自各一病也。帝曰：善。火熱復，惡寒發熱，有如瘧狀，或一日發，或間數日發，其故何也？岐伯曰：勝復之氣，會遇之時，有多少也。陰氣多而陽氣少，則其發日遠；陽氣多而陰氣少，則其發日近。此勝復相薄，盛衰之

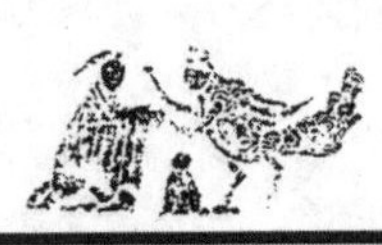

節瘧亦同法陰陽齊等則一日之中寒熱相半陽多陰少則一日一發而但熱不寒陽少陰多則隔日發而先寒後熱雖復勝之氣若氣微則一發後六七日乃發時謂之愈而復發或頻三日發而六七日止或隔十日發而四五日止者皆由氣之多少會遇與不會遇也俗見不遠乃謂鬼神暴疾而又祈禱避匿病勢已過旋至其斃病者殞歿自謂其分致令冤魂塞於冥路夭死盈於曠野仁愛鑒茲能不傷楚習俗既久難卒釐革非復可改末如之何悲哉悲哉帝曰論言治寒以熱治熱以寒而方士不能廢繩墨而更其道也有病熱者寒之而熱有病寒者熱之而寒二者皆在新病復起柰何治謂治之而病不衰退反因藥寒熱而隨生寒熱病之新者也亦有止而復發者亦有藥在而除藥去而發者亦有全不息者方士若廢此繩墨則無更新之法欲依標格則病勢不除捨之則阻彼凡情治之則藥無能驗心迷意惑無由通悟不知其道何恃而爲因藥病生新舊相對欲求其愈安可柰何岐伯曰諸寒之而熱者取之陰熱之而寒者取之陽所謂求其屬也言益火之源以消陰翳壯水之生以制陽光故曰求其屬也夫粗工褊淺學未精深以熱攻寒以寒療熱治熱未已而冷疾已生攻寒日深而熱病更起熱起而中

寒尚在寒生而外熱不除欲攻寒則懼熱不前欲療熱則思寒又止進退交戰危亟已臻豈知藏府之源有寒熱温涼之主哉取心者不必齊以熱取腎者不必齊以寒但益心之陽寒亦通行強腎之陰熱之猶可觀斯之故或治熱以熱治寒以寒萬舉萬全孰知其意思方智極理盡辭窮嗚呼人之死者豈謂命不謂方士愚昧而殺之耶

帝曰。善。服寒而反熱。服熱而反寒。其故何也。岐伯曰。治其王氣。是以反也。物體有寒熱氣性有陰陽觸王之氣則強其用也夫肝氣温和心氣暑熱肺氣清涼腎氣寒冽脾氣兼并之故也春以清治肝而反温夏以冷治心而反熱秋以温治肺而反清冬以熱治腎而反寒蓋由補益王氣太甚也補王太甚則藏之寒熱氣自多矣

帝曰。不治王而然者何也。岐伯曰。悉乎哉問也。不治五味屬也。夫五味入胃。各歸所喜。攻酸先入肝。苦先入心。甘先入脾。辛先入肺。鹹先入腎。新校正云按宣明五氣篇云五味所入酸入肝辛入肺苦入心鹹入腎甘入脾是謂五入也

久而增氣。物化之常也。氣增而久。夭之由也。夫入肝爲温入心爲熱入肺爲清入腎爲寒入脾爲至陰而四氣兼之皆爲增其味而益其氣故各從本藏之

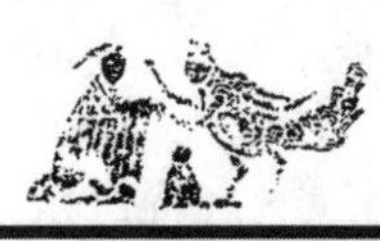

氣用爾故久服黃連苦參而反熱者此其類也餘味皆然但人踈忽不能精候矣故曰久而增氣物化之常也氣增不已益歲年則藏氣偏勝氣有偏勝則有偏絕藏有偏絕則有暴夭者故曰氣增而久夭之由也是以正理觀化藥集商較服餌曰藥不具五味不備四氣而久服之雖且獲勝益久必致暴夭此之謂也絕粒服餌則不暴亡斯何由哉無五穀味資助故也復令食穀其亦夭焉

帝曰善方制君臣何謂也

岐伯曰主病之謂君佐君之謂臣應臣之謂使非上下三品之謂也上藥爲君中藥爲臣下藥爲佐使所以異善惡之名位服餌之道當從此爲法治病之道不必皆然以主病者爲君佐君者爲臣應臣之用者爲使皆所以贊成方用也

帝曰三品何謂

岐伯曰所以明善惡之殊貫也三品上中下品此明藥善惡不同性用也　新校正云按神農云上藥爲君主養命以應天中藥爲臣養性以應人下藥爲佐使主治病以應地也

帝曰善病之中外何如前問病之中外謂調氣之法今此未盡故復問之此下對當次前求其屬也之下應古之錯簡也

岐伯曰調氣之方必別陰陽定其中外各守其鄉內者內治外者外治微者調之其次平之盛

者奪之。汗者下之。寒熱溫涼衰之以屬隨其攸利。病者中外治有表裏在內者以內治法和之在外者以外治法和之氣微不和以調氣法調之其次大者以平氣法平之盛甚不已則奪其氣令其衰也假如小寒之氣溫以和之大寒之氣熱以取之甚寒之氣則下奪之奪之不已則逆折之折之不盡則求其屬以衰之小熱之氣涼以和之大熱之氣寒以取之甚熱之氣則汗發之發不盡則逆制之制之不盡則求其屬以衰之故曰汗之下之寒熱溫涼衰之以屬隨其攸利攸所也謹道如法萬舉萬全。氣血正平。長有天命。守道以行舉無不中故能驅役草石召遣神靈調御陰陽蠲除衆疾血氣保平和之候天眞無耗竭之由夫如是者蓋以舒卷在心去留從意故精神內守壽命靈長帝曰善。

重廣補注黄帝內經素問卷第二十二

至眞要大論　熠羊入切　焞七渾切　膨普盲切　痤殂禾切　爇如悅切　熛匹摇切　膱之力切　脆須醉切

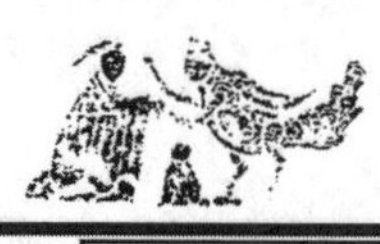

重廣補注黄帝内經素問卷第二十三

啓玄子次注林億孫奇高保衡等奉敕校正孫兆重改誤

著至教論　示從容論

疏五過論　徵四失論

著至教論篇第七十五

新校正云：按全元起本在四時病類論篇末。

黄帝坐明堂，召雷公而問之曰：子知醫之道乎？明堂布政之宮也。八窻四闥，上圓下方，在國之南，故稱明堂。夫求民之瘼，恤民之隱，大聖之用心，故召引雷公，問拯濟生靈之道也。雷公對曰：誦而頗❶能解，解而未能別，別而未能明，明而未能彰。言所知解但得法守數而已，猶未能深盡精微之妙用也。新校正云：按楊上善云：習道有五：一誦、二解、三別、四明、五彰。足以治羣僚，不足至侯王。公不敢自高其道，然則布衣與血食主療亦殊矣。願得受樹天之度，四時

【校勘】

❶頗：《太平御覽》卷七百二十一《方術部》引作「未」。

陰陽合之，別❶星辰與日月光，以彰經術，後世益明，樹天之度，言高遠不極，四時陰陽合之，言順氣序也。別星辰與日月光，言別學者二明大小異也。新校正云：按《太素》別作列字。上通神農，著至教，疑於二皇。公欲其經法明著，通於神農，使後世見之，疑是二皇並行之教。新校正云：按全元起本及《太素》疑作擬。帝曰：善。無失之，此皆陰陽表裏上下雌雄相輸應也，而道上知天文，下知地理，中知人事，可以長久，以教衆庶，亦不疑殆，醫道論篇，可傳後世，可以爲寶。以明著故。雷公曰：請受道，諷誦用解。誦，亦諭也。諷諭者，所以比切近而令解也。帝曰：子不聞陰陽傳乎？曰：不知。曰：夫三陽天爲業，天爲業，言三陽之氣在人身形所行居上也。陰陽傳，上古書名也。新校正云：按《太素》天作太。上下無常，合而病至，偏害❷陰陽。上下無常，言氣乖通不定，在上下也。合而病至，謂手足三陽氣相合而爲病至也。陽并至則精氣微，故偏損害陰陽之用也。雷公曰：三陽莫當，請

【校勘】

❶別：新校正引作「列」。可參。

❷偏害：《太素》卷十六《脉論》作「偏周」。

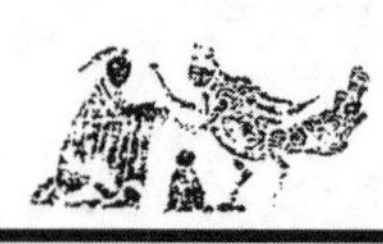

聞其解。莫當言氣并至而不可當。帝曰：三陽獨至者，是三陽并至。并至如風雨，上爲巔疾，下爲漏病。并至謂手三陽足三陽氣并合而至也。足太陽脉起於目内眥，上額交巔上；其支别者，從巔至耳上角；其直行者，從巔入絡腦，還出别下項，從肩髆内，夾脊抵腰中，入循膂絡腎屬膀胱。手太陽脉起於手，循臂上行，交肩上，入缺盆絡心，循咽下鬲，抵胃屬小腸。故上爲巔疾，下爲漏病也。漏血膿出，所謂并至如風雨者，言無常準也，故下文曰。新校正云：按楊上善云：漏病謂膀胱漏泄，大小便數，不禁守也。外無期，内無正，不中經紀，診無上下，以書别。言三陽并至，上下無常，外無色氣可期，内無正經常爾，所至之時，皆不中經脉綱紀，所病之證，又復上下無常，以書記銓量，乃應分别爾。雷公曰：臣治疎愈，説意而已。雷公言臣之所治，稀得痊愈，請言深意而已，疑心已止也。謂得説則疑心乃止。帝曰：三陽者，至陽也。六陽并合，故曰至盛之陽也。積并則爲驚，病起疾❶風，至如礔礰，九竅皆塞，陽氣滂溢，乾嗌❷喉塞。積謂重也，言六陽重并，洪盛莫當，陽憤鬱惟盛，是爲滂溢無涯，故乾竅塞也。并於陰，則上下無常，薄爲腸澼。陰謂藏也。然陽薄於藏爲病，亦上下無常定之診，若在下爲病

【校勘】

❶疾：《針灸甲乙經》卷四《經脉》「疾」下有「如」字。可從。

❷乾嗌：《針灸甲乙經》卷四《經脉》作「嗌乾」。義勝。

便數赤白此謂三陽直心，坐不得起，臥者便身全①。三陽之病。足太陽脈循肩下至腰，故坐不得起，臥便身全也。所以然者，起則陽盛鼓，故常欲得臥，臥則經氣均，故身安全。新校正云：按《甲乙經》便身全作身重也。且以知天下，何②以別陰陽，應四時，合之五行。言知未備也。

雷公曰：新校正云：按自此至篇末，全元起本別爲一篇，名方盛衰也。陽言不別，陰言不理，請起受解，以爲至道。帝未許爲深知，故重請也。帝曰：子若受傳，不知合至道以惑師教，語子至道之要。不知其要，流散無窮，後世相習，去聖久遠，而學者各自是其法，則惑亂於師氏之教旨矣。病傷五藏，筋骨以消，子言不明不別，是世主學盡矣。言病之深重，尚不明別，然輕微者亦何開愈，令得偏知耶？然由是不知明世主學教之道，從斯盡矣。腎且絕，惋惋日暮，從容不出，人事不殷。舉藏之易知者也。然腎脉且絕，則心神內爍，筋骨脉肉日晚酸空也。暮，晚也。若以此之類，諸藏氣俱少不出者，當人事萎弱，不復殷多。所以爾者，是則腎不足，非傷損故也。新校正云：按《太素》作腎且絕死，死日暮也。

【校勘】

①便身全：《針灸甲乙經》卷四《經脉》作「身重」，與新校正合。

②何：《太素》卷十六《脉論》作「可」。

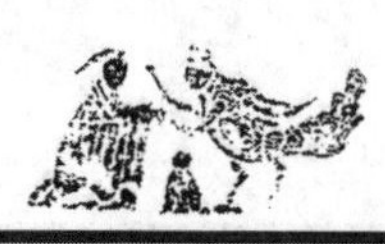

示從容論篇第七十六

新校正云：按全元起本在第八卷，名從容別白黑。

黄帝燕坐，召雷公而問之曰：汝受術誦書者，若[1]能覽觀雜學，及於比類，通合道理，爲余言子所長，五藏六府，膽胃大小腸脾胞膀胱，腦髓涕唾，哭泣悲哀，水所從行，此皆人之所生，治之過失。五藏別論黄帝問曰：余聞方士或以髓腦爲藏，或以腸胃爲藏，或以爲府，敢問更相反，皆自謂是，不知其道，願聞其説。岐伯曰：腦髓骨脉膽女子胞，此六者地氣所生也，皆藏於陰而象於地，故藏而不寫，名曰奇恒之府。夫胃大腸小腸三焦膀胱，此五者天氣之所生也，其氣象天，故寫而不藏，此受五藏濁氣，故名曰傳化之府。是以古之治病者以爲過失也。子務明之，可以十全，即不能知，爲世所怨。不能知之，動傷生者，故人聞議論，多有怨咎之心焉。

雷公曰：臣請誦脉經上下篇，甚衆多矣，別異比類，猶未能以十全，又安足以明之？言臣所請誦脉經兩篇，衆多別異比類例，猶未能以義而會見十全，又何

【校勘】

❶若：《太素》卷十六《脉論》作「善」。

足以心明至理乎安猶何也帝曰。子別試通五藏之過。六府之所不和。鍼石之敗。毒藥所宜。湯液滋味。具言其狀。悉言以對。請問不知。過謂過失所謂不率常候而生病者也毒藥攻邪滋味充養試公之問知與不知爾　新校正云按太素別試作誠別而已雷公曰。肝虚腎虚脾虚。皆令人體重煩冤。當投毒藥。刺灸砭石湯液。或已或不已。願聞其解。公以帝問使言五藏之過毒藥湯液滋味故問此病也帝曰。公何年之長而問之少。余眞問以自謬也。言問之不相應也以問不相應故言余眞發問以自招謬誤之對也吾問子窈冥。子言上下篇以對何也。窈冥謂不可見者則形氣榮衛也八正神明論岐伯對黄帝曰觀其冥冥者言形氣榮衛之不形於外而工獨知之以日之寒温月之虚盛四時氣之浮沈參伍相合而調之工常先見之然而不形於外故曰觀於冥冥焉由此帝故曰吾問子窈冥也然肝虚腎虚脾虚則上下篇之旨帝故曰子言上下篇以對何也耳夫脾虚浮似肺。腎小浮似脾。肝急沈散似腎。

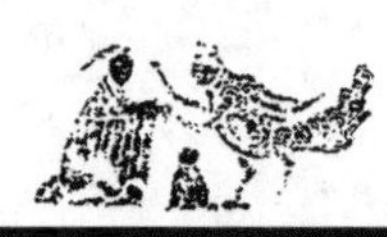

此皆工之所時亂也。然從容得之。脾虛脉浮候則似肺，腎小浮上候則似脾，肝急沈散候則似腎者，何以然？以三藏相近，故脉象參差而相類也。是以工惑亂之，爲治之過失矣。雖爾乎，猶宜從容安緩，審比類之，而得三藏之形候矣。何以取之？然浮而緩曰脾，浮而短曰肺，小浮而滑曰心，急緊而散曰肝，搏沈而滑曰腎。不能比類，則疑亂彌甚。若夫三藏土木水參居，此童子之所知，問之何也？脾合土，肝合木，腎合水，三藏皆在鬲下，居止相近也。

雷公曰：於此有人，頭痛，筋攣骨重，怯然少氣，噦噫腹滿，時驚不嗜臥，此何藏之發也？脉浮而弦，切之石堅，不知其解，復問所以三藏者，以知其比類也。脉有浮弦石堅，故云問所以三藏者，以知其比類也。

帝曰：夫從容之謂也。言比類也。夫年長則求之於府，年少則求之於經，年壯則求之於藏。年之長者甚於味，年之少者勞於使，年之壯者過於內。過於內則耗傷精氣，勞於使則經中風邪，恣於求則傷於府，故求之異也。今子所言皆失，八風菀熟，五藏消爍，傳邪相受夫浮而弦者是腎不足也（脉浮爲虚弦爲肝氣以腎氣不足故脉浮弦也）沉而石者是腎氣内著也（石之言堅也著謂腎氣内薄著而不行也）怯然少氣者是水道不行形氣消索也（腎氣不足故水道不行肺藏被衝故形氣消散索盡也）欬嗽煩寃者是腎氣之逆也（腎氣内著上歸於母也）一人之氣病在一藏也若言三藏俱行不在法也（經不然也）雷公曰於此有人四支解墮喘欬血泄而愚診之以爲傷肺切脉浮大而緊愚不敢治粗工下砭石病愈多出血血止身輕此何物也

帝曰子所能治知亦衆多與此病失矣（以爲傷肺而不敢治是乃狂見法所失也）譬以鴻飛亦沖於天（鴻飛沖天偶然而得豈其羽翮之所能哉粗工下砭石亦猶是矣）夫聖人之治病循法守度援物比類化之冥冥循上及下何必

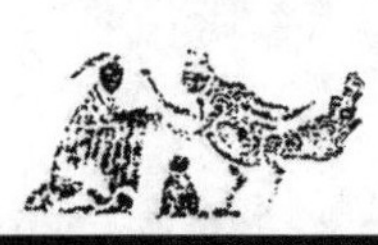

守經（經謂經脉，非經法也）今夫脉浮大虛者。是脾氣之外絶。去胃外歸陽明也。（足太陰絡支别者，入絡腸胃，是以脾氣外絶，不至胃外歸陽明也）夫二火不勝三水，是以脉亂而無常也。（二火謂二陽藏，三水謂三陰藏。二陽藏者，心肺也，以在鬲上故。三陰藏者，肝脾腎也，以在鬲下故。然三陰之氣上勝二陽，陽不勝陰，故脉亂而無常也）四支解墯。此脾精之不行也。（土主四支，故四支解墯，脾精不化，故使之然）喘欬者。是水氣并陽明也。（腎氣逆入於胃，故水氣并於陽明）血泄者。脉急血無所行也。（泄謂泄出也。然脉氣數急，血溢於中，血不入經，故爲血泄。以脉奔急而血溢，故曰血無所行也）若夫以爲傷肺者。由失以狂也。不引比類。是知不明也。（言所識不明，不能比類，以爲傷肺，猶失狂言耳）夫傷肺者。脾氣不守。胃氣不清。經氣不爲使。眞藏壞決。經脉傍絶。五藏漏泄。不衄則嘔。此二者不相類也。（肺氣傷則脾外救，故云脾氣不守。肺藏損則氣不行，不行則胃滿，故云胃氣不清。肺者主行榮衛陰陽，故肺傷則經脉不能爲

之行使也眞藏謂肺藏也若肺藏損壞皮膜决破經脉傍絶而不流行五藏之氣上溢而漏泄者不衄血則嘔血也何者肺主鼻胃應口也然口鼻者氣之門戸也今肺藏已損胃氣不清不上衄則血下流於胃中故不衄出則嘔出也然傷肺傷脾衄血泄血標出且異本歸亦殊故此二者不相類也譬如天之無形。地之無理。白與黑相去遠矣。言傷肺傷脾形證懸別譬天地之相遠如黑白之異象也是失吾過矣。以子知之故不告子。是猶此也言雷公子之此見病跡者是吾不告子比類之道故自謂過也。明引比類從容。是以名曰診輕。新校正云按太素輕作經是謂至道也。明引形證比量類例今從容之旨則輕微之者亦不失矣所以然者何哉以道之至妙而能尔也從容上古經篇名也何以明之陰陽類論雷公曰目悉盡意受傳經脉頌得從容之道以合從容明古文有從容矣

疏五過論篇第七十七

新校正云按全元起本在第八卷名論過失

黄帝曰嗚呼遠哉。閔閔乎若視深淵。若迎浮雲。視深淵尚可測。迎浮雲莫知其際。嗚呼遠哉歎至道之不極也閔閔乎言妙用之不窮也深淵清澄見之必

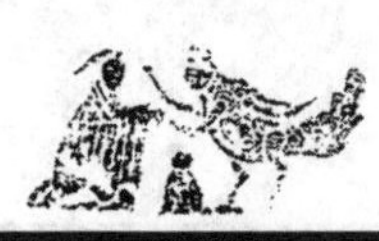

定故可測浮雲漂寓際不守常故莫知新校正云詳此文與六微旨論文重聖人之術爲萬民式論裁志意必有法則循經守數按循醫事爲萬民副故事有五過四德汝知之乎愼五過則敬順四時之德氣矣然德者道之用生之主故不可不敬順之也上古天眞論曰所以能年皆度百歲而動作不衰者以其德全不危故也靈樞經曰天之在我者德也由此則天降德氣人賴而生主氣抱神上通於天生氣通天論曰夫自古通天者生之本此之謂也　新校正云按爲萬民副楊上善云副助也雷公避席再拜曰臣年幼小蒙愚以惑不聞五過與四德比類形名虛引其經心無所對經未師受心匪生知功業微薄故卑辭也帝曰凡未診病者必問嘗貴後賤雖不中邪病從内生名曰脫營神屈故也貴之尊榮賤之屈辱心懷眷慕志結憂惶故雖不中邪而病從内生血脉虛減故曰脫營嘗富後貧名曰失精五氣留連病有所并富而從欲貧奪豐財内結憂煎外悲過物然則心從想慕神隨往計榮衛之道閉以遲留氣血不行積并爲病醫工診之不在

藏府不變軀形診之而疑不知病名言病之初也病由想戀所爲故未居藏府事因情念所起故不變軀形醫不悉之故診而疑也身體日減氣虛無精言病之次也氣血相逼形肉消爍故身體日減陰陽應象大論曰氣歸精精食氣今氣虛不化精無所滋故也病深無氣洒洒然時驚言病之深也病氣深穀氣盡陽氣内薄故惡寒而驚洒洒寒貌病深者以其外耗於衛内奪於榮血爲憂煎氣隨悲減故外耗於衛内奪於榮病深者何以此耗奪故爾也新校正云按太素病深者以其作病深以甚也良工所失不知病情此亦治之一過也失謂失問其所始也

凡欲診病者必問飲食居處飲食處居其有不同故問之也異法方宜論曰東方之域天地之所先生魚鹽之地海濱傍水其民食魚而嗜鹹皆安其處美其食西方者金玉之域沙石之處天地之所收引其民陵居而多風水土剛強其民不衣而褐薦其民華食而脂肥北方者天地所閉藏之域其地高陵居風寒冰列其民樂野處而乳食南方者天地所長養陽之所盛處其地下水土弱霧露之所聚其民嗜酸而食胕中央者其地平以濕天地所以生萬物也衆其民食雜而不勞由此則診病之道當先問焉故聖人雜合以法各得其所宜此之謂矣

暴樂暴苦始樂後苦新校正云按太素作始苦皆傷

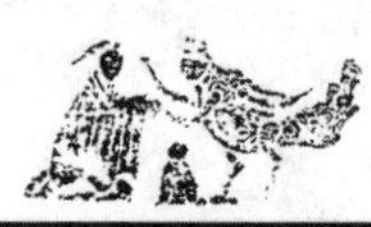

精氣精氣竭絶，形體毀沮。喜則氣緩，悲則氣消，然悲哀動中者，竭絶而失生，故精氣竭絶，形體殘毀，心神沮喪矣。暴怒傷陰，暴喜傷陽，怒則氣逆，故傷陰。喜則氣緩，故傷陽。厥氣上行，滿脉去形。厥氣，逆也。逆氣上行，滿於經絡，則神氣惮散，去離形骸矣。愚醫治之，不知補寫，不知病情，精華日脱，邪氣乃并，此治之二過也。不知喜怒哀樂之殊情，槩爲補寫而同貫，則五藏精華之氣日脱，邪氣薄蝕而乃并於正眞之氣矣。善爲脉者，必以比類奇恒從容知之，爲工而不知道，此診之不足貴，此治之三過也。奇恒，謂氣候奇異於恒常之候也。從容，謂分别藏氣虚實，脉見高下幾相似也。示從容論曰：脾虚浮似肺，腎小浮似脾，肝急沈散似腎，此皆工之所時亂，然從容分别而得之矣。診有三常，必問貴賤，封君敗傷，及欲侯王。貴則形樂志樂，賤則形苦志苦，苦樂殊貫，故先問也。封君敗傷，降君之位，封公卿也。及欲侯王，謂情慕尊貴而妄爲不已也。新校正云：按《太素》"欲"作"公"。故貴脱勢，雖不中邪，精神内傷，身必敗亡。憂惶煎迫，怫結所爲。始富後貧，雖不

傷邪。皮焦筋屈。痿躄爲攣。以五藏氣留連病有所并而爲是也醫不能嚴。不能動神。外爲柔弱。亂至失常。病不能移。則醫事不行。此治之四過也。嚴謂戒所以禁非也所以令從命也外爲柔弱言委隨而順從也然戒不足以禁非動不足以從令委隨任物乱失天常病且不移何醫之有凡診者。必知終始。有知餘緒。切脉問名。當合男女。終始謂氣色也脉要精微論曰知外者終而始之明知五氣色象終而復始也餘緒謂病發端之餘緒也切謂以指按脉也問名謂問病證之名也男子陽氣多而左脉大爲順女子陰氣多而右脉大爲順故宜以候常先合之也離絕菀結。憂恐喜怒。五藏空虛。血氣離守。工不能知。何術之語。離謂離間親愛絕謂絕念所懷菀謂菀積思慮結謂結固餘怨夫間親愛者魂遊絕所懷者意喪積所慮者神勞結餘怨者志苦憂愁者閉塞而不行恐懼者蕩憚而失守盛忿者迷惑而不治喜樂者憚散而不藏由是八者故五藏空虛血氣離守工不思曉又何言哉　新校正云按蕩憚而失守甲乙經作不收嘗富大傷。斬筋絕脉。身體復行。令澤不息。斬筋絕脉言非分之過損也身體雖以復舊而行且令津液不爲滋息也何者精氣耗減也澤

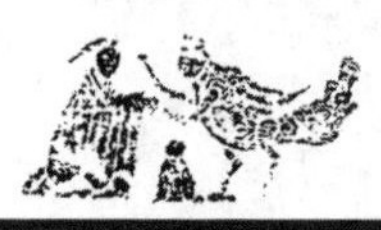

者液也

故傷敗結留薄歸陽膿積寒炅陽謂諸陽脉及六府也炅謂熱也言非分傷敗筋脉之氣血氣内結留而不去薄於陽脉則化爲膿久積腹中則外爲寒熱也粗工治之亟刺陰陽身體解散四支轉筋死日有期不知寒熱爲膿積所生以爲常熱之疾槩施其法數刺陰陽經脉氣奪病甚故身體解散而不用四支廢運而轉筋如是故知死日有期豈謂命不謂醫耶醫不能明不問所發唯言死日亦爲粗工此治之五過也言粗工一不必謂解不備學者縱備盡三世經法診不備三常療不慎五過不求餘緒不問特身亦足爲粗略之醫爾凡此五者皆受術不通人事不明也言是五者但名受術之徒未足以通悟精微之理人間之事尚猶懵然故曰聖人之治病也必知天地陰陽四時經紀五藏六府雌雄表裏刺灸砭石毒藥所主從容人事以明經道貴賤貧富各異品理問年少長勇怯之理審於分部知病本始八正九候診必副

矣。聖人之備識也如此工宜勉之治病之道氣内爲寶循求其理求之不得過在表裏。工之治病必在於形氣之内求有過者是爲聖人之寶也求之不得則以藏府之氣陰陽表裏而察之　新校正云按全元起本及太素作氣内爲實楊上善云天地間氣爲外氣人身中氣爲内氣外氣裁成萬物是爲外實内氣榮衛裁生故爲内實治病能求内氣之理是治病之要也守數據治無失俞理能行此術終身不殆。守數謂血氣多少及刺深淺之數也據治謂據穴俞所治之旨而用之也但守數據治而用之則不失穴俞之理矣殆者危也不知俞理五藏菀熟癰發六府。菀積也熟熱也五藏積熱六府受之陽熱相薄熱之所過則爲癰矣診病不審是謂失常謂失常經術正用之道也謹守此治與經相明。謂前氣内循求俞會之理也上經下經揆度陰陽奇恒五中決以明堂審於終始可以横行。所謂上經者言氣之通天也下經者言病之變化也言此二經揆度陰陽之氣奇恒五中皆決於明堂之部分也揆度者度病之深淺也奇恒者言奇病也五中者謂五藏之氣色也夫明堂者所以視萬物別白黑審長短故曰決以明堂也審於終始者謂審察五色囚王終而復始也夫道循如是應用不窮目牛無全萬舉萬當由

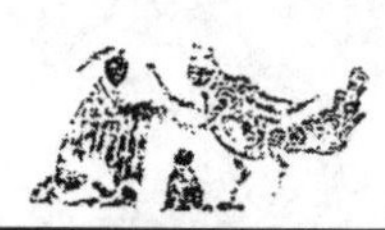

斯高遠故可以橫行於世間矣

徵四失論篇第七十八

新校正云按全元起本在第八卷名方論得失明著

黃帝在明堂雷公侍坐黃帝曰夫子所通書受事衆多矣試言得失之意所以得之所以失之雷公對曰循經受業皆言十全其時有過失者請聞其事解也言循學經師受傳事業皆謂十全於人庶及乎施用正術宜行至道或得失之於世中故請聞其解說也帝曰子年少智未及邪將言以雜合耶言謂年少智未及而不得十全耶爲復且以言而雜合衆人之用耶帝疑先知而反問也夫經脉十二絡脉三百六十五此皆人之所明知工之所循用也謂循學而用也所以不十全者精神不專志意不理外内相失故時疑殆外謂色内謂脉也然精神不專於循用志意不從於條理所謂粗略揆度失常故色脉相失而

時自疑殆也 診不知陰陽逆從之理此治之一失矣 脉要精微論曰冬至四十五日陽氣微上陰氣微下夏至四十五日陰氣微上陽氣微下陰陽有時與脉爲期又曰微妙在脉不可不察察之有紀從陰陽始由此故診不知陰陽逆從之理爲一失矣 受師不卒妄作雜術謬言爲道更名自功 新校正云按太素功作巧 妄用砭石後遺身咎此治之二失也 不終師術惟妄是爲易古变常自功循已遺身之咎不亦宜乎故爲失二也老子曰无遺身殃是謂襲常蓋嫌其妄也 不適貧富貴賤之居坐之薄厚形之寒温不適飲食之宜不別人之勇怯不知比類足以自亂不足以自明此治之三失也 貧賤者勞富貴者佚佚則邪不能傷易傷以勞勞則易傷以邪其於勞也則富者處貴者之半其於邪也則貧者居賤者之半例率如此然世禄之家或此殊矣夫勇者難感怯者易傷二者不同蓋以其神氣有壯弱也觀其貧賤富貴之義則坐之薄厚形之寒温飲食之宜理可知矣不知此類用必乖衷則適足以汨亂心緒豈通明之可妄乎故爲失三也 診病不問其始憂患飲食之失節起居之過度或

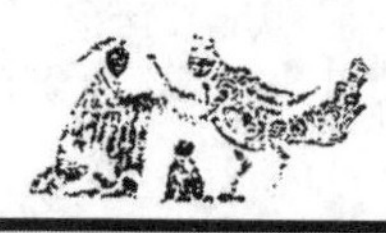

傷於毒，不先言此，卒持寸口，何病能中，妄言作名，為粗所窮，此治之四失也。憂謂憂懼也，患謂患難也，飲食失節，言甚飽也，起居過度，言潰耗也，或傷於毒，謂病不可拘於藏府相乘之法而為療也。卒持寸口，謂不先持寸口之脉和平與不和平也。然工巧備識四術，猶疑，故診不能中病之形名，言不能合經而妄作，粗略醫者尚能窮妄謬之違背，況深明者見而不謂非乎？故為失四也。是以世人之語者，馳千里之外，不明尺寸之論，診無人事。言工之得失毀譽，在世人之言語，皆可至千里之外，然其不明尺寸之診論，當以何事知見於人耶？治數之道，從容之葆。治，王也。葆，平也。言診數當王之氣，皆以氣高下而為比類之原本也，故下文曰：坐持寸口，診不中五脉，百病所起，始以自怨，遺師其咎。自不能深學道術，而致診差違，始上申怨謗之詞，遺過咎於師氏者，未之有也。是故治不能循理，棄術於市，妄治時愈，愚心自得。不能修學至理，乃衒賣於市廛，人不信之謂乎虛謬，故云棄術於市也。然愚者百慮而一得，何自功之有耶？新校正云：按全元起本"自"作"巧"，《太素》作"自功"。嗚呼！窈窈冥冥，熟知其道？今詳熟當作孰。

道之大者，擬於天地，配於四海。汝不知道之諭，受以明爲晦。嗚呼，歎也。窈窈冥冥，言玄遠也。至道玄遠，誰得知之？孰，誰也。擬於天地，言高下之不可量也。配於四海，言深廣之不可測也。然不能曉諭於道，則授明道而成暗昧也。晦，暗也。

重廣補注黄帝内經素問卷第二十三

著至教論恤音戌　示從容論砭方驗切　疏五過論沮七余反

憚音但　佚音逸　葆音葆　徵四失論徇

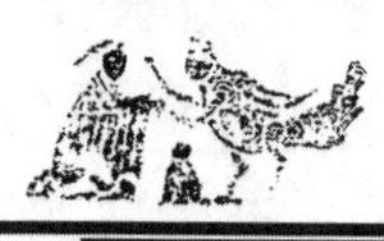

重廣補注黄帝内經素問卷第二十四

啓玄子次注林億孫奇高保衡等奉敕校正孫兆重改誤

陰陽類論　方盛衰論

解精微論

陰陽類論篇第七十九 新校正云按全元起本在第八卷

孟春始至黄帝燕坐臨觀八極正❶八風之氣而問雷公曰陰陽之類經脉之道五中所主何藏最貴孟春始至謂立春之日也燕安也觀八極謂視八方遠際之色正八風謂候八方所至之風朝會於太一者也五中謂五藏　新校正云詳八風朝太一具天元玉冊中又按楊上善云夫天爲陽地爲陰人爲和陰無其陽衰殺無已陽無其陰生長不止生長不止則傷於陰陰傷則陰灾起衰殺不已則傷於陽陽傷則陽禍生矣故須聖人在天地間和陰陽氣令萬物生也和氣之道謂先脩身爲德則陰陽氣和陰陽氣和則八節風調八節風調則八虚風止於是疵癘不起嘉祥音集此

【校勘】

❶正：《太素》卷十六《脉論》「正」字前有「始」字。

亦不知所以然而然也故黃帝問身之經脈貴賤依之調攝修德於身以正八風之氣雷公對曰。春甲乙青中主肝。治七十二日。是脈之主時。臣以其藏最貴。東方甲乙春氣主之自然青色内通肝也金匱眞言論曰東方青色入通於肝故曰青中主肝也然五行之氣各王七十二日五積而乘之則終一歲之數三百六十日故云治七十二日也夫四時之氣以春爲始五藏之應肝藏合之公故以其藏爲最貴藏或爲道非也帝曰。却念上下經。陰陽從容。子所言貴。最其下也。從容謂安緩比類也帝念脈經上下篇陰陽比類形氣不以肝藏爲貴故謂公之所貴最其下也雷公致齋七日。旦❶復侍坐。悟非故齋以洗心願益故坐而復請帝曰。三陽爲經。二陽爲維。一陽爲游部。經謂經綸所以濟成務維謂維持所以繫天眞游謂游行部謂身形部分也故主氣者濟成務化穀者繫天眞主色者散布精微游行諸部也　新校正云按楊上善云三陽足太陽脈也從目内眥上頭分爲四道下項并正別脈上下六道以行於背與身爲經二陽足陽明脈也從鼻而起下咽分爲四道并正別脈六道上下行腹綱維於身一陽足少陽脈也起目外眥絡頭分爲四道下鈌盆并正別脈六道上下生經營百節流氣三部故曰游部此知五藏終始。觀其經綸維繫游部之義則五

【校勘】

❶旦：《太素》卷十六《脉論》無。

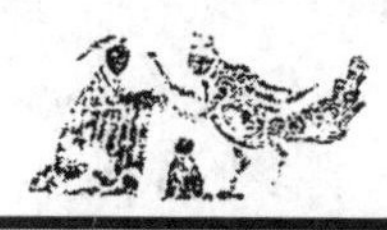

藏之終始可謂知矣三陽爲表二陰爲裏三陽太陽二陰少陰也少陰與太陽爲表裏故曰三陽爲表二陰爲裏一陰至絶作朔晦却具合以正其理一陰厥陰也厥猶盡也靈樞經曰亥爲左足之厥陰戌爲右足之厥陰兩陰俱盡故曰厥陰夫陰盡爲晦陰生爲朔厥陰者以陰盡爲義也徵其氣王則朔適言其氣盡則晦既見其朔又當其晦故曰一陰至絶作朔晦也然徵彼俱盡之陰合此發生之木以正應五行之理而無替循環故云却具合以正其理也　新校正云按注言陰盡爲晦陰生爲朔疑是陽生爲朔雷公曰受業未能明言未明氣候之應見帝曰所謂三陽者太陽爲經陽氣盛大故曰太陽三陽脉❶至手太陰弦浮而不沈決以度察以心合之陰陽之論太陰爲寸口也寸口者手太陰也脉氣之所行故脉皆至於寸口也太陽之脉洪大以長今弦浮不沈則當約以四時高下之度而斷決之察以五藏異同之候而參合之以應陰陽之論知其藏否耳所謂二陽者陽明也靈樞經曰辰爲左足之陽明巳爲右足之陽明兩陽合明故曰二陽者陽明也至手太陰弦而沈急不鼓炅至以病皆死鼓謂鼓動炅熱也陽明之脉浮大而短今弦而沈急不鼓者是陰氣勝陽木來乘土也然陰氣勝陽木來乘土而反熱病至者

【校勘】

❶三陽脉：《針灸甲乙經》卷四《經脉》無此三字。

是陽氣之衰敗也猶燈之焰欲滅反明故皆死也一陽者。少陽也。陽氣未大故曰少陽至手太陰。上連人迎弦急懸不絕。此少陽之病也。人迎謂結喉兩傍同身寸之一寸五分脉動應手者也弦爲少陽之脉今急懸不絕是經氣不足故曰少陽之病也懸者謂如懸物之動摇也專陰則死。專獨也言其獨有陰氣而無陽氣則死三陰者。六經之所主也。三陰者太陰也言所以諸脉皆至手太陰者何耶以是六經之主故也六經謂三陰三陽之經脉也所以至手太陰者何以肺朝百脉之氣皆交會於氣口也故下文曰交於太陰。此正發明肺朝百脉之義也經脉别論曰肺朝百脉伏鼓不浮上空志心。脉伏鼓擊而不上浮者是心氣不足故上控引於心而爲病也志心謂小心也刺禁論曰七節之傍中有小心此之謂也　新校正云按楊上善云肺脉浮濇此爲平也今見伏鼓是腎脉也足少陰脉貫脊屬腎上入肺中從肺出絡心肺氣下入腎志上入心神也王氏謂志心爲小心義未通二陰至肺。其氣歸膀胱外連脾胃。二陰謂足少陰腎之脉少陰之脉別行者入跟中以上至股內後廉貫脊屬腎絡膀胱其直行者從腎上貫肝鬲入肺中故上至於肺其氣歸於膀胱外連於脾胃一陰獨至。經絕氣浮不鼓鈎而滑。若一陰獨至肺經氣內絶則氣浮不鼓於手若經不內絶則鈎而滑　新校正云按楊上善云一陰

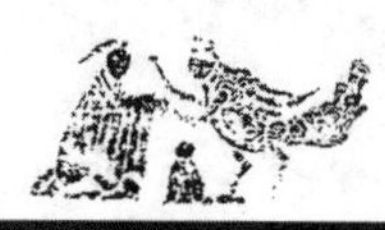

厥陰也　此六脉者。乍陰乍陽。交屬相并。繆通五藏。合於陰陽。或陰見陽脉。陽見陰脉。故云乍陰乍陽也。所以然者。以氣交會故爾。當審比類。以知陰陽也　先至爲主。後至爲客。脉氣乍陰見陽。乍陽見陰。何以別之。當以先至爲主。後至爲客也。至謂至寸口也　雷公曰。臣悉盡意。受傳經脉。頌得從容之道。以合從容。不知陰陽①。不知雌雄。頌今爲誦也。公言臣所頌誦。今從容之妙道。以合上古從容。而比類形名。猶不知陰陽尊卑之次。不知雌雄殊目之義。請言其旨。以明著至教陰陽雌雄相輸應也

帝曰。三陽爲父。父所以督濟群小。言高尊也　二陽爲衛。衛所以却禦諸邪。言扶生也　一陽爲紀。紀所以綱紀形氣。言其平也　三陰爲母。母所以育養諸子。言滋生也　二陰爲雌。雌者陰之目也　一陰爲獨使。一陰之藏。外合三焦。三焦主謁導諸氣。名爲使者。故云獨使也　二陽一陰。陽明主病。不勝一陰。耎而動。九竅皆沈。一陰厥陰。肝木氣也。二陽陽明。胃土氣也。木土相薄。故陽明主病也。木伐其土。土不勝木。故云不勝一陰。脉耎而動者。耎爲胃氣。動謂木形。土木相持。則胃氣不轉。故九竅沈滯而不通利也　三陽一陰。

【校勘】

①陰陽：《太素》卷十六《脉論》「陰陽」前有「次第」二字。

太陽脉勝。一陰不能止。內亂五藏。外爲驚駭。三陽足太陽之氣故曰太陽勝也木生火今盛陽燔木木復受之陽氣洪盛內爲狂熱故內亂五藏也肝主驚駭故外形驚駭之狀也二陰二陽。病在肺。少陰脉沉。勝肺傷脾。外傷四支。二陰謂手少陰心之脉也二陽亦胃脉也心胃合病邪上下并故內傷脾外勝肺也所以然者胃爲脾府心火勝金故脾主四支故脾傷則外傷於四支矣少陰脉謂手掌後同身寸之五分當小指神門之脉也新校正云詳此二陽乃手陽明大腸肺之府也少陰心火勝金之府故云病在肺王氏以二陽爲胃義未甚通況又以見胃病腎之說此乃是心病肺也又全元起本及甲乙經太素等並云二陰一陽二陰二陽。皆交至。病在腎。罵詈妄行。巔疾爲狂。二陰爲腎水之藏也二陽爲胃土之府也土氣刑水故交至而病在腎也以水腎不勝故胃盛而顛爲狂二陰一陽病出於腎。陰氣客遊於心。脘下空竅。堤閉塞不通。四支別離。一陽謂手少陽三焦心主火之府也水上干火故火病出於腎陰氣客游於心也何者腎之脉從腎上貫肝鬲入肺中其支別者從肺中出絡心注胷中故如是也然空竅陰客上游胃不能制胃不能制是土氣衰故脘下空竅皆不通也言堤者謂如堤堰不容泄漏胃脉循足心脉絡

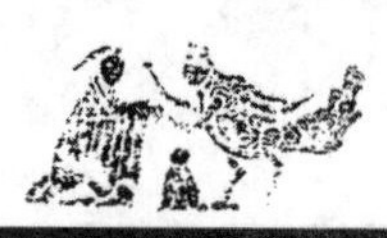

手故四支如别離而不用也　新校正云按王氏云胃脉循足按此二陰一陽病出於腎胃當作腎

一陰一陽代絶。此陰氣至心。上下無常。出入不知。喉咽乾燥。病在土脾。一陰厥陰脉一陽少陽脉並木之氣也代絶者動而中止也以其代絶故爲病也木氣生火故病生而陰氣至心也夫肝膽之氣上至頭首下至腰足中主腹脇故病發上下無常處也若受納不知其味竅寫不知其度而喉咽乾燥者喉嚨之後屬咽爲膽之使故病則咽喉乾燥雖病在脾土之中蓋由肝膽之所爲爾

二陽三陰。至陰皆在。陰不過陽。陽氣不能止陰。陰陽並絶。浮爲血瘕。沈爲膿胕。二陽陽明三陰手太陰至陰脾也故曰至陰皆在也然陰氣不能過越於陽陽氣不能制心令陰陽相薄故脉並絶斷而不相連續也脉浮爲陽氣薄陰故爲血瘕脉沈爲陰氣薄陽故爲膿聚而胕爛也

陰陽皆壯。下至陰陽。若陰陽皆壯而相薄不已者漸下至於陰陽之内爲大病矣陰陽者男子爲陽道女子爲陰器者以其能盛受故而也

上合昭昭。下合冥冥。昭昭謂陽明之上冥冥謂至陰之内幽暗之所也　診決死生之期。遂合歲首。謂下短期之旨

雷公曰。請問短期。黃帝不應。欲其復問而寶之也

雷公復問。黄帝曰在經論中。上古經之中也　新校正云按全元起本自雷公巳下別爲一篇名四時病類

雷公曰請聞❶短期。黄帝曰冬三月之病病合於陽者。至春正月脉有死徵皆歸出❷春。病合於陽謂前陰合陽而爲病者也雖正月脉有死徵陽巳發生至王不死故出春三月而至夏初也冬三月之病在理巳盡草與柳葉皆殺。裏謂二陰腎之氣也然腎病而正月脉有死徵者以枯草盡靑柳葉生出而皆死也理裏也巳以也古用同春陰陽皆絶期在孟春。立春之後而脉陰陽皆懸絶者期死不出正月　新校正云太素無春字春三月之病曰陽殺。陽病不謂傷寒溫熱之病謂非時病熱脉洪盛數也然春三月中陽氣尚少未當全盛而反病熱脉應夏氣者經云脉不再見夏脉當洪數無陽外應故必死於夏至也以死於夏至陽氣殺物之時故云陽殺也陰陽皆絶期在草乾。若不陽病但陰陽之脉皆懸絶者死在於霜降草乾之時也夏三月之病至陰不過十日。謂熱病也脾熱病則五藏危土成數十故不過十日也陰陽交期在溓水。評熱病論曰溫病而汗出輒復熱而脉躁疾不爲汗衰狂言不能食者病名曰陰陽交六月病暑陰陽復交二氣

【校勘】

❶聞：《太素》卷十六《脉論》作「問」。爲是。

❷出：《針灸甲乙經》卷六《陰陽大論》作「於」。

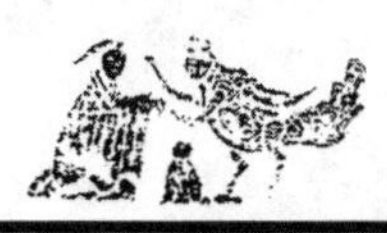

相持故乃死於立秋之候也　新校正云按全元起本云濂水者七月也建申水生於申陰陽逆也楊上善云濂廉檢反水靜也七月水生時也**秋三月之病三陽俱起不治自巳**秋陽氣衰陰氣漸出陽不勝陰故自巳也**陰陽交合者立不能坐坐不能起**以氣不由其正用故爾**三陽獨至期在石水**有陽無陰故云獨至也著至教論曰三陽獨至者是三陽并至由此則但有陽而無陰也石水者謂冬月水氷如石之時故云石水也火墓於戌冬陽氣微故石水而死也　新校正云詳石水之解本全元起之說王氏取之**二陰獨至期在盛水**亦所謂并至而無陽也盛水謂雨雪皆解為水之時則止謂正月中氣也　新校正云按全元起本二陰作三陰

方盛衰論篇第八十

新校正云按全元起本在第八卷

雷公請問氣之多少何者為逆何者為從黃帝荅曰陽從左陰從右陽氣之多少皆從左陰氣之多少皆從右從者為順反者為逆陰陽應象大論曰左右者陰陽之道路也**老從上少從下**老者穀衰故從上為順少者欲甚故從下為順**是以春夏歸陽為生歸秋**

冬爲死。歸秋冬，謂反歸陰也。歸陰則順殺伐之氣故也。反之則歸秋冬爲生。反之謂秋冬，秋冬則歸陰爲生也。是以氣多少逆皆爲厥。陽氣之多少反從右，陰氣之多少反從左，是爲不順，故曰氣少多逆也。如是從左從右之不順者皆爲厥，厥謂氣逆，故曰皆爲厥也。問曰：有餘者厥耶？言少之不順者爲逆，有餘者則成厥逆之病乎？荅曰：一上不下，寒厥到膝，少者秋冬死，老者秋冬生。一經之氣厥逆上而陽氣一不下者，何以别之？寒厥到膝是也。四支者諸陽之本，當温而反寒上，故曰寒厥也。秋冬謂歸陰，歸陰則從右發生其病也。少者以陽氣用事，故秋冬死；老者以陰氣用事，故秋冬生。　新校正云：按楊上善云：虚者厥也。陽氣一上於頭，不下於足，足脛虚，故寒厥至膝。氣上不下，頭痛巔疾。巔謂身之上，巔疾則頭首之疾也。求陽不得，求陰不審，五部隔無徵，若居曠野，若伏空室，緜緜乎屬不滿日[1]。謂之陽乃脉似陰盛，謂之陰又脉似陽盛，故曰求陽不得，求陰不審也。五部謂五藏之部。隔謂隔遠。无徵，无徵猶无可信驗也。然求陽不得其熱，求陰不審是寒，五藏部分又隔遠而无可信驗，故曰求陽不得，求陰不審，五部隔无徵也。夫如是者，乃從氣久逆所作，非由陰陽寒熱之氣所爲也。若居曠野，言心神散越；若伏空室，謂志意沈潛。散越以氣逆而痛甚未

【校勘】

[1] 日：《針灸甲乙經》卷六《陰陽大論》作「目」。義勝。

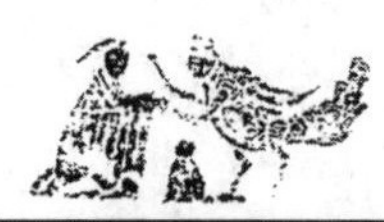

止沈潛以痛定而復恐再來也緜緜乎謂動息微也身雖緜緜乎且存然其心所屬望將不得終其盡日也故曰緜緜乎屬不滿日也　新校正云按太素云若伏空室爲陰陽之有此五字疑此脫漏

是以少氣之厥，令人妄夢，其極至迷。氣之少有厥逆則令人妄爲夢寐其厥之盛極則令人夢至迷亂　三陽絕，三陰微，是爲少氣。三陽之脉懸絕三陰之診細微是爲少氣之候也　新校正云按太素云至陽絕陰是爲少氣

是以肺氣虛則使人❶夢見白物，見人斬血藉藉。白物是象金之色也斬者金之用也藉藉夢死狀也　得其時則夢見兵戰。得時謂秋三月也金爲兵革故夢見兵戰也　腎氣虛則使人夢見舟船溺人。舟船溺人皆水之用腎象水故夢形之　得其時則夢伏水中，若有畏恐。冬三月也　肝氣虛則夢見菌香生草。菌香草生草木之類也肝合草木故夢見之　新校正云按全元起本云菌香是桂　得其時則夢伏樹下不敢起。春三月也　心氣虛則夢救火陽物。心合火故夢之陽物亦火之類　得其時則夢燔灼。夏三月也　脾氣虛則夢飲

【校勘】

❶使人：《千金要方》卷十七《肺藏脉論》無此二字。

食不足。脾納水穀故夢飲食不足得其時則夢築垣蓋屋。得其時謂辰戌丑未之月各王十八日築垣蓋屋皆土之用也此皆五藏氣虛陽氣有餘陰氣不足。府者陽氣藏者陰氣合之五診調之陰陽以在經脉。靈樞經備有調陰陽合五診故引之曰以在經脉也經脉則靈樞之篇目也診有十度度人脉度藏度肉度筋度俞度。度各有其二故二五爲十度也陰陽氣盡人病自具。診備盡陰陽虛盛之理則人病自具知之脉動無常散陰頗陽脉脫不具診無常行診必上下度民君卿。脉動無常數者是陰散而陽頗調理也若脉診脫略而不具備者無以常行之診也察候之則當度量民及君卿三者調養之殊異爾何者憂樂苦分不同其秩故也受師不卒。使術不明。不察逆從。是爲妄行。持雌失雄。棄陰附陽。不知并合。診故不明。皆謂學不該備傳之後世反論自章。章露也以不明而授與人反古之迹自然章露也至陰虛天氣絕。至陽盛地氣不

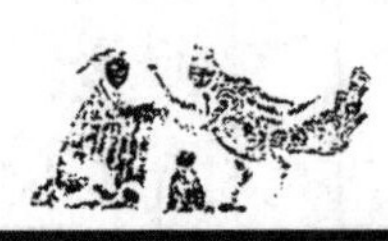

足。至陰虛天氣絕而不降至陽盛地氣微而不升是所謂不交通也至謂至盛也陰陽並交。至人之所行。交謂交通也唯至人乃能調理使行也陰陽並交者。陽氣先至。陰氣後至。陰陽之氣並行而交通於一處者則當陽氣先至陰氣後至何者陽速而陰遲也靈樞經曰所謂交通者並行一數也由此則二氣亦交會於一處也是以聖人持診之道。先後陰陽而持之。奇恒之勢乃六十首。診合微之事。追陰陽之變。章五中之情。其中之論。取虛實之要。定五度之事。知此。乃足以診。奇恒勢六十首今世不傳是以切陰不得陽。診消亡。得陽不得陰。守學不湛。知左不知右。知右不知左。知上不知下。知先不知後。故治不久。知醜知善。知病知不病。知高知下。知坐知起。知行知止。用之有紀。診道乃具。萬世不殆。聖人持診之明誡也起所有

餘。知所不足。寶命全形論曰內外相得無以形先言起已身之有餘則當知病人之不足也度事上下。脉事因格。度事上下之宜脉事因而至於微妙矣格至也是以形弱氣虛死。中外俱不足也形氣有餘脉氣不足死。藏衰故脉不足也脉氣有餘形氣不足生。藏盛故脉氣有餘是以診有大方坐起有常。坐起有常則息力調適故診之方法必先用之出入有行。以轉神明。言所以貴坐起有常者何以出入行運皆神明隨轉也必清必淨上觀下觀司八正邪別五中部按脉動靜。上觀謂氣色下觀謂形氣也八正謂八節之正候五中謂五藏之部分然後按寸尺之動靜而定死生矣循尺滑濇寒温之意視其大小合之病能逆從以得復知病名。診可十全不失人情故診之或視息視意故不失條理。數息之長短候脉之至數故胗之法或視喘息也知息合脉病處必知聖人察候條理斯皆合也道甚明察故能長久不知此道失經絕

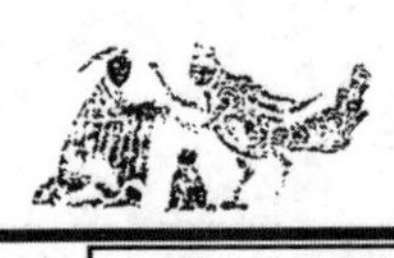

理已言妄期此謂失道。謂失精微至妙之道也

解精微論篇第八十一新校正云按全元起本在第八卷名方論解

黃帝在明堂，雷公請曰：臣授業傳之，行教以經論，從容形法，陰陽刺灸，湯藥所滋，行治有賢不肖，未必能十全。言所自授用可十全，然傳所教習未能必爾也。賢謂心明智遠，不肖謂擁造不法。若先言悲哀喜怒，燥濕寒暑，陰陽婦女，請問其所以然者，卑❶賤富貴，人之形體所從，群下通使，臨事以適道術，謹聞命矣。皆以先聞聖旨，猶未究其意端。請問有毚愚仆漏之問，不在經者，欲聞其狀。言不智狡見頓問多也。漏，脫漏也，謂經有所未解者也。毚，狡也。愚，不智見也。仆，猶頓也，猶不漸也。新校正云：按全元起本仆作朴。帝曰：大矣。人之所大要也。公請問：哭泣而淚不出者，若出而少涕，其

【校勘】

❶卑：《太素》卷二十九《水論》楊上善注："卑"當作"貧"。

故何也。言何藏之所爲而致是乎 帝曰在經有也。靈樞經有悲哀涕泣之義 復問不知水所從生。涕所從出也。復問謂重問也欲知水涕所生之由也 帝曰若問此者無益於治也。工之所知道之所生也。言涕水者皆道氣之所生問之何也 夫心者。五藏之專精也。專任也言五藏精氣任心之所使以爲神明之府是故能焉 目者其竅也神內守明外鑒故目其竅也 華色者其榮也。華色其神明之外飾 是以人有德也則氣和❶於目。有亡。憂知於色。德者道之用人之生也老子曰道生之德畜之氣者生之主神之舍也天布德地化氣故人因之以生也氣和則神安神安則外鑒明矣氣不和則神不守神不守則外榮滅矣故曰人有德也氣和於目有亡憂知於色也　新校正云按太素德作得 是以悲哀則泣下。泣下水所由生。水宗者積水也。新校正云按甲乙經水宗作衆精 積水者至陰也。至陰者腎之精也。宗精之水所以不出者。是精持之也。輔之裹之。故水不行

【校勘】

❶和：《太素》卷二十九《水論》作「知」。

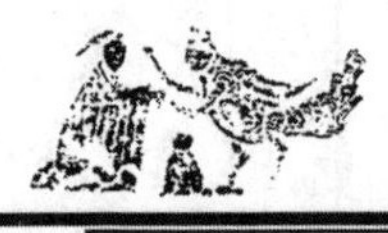

也。夫❶水之精爲志，火之精爲神，水火相感，神志俱悲，是以目之水生也。目爲上液之道，故水火相感，神志俱悲，水液上行，方生於目。故諺言曰：心悲名曰志悲。志與心精共湊於目也。水火相感，故曰心悲名曰志悲，神志俱升，故志與心神共奔湊於目。是以俱悲則神氣傳於心精，上不傳於志，而志獨悲，故泣出也。泣涕者腦也，腦者陰也。五藏別論以腦爲地氣所生，皆藏於陰而象於地，故言腦者陰。陽上鑠也，鑠則消也。髓者骨之充也。新校正云：按全元起本及甲乙經、太素，陰作陽。充滿也。言髓填於骨充而滿也。故腦滲爲涕。鼻竅通腦，故腦滲爲涕，流於鼻中矣。志者骨之主也。是以水流而涕從之者，其行❷類也。類謂同類。夫涕之與泣者，譬如人之兄弟，急則俱死，生則俱生。同源故生死俱。新校正云：按太素生則俱生作出則俱亡。其志以早悲，是以涕泣俱出而橫行也。行恐當爲流。夫

【校勘】

❶夫：《針灸甲乙經》卷十二《欠嚔唏振寒噫嚏（嚲）泣出太息（漾）下耳鳴齧舌善忘善饑》「夫」下有「氣之傳也」四字。

❷行：《針灸甲乙經》卷十二《欠嚔唏振寒噫嚏（嚲）泣出太息（漾）下耳鳴齧舌善忘善饑》無。

人涕泣俱出而相從者。所屬之類也。所屬謂於腦也何者上文云涕泣者腦也雷公曰：大矣。請問人哭泣而淚❶不出者。若出而少涕。不從之何也。怪其所屬同而行出異也帝曰。夫泣不出者。哭不悲也。不泣者。神不慈也。神不慈則志不悲。陰陽相持。泣安能獨來。泣不出者謂淚也不泣者泣謂哭也水之精爲志火之精爲神水爲陰火爲陽故曰陰陽相持安能獨來也夫志悲者。惋惋則沖陰。沖陰則志去目。志去❷則神不守精。精神去目。涕泣出也。惋謂內爍也沖猶升也神志相感泣由是生故內爍則陽氣升於陰也陰腦也去目謂陰陽不守目也志去於目故神亦浮游夫志去目則光無內照神失守則精不外明故曰精神去目涕泣出也且子獨不誦不念夫經言乎。厥則目無所見。夫人厥則陽氣幷於上。陰氣幷於下。幷謂各幷於本位也陽幷於上則火獨光也。陰幷於下則

【校勘】

❶淚：《太素》卷二十九《水論》、《針灸甲乙經》卷十二《欠噦唏振寒噫嚏（嚲）泣出太息（羨）下耳鳴齧舌善忘善饑》作「泣」。

❷去：《太素》卷二十九《水論》「去」下有「目」字。

足寒，足寒則脹也。夫一水不勝❶五火，故目❷眥盲。眥，視也。一水目也，五火謂五藏之厥陽也。新校正云：按甲乙經無盲字。是以衝風，泣下而不止。夫風之中目也，陽氣❸內守於精，是火氣燔目，故見風則泣下也。風迫陽伏，不發，故內燔也。有以比之，夫❹火疾風生乃能雨，此之類也。

故陽并則火獨光盛於上，不明於下，是故目者陽之所生，系於藏，故陰陽和則精明也。陽厥則光不上，陰厥則足冷而脹也。言一水不可勝五火者，是手足之陽為五火，下一陰者，肝之氣也。衝風泣下而不止者，言風之中於目也。是陽氣內守於精，故陽氣盛而火氣燔於目，風與熱交，故泣下。是故火疾而風生乃能雨，以陽火之熱而風生於泣，以此譬之類也。新校正云：按甲乙經無火字，太素云天之疾風乃能雨，無生字。

重廣補注黃帝內經素問卷第二十四

【校勘】

❶五：《太素》卷二十九《水論》作「兩」。

❷眥：《針灸甲乙經》卷十二《欠噦唏振寒噫嚏（嚲）泣出太息（漾）下耳鳴齧舌善忘善饑》無。

❸內：《太素》卷二十九《水論》作「下」。

❹火：《針灸甲乙經》卷十二《欠噦唏振寒噫嚏（嚲）泣出太息（漾）下耳鳴齧舌善忘善饑》無。

釋音

陰陽類論濂音廉　方盛衰論菌祛倫切　解精微論毚士銜切

湊麄勾切

明脩職郎直　聖濟殿太醫院御醫上海顧定芳校

家大人未供奉

内藥院時見從德少喜醫方術爲語曰世無長

桑君指授不得飲上池水盡見人五藏必從黄

帝之脉書五色診候始知逆順陰陽按奇絡活

人不然者雖聖儒無所從精也今世所傳内經

素問即黄帝之脉書廣衍于秦越人陽慶淳于

意諸長老其文遂佀漢人語而旨意所從來遠

矣客歲以試事北上問視之暇遂以宋刻善本

見授曰廣其傳非細事也汝圖之從德竊惟昊

儒者王光菴賓嘗學内經素問于戴原禮可一

年所即治病輒驗晚歲以其學授盛啓東韓叔
陽後被薦
文皇帝召對稱旨俱留御藥院供
御一日入見
便殿上語次偶及白溝之勝爲識長蛇陣耳啓
東以天命對是不但慷慨敢言抑學術之正見
于天人之際亦微矣秦太醫令所謂上醫醫國
殆如此耶故吳中多上醫寔出原禮爲上古自
來之正派以從授是書也家大人仰副
今上仁壽天下之意甚切亟欲廣其佳本公暇校讐

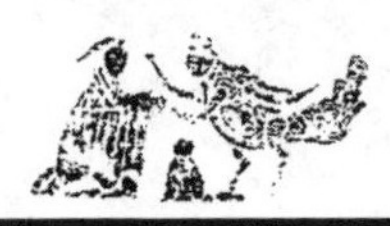

至忘寢食予小子敢遂翻刻以見承訓之私云

嘉靖庚戌秋八月既望武陵顧從德謹識